Stephen Fedtke
Stefan Haßfeld
Joachim Mühling

Computerunterstützte Chirurgie

Objektorientierte Anwendungsentwicklung
von Klaus Kilberth, Guido Gryczan und Heinz Züllighoven

Qualitätsoptimierung der Software-Entwicklung
von Georg Erwin Thaller

Modernes Projektmanagement
von Erik Wischnewski

Management von Softwareprojekten
von Peter F. Elzer

Die Feinplanung von DV-Systemen
von Georg Liebetrau

Copmputerunterstützte Chirurgie
Medizinische und informatische Aspekte
am Beispiel einer Pilotstudie
von Stephen Fedtke, Stefan Haßfeld und
Joachim Mühling

CICS – Eine praxisorientierte Einführung
von Thomas Kregeloh und Stefan Schönleber

Die Netzwerkarchitektur SNA
von Hugo Schröer und Thomas Stalke

Offene Systeme
von Tom Wheeler

Online-Recherche: Neue Wege zum Wissen der Welt
von Peter Horvath

Stephen Fedtke
Stefan Haßfeld
Joachim Mühling

Computerunterstützte Chirurgie

Medizinische und informatische Aspekte am Beispiel einer Pilotstudie

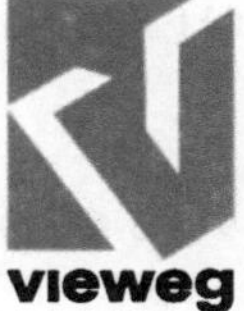

Das in diesem Buch enthaltene Programm-Material ist mit keiner Verpflichtung oder Garantie irgendeiner Art verbunden. Die Autoren und der Verlag übernehmen infolgedessen keine Verantwortung und werden keine daraus folgende oder sonstige Haftung übernehmen, die auf irgendeine Art aus der Benutzung dieses Programm-Materials oder Teilen davon entsteht.

Gedruckt auf säurefreiem Papier

ISBN 978-3-663-05238-8   ISBN 978-3-663-05237-1 (eBook)
DOI 10.1007/978-3-663-05237-1

Vorwort

Die computergestützte Medizin-Technik trägt derzeit für Industrie und Wissenschaft ein hohes Wachstumspotential in sich. Ausschlaggebend hierfür ist nicht nur die breit angesetzte Digitalisierung - "Computerisierung" - klassischer, geräteintensiver medizinischer Bereiche, wie der Radiologie und Strahlentherapie, sondern insbesondere auch das Ziel der Chirurgie, mit Hilfe des entdeckten Hilfsmittels Computer, weniger invasiv operieren und die Grenzen bisheriger Operationsmethoden durchbrechen zu können. Der experimentelle Einsatz computergestützter Werkzeuge erfolgt heute bereits in vielen Disziplinen der klassischen Chirurgie. Das Spektrum reicht von der bloßen Hilfestellung im Rahmen der Operation und deren Planung bis hin zum autonom operierenden Roboter. Entsprechend unterscheidet man gerne zwischen der computerunterstützten und der computergestützten Chirurgie, um das Ausmaß des Computereinsatzes zu verdeutlichen.

Dieses Buch stellt die computerunterstützte Chirurgie - kurz CAS - anhand der Kopf-Chirurgie vor, die praktischen Erfahrungen stammen hierbei aus einem Pilotprojekt im Bereich der Mund-Kiefer-Gesichtschirurgie. Ausschlaggebend für die Veröffentlichung dieses Buches ist der zu Beginn des Projektes vorgefundene Mangel an einer in sich geschlossenen Darstellung der technologischen wie auch rechtlichen CAS-Themengebiete, ihn galt es zu beseitigen. Denn speziell in der Phase der Projektierung und für die ersten notwendigen Investitionen und technologischen Grundentscheidungen sind solche Basisinformationen eine notwendige Voraussetzung für den Erfolg. Nur so läßt sich der fixe Aufwand für die Initiierung des Projektes wesentlich reduzieren, so daß die hierdurch frei werdenden Ressourcen bereits der eigentlichen CAS-Entwicklung und -Zielsetzung zugutekommen. Fehlentscheidungen auf einem der beiden Gebiete können Folgen mit äußerst negativen Auswirkungen haben. Deshalb reicht das Themenspektrum dieses Buches von den Hard- und Software-technischen Aspekten, wie den ACR-NEMA-/DICOM-Dateiformaten und Op-tauglichen Navigationssystemen, über die rechtlichen Rahmenbedingungen, wie den Medizin-Geräte-Anforderungen der U.S.A. - das Thema FDA -, Deutschlands und Europas sowie den Tips für die strategische Vertragsgestaltung beim Kauf von CAS-Hard- und -Software, bis hin zur erfolgreichen praktischen Umsetzung bzw. Realisierung eigener CAS-Anwendungen.

Es ist offensichtlich, daß in einem so verantwortungsvollen Anwendungsgebiet, wie der Medizin, ein äußerst hohes Maß an Qualitätssicherung und rechtlicher Prüfung notwendig ist. Die erfolgreiche Entwicklung und Einführung von

CAS-Anwendungen besteht eben nicht nur aus einer abgestimmten Mixtur von etwas Computer-Technologie mit etwas Medizin. Die im Rahmen einer hochwertigen medizinischen Ausbildung erreichte Qualität und Sicherheit darf durch qualitativ minderwertige technische Hilfsmittel nicht in Frage gestellt werden. Qualität, Sicherheit und Zuverlässigkeit sind für die Anwendung von CAS-Werkzeugen am Menschen lebenswichtige Eigenschaften. Deshalb bildet auch diese Fragestellung neben der Erörterung des technisch und medizinisch Möglichen eine Art "roter Faden" durch alle Kapitel.

Entsprechend fordert die komplexe interdisziplinäre Zusammenarbeit der eingebundenen Wissenschaftszweige eine gemeinsame Terminologie und ausreichende Kenntnisse über die Grenzen der beteiligten Disziplinen. Hierin liegt ein Schwerpunkt und Vorteil dieses Buches. Es ist in gleicher Weise für den Mediziner wie auch für den Informatiker und Ingenieur geschrieben. Die Konzeption verleiht ihm den Charakter eines CAS-Einstiegs- und Nachschlagewerks zugleich. Dies spiegelt sich entsprechend im Aufbau wieder: Die Kapitel 1 und 2 behandeln die technischen und rechtlichen CAS-Rahmenbedingungen. Kapitel 3 stellt das für die Planung und Durchführung sogenannter Le-Fort-Osteotomien entwickelte CAS-Werkzeug CranioSim vor. Bei diesem Operationstyp handelt es sich um die Verlagerung von Gesichtsstrukturen, wie z.B. Ober- und Unterkiefer. Das CranioSim-Software-System ist das Ergebnis eines CAS-Pilotprojektes an der Klinik für Mund-Kiefer-Gesichtschirurgie der Universität Heidelberg. Trotz dieser konkreten thematischen Ausrichtung ist auch dieses Kapitel von allgemeinem Interesse, weil es die erfolgreiche Umsetzung der vorangehenden Kapitel in eine anwendungsreife CAS-Anwendung beispielhaft aufzeigt. In den nachfolgenden Kapiteln 4 bis 6 finden sich übergreifende und abschließende Diskussionen zum Thema CAS. Der Anhang beinhaltet einige umfassendere Dokumentationen, hierbei wird insbesondere auf die Beschreibung des ACR-NEMA-Version-2-Formats hingewiesen.

An dieser Stelle möchten wir uns bei Herrn Benno Fedtke, Frau Ute Haßfeld, Herrn Professor Reinhold Haux (Medizinische Informatik, Universität Heidelberg), Frau Sabine Heiland (Neuroradiologie, Universität Heidelberg), Herrn Professor Karl Heinz Höhne (Universitätsklinik Eppendorf, Hamburg), Frau Susanne Hummel, Frau Leonie Iffländer (Siemens AG Medizinische Technik, Erlangen), Herrn Professor Willi Kalender (Siemens AG Medizinische Technik, Erlangen), Herrn Dr. Reinald Klockenbusch (Vieweg-Verlag), Herrn Andreas Pommert (Universitätsklinik Eppendorf, Hamburg), Herrn Osman Ratib (Universitätsklinik, Genf), Herrn Peter Stede, Herrn Harald Sahl (Neuroradiologie, Universität Heidelberg), Herrn Professor Klaus Sartor (Neuroradiologie, Universität

Heidelberg), Herrn Professor Klaus Spitzer (Medizinische Informatik, Universität Heidelberg), Herrn Klaus Staab (Klinikrechenzentrum, Universität Heidelberg), Herrn Professor Michael Vannier (St. Louis, U.S.A.) und Herrn Privatdozent Joachim Zöller (Mund-Kiefer-Gesichtschirurgie, Universität Heidelberg) sowie bei den Firmen Aesculap (Tuttlingen), ISG Technologies (Toronto, Kanada), Philips Medizin-Technik (Hamburg), Picker (Cleveland, U.S.A.) und Siemens Medizin-Technik (Erlangen) für die Unterstützung im Rahmen des CAS-Pilot- und Buchprojektes bedanken.

Ihnen als Leser wünschen wir viel Vergnügen an der Thematik und entsprechenden Erfolg bei eventuellen eigenen CAS-Projekten. Selbstverständlich freuen wir uns über jede Form der Resonanz.

Heidelberg, Juli 1994

Stephen Fedtke
Stefan Haßfeld
Joachim Mühling

Inhaltsverzeichnis

Einleitung und Zielsetzung **1**

1 Hard- und Software der computerunterstützten Chirurgie **11**
1.1   Disziplinen im Rahmen der computerunterstützten Chirurgie 11
1.2   Medizintechnische bildgebende Verfahren 13
    1.2.1   Digitale Radiographie (DR) / Computed-Radiography
          (CR) 14
    1.2.2   Computer-Tomographie (CT) 17
          - CT-Bilddaten 24
          - CT-Bildqualität 25
          - CT-Betriebsparameter 33
    1.2.3   Magnet-Resonanz-Tomographie (MR) 36
    1.2.4   CT-Bild-/Röntgenbild-Scanner 38
    1.2.5   Datenrepräsentation/-formate 40
          - CT-Bilddaten 42
          - MR-Bilddaten 47
          - DR-Bilddaten 48
          - Speichervolumen einer Schichtsequenz 48
          - Bilddateiformate 49
    1.2.6   Ausgabegeräte / Bild-Reproduktion 80
    1.2.7   PACS (Picture Archiving and Communication System) /
          Netzwerk-Technologie 81
1.3   Vorverarbeitung und Datenmodellierung 86
    1.3.1   Volumen-/Voxel-Modelle 86
    1.3.2   Filter / Ausgleich des Rauschens 91
    1.3.3   Verfahren zur Reduktion des Bilddatenvolumens 92
    1.3.4   Verfahren zur Komplettierung der Original-Bilddaten 97
          - Schichtwiederholung 100
          - Interpolation 100
1.4   Segmentierung 101
    1.4.1   Formal-mathematische Definition der Segmentierung und
          Charakterisierung der Segmentierungsverfahren 102
    1.4.2   2D-Segmentierungsverfahren 104
    1.4.3   3D-Segmentierungsverfahren 106
          - Voxel-basierte Segmentierungsverfahren 106

- Kantenbasierte Segmentierungsverfahren 107
- Gebietsbasierte Segmentierungsverfahren 109

1.4.4   Segmentierungswerkzeuge 109

1.5   3D-Visualisierung medizinischer Daten 110

    1.5.1   Rendering 112

        - Solid-Rendering 114

        - Volume-Rendering 116

        - Maximum-Intensity- und Integral-Projektion 117

    1.5.2   Integration realer Farb- und Formdaten per 3D-Scanner . . 118

    1.5.3   Image-/Data-Fusion 120

1.6   Gewinnung von CAD-Daten bzw. polygonaler Oberflächenmodelle 121

    1.6.1   Polygonisationsverfahren 122

        - Konturorientierte Polygonapproximation 122

        - Marching-Cube-Algorithmus 123

        - (Nachträgliche) Reduktion des Datenvolumens 129

    1.6.2   Qualitative Bewertung der Algorithmen 130

1.7   Computer-Technik für die Visualisierung 134

    1.7.1   Bildschirmausgabe (Monitor und Graphikkarte) 134

        - Funktion, Leistungsspektrum, Kosten-Nutzen-Verhältnis . 135

        - Bildschirm-Probleme im Bereich medizinischer Visualisierung 140

        - Bewertung der bildschirmbasierten Diagnose im Rahmen der medizinischen Visualisierung 143

    1.7.2   Hardware zur Interaktion mit Computer-Anwendungen . . 144

1.8   Navigationstechnik 148

    1.8.1   Grundlagen 148

    1.8.2   Kopplungsvarianten bei Navigationssystemen 153

        - Navigation auf der Basis mechanischer Kopplung 153

        - Kopplungsfreie Navigation 155

    1.8.3   Restriktionen 160

        - Vollständige Fixierung des Patienten 160

        - Freie Bewegbarkeit / Weichteile-Problematik 161

    1.8.4   Korrelation von Bild- und Navigationswelt / Registrierung 163

    1.8.5   Visualisierungsaspekte im Rahmen der Navigation / CAS-Ergonomie 165

    1.8.6   Überlegungen zum Einsatz navigationsbasierter Instrumente / Standardisierung 168

1.9   Genauigkeitsaussage mittels Messung und Fehlerrechnung 168

2 Rechtliche Aspekte der computerunterstützten Chirurgie **175**
  2.1 Internationale rechtliche Bestimmungen 175
    2.1.1 Bundesministerium für Gesundheit / Bundesgesundheitsamt 176
    2.1.2 Food and Drug Administration (FDA) 181
      - Rechtliches Grundkonzept 182
      - Auswirkungen der GMP (Good Manufacturing Practices) auf Software-orientierte/-basierte (Geräte-)Entwicklungen 190
      - FDA-gerechte Software-Entwicklung 195
    2.1.3 Qualitätssicherung auf der Basis von ISO-9000-3 198
    2.1.4 Weitere Normen auf dem Gebiet der Software-Qualität . . . 199
  2.2 Folgerungen für das CAS-Projekt-Management 200
    2.2.1 Vertragsgestaltung beim Einkauf medizintechnischer Geräte 200
    2.2.2 Qualitätssicherung in Forschungsprojekten 206
    2.2.3 Rechtliche Risiken des CAS-Einsatzes 208

3 Material und Methode / CranioSim-CAS-Projekt **209**
  3.1 Medizinische Aufgabenstellung und Zielsetzung / Le-Fort-Osteotomie 209
  3.2 Planung und Vorentscheidung für die Mund-Kiefer-Gesichtschirurgie-CAS-Projekte 214
    3.2.1 Medizin-Technik 217
    3.2.2 Hardware-Basis und Betriebssystem 217
    3.2.3 Entwicklungsumgebung 219
      - Allegro-System 227
      - IAP-System 229
      - Viewing-Wand-System / Op-taugliches Computersystem . 234
  3.3 Phasen des CranioSim-Software-Projektes 235
    3.3.1 Problemanalyse 237
    3.3.2 Systemspezifikation 238
    3.3.3 Entwurf 243
      - Software-Werkzeuge 243
      - Allegro-System zur Arbeitsvorbereitung 243
      - IAP-Objekte und der Datenfluß 244
      - Kopplung der Viewing-Wand-Anwendung 255
    3.3.4 Implementierung 258
    3.3.5 Test 263

3.3.6   Installation 264

3.3.7   Betrieb und Wartung 265

4 Ergebnisse / CAS-Rahmenbedingungen im Überblick 267

4.1   Analyse der CAS-Rahmenbedingungen 267

4.1.1   Technologische CAS-Rahmenbedingungen 267

4.1.2   Rechtliche CAS-Rahmenbedingungen 271

4.1.3   CAS-Forschung 272

4.2   CranioSim-Software-System 275

4.3   CranioSim-Einsatz in der medizinischen Praxis 275

4.3.1   Medizinische Diagnose und Therapie 276

4.3.2   Einsatz der CranioSim-Anwendung 276

5 Diskussion und Bewertung / Details der CAS-Umgebung 279

5.1   Bewertung der geschaffenen CAS-Entwicklungsumgebung 279

5.1.1   Allegro-System 279

5.1.2   IAP-System 280

5.1.3   Viewing-Wand-System 281

5.2   Bewertung des CranioSim-Systems 282

6 Zusammenfassung und Ausblick 283

A Anhang 287

A.1   IAP-Processing-Server-Objekte 288

A.2   Homogene Koordinaten / T-Matrizen 305

A.3   ACR-NEMA-Version-2-Dateiformat 308

Farbbildtafel 341

Abkürzungsverzeichnis 343

Literaturverzeichnis 345

Sachwortverzeichnis 359

(Hinweis: Die Abbildungsnummern entsprechen den Seitennummern.)

EINLEITUNG UND ZIELSETZUNG

Einsatz computergestützter Werkzeuge im medizinischen Arbeitsprozeß

Zwei- und dreidimensionale medizinische Untersuchungen, wie das Röntgen, der Einsatz von Computer-Tomographen (CT) oder Magnet-Resonanz-Tomographen (MR), sind im Bereich der Diagnostik und Operationsplanung seit langem fest etabliert. Vergleichsweise neu ist die Anwendung der Video-Technik[1][2], der Bildanalyse, der 3D-Visualisierung schichtbasierter Informationen, wie der CT-/MR-Daten, sowie der Einsatz von CAD-Techniken[3] im Bereich der Visualisierung und Prothetik[4]. Zunehmend kommen computergestützte Werkzeuge auch im alltäglichen medizinischen Arbeitsprozeß zum Einsatz, um die Nutzung/Anwendung obiger Verfahren sowie die Weiterverarbeitung der mit ihnen gewonnenen diagnostischen Daten zu erleichtern. Beispielsweise wird durch die digitale Radiographie (DR)[5] der Ersatz der bisherigen Film-Folien-Lösung bei gleichzeitiger Erhöhung der diagnostischen Aussagekraft des Bildmaterials ermöglicht. Eine gesetzliche Verpflichtung zum Einsatz computergestützter Verfahren besteht in der Strahlentherapie gemäß der "Richtlinie Strahlenschutz, Anlage 10". Dies ist sinnvoll, da Bestrahlungspläne aufgrund ihrer Komplexität nur per Computerprogramm in einem vernünftigen Zeitmaß und einer garantierten Qualität erstellt wie auch überprüft werden können. Ferner wird für diese Software bzw. für deren Entwicklung eine Qualitätssicherung vorgeschrieben.

Computerunterstützte Chirurgie

In nahezu allen Disziplinen der Medizin und speziell der Chirurgie ist die Tendenz zu weniger invasiven Eingriffen feststellbar. Dies mit dem Ziel, die bisherigen Grenzen herkömmlicher Operationsmethoden zu durchbrechen. Letzteres

---

[1]: Die *Notation der Literaturangaben* zeigt sich wie folgt auf: Der erste Teil des in eckigen Klammern umschlossenen Textes reicht bis zum "_" und gibt den Namen des Autors an. Auf das "_"-Trennzeichen folgt ein Kürzel für den Titel, es bietet eine grobe thematische Orientierung. Im Literaturverzeichnis finden sich sämtliche Titel in der nach Autorennamen sortierten Reihenfolge. Die *Abkürzung "m.Ä.ü.a."* bei Abbildungen bedeutet "mit Änderungen übernommen aus".
Die Abbildungsnummern entsprechen den Seitennummern.
[2]: vgl. [Mattison_FacialVideo], [Sarver_VideoImaging]
[3]: CAD: *C*omputer *A*ided *D*esign
[4]: vgl. [Aesculap_3DVerfahren], [Ho_SolidModels]
[5]: Vereinzelt auch "Computed Radiography (CR)" genannt.

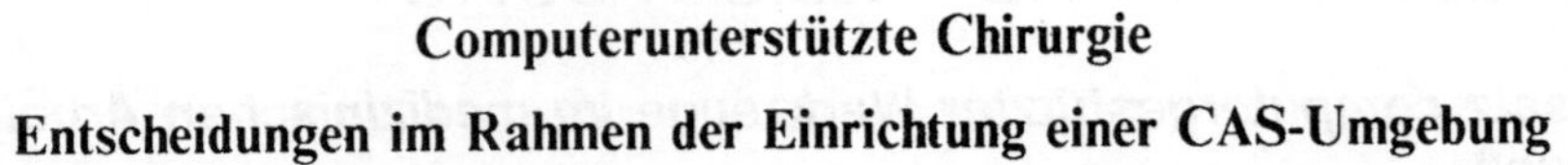

Computerunterstützte Chirurgie

Entscheidungen im Rahmen der Einrichtung einer CAS-Umgebung

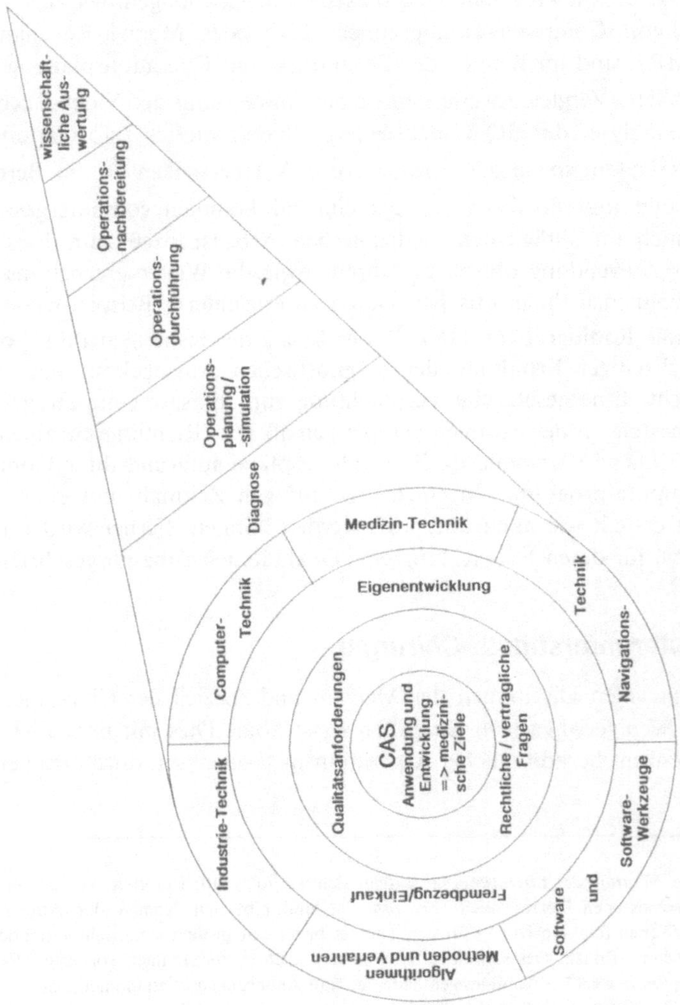

Abbildung 2

korreliert insbesondere mit der Unsicherheit des Operateurs, der er in spezifischen Phasen einer Operation unterliegt[6]. Dies veranlaßt zur Prüfung, ob ein intensivierter Einsatz von Computer-Technik helfen kann, diese Schranken zu durchbrechen. Vordringliche Ziele der computer*un*terstützten Chirurgie[7], kurz *CAS*[8] [9], sind[10]:

• Für die **Planungsphase** werden diverse Werkzeuge angeboten, unter anderem zur Datenaufbereitung, Visualisierung[11], Operationssimulation[12] [13], Operationsplan-Prüfung, Dokumentation usw. Durch eine Unterstützung des Arztes in Form eines solchen Systems soll eine Qualitätsverbesserung erzielt werden. Z.B. kann ihn die teilweise Simulation der Operationsauswirkung, d.h. das "Durchspielen von Fällen", bei seiner Planungsaufgabe unterstützen[14]. Speziell wird die Diskussion einer beabsichtigten Operationsstrategie mit Kollegen erleichtert, insbesondere durch 3D-Visualisierungen. Bisherige Grenzen in bezug auf das Vorstellungsvermögen werden durchbrochen. Ferner erhält auch der Patient die Möglichkeit, sich von der Auswirkung der Operation im vorab ein Bild zu machen, um auf sie Einfluß nehmen zu können. Auf diese Weise wird das Operationsverfahren für ihn transparent und das Vertrauensverhältnis Arzt-Patient gestärkt. Dies z.B. auch über die Präsentation eines Vorher-Nach-

---

[6]: "Ein deutliches Zeichen dieser Unsicherheit sind die in der Literatur beschriebenen Komplikationen, seien es Blutungen, orbito-okulare oder enzephalo-meningeale Komplikationen". (vgl. [Mösges_CAS], Seite 373)

[7]: Mit den Begriffen **computerunterstützt** und **computergestützt** wird das Maß des Einflusses des Computers auf die Operation präzise zum Ausdruck gebracht. Bei ersterem hilft der Computer lediglich und übernimmt keine Instrumentenführung autonom, wie bei der computergestützten Chirurgie, in der beispielsweise Roboter zum Einsatz kommen.

[8]: computer *a*ided *s*urgery oder computer *a*ssisted *s*urgery

[9]: Vereinzelt wird in der Literatur auch der Begriff "computer *a*ssisted *s*urgical *p*lanning" (CASP) verwendet. Der Zusatz "planning" verdeutlicht die rein unterstützende Funktion des Computers.

[10]: vgl. [Mösges_CAS], Seite 373; [Mühling_MedTechProt]

[11]: Das menschliche Vorstellungsvermögen kann durch leistungsfähige 3D-Simulationssysteme und virtuelle Realität (engl.: virtual reality) sowohl bei der Planung und Simulation, als auch bei der Durchführung eines Eingriffs wirkungsvoll unterstützt werden. (vgl. [Mühling_MedTechProt]) Die **virtuelle Realität** ist eine Technik zur Nachbildung einer möglichst real wirkenden Umgebung auf der Basis einer computergestützten Visualisierung und anderer multimedialer Darstellungsformen. Der **Cyberspace** (engl.: cyberspace) ist eine kybernetische künstliche Welt und damit eine spezielle Form der Virtuelle-Welt-Technik. Mit ihr versucht man, den Menschen in eine künstliche Welt zu übertragen, in der er sich scheinbar frei bewegen und die er manipulieren kann. Dazu erhält die Versuchsperson eine spezielle Maske über den Kopf gestülpt, die an einen Computer angeschlossen ist. Diese versorgt Augen und Ohren mit Bildern und Geräuschen der künstlichen Welt. Ferner registriert die Maske Augen- und Kopfbewegungen. Darüberhinaus bekommt die Versuchsperson einen (Daten-)Handschuh, der Arm-

her-Vergleichs anhand vergleichbarer Patienten[15].

● Dem Operateur wird mit Werkzeugen zur Navigation, Operationsanleitung, Operationsdurchführung, Dokumentation, Überwachung der Gefahrenpotentiale *während der Operation* geholfen. In den drei Phasen einer Operation - Erfassen, Entscheiden und Handeln - kann die Form der Unterstützung zwischen folgenden Grenzen charakterisiert werden:

(a) ***Passive Werkzeuge zur reinen Operationsunterstützung.***[16] Beispielsweise dient ein Navigationssystem, das in Verbindung mit einer Visualisierung die aktuelle Position der Sonde anzeigt, dem Chirurgen nur zur Überprüfung seiner Arbeit. Er gewinnt zusätzliche Sicherheit darin, die richtige Position mit seinem Instrument angefahren und dieses auf der korrekten - und geplanten - Trajektorie geführt zu haben. Ein Ausfall des Systems stellt die Fortsetzung der Operation nicht in Frage, und ein direkter Schaden für den Patienten durch das System ist nahezu ausgeschlossen.

(b) Sogenannte *Nachführsysteme* gehen einen Schritt weiter und geben dem Operateur in Verbindung mit dem von ihm spezifizierten Ziel die notwendige Führung des Instruments vor. Er selbst führt jedoch das Instrument physisch. Neben dieser direkten Handlungsvorgabe wird der Führungsprozeß gegebenenfalls kontrolliert, und Abweichungen werden gemeldet[17].

(c) ***Werkzeuge, die spezifische Schritte vollkommen autonom durchführen.***[18] Hierzu zählen insbesondere operierende Roboter. In diesem Fall übergibt der Chirurg für gewisse Abschnitte die Kontrolle - nahezu vollständig - an das System. Es ist offensichtlich, daß CAS-Systeme mit hohem Werkzeuganteil von diesem Typ eine besondere Herausforderung in bezug auf Entwicklung und Einsatz darstellen. Derzeitige Anwendungsgebiete

---

und Fingerbewegungen in gleicherweise verfolgt.

[12]: auch *virtuelle Operation* genannt

[13]: Ziel: Simulation der Auswirkungen des operativen Eingriffs in bezug auf den Erfolg wie auch der potentiellen Gefahren.

[14]: In diesem Zusammenhang muß betont werden, daß ein Diagnose-/Operationsautomat, der den Arzt ersetzen soll, nicht das Ziel ist.

[15]: Ein besonders interessantes Projekt auf diesem Gebiet ist die Simulation des postoperativen Erscheinungsbildes nach craniofacialen Korrekturoperationen auf der Basis von CT-Daten (vgl. [Keeve_InteraktOpPlanung]). Ansätze auf der Basis der 2D-Video-Technik finden sich z.B. in [Mattison_FacialVideo] und [Sarver_VideoImaging].

[16]: sogenanntes comput*erunter*stütztes Operieren

[17]: vgl. [akadeMIe_CompMedizin], Seite 16

[18]: sogenanntes comput*erge*stütztes Operieren

operierender Roboter sind unter anderem: (a) Hüftgelenksplastiken[19] und (b) die Entfernung von Hirntumoren bei Kindern[20].

Alle drei System-Gattungen basieren auf einer gemeinsamen technischen Basis[21], so daß im Entwicklungsprozeß ein schrittweiser Übergang zu Werkzeugen der Typen (b) und (c) möglich ist und prinzipiell als - künftige - Option berücksichtigt werden sollte.

- In der auf die Operation folgenden *Nachbereitungs-/Kontrollphase* kommen die Werkzeuge zur Überprüfung und Ermittlung des operativen Erfolges zum Einsatz. Hierbei können die Daten der Planungsphase als Vergleichsbasis dienen[22].

Insgesamt ist es das Ziel, mittels CAS schonend und dabei gründlich, vor allem aber sicher zu operieren. Hieraus leitet sich direkt die Anforderung ab, ein integriertes und alle Phasen umfassendes System zu entwickeln, das insgesamt als Regelkreis modelliert werden kann. Erst durch einen solchen ganzheitlichen Ansatz läßt sich erfolgreich eine Brücke zwischen Diagnostik und Therapie schaffen[23].

Aber auch außerhalb der direkten Operationspraxis bergen sich hohe Nutzenpotentiale. So kann die Weiterbildung der Mitarbeiter durch CAS-Elemente, wie die Simulation, begleitend unterstützt werden[24]. Ein weiterer Anwendungsaspekt ist die Erhöhung der Wirtschaftlichkeit durch eine Reduktion des insgesamt notwendigen Zeitvolumens, angefangen mit der für die Diagnose notwendigen Zeit bis hin zur Belegungszeit des Operationssaals.

---

[19]: vgl. [Robodoc_Introduction], [Taylor_Robodoc]
[20]: vgl. [Drake_RobotChir]
[21]: Hierzu zählen Kernbereiche wie Navigation, Visualisierung usw.
[22]: Ein zentrales Problem hierbei ist der Abgleich unterschiedlicher Bilddaten - desselben - Patienten, das sogenannte *Mapping*; z.B. im Rahmen des Vergleichs der Vorher- und der Nachher-CT-Aufnahme. (vgl. [Schiers_3DRegistration])
[23]: Insgesamt konzentriert man sich auf die Phasen Diagnose, Indikation, Simulation, Navigation und postoperative Analyse (siehe auch Fußnote 14).
[24]: Ein erster großer Schritt in Richtung computerunterstützte Aus- und Weiterbildung erfolgte mit dem 3D-Atlas von Herrn Professor Höhne in Hamburg. (vgl. [Höhne_3DAtlas])

Computerunterstützte Mund-Kiefer-Gesichtschirurgie

Die klinischen Arbeitsgebiete im Bereich der Mund-Kiefer-Gesichtschirurgie, für die ein CAS-Einsatz gefordert wird, sind[25]:

- Simulation und operative Korrektur von ausgeprägten Kieferfehlstellungen und Gesichtsasymmetrien im Rahmen der kombinierten kieferorthopädisch-kieferchirurgischen Therapie.

- Die rekonstruktive plastische Chirurgie nach Unfällen und Tumorresektionen sowie im Rahmen der Behandlung angeborener Schädel- und Gesichtsfehlbildungen. Hierbei stellen auch die Fertigung von Prothesen sowie deren Positionierung und Orientierung im Patienten während der Operation einen CAS-Anwendungsschwerpunkt dar.

Die Vorbereitung und Durchführung von Operationen im Mund-Kiefer-Gesichtsbereich ist ein komplexer Vorgang. Operationen, wie z.B. das Verlagern bzw. die Rekonstruktion von Knochen, basieren auf Erfahrungswerten des operierenden Arztes, der mit Hilfe der oben genannten Informationsquellen (Röntgen, CT etc.) seine Operationsstrategie gewinnt. Deshalb stehen nachfolgende Anforderungen an zukünftige CAS-Entwicklungen auf dem Gebiet der Mund-Kiefer-Gesichtschirurgie im Vordergrund:

- Weitgehend automatisierte rechnergestützte Diagnosehilfen.

- Automatisiertes Erstellen von Operationsvorschlägen sowie deren Simulation und Darstellung im Rahmen einer virtuellen Welt. Zentrales Interesse liegt hierbei in der individuellen Risikobewertung alternativer Operationsverfahren.

- Die ausgewählte Operationsmethode ist durch eine Trajektorienplanung für Skalpelle, Endoskope und andere minimalinvasive chirurgische Werkzeuge zu dokumentieren.

- Speziell bei Kiefer- und Gesichtsoperationen sind der Erläuterung der Operationsauswirkungen dem Patienten gegenüber enge Grenzen gesetzt, was sich unmittelbar auch auf das Arzt-Patienten-(Vertrauens-)Verhältnis auswirkt. Die Möglichkeit, in bezug auf das künftige Aussehen eine gemeinsame Lösung zu finden, ist durch die hohe Komplexität bzw. fehlende Transparenz der Medien nur in geringem Umfang gegeben. Hier gilt es, durch zusätzliche illustrierende Medien eine Unterstützung anzubieten.

---

[25]: vgl. [Mühling_MedTechProt]

• Die Operation selbst ist auf der Basis einer intraoperativen Navigation in Verbindung mit einer entsprechenden Visualisierung zu unterstützen. Letzteres ist an die in der Planungsphase ausgewählte Operationsmethode zu koppeln, um beispielsweise eine permanente Qualitätskontrolle während der Operation bereitzustellen. Ziel ist eine - rechnerunterstützte - sichere und präzise Führung/ Positionierung des chirurgischen Instruments.

• Aufgrund der am Patienten vorgenommenen Veränderungen im Rahmen der Operation [26] ist während dieser eine permanente Anpassung/Korrektur des rechnerinternen Patientenmodells [27] notwendig. Im Hinblick auf eine Minimierung der Strahlenbelastung ist hier unter anderem der intraoperative Einsatz von Ultraschall und MR-Technologie denkbar.

• Schließlich ist auch die Ergebniskontrolle durch die CAS-Anwendung zu unterstützen, um aus der Analyse postoperativer Daten neue Operationsstrategien zu gewinnen.

Eine besondere Herausforderung wird neben der grundsätzlichen Realisierung in der übergreifenden Harmonisierung der einzelnen Techniken liegen. Denn das Ziel ist ihr integrierter Einsatz in Form eines als Regelkreis modellierten Systems.

(Literatur-)Entwicklung auf dem Gebiet der computerunterstützten Mund-Kiefer-Gesichtschirurgie

Erste Anfänge der Planung craniofacialer Operationen auf der Basis von CT-Daten werden in [Vannier_3DVisualCranioOp] vorgestellt. Das stetige Wachstum im Bereich der Computerleistung ermöglichte eine intensive Forschung auf dem Gebiet der 3D-Visualisierung. Zahlreiche Verfahren wurden entwickelt und in der klinischen Praxis erprobt. Zentrale Fragestellung war hierbei, inwieweit 3D-Rekonstruktionen die Phasen Diagnose und Operationsplanung unterstützen können. In Veröffentlichungen, wie beispielsweise [Vannier_CranioImag], [Witte_3DkranioAnomal], [Zwicker_Wertigkeit_3D_CT] und [Schubert_3DKieferGesicht] finden die neuen Techniken nahezu ausnahmslos eine positive Bewertung.

Erste Ansätze für die computerunterstützte Planung finden sich in [Yasuda_CranioSurgPlan] und [Langer_3DRekonstr]. Das in [Keeve_InteraktOpPlanung] vorgestellte System hat die Simulation der Operationswirkung im

---

<26>: Dies betrifft insbesondere die Weichteile.
<27>: Dieses wird zu Beginn beispielsweise aus CT-Daten gewonnen.

Bereich craniofacialer Korrekturoperationen zum Ziel, um eine Aussage über das postoperative Erscheinungsbild des Patienten bereits im vorab finden zu können. Zentrales Problem ist dabei die Simulation der Weichteile. Einen ersten Lösungsansatz hierfür zeigt [Motoyoshi_FEMFacialSoftTissue] auf der Basis der Finite-Element-Methode[28]. In bezug auf die Frage nach einem "normalen" Aussehen ist [Altobelli_3DPlanCranio] zu erwähnen. Es wird ein computergestütztes Planungssystem für craniofaciale Operationen vorgestellt, das die notwendige Osteotomie aus dem Vergleich mit einer Standard-Anatomie ableitet.

Die neue Art von Daten über den menschlichen Körper, die in Verbindung mit den bildgebenden Verfahren CT und MR bereitstehen, führten ferner dazu, daß parallel zur Visualisierung spezifische Methoden der Industrietechnik einbezogen wurden. Hierzu zählt beispielsweise die computergestützte Fertigung gefräster oder stereolithographischer Modelle[29] und Implantate, wie dies [Kempkens_-TitanChirurg], [MDC_Endoplan] und [Fleiter_ImplantPlanning] vorstellen. Auch gehört die Technik der virtuellen Realität in diesen Bereich[30]. Das Ziel ist die Simulation von Operationen auf der Basis einer virtuellen Welt[31], in die sich der Chirurg durch entsprechende Technik versetzen kann[32]. Die klinische Anwendung scheitert derzeit an dem hohen Rechenzeitbedarf.

Der Übergang von der Planung in die Operationsphase auf der Basis von Navigationstechnik wurde mit Anwendungen vollzogen, wie sie [Adam_CAS1] und [Reinhardt_Stereometry] vorstellen. Wesentliche Impulse kommen hierbei auch aus dem Bereich der stereotaktischen Operationstechnik. Erste kommerzielle Systeme, wie das Viewing-Wand-System der Firma ISG oder das

---

[28]: Die *Finite-Element-Methode*, kurz FEM, basiert auf der Unterteilung eines modellierten Körpers in endlich große Teilkörper/Zellen, sogenannte finite Elemente. Die Auswirkung von Einflüssen auf den Gesamtkörper wird durch die Simulation der Reaktionen zwischen den Teilkörpern ermittelt. Auf diese Weise finden in der Automobilindustrie beispielsweise Crash-Simulationen statt (vgl. [Freund_FEM]). [Wischnik_FEMGeburtSimul] stellt die Simulation des Geburtsvorgangs mittels FEM vor.

[29]: An diesen können Operationen computerlos simuliert werden.

[30]: vgl. [MüllerSchauenberg_VirtWeltMedizin]

[31]: die sogenannte virtuelle Operation

[32]: Die Gesellschaft für Mathematik und Datenverarbeitung stellt in [GMD_Spiegel] das besonders interessante "Responsive Workbench"-Konzept vor. Im Vergleich zur klassischen Virtuelle-Welt-Technik erlebt der Mensch nicht mehr Simulationen der Welt am Computer, sondern der Computer wird (unsichtbar) in die Welt des Menschen integriert. Im Fall der medizinischen Anwendung erscheint auf dem realen Operationstisch per Projektion in Verbindung mit der Nutzung von Stereobrillen ein virtueller Patient, der mit virtuellen Instrumenten operiert wird. Man spricht in der Literatur auch vom *simulierten Patienten.*

FlashPoint-3D-Localizer-System der Firma Pixsys, setzen diesen Trend des Computereinsatzes in der Operationsphase stetig fort. Die derzeitigen technischen Problemstellungen, die es zu lösen gilt, liegen in der freien Bewegbarkeit des Patienten im Rahmen der Navigation sowie der permanenten Aktualisierung des rechnerinternen Modells während der Operation. Dieser noch notwendige Generationswechsel im Bereich der Navigationssysteme ist jedoch bereits eingeleitet.

Aktuelle Veröffentlichungen, wie [Rienhoff_LegalAspects], [Beomonte_EthicLegal] und [Mösges_CAS], sprechen ein weiteres zentrales Problem an, die rechtliche Seite des Computer-Einsatzes in der Medizin. Dieses Thema ist keinesfalls zu vernachlässigen. Die im Rahmen einer hochwertigen medizinischen Ausbildung erreichte Qualität und Sicherheit darf durch qualitativ minderwertige technische Hilfsmittel nicht in Frage gestellt werden.

Zielsetzung im Rahmen des CAS-Pilotprojektes

Wie es Abbildung 2 aufzeigt, fließt in die Entscheidungen im Rahmen der Einrichtung einer CAS-Entwicklungs- und -Arbeitsumgebung neben den medizinischen ein breites Spektrum an technischen wie auch nicht-technischen Themen ein. Thema dieses Forschungsprojektes ist es deshalb, im Bereich der computerunterstützten Chirurgie nachstehende Fragestellungen und Zielsetzungen zu verfolgen:

(1) Es gilt, die jetzigen und künftigen technischen wie auch rechtlichen Gegebenheiten in Form von Normen oder Gesetzen zu erfassen. Dies im Hinblick auf folgende Fragestellungen:

- Beschränken derzeit oder künftig geltende Bestimmungen den Einsatz dieser neuen Technologie?

- Welche Auflagen bestehen für die Entwicklung informationstechnischer Medizin-Geräte?

- Können umgekehrt aus eventuell bestehenden Auflagen positive Impulse - Anregungen - für den Entwicklungsprozeß abgeleitet werden? Dies im Hinblick auf eine Maximierung der Qualität und Sicherheit.

- Welches sind die Prüfkriterien der medizintechnischen Industrie für eine kooperative Zusammenarbeit und die eventuelle Übernahme einer Entwicklung als Produkt?

- Wie stellen sich obige Fragestellungen auf dem größten, nämlich dem U.S.-Markt, dar?

Diese technisch-rechtlichen Fragestellungen sollen ebenfalls in die Auswahl und Installation/Implementierung einer geeigneten Software- und Hardware-Plattform einfließen, dies für die Bereiche Entwicklung und "Produktion".

(2) Kennzeichnend für den heutigen Entwicklungsstand auf dem erwähnten Gebiet der Medizin-Technik ist die fehlende Offenheit der Systeme. Dies stellt primär weniger einen Verlust an Funktionalität dar, sondern mindert die Portabilität bzw. Flexibilität und damit auch den Fortschritt. Denn diese Insellösungen verhindern in vieler Hinsicht eine integrierte und synergetische Anwendung der einzelnen Techniken, unter anderem im Hinblick auf das Ziel der gegenseitigen Kopplung. Erhebliche Mehrkosten sind die unmittelbare Folge. Ein typisches Beispiel für die fehlende Offenheit sind die herstellerspezifischen CT-Datenformate. Die Analyse dieser Schwachpunkte wird eine weitere Entscheidungsgrundlage für die gezielte Auswahl einer CAS-Entwicklungsplattform und die hierbei anfallende kaufvertragliche Gestaltung sein; dies umfaßt Soft- und Hardware.

(3) Auf der Basis der in den vorangehenden Fragestellungen gewonnenen Erkenntnisse und der hiermit aufgebauten CAS-(Entwicklungs-)Plattform ist der Mund-Kiefer-Gesichtschirurgie ein Software-System zur Planung und Durchführung zunächst von Osteotomien des Typs Le-Fort-I, -II und -III bereitzustellen.

Zur Gliederung dieses Buches

Kapitel 1 behandelt die informationstechnischen Themen im CAS-Umfeld, die Schwerpunkte liegen in der Ermittlung des derzeit technisch Möglichen sowie in der qualitativen Bewertung der einzelnen Soft- und Hardware-Techniken. Die rechtliche Seite der CAS-Entwicklung und des CAS-Einsatzes behandelt Kapitel 2. Seine Schwerpunkte sind die Themen EG-Richtlinien, Medizinproduktegesetz, Medizingeräteverordnung, FDA, Qualitätssicherung sowie die notwendigen vertraglichen Vorkehrungen beim Kauf von CAS-Bausteinen und medizinischen Geräten. Kapitel 1 und 2 verkörpern damit die Ergebnisse einer umfassenden Analyse des CAS-Umfeldes und -Marktes. Sie fand vor dem Kauf entsprechender CAS-Hard- und Software statt und bildete hierfür die Entscheidungsbasis. Diesem Planungsschritt folgt das CAS-Software-Projekt "CranioSim", dieses ist Inhalt der nachfolgenden Kapitel. Kapitel 3 beschreibt die medizinische Zielsetzung, die etablierte CAS-Umgebung sowie die stattgefundene Entwicklung der CranioSim-Anwendung. Die Kapitel 4 bis 5 stellen die Ergebnisse vor und bewerten diese. Der abschließende Rückblick im Kapitel 6 ist zugleich Anlaß für einen Ausblick über die künftigen Ziele im CranioSim-Projekt.

1 HARD- UND SOFTWARE DER COMPUTERUN-
TERSTÜTZTEN CHIRURGIE

1.1 Disziplinen im Rahmen der computerunterstützten Chirurgie

Die computerge- und -unterstützte Chirurgie stellt eine Vereinigung diverser technischer und informationsverarbeitender Disziplinen dar[33]:

- Nichtinvasive bildgebende Verfahren, wie CT und MR.

- In Verbindung hiermit muß die informationstechnische Infrastruktur Dienste zur Bildarchivierung und Kommunikation bereitstellen, beispielsweise auf der Basis eines PACS[34] bzw. IMAC[35].

- Werkzeuge zur computergestützten Bildverarbeitung müssen die Visualisierung mit hoher Präzision und Geschwindigkeit - echtzeitfähig -[36] ermöglichen.

- Verfahren der Meßtechnik werden für die Realisierung navigationstechnischer Elemente eingesetzt. Sie müssen sich durch äußerst hohe Genauigkeit, hohe Zahl an Freiheitsgraden und Robustheit auszeichnen. Ebenso zählen Techniken zur Abtastung in diesen Bereich, wie die kontaktlose dreidimensionale Oberflächenabtastung des menschlichen Körpers[37].

- Für den Übergang in die computergestützte Chirurgie sind im Bereich der - industriellen - Fertigungstechnik Präzisionsgeräte und Automaten für die Operationsdurchführung zu entwickeln, wie beispielsweise Roboter.

- Schließlich sind alle diese Elemente mit den Werkzeugen der Chirurgietechnik zu verbinden.

---

[33]: vgl. [Mösges_CAS], Seite 1; siehe Abbildung 2

[34]: *P*icture *A*rchiving and *C*ommunication *S*ystem; siehe Abschnitt 1.2.7

[35]: *I*mage *M*anagement and *C*ommunication *S*ystem ist ein neuer Begriff für das PACS. Er soll das erweiterte Tätigkeitsfeld zum Ausdruck bringen: die Integration des PACS mit anderen Systemen. Ein zentraler Bereich ist hierbei die Netzwerk-Technik.

[36]: Ein System wird allgemein als *echtzeitfähig* bezeichnet, wenn es auf Anfragen oder Umweltänderungen "sofort", präziser, in sogenannten harten Zeitbedingungen reagiert. Bei konkretem Bezug zur Visualisierung im Rahmen einer CAS-Umgebung, in der "Umweltänderungen" in Form veränderter Sonden- oder Maus-Positionen auftreten, können Systeme ab 4-5 Bilder pro Sekunde als echtzeitfähig bezeichnet werden. Anforderungen wie beim Film, die Trägheit der Augen zu übersteigen (ab ca. 25 Bilder pro Sekunde), lassen sich mit derzeitiger Technologie nicht kosteneffizient realisieren.

[37]: vgl. [Cyberware_3DScanner], [Keeve_InteraktOpPlanung], [Vannier_FacialSurfScann]; siehe Abschnitt 1.5.2

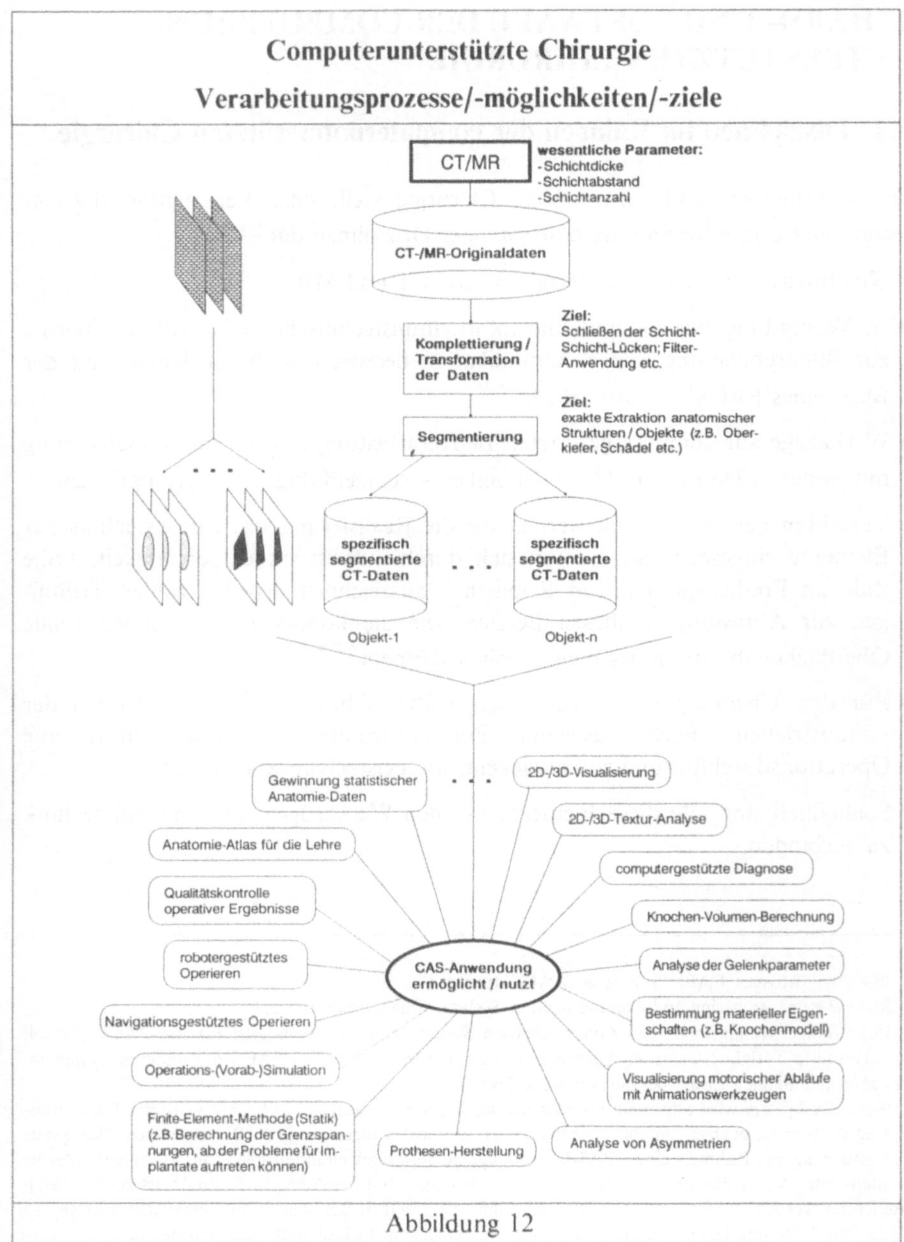

Abbildung 12

Nachfolgend wird auf den derzeitigen Entwicklungsstand in den Disziplinen der computerunterstützten Chirurgie eingegangen.

1.2 Medizintechnische bildgebende Verfahren

Nachfolgende bildgebende Verfahren sind fester Bestandteil der medizinischen Praxis:

- *Röntgen und Computer-Tomographie* (kurz CT),

- *Magnet-Resonanz-Tomographie* (kurz MR)[38],

- *Ultraschall* (kurz US),

- *Positronen-Emissions-Tomographie* (kurz PET) und

- *Single-Photon-Emissions-(Computer-)Tomographie* (kurz SPECT).

Die beiden ersten Punkte umfassen die für CAS-Anwendungen wesentlichen bildgebenden Verfahren. MR- und CT-Daten erlauben den Einsatz dreidimensionaler Visualisierungs-Techniken. Im Rahmen der Mund-Kiefer-Gesichtschirurgie nennt der erste Punkt die momentan wichtigsten Verfahren. Diese medizinspezifischen Verfahren werden durch Industrie-(Standard-)Techniken ergänzt, z.B. das Erstellen von Videos und Photographien oder die dreidimensionale, berührungsfreie Abtastung per 3D-(Oberflächen-)Scanner.

---

[38]: auch *NMR* oder *MRI* genannt

1.2.1   Digitale Radiographie (DR) / Computed-Radiography (CR)

Gewinnung digitaler Röntgenbilder

Klassisches Röntgen basiert auf der Film-Folien-Technik[39]. Der Übergang in die digitale Radiographie zeigt sich wie folgt auf[40]:

- *voll-digitale Technik:* Die gesamte Röntgenanlage unterliegt einem digitalen Gesamtkonzept, so daß als Resultat ein Bild in digitaler Form - als Pixel-Matrix - hervorgeht, das computergestützt auf einem Bildschirm angezeigt werden kann oder sich über ein entsprechendes Ausgabegerät auch in Form einer Papieraufnahme reproduzieren läßt[41]. Die Bilddaten können in diesen Röntgen-Systemen zum Zweck der (Weiter-)Verarbeitung und Archivierung auf einem externen Speichermedium bzw. in einem PACS festgehalten werden. Zu diesem Bereich des digitalen Röntgens zählen die *digitale Bildverstärker-Radiographie* (kurz BV-Radiographie) und die *digitale Speicherfolien-Radiographie.*

- *nachträgliche Digitalisierung:* Ein bereits vorliegendes - klassisches - Röntgenbild wird per Kamera/Scanner nachträglich digitalisiert.

Zentraler Vorteil digitaler Röntgenbilder ist die Möglichkeit einer computergestützten Nachbearbeitung. Mit Methoden der Bildverarbeitung lassen sich die Bilder für spezifische Fragestellungen aufbereiten, oder qualitativ weniger hochwertige Aufnahmen können in ihrer Aussagekraft so erhöht werden, daß eine wiederholte Aufnahme und damit Patientenbelastung entfällt[42].

Digitale Bildverstärker-Radiographie (BV-Radiographie)

Das am BV-Ausgangsfenster dargestellte Bild wird per Videokamera dokumentiert, d.h. aufgezeichnet. Diese Form der Aufzeichnung erlaubt zugleich die Aufnahme bewegter Abläufe als Sequenz mehrerer Einzelbilder. Auf der Basis jeder

---

[39]: Ein konventionelles Röntgenbild entsteht unter gleichzeitiger Verwendung von Röntgenfilm und Verstärkerfolie. Letztere Komponente dient zur Verstärkung der photographischen Wirkung der Röntgenstrahlen auf den Film und liegt somit vor - auf - dem Röntgenfilm. Dies erlaubt eine starke Dosisreduktion. (vgl. [Kodak_RöntgenGrundlagen])

[40]: vgl. [Busch_DigitRadiogr2], [FUJI_ComputRadio]

[41]: z.B. über einen Laser-Imager (siehe Abschnitt 1.2.6)

[42]: Für die Diskussion weiterer Vorteile der digitalen Radiographie wird auf Abschnitt 4.1.1 verwiesen.

Digitale Radiographie im Überblick
(m.Ä.ü.a. [Busch_DigitRadiogr2], [FUJI_ComputRadio])

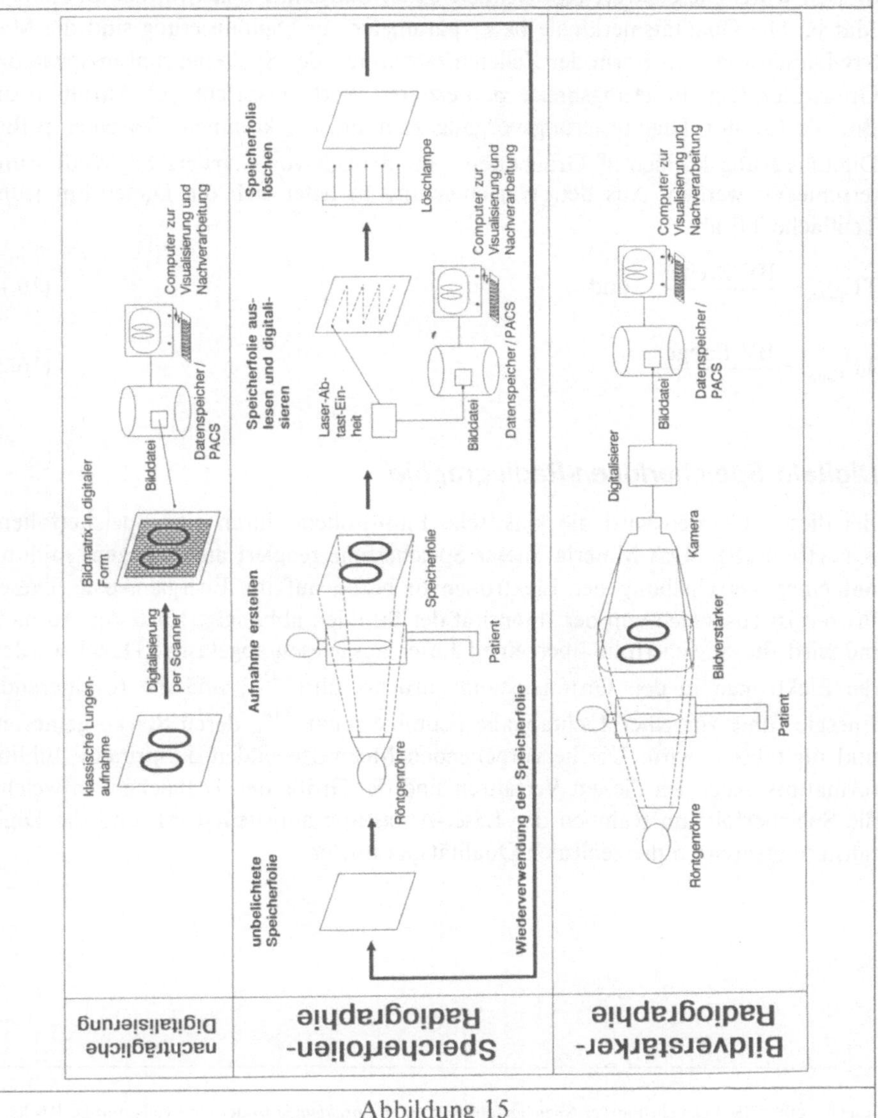

Abbildung 15

(Einzel-)Aufnahme findet eine Digitalisierung statt, indem über das aufgezeichnete BV-Ausgangsfenster eine Digitalisierungsmatrix gelegt wird. Diese teilt die Fläche in Teilflächen auf, für die im Rahmen der Abtastung je ein Grauwert gemessen wird. Dieser Wert repräsentiert einen Bildpunkt (Pixel) in der Bilddaten-Matrix. Die Qualitätsmerkmale bzw. -parameter der Digitalisierung sind die Matrix-Dimensionen in Form der Zeilenanzahl n und der Spaltenanzahl m sowie die Graustufen-Digitalisierungsbreite p. Letzterer Wert entspricht der Anzahl p an Bit, die für den Digitalisierungsvorgang zum Einsatz kommen. Bei einer p-Bit-Digitalisierung können 2^p Graustufen - im Bereich von Schwarz bis Weiß - unterschieden werden. Aus den Werten n und m leitet sich die Dimension jeder Teilfläche TF ab:

$$TF_{Breite} = \frac{BV\text{-}Breite}{m} \quad \text{und} \tag{16.1}$$

$$TF_{Länge} = \frac{BV\text{-}Länge}{n} \quad . \tag{16.2}$$

Digitale Speicherfolien-Radiographie

Bei diesen Geräten wird die klassische Film-Folien- durch eine Speicherfolien-Kassette ersetzt. Das Material dieser Speicherfolie reagiert auf Röntgenstrahlung mit einer Verschiebung der Elektronen in bezug auf ihr Energieniveau. Dieser Prozeß ist zusätzlich von der Intensität der Strahlen abhängig. Nach der Aufnahme wird die Speicherfolie über einen Laser ausgelesen/abgetastet. Dabei werden die Elektronen in den Grundzustand zurückgeführt[43], und die resultierende Energie führt zur einer Lichtabgabe (Lumineszenz)[44], deren Stärke gemessen und digitalisiert wird. Die hervorgehenden Meßwerte bilden die primäre Bildinformation. Auch bei diesem Verfahren sind die Größe der Teilflächen, in welche die Speicherfolie im Rahmen der Laser-Abtastung aufgeteilt wird, und die Digitalisierungsbreite p die zentralen Qualitätsparameter.

---

[43]: Über die Beleuchtung der Speicherfolie mit einer *Löschlampe* findet eine vollständige Rücksetzung der Elektronen statt. Die Folie kann anschließend wiederverwendet werden.
[44]: Lumineszenz: kaltes Leuchten (vgl. [Duden_Fremdwörter])

Bildschärfe / Bildqualität

Analog zum CT wird auch die Qualität eines Röntgen-Systems über die Modulations-Übertragungs-Funktion charakterisiert[45]. Um eine gewisse diagnostische Mindestqualität zu garantieren, stellen gemäß [Busch_DigitRadiogr1] die Werte $n = m = 1024$ und $p = 10$ ($\rightarrow 2^{10} = 1024$ Graustufen) ein Minimum dar.

1.2.2 Computer-Tomographie (CT)

Prinzip des CT-Abtastverfahrens

Ergebnis einer CT-Abtastung sind Schichtbilder[46] des Patienten, wie in Abbildung 18 dargestellt. Der Gewinnungsprozeß für die Schichtbilder gliedert sich in folgende Phasen auf[47]:

* *Messung:* Bei fester Position der Röntgenröhre-Detektor-Einheit wird für eine Vielzahl von Röntgenstrahlen die im Rahmen der Körper-Durchdringung auftretende Schwächung gemessen, indem Eintritts- und Austrittsenergie erfaßt werden. Die Strahlen sind jeweils auf enge Pfade begrenzt und bilden damit "Säulen". Diese Messung wird durch eine Drehung der Röntgenröhre-Detektor-Einheit[48] in einer Vielzahl von Positionen wiederholt, bis die Ausgangsstellung wieder erreicht ist und der Patient somit einmal vollständig umrundet wurde.

* *Rekonstruktion:* Im Rahmen der Rekonstruktion wird aus den Säulen-Meßdaten der unterschiedlichen Stellungen das Absorptionsverhalten eines Teilvolumens[49] der Schicht berechnet. Dieses ist ein Maß für die Dichte des Teilvolumens. Insgesamt gliedern die Teilvolumina die Schicht in eine regelmäßige Matrix auf.

* *Schichtbild-Archivierung:* Das Ergebnis der Rekonstruktion wird in Form einer Matrix gespeichert, und jedes Matrix-Element gibt über das

---

[45]: Für eine ausführliche Erläuterung wird auf Abschnitt 1.2.2.2.2 verwiesen, der die CT-Bildqualität behandelt.
[46]: engl.: slice
[47]: vgl. [Philips_CTGrundlagen], Seite 11
[48]: Beide stehen sich zu jedem Zeitpunkt gegenüber.
[49]: auch *Voxel* genannt

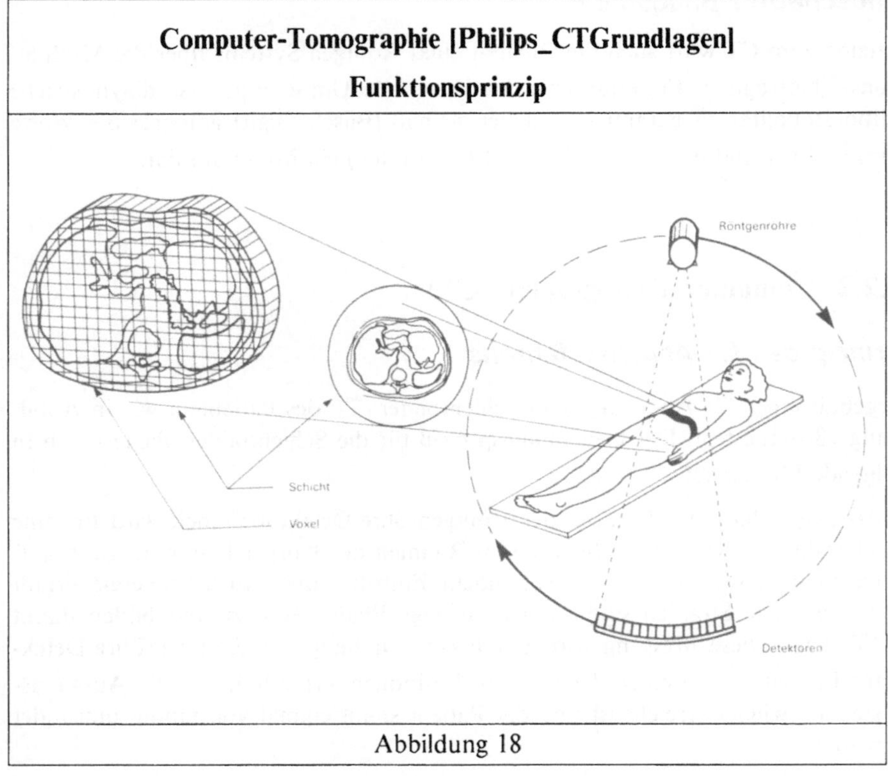

Abbildung 18

Absorptionsverhalten des jeweiligen Teilvolumens Auskunft. Diese Matrix wird für eine Folgeverarbeitung gespeichert.

Für jede abgetastete Schicht wiederholen sich formal betrachtet diese drei Verarbeitungsschritte von neuem. Zwischen jeder Schicht erfolgt lediglich eine Neuausrichtung des Patienten in der sogenannten *Gantry* des CT. Die Gantry ist der Laufkäfig für die Röntgenröhre-Detektor-Einheit. Sie kann in ihrem Winkel zum CT-Tisch/Patienten gezielt verstellt werden - nicht jedoch in ihrem Abstand zum Patienten, dies erfolgt über den Tischvorschub -, um eine günstige [50] bzw. für die Diagnose notwendige Lage/Ausrichtung der Schichten im Patienten zu

---

[50]: Insbesondere im Hinblick auf eine Minimierung der Artefakte (siehe Abschnitt 1.2.2.2.4).

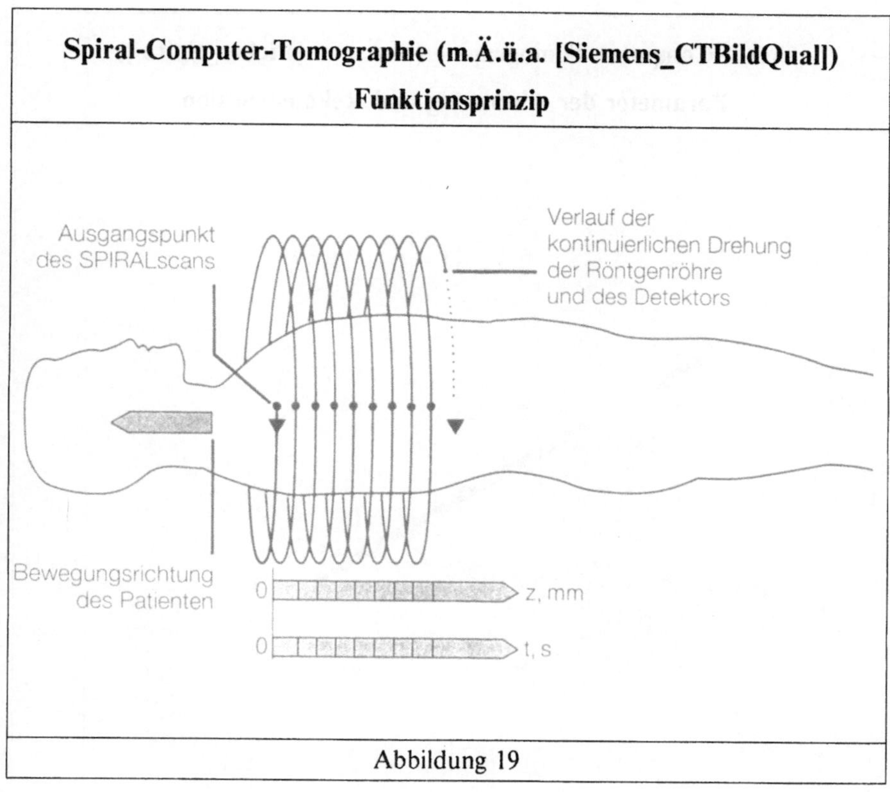

Abbildung 19

erlangen[51]. In der Praxis wird der hier nur kurz umrissene Abtastungsprozeß durch eine Vielzahl von Parametern gesteuert, die zielorientiert festzulegen sind.

Spiral-CT

Der Spiral-CT stellt die neueste CT-Technologie dar, sie kann wie folgt von der konventionellen CT-Technik abgegrenzt werden:

- Beim konventionellen CT unterteilt sich der Prozeß für die Abtastung einer Schicht in zwei separate aufeinanderfolgende Schritte:

---

[51]: siehe Abbildung 87

Spiral-Computer-Tomographie (m.Ä.ü.a. [Picker_Spiral])
Parameter der Abtastung und Rekonstruktion

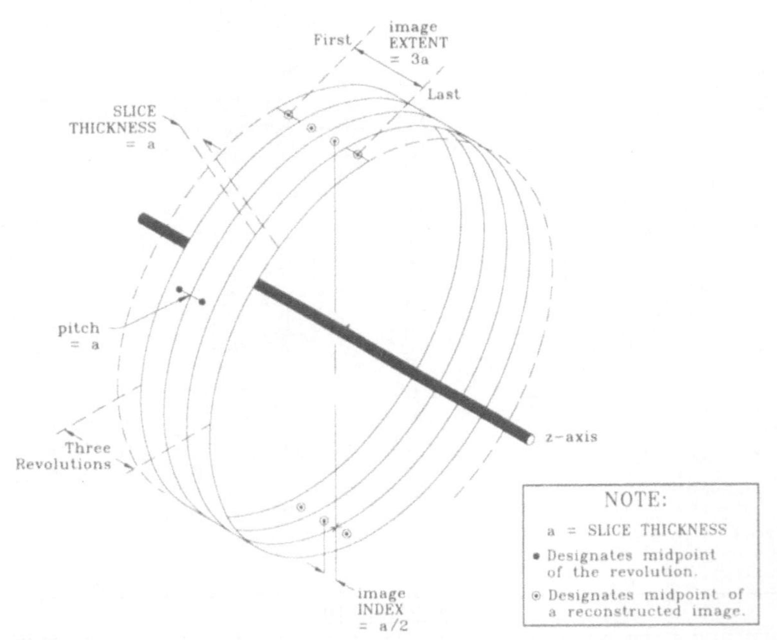

Spiral parameters for a 100% HELIX with reconstruction of two IMAGES PER REVOLUTION for a total of 7 reconstructed images.

Numerical values for selected spiral parameters shown in Figure 3.

SLICE THICKNESS (mm)	PITCH factor	image INDEX (mm)	image EXTENT (mm)
2	1	1.0	6
5	1	2.5	15
10	1	5	30
a	1	a/2	3a

Teil 1 von Abbildung 20

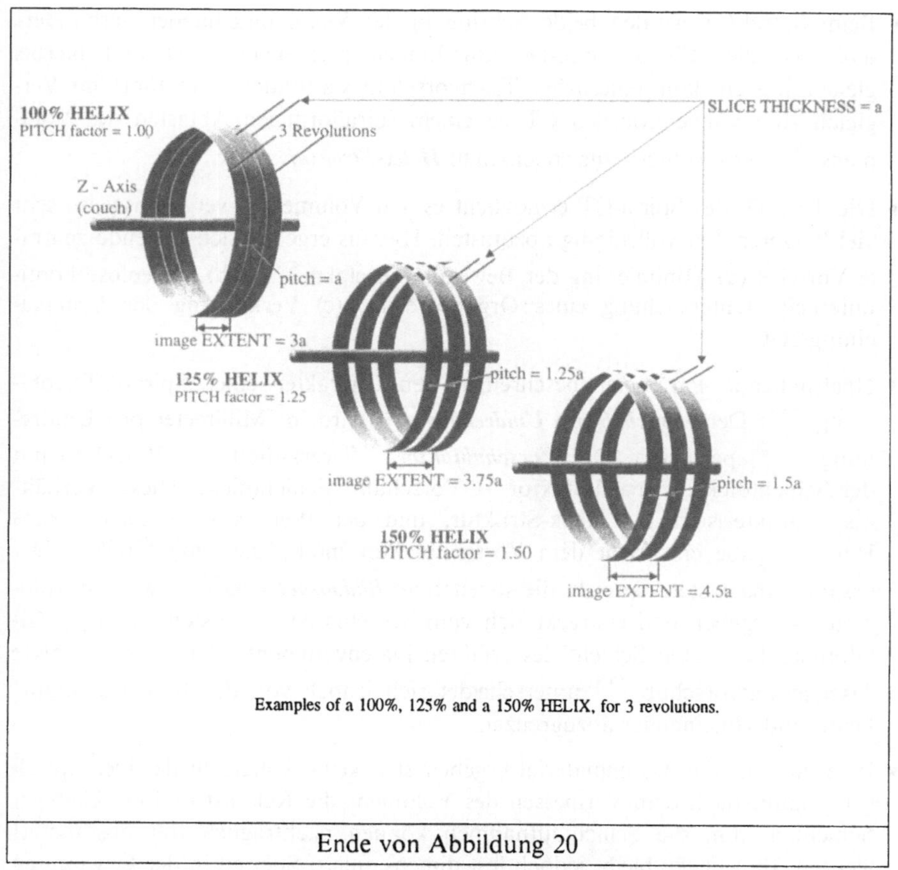

Ende von Abbildung 20

(1) Tischvorschub, um den Patienten für die - nächste - Schichtaufnahme in der Gantry entsprechend zu positionieren.

(2) Anschließend findet für die Messung ein vollständiger 360-Grad-Umlauf der Röntgenröhre-Detektor-Einheit - bei fester Tischposition - statt, diese wird hierfür zu Beginn beschleunigt und am Ende abgebremst. Aufgrund der fixierten Lagebeziehung zwischen Röntgenröhre-Detektor-Einheit und Tisch erfolgt die Abtastung in einer planaren Schicht.

Für jede Schicht wiederholt sich dieser Vorgang von neuem.

- Beim Spiral-CT werden beide Schritte in der Weise miteinander verbunden, daß sich die Röntgenröhre-Detektor-Einheit permanent dreht und hierbei gleichzeitig ein kontinuierlicher Tischvorschub stattfindet. Dies führt im Vergleich zum konventionellen CT zu einem spiralförmigen Abtasten des Volumens[52], es resultiert eine sogenannte *Helix-Struktur*.

- Die Technik des Spiral-CT ermöglicht es, ein Volumen in vergleichsweise sehr viel kürzerer Zeit vollständig abzutasten. Hieraus ergeben sich folgende zentrale Vorteile: (a) Minimierung der Bewegungsartefakte[53], (b) lückenlose kontinuierliche Untersuchung eines Organbereichs, (c) Verkürzung der Untersuchungszeit.

- Nachstehende Parameter beschreiben den Charakter einer Spiral-CT-Abtastung[54]: Der *Vorschub pro Umdrehung*[55] wird in "Millimeter pro Umdrehung[56]" spezifiziert. Der *Vorschubfaktor*[57] verknüpft den Vorschub mit der Schichtdicke: Vorschubfaktor = Vorschub / Schichtdicke. Dieses Verhältnis charakterisiert die Helix-Struktur, und der Wert xxx in einer "xxx% Helix"-Angabe entspricht dem Vorschubfaktor multipliziert mit "100%". Der gesamte abgetastete Bereich, die sogenannte *Bildausdehnung*[58], wird in Millimeter angegeben und erstreckt sich vom Mittelpunkt der ersten bis zum Mittelpunkt der letzten Schicht des erfaßten Datenvolumens. Der hierbei erfolgte Tischgesamtvorschub[59] unterscheidet sich jedoch von der Bildausdehnung, beide sind voneinander abzugrenzen.

- In bezug auf das Datenmaterial ergeben sich keine Unterschiede. Der Spiral-CT erlaubt nach dem Vermessen des Volumens die Rekonstruktion beliebiger Schichten, d.h. die Schichtaufnahmen können nachträglich frei positioniert werden. Ihre Dicke bleibt jedoch fest dimensioniert. Speziell in der Gewinnung sich überlappender Schichten zeigt sich der besondere diagnostische Fortschritt. Wichtig ist der Hinweis, daß trotz der spiralförmigen Abtastung als Rekonstruktionsergebnis planare, parallele Schichten hervorgehen.

---

[52]: siehe Abbildung 19
[53]: siehe Abschnitt 1.2.2.2.4
[54]: siehe Abbildung 20
[55]: Auch als *Pitch* bezeichnet.
[56]: engl.: revolution
[57]: engl.: pitch factor
[58]: engl.: image extent
[59]: engl.: couch extent

• Aufgrund der flexiblen Rekonstruktionsmöglichkeiten ergeben sich nachstehende Parameter für diese Verarbeitungsphase: Der **Bildindex**[60] gibt den Abstand zwischen den Mittelpunkten zweier aufeinanderfolgender rekonstruierter Schichten an: Das Maß "Bilder pro Umdrehung" bringt zum Ausdruck, wieviele Bilder aus den Daten einer Umdrehung rekonstruiert werden.

Es wird deutlich, daß sich bei einer informationstechnischen Betrachtung zwischen konventionellem und Spiral-CT keine Unterschiede ergeben. Diese liegen vordringlich in der erhöhten diagnosebezogenen Aussagekraft des Bildmaterials, die der Spiral-CT eröffnet.

Absprache der CT-Abtastung mit den Anwendern der Daten

In bezug auf die Zielsetzung, per Computer-Tomographie gewonnene Bildinformationen außer zur reinen Diagnostik ebenfalls zur Simulation, Planung und Unterstützung von Operationen einzusetzen, muß der CT-Prozeß optimal ausgestaltet sein. Dies, weil die gewonnenen Informationen

• Grundlage für eine korrekte Diagnose und

• zugleich für die Software-Werkzeuge (Eingabe-)Datenmaterial von höchster Präzision darstellen müssen.

Aufgrund der Strahlenbelastung des Patienten ist eine präzise Absprache zwischen Radiologie und Chirurgie notwendig, die sämtliche Aspekte der Datenverwendung einschließt[61]. Dies, um Mehrfachuntersuchungen und damit unnötige Belastungen zu vermeiden[62].

---

[60]: engl.: image index

[61]: Dies schließt in der Praxis ebenfalls Fragestellungen folgender Art ein: Mit welcher Schreibdichte müssen die Datenträger beschrieben werden, damit nachfolgende Verarbeitungseinheiten (z.B. Visualisierungs-Workstations) diese wieder lesen können usw.

[62]: Andererseits zeigt sich das Leistungsvermögen der Software auch darin, ein Maximum an Güte aus einem gegebenen Datenmaterial abzuleiten und die Güte im Rahmen der Planung quantitativ zu charakterisieren.

1.2.2.1 CT-Bilddaten

Die im Rahmen einer CT-basierten Volumen-Abtastung für die Volumenelemente (Voxel)[63] erhobenen Meßwerte sind normiert und heißen *CT-Werte* auf der sogenannten *Hounsfield-Skala.* Sie sind ein direktes Maß für die Dichte des vermessenen Voxels. Die Maßeinheit des CT-Werts ist das "Hounsfield" (kurz HU[64])[65][66]:

$$\text{CT-Wert [HU] des Gewebes x} = \text{INT}\left(1000 \cdot \frac{\mu_x - \mu_{\text{Wasser}}}{\mu_{\text{Wasser}}}\right).\tag{24.1}$$

Hierbei sind die μ-Werte die *Röntgen-Absorptionskoeffizienten* der Materialien. Folgende Skaleneckwerte sind fest definiert: CT-Wert(Luft) = -1024 HU, CT-Wert(Wasser) = 0 HU. Knochen und Weichteile haben aufgrund ihrer charakteristischen Materialeigenschaften (Dichten) typische CT-Werte, bzw. sie liegen in gewissen CT-Wert-Intervallen, sogenannten Fenstern[67][68]. Für die Untersuchung knöcherner Strukturen ergibt sich das HU-Intervall von ca. 200 bis ca. 3000. Fallen unterschiedliche Materialien in den Bereich eines Voxels, ergibt sich der CT-Wert aus dessen anteiliger Belegung[69]. Sehr dichtes Knochengewebe führt zu HU-Werten bis +3500 und mehr[70]. Da sich der diagnostisch wertvolle Bereich in positiver Richtung jedoch bis ca. 3000 HU eingrenzen läßt, genügt eine Datenbreite von 12 Bit[71][72][73]. D.h. Messung, Rekonstruktion

---

[63]: siehe Abschnitt 1.3.1

[64]: *Hounsfield Unit*

[65]: vgl. [Philips_CTGrundlagen]

[66]: INT: Ganzzahlfunktion, z.B. INT(-5.655)=-5, INT(3.14)=3; diese Funktion ist sinnvoll bzw. notwendig, da mit ganzen HU-Werten gearbeitet wird.

[67]: Man spricht beispielsweise vom Gewebe- oder vom Knochenfenster. Jedes *Fenster* wird durch zwei Parameter charakterisiert: (a) *Fensterbreite* (=$CT_{max}-CT_{min}$) und (b) *Fensterlage* (= Mitte des Fensters).

[68]: Da der gemessene CT-Wert ebenso von den verwendeten CT-Parametern abhängt, können die einzelnen Fenstertypen nicht auf 1 HU genau festgeschrieben werden. (vgl. [Philips_CTGrundlagen], Seite 39)

[69]: siehe Partialvolumeneffekt in Abschnitt 1.2.2.2.4

[70]: siehe Abbildung 45

[71]: *Bit:* binäre Grundinformationseinheit (0/1 bzw. "nein"/"ja"). *Byte:* Zusammenfassung von acht Bit.

[72]: siehe auch Fußnote 126

[73]: Für Plural und Singular von Bit und Byte wurde im Rahmen dieses Buches dasselbe Wort gewählt. (vgl. Rechtschreibe-Duden)

und Archivierung basieren auf einem Zahlenintervall der Breite 4096[74]: [-1024; +3071].

1.2.2.2 CT-Bildqualität

1.2.2.2.1 Rauschen

Schwankungen während/in der Messung führen dazu, daß identisches Material von Voxel zu Voxel mit einem abweichenden CT-Wert erhoben wird. Dieses Phänomen bezeichnet man als Rauschen. Je kleiner diese Abweichungen, desto geringer ist das Rauschen im Bild. Die wesentlichen Einflüsse, aus denen sich das Gesamtrauschen zusammensetzt, sind: Quantenrauschen, statistisches Rauschen, elektronisches und Rekonstruktionsrauschen[75]. Beim Rauschen handelt es sich somit um eine über das gesamte Bild - meist - gleichmäßig verteilte Verfälschung.

1.2.2.2.2 Bildschärfe

Schärfe und Kontrast

Der Begriff "Schärfe" bringt zum Ausdruck, daß als Qualitätsmaß das Kriterium zur Anwendung kommt, wie scharf bzw. deutlich einzelne Strukturen/Details im Bild zu erkennen sind - in diesem "hervorstechen" -. Dies wird umso mehr der Fall sein, je höher der "Kontrast" innerhalb des Bildes ist, d.h. je größer die Unterschiede[76] zwischen den einzelnen Bereichen des Bildes sind. Beim CT stellt sich somit die zentrale Frage, inwieweit sich ein im Objekt befindlicher CT-Werte-Kontrast in dem per Abtastung gewonnenen Bild-Material widerspiegelt. Dieses Qualitätskriterium wird unter dem Begriff der *Auflösung* behandelt.

---

[74]: $2^{12}=4096$
[75]: vgl. [Philips_CTGrundlagen]
[76]: bezogen auf die CT-Werte bzw. Graustufen

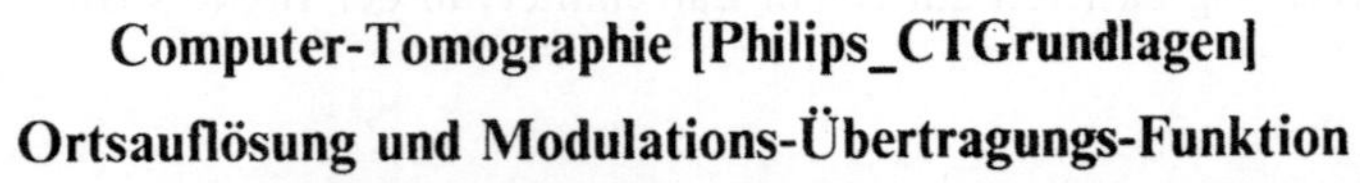

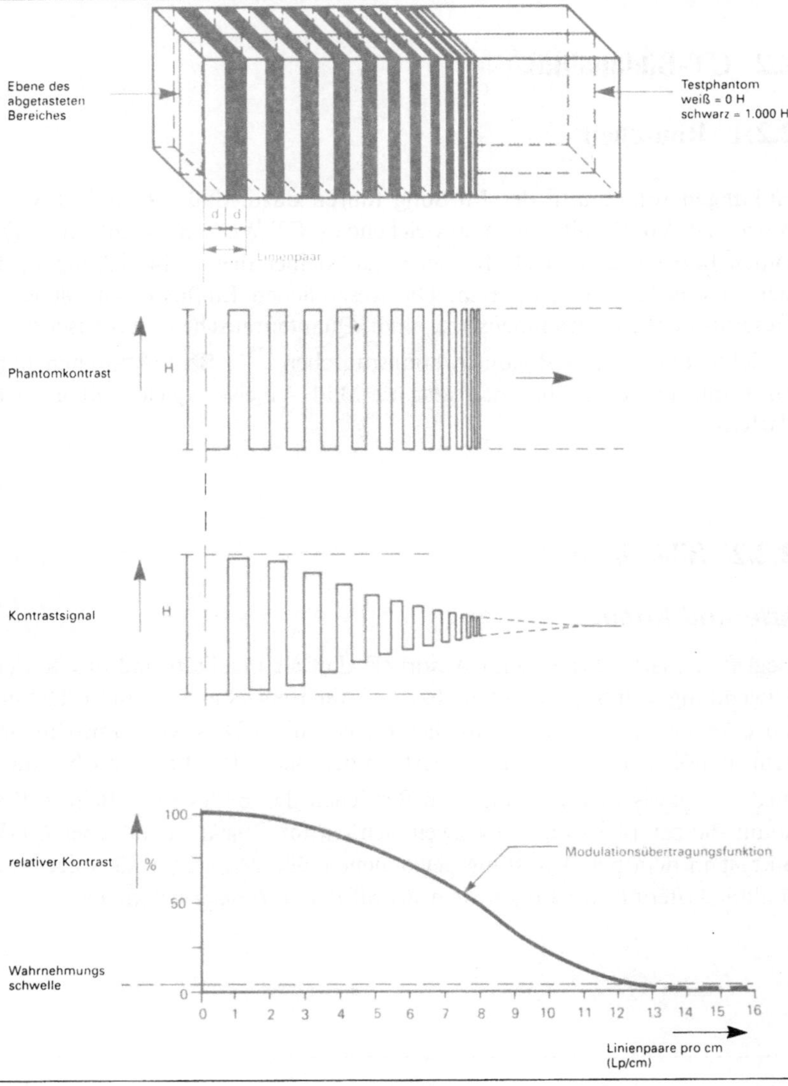

Abbildung 26

Kontrast, Hochkontrast, Niedrigkontrast

Der *Kontrast* charakterisiert allgemein den CT-Wert-Unterschied[77] δCT verschiedener Bereiche eines Bildes[78]. Man spricht bei

- δCT > ca. 100 HU von einem *Hochkontrast,*

- bei δCT < ca. 10 HU vom *Niedrigkonstrast.*

Die Auflösung muß in beiden Bereichen getrennt bewertet werden.

Auflösungsarten: Hoch- und Niedrigkontrastauflösung

Die Bildschärfe differenziert sich in die

- *Hochkontrastauflösung,* auch *Ortsauflösung* oder *räumliche Auflösung* genannt, und die

- *Niedrigkontrastauflösung.*

Beide Bewertungen haben somit zum Ziel, zu ermitteln, wie der jeweilige im Objekt vorhandene hohe bzw. niedrige Kontrast sich in Verbindung mit dem Auflösungsvermögen des CT im Bildmaterial wiederfindet.

---

[77]: Bei einer Interpretation als Graustufe entspricht dies einem Helligkeitsunterschied.

[78]: Hier ist der Hinweis wichtig, daß bei der Betrachtung der CT-Auflösung nicht der Kontrast-Begriff der Bildverarbeitung zum Einsatz kommt, der ein "präzises" quantitatives Maß für den Helligkeitsunterschied in einem Bild darstellt. Der Begriff *"Kontrast"* soll im Rahmen der hier stattfindenden Auflösungsbetrachtung nur den grundsätzlichen CT-Werte-Unterschied zum Ausdruck bringen und wird in HU-Einheiten quantifiziert.

Die Bildverarbeitung definiert, konkret angewendet auf ein CT-Bild, den *CT-Wert-Kontrast* δCT$_d$ als das auf die Hauptdiagonale bezogene Trägheitsmoment der CT-Wert-Übergangsmatrix $G=\{g_d(i,j)\}$:

$$\delta CT_d = \sum_{i=0}^{i=2^P-1} \sum_{j=0}^{j=2^P-1} (i-j)^2 \, g_d(i,j);$$ die Elemente $g_d(i,j)$ der CT-Wert-Übergangsmatrix G geben dabei

die relative Häufigkeit an Voxel-Paaren innerhalb der CT-Schicht-Matrix A an, bei denen der CT-Wert des ersten Voxels i HU und der des zweiten Voxels j HU beträgt. Die Lagebeziehung zwischen den Voxel-Paaren ist durch den konstanten Verschiebungsvektor d festgelegt (z.B. d=(0,1) → das zweite Voxel liegt direkt rechts neben dem ersten Voxel). (vgl. [Ernst_DigitBildver], Seite 125-128)

Objektkontrast, Bildkontrast, Kontrastverhältnis

In Abhängigkeit davon, ob das reale Objekt oder das aus dem Abtastungsprozeß gewonnene Bild betrachtet wird, unterscheidet man den

- *Objektkontrast* δO sowie den

- *Bildkontrast* δB .

Der Unterschied zwischen beiden führt zum

$$\textit{Kontrastverhältnis} \quad K = \frac{\text{Bildkontrast } \delta B}{\text{Objektkontrast } \delta O}. \tag{28.1}$$

Über das Kontrastverhältnis werden Objekt- und Bildkontrast sowie die durch sie indirekt formulierten Qualitätsanforderungen zueinander in Beziehung gesetzt. Es sind der meßtechnische Prozeß und die Algorithmen im Rahmen der Meß-wert-Aufbereitung und Bilddatenerzeugung, die den Bildkontrast im Vergleich zum "Original-", d.h. zum Objektkontrast verändern. K ist damit ein Maß dafür, inwieweit ein Kontrast im Objekt auch das Bild "erreichen" - in diesem enthalten sein - wird[79]. Wesentlicher Einflußfaktor auf das Kontrastverhältnis ist die Größe der Objekte, zwischen denen der Kontrast im Objekt besteht. Aus diesem Grund steht das Kontrastverhältnis mit der Hochkontrastauflösung in enger Beziehung, und das Kontrastverhältnis wird anhand von Objekten mit hohen Kontrasten ermittelt.

Qualitätsbetrachtung im Bereich der Hochkontrastauflösung: Ortsauflösung

Die Auswirkungen physikalischer (Negativ-)Effekte auf die Hochkontrastauflö-sung werden über die Messung der sogenannten *Ortsauflösung* in die Genauig-keits- bzw. Bildqualitätsbetrachtung einbezogen. Es wird die schichtbezogene und die senkrecht zur Schicht mögliche Ortsauflösung unterschieden. Analog zum Röntgenbild wird auch beim CT/MR das Maß "Linienpaare pro Zentimeter"

---

[79]: Zu bemerken ist, daß die technische Qualität und Verfälschung des Bildschirms bzw. des La-ser-Imagers in den Bildkontrast nicht einfließt. Der Bildkontrast basiert auf den vom CT-System be-rechneten - nicht auf den am Bildschirm im Rahmen der Anzeige resultierenden - CT-Werten bzw. Graustufen.

[80]: Es ist ein Qualitätsmaß im Bereich der Hochkontrastauflösung und besagt, wieviele direkt ne-beneinanderliegende Schwarz-Weiß-Linienpaare auf einen Zentimeter Breite verteilt sein können, daß

[lp/cm] [80] verwendet [81]. Gemessen wird die

- schichtbezogene Ortsauflösung über Lochschablonen mit Lochgruppen unterschiedlicher Größe.

- senkrecht zur Schicht mögliche Ortsauflösung, z.B. mittels eines Wasserphantoms, in das schräge Aluminiumbleche eingesetzt sind [82].

Moderne CT-Systeme erreichen räumliche Ortsauflösungen zwischen 10 und 20 lp/cm [83].

Ortsfrequenz und Modulations-Übertragungs-Funktion

Die Messung der Hochkontrastauflösung erfolgt z.B. mit einem Balken-Phantom, der aus Streifen der Breite d besteht, die im Abstand d angeordnet sind. Die Streifen-Lücke-Streifen-Übergänge führen zu einem hohen Kontrast. Die notwendige Ortsauflösung wird in Form der sogenannten *Ortsfrequenz* ρ mit der bereits erwähnten Einheit "Linienpaare (lp) pro Zentimeter (cm)" zum Ausdruck gebracht:

$$\rho = \frac{1}{2 \cdot d} \left[\frac{lp}{cm} \right] \quad . \qquad (29.1)$$

Die als *Modulations-Übertragungs-Funktion* [84] bezeichnete Größe bringt den funktionalen Zusammenhang zwischen der Ortsfrequenz - d.h. der Größe der Objekte - und dem vom CT ermöglichten Kontrastverhältnis zum Ausdruck. Die MÜF berücksichtigt hierbei nicht die Auflösungsbegrenzung durch die Matrix-Größe. Abbildung 26 zeigt den Zusammenhang auf.

Qualitätsengpaß-Analyse: Ortsauflösung <-> Matrix-Größe

Bei einer gezielten Maximierung der Qualität stellt sich die Frage, welche

---

diese in der Aufnahme - noch - erkennbar sind. Schwarze und weiße Linien haben die gleiche Breite. Die Begriffe "Schwarz" und "Weiß" sollen einen hohen Kontrast (hohen CT-Werte-Unterschied) im Objekt zum Ausdruck bringen. (vgl. [Krestel_BildgebSysteme])

[81]: vgl. [Kalender_PhysGrundlagen], Seite 159; [Busch_DigitRadiogr1]; [Kodak_RöntgenGrundlagen]

[82]: Details: vgl. [Kalender_PhysGrundlagen], Seite 159

[83]: vgl. [Kalender_PhysGrundlagen], [Kalender_CTimJahr2000], [Picker_PQ2000]

[84]: kurz *MÜF*

Komponenten den Qualitätsengpaß bilden und damit Verbesserungen in den anderen Bereichen zu rein theoretischen Betrachtungen werden lassen.

- *Abgleich von* $\{B_A, L_A\}$ *mit* $\{n,m\}$ [85]: [Kalender_PhysGrundlagen] rät: "Je höher die Ortsauflösung des Systems ist, desto kleiner muß die Pixelgröße gewählt werden; sie sollte etwa um den Faktor zwei niedriger als der Durchmesser des kleinsten darzustellenden Details liegen" [86]. Denn Auflösungsverluste können durch eine nachträgliche Vergrößerung (Expand) über ein bildverarbeitendes System nicht ausgeglichen werden. Die wahre Information liegt in den Daten nicht vor und wird somit durch künstliche, per Näherungsverfahren berechnete ersetzt.

- *Abgleich von Schichtdicke und schichtbezogener Auflösung:* Aus medizinischer Sicht führen hohe Ortsauflösungen in der Schicht nur dann zu besseren Ergebnissen, wenn mit entsprechend kleinen, d.h. dünnen Schichten gearbeitet wird [87].

Es wird deutlich, daß der Datengewinnungsprozeß zum Zweck einer späteren computergestützten Weiterverarbeitung im Rahmen einer Visualisierung, Navigation etc. einer besonderen Aufmerksamkeit bedarf. Anders formuliert: Nicht alle Daten können die Basis für Simulations- und Planungs-Software sein, deshalb muß auf die medizintechnische Untersuchung gezielt Einfluß genommen werden. Ferner muß die Software im Hinblick auf eine Maximierung der Sicherheit [88] Überprüfungen der Parameter vornehmen, um die Verwendung ungeeigneter Daten von vornherein auszuschließen [89]. Hierin und in der Leistungsfähigkeit, - kleine - Fehler nachträglich korrigieren zu können, zeichnet sich die Software aus.

---

[85]: vgl. Formel (46.1) bis (47.2)
[86]: vgl. [Kalender_PhysGrundlagen], Seite 161
[87]: siehe Abbildung 43
[88]: Die **Computersicherheit** geht in zwei Richtungen: (a) *"Security"*, dies umfaßt die Sicherheit von Computern, Programmen und gespeicherten Daten gegenüber Verfälschung, Zerstörung, unerlaubtem Zugriff etc. (b) *"Safety"* meint die Gewähr, daß kein menschliches Leben gefährdet wird. (vgl. [Thaller_Qualität], Seite 19)
[89]: Beispiele hierfür sind Änderungen des Gantry-Winkels, der Schichtdicke, des Abtast-Ausschnitts oder aber Abtastlücken usw.

Qualitätsbetrachtung im Bereich der Niedrigkontrastauflösung: Dichteauflösung

Man bezeichnet die Niedrigkontrastauflösung auch als *Dichteauflösung,* weil sie ein Maß dafür darstellt, geringe Dichteunterschiede - noch - zu erkennen. Dominantester Negativ-Einflußfaktor ist das Rauschen. Ist die durchschnittliche rauschbedingte Abweichung der Bild-CT-Werte größer als die der Objekt-CT-Werte, so kann eine Differenzierung der unterschiedlichen Dichtebereiche nahezu unmöglich werden.

1.2.2.2.3   Gleichförmigkeit/Konsistenz der Abtastung

Die Qualität des Bildmaterials wird ebenso durch die Invarianz bzw. Konsistenz des Meßprozesses beeinflußt. Dies zeigt sich in folgenden Punkten[90]:

- *CT-Wert-Konsistenz innerhalb des Meßausschnitts:* Die CT-Werte müssen bei gleichem Material im Zentrum wie am Rande des Ausschnitts übereinstimmen. Entsprechend darf die Objektlage und die Ausschnittswahl keinen zu großen Einfluß auf die resultierenden CT-Werte ausüben.

- *Konsistenz der Schichtdicke:* Die Dicke jeder Schicht muß bei unveränderter Einstellung in jeder Aufnahme identisch sein.

- *Konsistenz der Modulations-Übertragungs-Funktion (MÜF):* Auch die Ortsauflösung muß sowohl innerhalb der Schicht als auch schichtübergreifend identisch sein.

- *Konsistenz des CT-Werts in Verbindung mit der Parameterwahl:* Die Nutzung der HU-Referenzskala ist nur dann sinnvoll, wenn die Wahl der CT-Parameter keinen - zu großen - Einfluß auf den gemessenen HU-Wert hat.

- *Zeitliche Invarianz:* Die Parameter des CT-Systems und die Meßergebnisse müssen zeitlich invariant sein. Somit wird die einzelne Messung reproduzierbar.

Im Vordergrund der Gleichförmigkeitsbewertung steht die Konsistenz des HU-Werts.

---

[90]: vgl. [Philips_CTGrundlagen], Seite 43

1.2.2.2.4 Bildfehler (Artefakte)

Hierunter versteht man sämtliche Strukturen, Muster und CT-Wert-Änderungen im erzeugten Bild - und damit in den CT-Daten -, für die es kein physisches Pendant im abgetasteten Objekt gibt.

Bildfehlerarten

Bildfehler, d.h. Fehler in den gewonnenen CT-Daten[91], unterscheidet man primär anhand der Ursache[92]:

(1) *Strahlenphysik:*

- *Aufhärtungseffekt:* Der Absorptionskoeffizient μ[93] eines Materials ist eine Funktion der Quantenenergie. Im Rahmen der Durchdringung des Körpers verändert sich das Quantenspektrum des Röntgenstrahls hin zu einer erhöhten effektiven Energie ("Aufhärtung"). Die erhöhte Energie verhindert die Absorption in nachfolgender Materie, so daß der Detektor einen erhöhten Wert mißt. Speziell im Rahmen der Schädelbilder ist dieser Bildfehler als "Schüsseleffekt"[94] bekannt[95]. Zur Vermeidung sind in modernen CT-Systemen Algorithmen zur Aufhärtungskorrektur enthalten. Zudem wird empfohlen, durch entsprechende Schicht-Orientierung hoch absorbierende Knochenregionen zu vermeiden.

- *Inhomogenität:* Bei freien Objektformen ergeben sich unmittelbar unterschiedliche Strahllängen innerhalb homogener Abschnitte. In diesem Fall führt die Aufhärtung ebenfalls zu einer Verfälschung, die jedoch von modernen CT-Systemen herausgerechnet wird. Die Minimierung unterstützt man zusätzlich durch eine zentrische Plazierung des Objekts.

- *Teilvolumeneffekt* (Partialvolumeneffekt): In Verbindung mit der Aufteilung des zu vermessenden (Gesamt-)Volumens in Teilvolumina ergibt sich, daß nicht jedes Voxel homogenen Charakter hat. Homogen im Sinne der unterschiedlichen Materialdichten, die in einem Voxel vertreten sind, und

---

[91]: Diese sind von Fehlern, die im Rahmen der Visualisierung entweder als Folgefehler oder neu entstehen, deutlich abzugrenzen.
[92]: vgl. [Siemens_CTBildQual], Seite 9
[93]: siehe Fußnote 96
[94]: engl.: cupping effect
[95]: vgl. [Siemens_CTBildQual], Seite 42

damit im Sinne des Absorptionsverhaltens. Das Artefakt resultiert aus der exponentiellen und damit nicht-linearen Schwächung der Röntgenstrahlung[96] und tritt besonders dann auf, wenn hochkontrastige Strukturen[97] partiell in die Schicht bzw. in das Voxel eintauchen; somit insbesondere bei Weichteil-Knochen-Übergängen.

(2) *Bewegungsartefakte:* Bewegungen des Patientenkörpers und körperinterne Bewegungen (z.B. Flüssigkeiten, Organe usw.) während des Abtastungsprozesses führen zu Bildfehlern. Bei ersterem findet auf der Ebene der Schicht-Schicht-Zuordnung eine Verschiebung des Objekts relativ zum Referenzkoordinatensystem statt. In bezug auf eine navigationsbasierte Orientierung muß die Software auf Bildfehler dieser Art adäquat reagieren. Beispielsweise durch eine gemittelte Gewichtung der Referenz-/Orientierungspunkte[98] im Rahmen der Vorbereitungsphase, die sogenannte Registrierung des Patienten[99].

(3) *Metallartefakte:* Aufgrund der hohen Absorptionseigenschaft von Metallen entsteht im Rahmen der Abtastung ein Schatten - eine Datenlücke - hinter ihnen. Im Schädelbereich führen vordringlich Zahnfüllungen und metallische Implantate zu erheblichen Bildfehlern. [Siemens_CTBildQual] empfiehlt deshalb ein Kippen der Abtastebene durch eine geeignete Ausrichtung der Gantry, um Metalle aus dem Abtastbereich herauszuführen.

1.2.2.3 CT-Betriebsparameter

CT-Betriebsparameter

In einer systemtechnischen - und damit von der diagnostischen Zielsetzung freien - Betrachtung zeigt sich der CT dem Anwender gegenüber in folgenden wesentlichen, die CT-Bildqualität beeinflussenden Parametern:

• *Schichtdicke,*

---

[96]: $J = J_0 \cdot e^{-\mu x}$, hierbei sind: J = *Strahlungsintensität* hinter dem Objekt, J_0 = Strahlungsintensität an der gleichen Stelle ohne Objekt, x = Objektdicke und μ = linearer Schwächungs-/Absorptionskoeffizient des Materials für die benutzte Strahlung. (vgl. [Krestel_BildgebSysteme], Seite 94)
[97]: → großer μ–Unterschied
[98]: engl.: landmarks
[99]: siehe Abschnitt 1.8.3.2 und 1.8.4

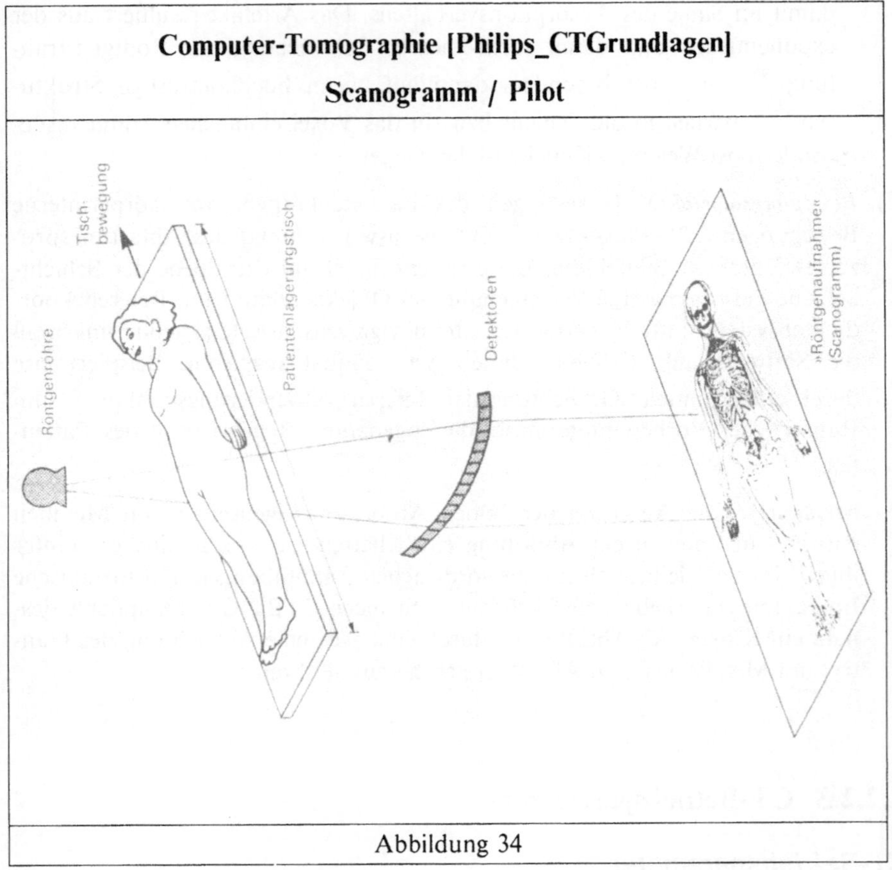

Abbildung 34

- *Schichtabstand (Tischvorschub)*,

- abzutastender *Objektausschnitt*[100],

- *Größe der Rekonstruktions- bzw. Bild-/Schicht-Matrix* $(256^2, 512^2)$,

- *Abtastlänge* ("von" und "bis"),

---

[100]: das sogenannte *"field of view"*, siehe Abschnitt 1.2.5.1

- *Strahlenintensität* (mA-Wert, kV-Wert),

- *Algorithmen,*

- *Gantry-Winkel* (und damit die Ausrichtung des Patienten im gewonnenen Datenraum), und

- mit dem Spiral-CT ergeben sich zusätzliche Parameter, wie der *Vorschubfaktor,* der *Bildindex* etc.

Die sinnvolle Parameterfestlegung erfolgt in der Praxis meist durch die Wahl eines spezifischen "Programms", das das CT-System für die unterschiedlichen diagnostischen Zielsetzungen bereitstellt. Wichtig ist, daß die aufgeführten Größen auch eine unmittelbare Auswirkung auf die computergestützte Weiterverarbeitung der Daten haben. Dies wird anhand folgender Fragen deutlich:

- Erkennt die Software Änderungen im Gantry-Winkel? Kann Sie eine Parallelisierung per Umrechnung vornehmen?

- Welche Interpolationsverfahren werden für Schicht-Zwischenräume verwendet?

- Welche maximale Anzahl an Datensätzen akzeptiert die Software?

Scanogramm/Pilot

Für die Wahl der richtigen Parameter, insbesondere des "von/bis"-Bereichs sowie der Schichtdicke und -positionen bieten CT-Systeme die Möglichkeit, ein sogenanntes *Scanogramm* zu erstellen, oft auch *Pilot* genannt. Es entspricht einer mit nur schwacher Strahlendosis durchgeführten Röntgenaufnahme über einen vorab - grob - ausgewählten Ausschnitt[101]. Diese Aufnahme dient weniger der Diagnose als vordringlich zur grundsätzlichen Orientierung. In ihr erfolgt die Festlegung obiger Parameter. Das Scanogramm wird mit den Schichtaufnahmen als eigenständiges Bild mit in die CT-Daten aufgenommen. Wichtig ist deshalb, daß die weiterverarbeitende Software dieses identifizieren und z.B. aus einer 3D-Rekonstruktion herausnehmen kann.

---

[101]: siehe Abbildung 34

1.2.3 Magnet-Resonanz-Tomographie (MR)

Der *Magnet-Resonanz-Tomograph,* auch *Kernspin-Tomograph* genannt, ist bei einer informationstechnischen Betrachtung, d.h. abgesehen von seinem physikalischen Funktionsprinzip, dem CT sehr ähnlich. Aus diesem Grund wird die MR-Technik nachfolgend vordringlich auf der Basis eines System-/Gerätevergleichs vorgestellt, ohne auf die Physik detailliert einzugehen [102]:

- Auch die MR-Diagnostik ist ein nichtinvasives, schichtbasiertes Verfahren, aus dem Voxel-orientierte Daten hervorgehen. Analog zum CT lassen sich das Field-of-View und die Schichtdicke frei festlegen, und das hervorgehende Datenmaterial wird ebenfalls durch die Größen n, m und p charakterisiert. Übliche Werte der heutigen MR-Technologie sind dem CT sehr ähnlich: n = m = 256/512 und p = 12. D.h. in bezug auf den grundsätzlichen Charakter des Datenmaterials ergibt sich kein Unterschied, dieser liegt "nur" in der Voxel-Information selbst.

- Statt der Messung einer Abschwächung von Röntgenstrahlung, die beim CT zum CT-Wert in HU-Einheiten führt, wird beim MR eine *Signalintensität* gemessen. Diese resultiert aus einer spezifischen Anregung des zu vermessenden Volumens in Form einer Einstrahlung von Hochfrequenzimpulsen bei gleichzeitiger Anwesenheit eines starken Magnetfeldes [103] [104]. Die Signalintensität I ist ein Maß für die Verteilung von Wasserstoffatomkernen (Protonen) sowie deren Wechselwirkung mit der Umgebung und setzt sich aufgrund des komplexeren physikalischen Zusammenhangs aus mehreren Einflußgrößen zusammen:

$$I = \rho \cdot e^{-\frac{TE}{T2}} \cdot \left(1 - e^{-\frac{TR}{T1}}\right)^{[105]}, \tag{36.1}$$

hierbei sind ρ die *Protonendichte* [106], TE die *Echozeit,* TR die *Repetitionszeit,* T1 die *T1-Relaxationszeit* und T2 die *T2-Relaxationszeit.* Die gemessene

---

[102]: Für eine umfassende Behandlung der MR-Physik und -Gerätetechnik wird auf [Krestel_BildgebSysteme] verwiesen.

[103]: Hieraus leitet sich der zentrale Vorteil der MR-Diagnostik ab. Mit ihr verbindet sich keine Belastung des Patienten durch ionisierte Strahlung.

[104]: Der beim CT durch physisches Drehen der Gantry eingestellte Gantry-Winkel wird beim MR mittels einer spezifischen Ausrichtung des Feldes nachgestellt.

[105]: vgl. [Schäfer_MR], Seite 43

[106]: auch *Spindichte* genannt

Signalintensität I gelangt als Voxel-Information in die MR-Daten.

• Die Größen TE und TR sind (Meß-)Parameter des MR-Systems, die die Art der Abtastung festlegen. T1, T2 und ρ kennzeichnen dagegen folgende Substanzeigenschaften: Die Wechselwirkung der Protonen mit der Materie in ihrer Umgebung, die Spin-Gitter-Wechselwirkung, kommt in T1 zum Ausdruck. T2 charakterisiert die Wechselwirkung der Protonen untereinander, die Spin-Spin-Wechselwirkung. Folgende Gewichtungen werden in Messungen praktiziert: ***T1-gewichtete Bilder***[107] gehen aus kurzen Aufnahmeparametern TE und TR hervor. In Verbindung mit den physikalischen Gesetzmäßigkeiten führt dies bei Wasser und ähnlichen Substanzen zu niedriger und bei fetthaltigen Strukturen zu hoher Intensität. Für ***T2-gewichtete Bilder*** sind die Werte TE und TR hoch anzusetzen, dies führt entsprechend dazu, daß Wasser und ähnliche Substanzen eine hohe Intensität hervorrufen, muskulöse Strukturen eine geringe. ***Protonengewichtete Bilder*** resultieren aus einem hohen TR- und einem kleinen TE-Wert. Insgesamt wird deutlich, daß in MR-Bildern der Kontrast innerhalb der Weichteile im Vordergrund steht.

• Für eine Bewertung/Verwendung der MR-Daten ist es von Bedeutung, wie diese zu charakterisieren sind, dies in Abhängigkeit der gewählten Meß-Parameter. Das Minimum der Intensität I, d.h. MR-Wert = 0, wird durch Knochensubstanz und Luft gebildet. Ihre hohe Dichte führt zu einer sehr geringen Intensität. Der obere Rand des Intensitätsintervalls bzw. MR-Werts, der bei p = 12 den Wert 4095 annimmt, wird von der Parameterwahl wie folgt beeinflußt: (a) T1-gewichtete Bilder: Fett, (b) T2-gewichtete Bilder: Flüssigkeit, (c) protonengewichtete Bilder: Fett und Muskel. Im Rahmen einer Vorvermessung mit den gewählten MR-Parametern skalieren die MR-Systeme den meßbaren Intensitätsbereich $[I_{min}, I_{max}]$ auf das $[0, 2^P - 1]$ große MR-Wert-Intervall.

Es wird deutlich, daß sich bei rein informationstechnischer Betrachtung der Daten zwischen MR und CT kaum Unterschiede ergeben. In bezug auf den Inhalt - die Aussage - der Daten zeigt sich bei MR-Daten in Verbindung mit der Weiterverarbeitung ein zentraler Nachteil. Ihnen fehlt im Vergleich zu CT-Daten eine festgelegte Referenzskala, wie sie durch die HU-Skala definiert ist, so daß es keine eindeutige bzw. definierte Beziehung zwischen den Intensitäten und den Gewebetypen gibt.

---

[107]: "Gewichtet" bedeutet, daß die jeweilige physikalische Eigenschaft der Substanz, wie hier die T1-Relaxationszeit, einen besonders hohen Einfluß auf die Intensität ausübt.

1.2.4 CT-Bild-/Röntgenbild-Scanner

Gewinnung der Bilddaten

Röntgenbild-Scanner ermöglichen die nachträgliche Digitalisierung von Röntgenbildern und CT-Aufnahmen, indem eine optische Abtastung des Bildmaterials erfolgt. Analog zu den voll-digitalen bildgebenden Verfahren resultiert eine $n \times m$-Matrix, und jedes Matrix-Element ist eine p-Bit-breite Graustufe[108]. Die Speicherung der Daten erfolgt analog zum Röntgenbild bzw. zur CT-Aufnahme[109].

Bildschärfe / Bildqualität

Da ein Einsatz im Rahmen der Medizin sehr hohe Ansprüche an die Scanner-Qualität stellt, können - kostengünstige - Industrie-Scanner nur selten zum Einsatz kommen[110]. Hauptsächlich ist die Graustufenauflösung der Hinderungsgrund, sie erfolgt üblicherweise mit $p = 8$, so daß nur $2^8 = 256$ Graustufen unterschieden werden[111]. Dies genügt den medizinischen Anforderungen jedoch nicht. Im Rahmen der klinischen Erprobung voll-digitaler Röntgentechniken gingen $p = 10$ (1024 Graustufen) und n, m $\geq$ 1024 als minimale Qualitätsanforderungen hervor[112]. Auch der Abtastungsprozeß ist einem Rauschen unterworfen, so daß eine optimale Einstellung der vom Benutzer festlegbaren Abtastparameter gefunden werden muß. Hierzu erlauben hochwertige Scanner zusätzlich eine automatische Anwendung von Skalierungsfunktionen[113] im Rahmen der Abtastung, so daß eine manuelle Nachbereitung entfällt. Abbildung 39 zeigt die

---

[108]: Zu bemerken ist, daß die Genauigkeit nicht nur das anfallende Speichervolumen, sondern auch die Bearbeitungszeit und damit die Durchsatzrate wesentlich beeinflußt.

[109]: siehe Abschnitt 1.2.5

[110]: Dies insbesondere dann nicht, wenn das Originalbild nach einer Archivierung in einem PACS zerstört wird.

[111]: Typische Scanner der Industrie-Technik erlauben sowohl eine Farb- als auch eine Schwarz-Weiß-Abtastung (in Graustufen). Wichtig ist der Hinweis, daß die Graustufenauflösung der Auflösung einer RGB-Hauptfarbe entspricht. Ein 24-Bit-Farben-Scanner löst jede RGB-Hauptfarbe mit jeweils 8 Bit auf ($3 \cdot 8 = 24$), so daß auch bei diesen Geräten nur $2^8 = 256$ Graustufen unterschieden werden (siehe Abschnitt 1.7.1.1).

[112]: Man bezeichnet entsprechend hochwertige Scanner, die für die Abtastung von Röntgenbildern geeignet sind, auch als *Röntgenbild-Scanner*. Dieser Begriff betont die zugrundeliegende Qualität. Denn grundsätzlich kann jedes Bildmaterial mit einem solchen Scanner verarbeitet werden.

[113]: siehe Abschnitt 1.7.1.2

Beispiel für einen Röntgenbild-Scanner [Konica_ScannLD4500]
Technische Daten

KONICA LASER FILM DIGITIZER LD-4500

A gateway into PACS for your film archive.

The LD-4500 is a compact laser digitizer for medical X-ray film, the LD-4500 digitizes conventional X-ray images into digital data up to 4K×5K×12 bits. The scanner utilizes a semiconductor laser and accepts all film sizes ranging from 8″×10″ to 14″×17″.

Scanning time, which ranges between 5 and 19 seconds, depends upon the film size and selected resolution. The scanner is completely host programmable and offers an optional 100 sheet autofeeder and bar code reader which allows the fastest possible digitization of batch films, thus requiring the least amount of operator time.

Specifications

Film Size	: 8″×10″ to 14″×17″
Image Matrix	: Up to 4098×4988 (programmable)
Sampling Pitch	: 85.3—208.0 μm
Gray Scale	: 12 bits (4098 step)
Scan Time	: 5—19 sec.
Density Range	: Up to 0-4 optical density (programmable)
Options	: Autofeeder, Bar-Code Reader

Digital Interfaces SCSI / DR-11W / DR-11WA / Konica I/F

Operating Environment Temperature : 15-35°C
                           Humidity   : 30-80% RH

Power Supply 115 VAC, 4.5 Amps

Dimensions Width   : 27.6″ (690 mm)
                Height : 37.2″ (930 mm)
                Depth   : 27.8″ (696 mm)
                Weight : 100 kg

KONICA DIGITAL IMAGING SYSTEM

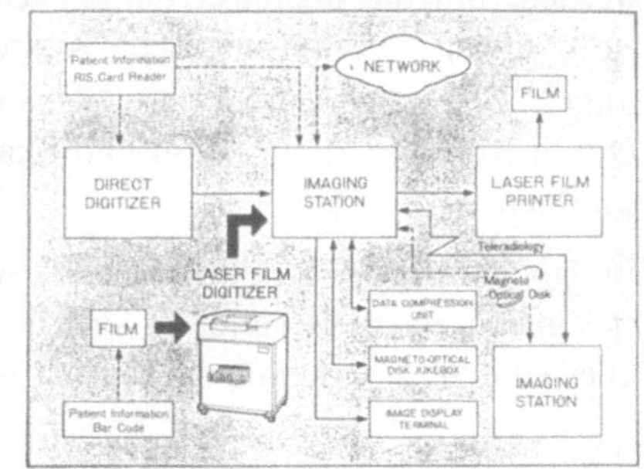

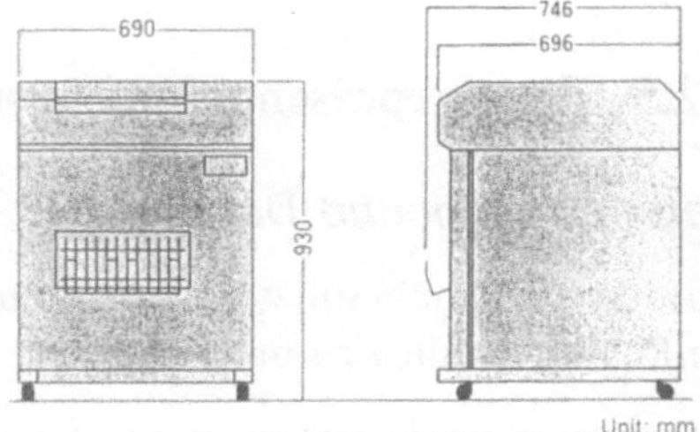

*Specifications are subject to change without notice.

Sampling pitch, Image matrix and Scan time

Example 1

Film (inches)	Sampling Pitch (microns)	Matrix Size (pixel)	Scan Time (sec.)
8×10		1148×1446	6
10×12		1446×1745	7
11×14	170.7	1611×2048	8
14×14		2048×2048	8
14×17		2048×2519	10

Example 2

Film (inches)	Sampling Pitch (microns)	Matrix Size (pixel)	Scan Time (sec.)
8×10	120.6	1626×2048	8
10×12	145.3	1698×2048	8
11×14	170.7	1611×2048	8
14×14	85.3	4096×4096	15
14×17	104.0	3366×4096	15

Abbildung 39

technischen Daten des Konica-Laser-Film-Digitizer LD-4500 [114].

Informationsverlust beim Scannen von CT-/MR-Bildern

Nachstehend wird auf einige wichtige Details hingewiesen, mit denen sich bei CT- und MR-Bildern ein Informationsverlust verbindet:

- Die Voxel-Information in Form des HU-Werts geht verloren.

- Beim Scannen einer CT-Bildsequenz muß ein festes Bezugssystem geschaffen werden, um die digitalisierten Einzelaufnahmen korrekt "übereinander" legen zu können. Eine automatische Korrektur mittels Verfahren der Bildverarbeitung [115] ist für den Einsatz in der medizinischen Praxis eine Voraussetzung. Durch Rotation, Translation und Skalierung sind die Bilder aufeinander abzustimmen.

- Einige wichtige CT-Bildparameter, wie der Gantry-Winkel, die Schichtdicke etc. gehen ebenfalls verloren, sofern diese nicht aus den digitalisierten Bildern über eine Schrifterkennung ermittelt oder per Tastatureingabe ergänzt werden.

1.2.5 Datenrepräsentation/-formate

Datenstruktur und Dateiformat

Bei der computergestützten Verarbeitung von Daten sind zwei Zustände/Varianten/Phasen deutlich zu unterscheiden:

- *Datenstruktur/Datenformat zur Verarbeitung der Daten im Hauptspeicher:* Die Daten befinden sich im Hauptspeicher und zwar in einem Format, das eine möglichst performante Verarbeitung zuläßt. Beispielsweise werden Bilddaten entkomprimiert und in einer spezifischen Verteilung im Hauptspeicher plaziert, um effiziente Zugriffe auf die Pixel-/Voxel-Information zu gewährleisten.

- *Dateiformat zur - langfristigen - Speicherung der Daten auf dem externen*

<114>: Die leichten Abweichungen zwischen theoretischer und effektiver Breite/Länge der abgetasteten Flächen resultiert aus konstruktiven Maßnahmen, z.B. im Randbereich (1 Inch (in) = 1 Zoll = 2,54 cm).

<115>: Basis hierfür können z.B. die in die Aufnahmen eingeblendeten Koordinatenachsen sein, oder aber Umrandungen etc.

Speicher: Die Daten werden für eine "langlebige" Sicherung auf dem externen Speicher (z.B. Festplatte) in Form einer ***Datei***[116] gehalten. Ein Ziel bei der Entwicklung eines Dateiformats ist es, eine möglichst kompakte Form zu erhalten, um wenig Speicherplatz zu verschwenden. Dies macht ein Format auch im Hinblick darauf effizient, daß mit seiner Hilfe Daten zwischen - unterschiedlichen - Systemen ausgetauscht werden[117].

Die Formate für beide Anwendungsaspekte können, müssen sich jedoch nicht voneinander unterscheiden. Je größer das Datenvolumen ist, desto deutlicher treten aber Engpässe in beiden Verarbeitungsarten hervor, so daß Datenstrukturen notwendig werden, die auf spezifische Verarbeitungen ausgelegt sind[118]. Der Übergang von der einen in die andere Repräsentation der Daten erfolgt über das Bearbeiten der Datei mittels eines Anwendungsprogramms: Beim "Laden/Öffnen" einer Datei werden die in ihr enthaltenen Daten vom kompakten Dateiformat in performante Datenstrukturen im Hauptspeicher überführt. Am Ende, d.h. beim "Speichern" eines - veränderten - Bildes erfolgt der umgekehrte Prozeß. In den nachfolgenden Abschnitten wird zunächst auf die allgemeine Struktur der Bilddaten und anschließend auf die Dateiformate speziell eingegangen.

Dateiformat im Rahmen eines Standards

Im Rahmen eines (Kommunikations-)Standards, z.B. dem ACR-NEMA-Standard[119] für den Bilddatenaustausch zwischen medizinischen Bildverarbeitungsgeräten, werden folgende zentralen Bereiche festgelegt:

- Wie werden die Daten physisch übertragen? D.h. es wird eine technische ***Schnittstelle***[120] definiert. Dies in Form von Steckertypen, Steckerbelegung, Pegelverläufen, Übertragungsgeschwindigkeiten etc. Die Schnittstelle kann als n-Byte-Transfer-Einrichtung verstanden werden.

- Wie erfolgt die Verbindungsaufnahme zwischen beiden Kommunikationspartnern auf der Basis der technischen Schnittstelle?

---

[116]: Unter einer ***Datei*** wird allgemein eine nach bestimmten Gesichtspunkten zusammengestellte Menge von Daten verstanden.

[117]: z.B. CT-Gerät <-> Visualisierungs-Workstation

[118]: So führt die Verarbeitung eines umfangreichen Bilddatenvolumens im Rahmen des Renderings oder der 3D-Operationsplanung zu einem langsamen Bildaufbau (Gefahr: Verlust der Echtzeiteigenschaft), wenn das Datenformat nicht auf den Algorithmus abgestimmt ist.

[119]: ***A****merican* ***C****ollege of* ***R****adiology -* ***N****ational* ***E****lectrical* ***M****anufacturers* ***A****ssociation*

[120]: engl. interface.

- In welchem Daten- bzw. Dateiformat[121] werden die Daten im Rahmen der geschaffenen Verbindung übertragen? D.h. wie ist der n-Byte-Datenstrom zu interpretieren?

Das Konzept in letzterem Punkt ist meist auch die Basis für eine Speicherung der Daten auf einem externen Speichermedium, wie der Diskette, Festplatte o.ä. D.h. der Standard definiert auf diesem Weg ein Dateiformat.

1.2.5.1 CT-Bilddaten

Meßwerte der einzelnen Schicht

Jede abgetastete bzw. gespeicherte Schicht ist als $(n \times m)$–Matrix[122]

$$
A = \begin{pmatrix}
a_{1,1} & a_{1,2} & \cdots & a_{1,m} \\
a_{2,1} & a_{2,2} & \cdots & a_{2,m} \\
\cdots & \cdots & \cdots & \cdots \\
a_{n,1} & a_{n,2} & \cdots & a_{n,m}
\end{pmatrix}
$$

zu verstehen. Hierbei repräsentiert jedes $a_{i,j}$ den CT-Wert für das an der jeweiligen räumlichen Position sich befindende Teilvolumen/Volumenelement *(Voxel)*.

Digitalisierung der Meßwerte im Rahmen der Abtastung

Der CT ist ein computergestütztes System und arbeitet deshalb mit digitalisierten Meßwerten. Die sogenannte *Digitalisierungsbreite* p legt fest, mit wieviel Bit der vorgegebene Meßwertbereich abgetastet und codiert wird[123]. Der Wert p entspricht quasi einer Auflösung und ist ein direktes Qualitätsmerkmal. Der heutige Stand der CT-Technik arbeitet mit p = 12, d.h. es werden 4096 CT-Werte unterschieden. Dies steht im Einklang mit der Hounsfield-Definition. Für jedes Voxel fallen insgesamt p Daten-Bit als Meßdaten in Form des CT-Werts $a_{i,j}$ an. Mit p

---

Zusammenhang zwischen Ortsauflösung und Schichtdicke

Sinnvoller Abgleich beider Größen [Kalender_PhysGrundlagen]

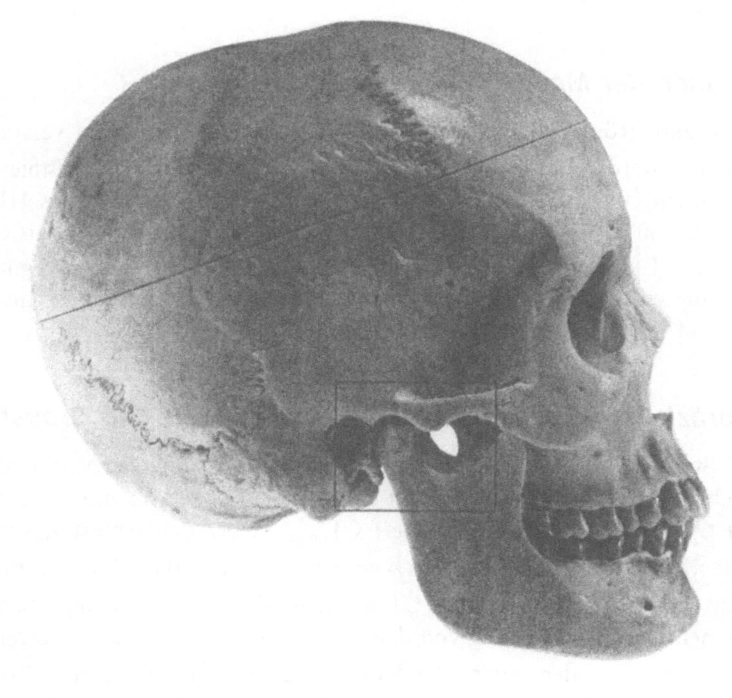

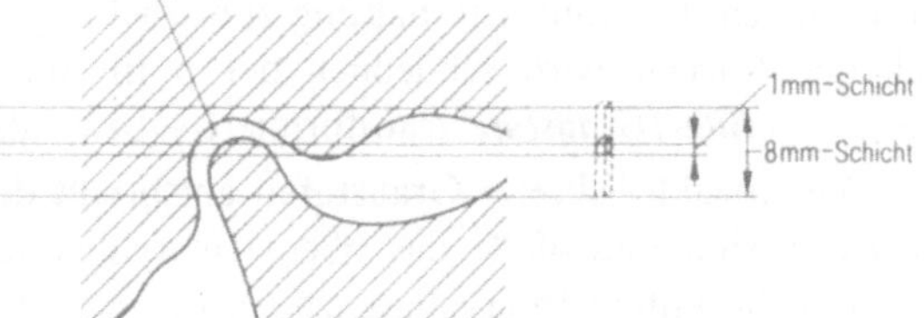

Abbildung 43

Bit können insgesamt 2^p verschiedene Zustände - und damit Zahlen - unterschieden werden. Wird das Binärsystem zugrundegelegt, so führt dies zum Intervall $[0, 2^p-1]$ der natürlichen Zahlen. Über eine Verschiebung des Zahlenintervalls um den Betrag v kann jedes andere Intervall dieser Breite codiert werden. Im Fall der CT-Werte gilt $v = -1024$.

Interpretation der Meßwerte als Graustufen

In Analogie zum Röntgenbild können die CT-Werte als Graustufen verstanden - interpretiert - werden. Das Intervall der CT-Werte umfaßt somit 2^p Zahlen, die den stufenweisen Übergang von Schwarz auf Weiß verkörpern. D.h. das HU-Intervall [-1024, +3071] wird über eine lineare Transformation in das Graustufen-Intervall $[0, 2^p-1]$ überführt, wobei "0 = Schwarz" und "2^p-1 = Weiß" gilt. Bei der Festlegung eines schmaleren Fensters bilden dessen Grenzen die Graustufen "Schwarz" und "Weiß".

Begriffspräzisierung: Objekt-CT-Wert, Bild-CT-Wert und Graustufe

An dieser Stelle ist eine präzise Begriffsunterscheidung sinnvoll. Aufgrund der physikalischen Materialeigenschaft besitzt ein Voxel im abgetasteten Objekt einen **physischen CT-Wert** bzw. **Objekt-CT-Wert** CT_{Objekt}. Über den Abtastungsprozeß wird für das Voxel ein **gemessener CT-Wert** bzw. **Bild-CT-Wert** CT_{Bild} ermittelt. Mit diesem Bild-CT-Wert belegt die CT-Betriebssoftware das jeweilige Schicht-Matrix-Element $a_{i,j}$. Im Übergang von dem im Detektor ermittelten Meßwert bis zum Bild-CT-Wert werden zahlreiche Korrekturen und Filterungen vollzogen, deren Ziel es ist, den Unterschied zwischen CT_{Objekt} und CT_{Bild} möglichst gering zu halten. Diese korrektiven Maßnahmen erfolgen im Rahmen einer Gebietsbetrachtung und haben die Kontrasterhaltung zum Ziel.
Zum Zweck der Anzeige wird schließlich der p Bit umfassende Bild-CT-Wert zunächst in eine **(Bild-)Graustufe** transformiert - bzw. als eine solche interpretiert - [124]. Die Anzahl diskreter Graustufen entspricht der Anzahl an CT-Werten. In der Regel sind dies 4096, das obere Intervallende (4095) entspricht der Farbe Weiß und die untere Intervallgrenze (0) der Farbe Schwarz. Erst mit der CT-Wert-Anzeige auf der Basis der Bild-Graustufe als "grauer" Bildpunkt fließen

---

<124>: Die Umrechnung der CT-Werte in Graustufen erfolgt formal durch Setzen von $v = 0$. In Verbindung mit der Binärcodierung fällt hierfür kein Verarbeitungsaufwand an.

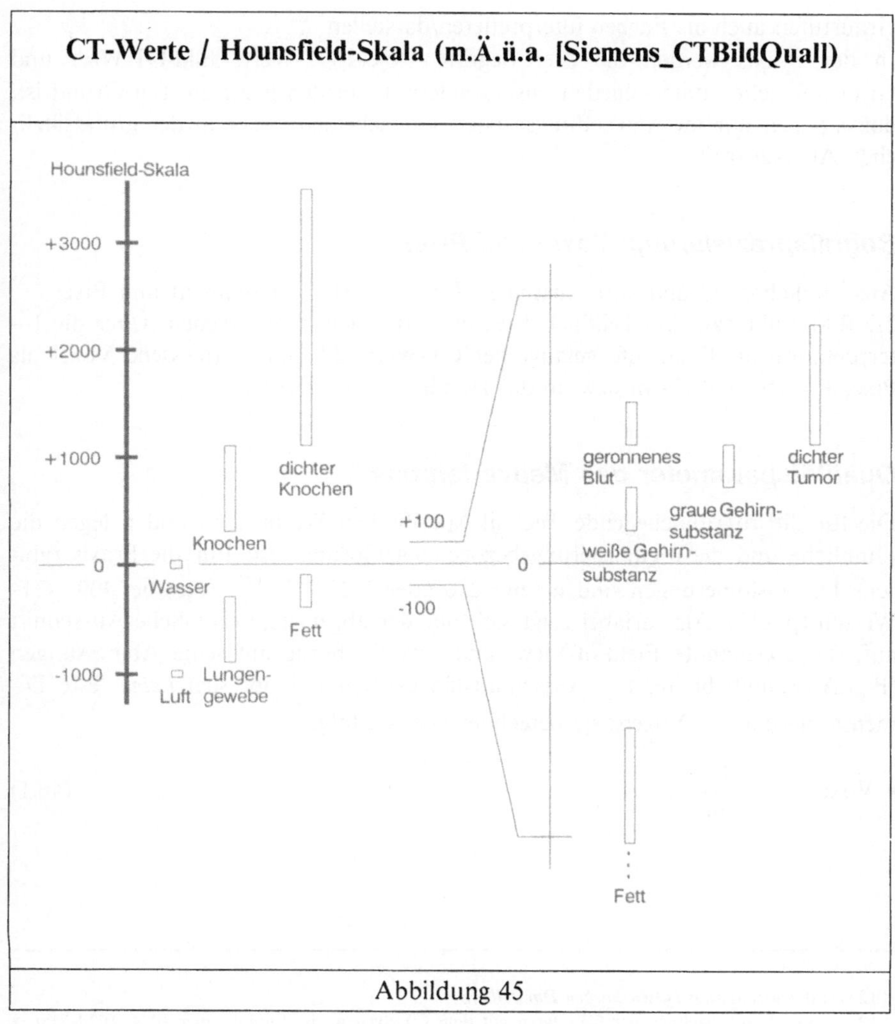

Abbildung 45

die Bildschirm-Parameter ein, insbesondere das Bildschirm-Auflösungsvermögen in bezug auf die Graustufen. Ist ein Bildschirm nur in der Lage, 256 Graustufen zu unterscheiden, dann muß eine Transformation des Bild-CT-Werte-Intervalls in das Bildschirm-Graustufen-Intervall stattfinden. Andererseits lassen sich die

Graustufen auch als Farben interpretieren/darstellen [125].

In der Praxis werden die drei Begriffe Objekt-CT-Wert, Bild-CT-Wert und Graustufe selten unterschieden, insbesondere die beiden letzteren. Ein Grund ist, daß sie sich nur im Anwendungsaspekt unterscheiden, nicht in der grundsätzlichen Aussagekraft.

Begriffspräzisierung: Voxel und Pixel

Aus ähnlichem Grund wird zwischen Voxel (= 3D-Teilvolumen) und Pixel (= 2D-Bildpunkt bzw. 2D-Teilfläche) oft nicht deutlich unterschieden: Über die Interpretation als Graustufe gelangt der CT-Wert, d.h. das vermessene Voxel als Pixel auf den Bildschirm bzw. in das zweidimensionale Bild.

Qualitätsparameter des Meßverfahrens

Die für die zugrundeliegende Technik spezifischen Werte n, m und p legen die räumliche und die digitalisierungsbezogene Auflösung fest. Für die Praxis typische Dimensionierungen sind $n = m = 256$ oder 512 [126] [127], dies bei 4096 CT-Werten ($p = 12$). Als variabel zeigt sich nur der abgetastete räumliche Ausschnitt auf, das sogenannte Field-of-View, und zwar in bezug auf seine Abmessungen (B_A: Ausschnittsbreite, L_A: Ausschnittslänge). Somit ergibt sich *keine* feste Dimensionierung des Voxels; sie berechnet sich wie folgt:

$$\bullet \quad \text{Voxel}_{\text{Breite}} = \frac{B_A}{m} \quad , \tag{46.1}$$

- $\text{Voxel}_{\text{Länge}} = \dfrac{L_A}{n}$,   (47.1)

- $\text{Voxel}_{\text{Höhe}} = \text{Schichtdicke}$.   (47.2)

Für nahezu alle CT-Systeme gilt $B_A{=}L_A$, und der quadratische Ausschnitt führt aufgrund $n = m$ zu quadratischen Voxel. Aus (46.1) bis (47.2) ergibt sich unmittelbar, daß für Zwecke der Weiterverarbeitung alle Parameter (B_A, L_A, n, m und p) unmittelbaren Einfluß auf die erreichbare Auflösung/Genauigkeit ausüben. Da sich für spezifische Körperregionen die Parameter B_A und L_A jedoch in festen Größenordnungen bewegen und die Werte n, m und p konstruktiv festgelegt sind, ergeben sich nahezu feste - unabdingbare - Genauigkeitsgrenzen für die gesamte Folgeverarbeitung. Die Kopf-Abtastung führt bei einem $30\text{cm}{\times}30\text{cm}{-}$Fenster und einem $512^2{-}$CT zu einer Voxelgröße von 0,59mm $\times$ 0,59mm $\times$ Schichtdicke [Breite $\times$ Länge $\times$ Höhe]. Diese Größenordnung ist somit auch die kleinste Einheit, in der sich eine Software durch das abgetastete Objekt "bewegen" - in diesem orientieren - kann, sei es im Rahmen der Segmentierung oder der Navigation.

Schichtsequenz und Gesamtdatenvolumen

Für jede im Rahmen einer vollständigen CT-Abtastung anfallenden Schicht resultiert eine Matrix A_s mit $s = 1, 2, ..., q$ [128], so daß sich insgesamt eine dreidimensionale CT-Daten-Struktur $C{=}\{c_{n,m,s}\}$ mit einem Gesamtdatenvolumen in Höhe von $n{\cdot}m{\cdot}p{\cdot}q$ Bit ergibt.

1.2.5.2 MR-Bilddaten

In bezug auf die Bilddaten/Voxel-Informationen gelten abgesehen von den zugrundeliegenden physikalischen Zusammenhängen dieselben Sachverhalte wie für CT-Daten [129]. Entsprechend werden die abgetasteten Schichten als Matrix gespeichert und im Rahmen der Visualisierung als Graustufen interpretiert.

---

[128]: q = Schichtanzahl; es wird von einer sortierten Schichtfolge ausgegangen
[129]: siehe Abschnitt 1.2.3

1.2.5.3 DR-Bilddaten

Das digitale Röntgenbild verkörpert eine n×m-Pixel-Matrix, bestehend aus p-Bit-Matrix-Elementen. Entsprechend wird das Bild als Matrix gespeichert, und im Rahmen der Auswertung/Visualisierung sind die Pixel als Graustufen zu interpretieren. Die Entstehung der Bilddaten - durch eine digitale Röntgentechnik oder durch ein nachträgliches Scannen - hat hierauf keinen Einfluß.

1.2.5.4 Speichervolumen einer Schichtsequenz

Wird die CT-Daten-Struktur in Form einer dreidimensionalen Feldvariablen[130] gespeichert, so legen folgende computertechnischen Strukturelemente das für die Verarbeitung der Bilddaten notwendige Hauptspeichervolumen fest[131]:

- Die kleinste vom Prozessor des Computersystems adressierbare Informationseinheit ist das Byte, bestehend aus acht Bit. Bestehen Meßwerte beispielsweise aus nur vier Bit und sollen zwei dieser Vier-Bit-Zahlen direkt addierbar sein, so müssen diese in zwei getrennten Byte gespeichert werden. Dies führt offensichtlich zu einer Verschwendung von insgesamt acht Bit, weil beide Byte nur zur Hälfte genutzt werden.

- Eine bis zu acht Bit umfassende Zahl (maximales Intervall: $[0;255]$ bzw. $[-127;+127]$) benötigt unter Berücksichtigung des vorangehenden Punktes zur Darstellung/Codierung ein Byte.

- Eine bis zu 16 Bit umfassende Zahl (maximales Intervall: $[0;65535]$ bzw. $[-32767;+32767]$) benötigt zur Darstellung/Codierung entsprechend zwei Byte. Somit sind bei einer Voxel-/Graustufenauflösung p in Höhe von 9 bis 16 Bit zwei Byte pro Voxel (Matrix-Element) bzw. Bildpunkt (Pixel) notwendig, wenn ein schneller Element-Zugriff möglich sein soll.

Eine aus q n×m−Schichten bestehende CT-Bildsequenz, der die Digitalisierungsbreite p zugrundeliegt, hat ein grundsätzliches Gesamtdatenvolumen in Höhe

---

[130]: Dieser Variablentyp steht in nahezu jeder Programmiersprache zur Verfügung und erlaubt die Speicherung n-dimensionaler Tabellen. (vgl. [Fedtke_EffProg2], Faltblatt)
[131]: vgl. [Fedtke_EffProg1], Kapitel 4

von n·m·p·q Bit[132]. Die für eine schnelle Verarbeitung geeignete Speicherungsform, die oben beschrieben wurde, bläht dieses Datenvolumen jedoch in folgendem Maße auf:

- 1·n·m·q Byte für $p \leq 8$,

- 2·n·m·q Byte für $8 < p \leq 16$.

Folgendes für die Praxis durchaus typische Fallbeispiel zeigt auf, wie umfassend das anfallende Datenvolumen in der Verarbeitungsphase sein kann: Die CT-Daten für eine Kopf-Abtastung ($B_A = L_A = 30cm$) bei einem Schichtabstand von 2mm und einer Schichtanzahl von 100 führen bei $n = m = 512$ und $p = 12$ auf ein grundsätzliches Datenvolumen in Höhe von 512·512·12·100=314572800 Bit bzw. 39321600 Byte (≈ 38 Mega-Byte). Die Speicherung der Matrix-Elemente als 16-Bit-Zahlen zum Zweck einer schnellen Verarbeitung bewirkt ein Datenvolumen im Umfang von 512·512·2·100=52428800 Byte ($=$ 50 Mega-Byte). Der Übergang von einer 512^2- auf eine 256^2-Auflösung reduziert das Datenvolumen auf ein Viertel, eine Reduktion der Digitalisierungsbreite p auf 8 Bit halbiert das Datenvolumen - zusätzlich -.

1.2.5.5 Bilddateiformate

Komponenten einer Bilddatei

Bei der Speicherung medizinischer Bilddaten[133] in Form einer Datei ergeben sich folgende Informationskategorien[134]:

---

[132]: Der notwendige Speicherbedarf kann - nur dann - in Höhe dieses "grundsätzlichen Gesamtdatenvolumens" kalkuliert werden, wenn die Speicherung der Bilddaten als - lange - Sequenz unmittelbar aufeinanderfolgender p-Bit-Einheiten erfolgt. Diese Sequenz wird ohne Berücksichtigung der Matrix-Elemente-Struktur sequentiell in Gruppen zu acht Bit aufgeteilt, die in jeweils einer Hauptspeicherzelle ($=$ 1 Byte) festgehalten werden. Für den Zugriff auf ein Matrix-Element muß dieses je nach Verteilung aus einer n-Byte-Folge extrahiert werden, dies unterstützen höhere Programmiersprachen jedoch nicht in Form eigenständiger effizienter Sprachelemente.

[133]: z.B. eine CT-/MR-Schichtsequenz, ein einzelnes Röntgenbild usw.

[134]: An dieser Stelle ist der Hinweis sinnvoll, den Unterschied zwischen *logischem und physischem Dateiformat* zu nennen. Ersteres beschreibt die logische Struktur der n-Byte-Sequenz und ist Thema dieses Abschnitts. Das physische Dateiformat beschreibt, wie die Daten (die Bit-Sequenz) physisch auf dem jeweiligen Datenträger gespeichert werden; dies in Verbindung mit informationssichernden Zusatzdaten, wie Paritätsbits o.ä. D.h. eine Datei kann in bezug auf ihr logisches Format für eine Software lesbar sein, jedoch kann die Datei z.B. beim Fehlen entsprechender Laufwerke physisch nicht gelesen

● *Strukturdaten* über den Dateiaufbau,

● *organisatorische Daten* (z.B. PACS-ID o.ä.),

● *Patientenangaben* und

● *Bilddaten.*

Zahlreiche Varianten stehen zur Speicherung obiger Informationen bereit. Nachfolgend wird auf die Standard-Formate eingegangen, die sich derzeit fest etabliert haben, und deren Kenntnis eine notwendige Voraussetzung für eigene Entwicklungen ist.

Vielfalt an Bilddateiformaten

Der heutige medizintechnische Gerätemarkt ist durch eine halbherzige Standardisierung in bezug auf die Dateiformate[135] geprägt. Zwar existiert die auf internationaler Ebene angesiedelte Vereinigung *ACR-NEMA.* Sie hat mit [ACRNEMA_300_1985] im Jahr 1985 das Kommunikationsgrundkonzept für die kommerzielle PACS-Entwicklung festgelegt, jedoch basieren ihre konkreten Vorgaben stets auf einem festen und einem individuellen Teil. Letztere Komponente eröffnete den Herstellern das Einführen eigener "Spezial-Elemente", sogenannter "optional/manufacturer groups"[136], womit der Standard kurzum gebrochen wird. Offensichtliches Ziel der Hersteller ist die Erhaltung des Inselcharakters um ihre Produktgruppe, so daß der Kunde gezwungen ist, Produkte desselben Herstellers bzw. einer Herstellergruppe zu kaufen[137]. Von "offenen Systemen", wie sie in der Computer-Technologie bereits Stand der Technik sind und mit ACR-NEMA-Version 3 (DICOM) auch im medizintechnischen Bereich einziehen sollen, kann noch - lange - nicht gesprochen werden[138][139]. Firmen, die beispielsweise CT-Formate weiterverarbeiten, müssen weiterhin erhebliche Kosten zur Analyse und Verarbeitung der herstellerspezifischen Dateiformate aufwenden.

---

werden.

[135]: Ein einheitliches Dateiformat bildet eine Art Daten-Hauptnenner für sämtliche Anwendungsprogramme und erlaubt den Austausch der Daten.

[136]: siehe "shadow group" in Abschnitt 1.2.5.5.3

[137]: Eine - durchaus verständliche - Begründung der CT-Hersteller ist der Schutz eigenentwickelter Kompressionsverfahren für CT-Daten, um die umfassenden Datenmengen bewältigen zu können. Sie stellen - noch - eine Art Schlüsseltechnologie dar.

[138]: siehe Abschnitt 1.2.5.5.1

[139]: Eine umfassende DICOM-(Geräte-)Umgebung wurde erstmals im Rahmen der RSNA 93 in Chicago vorgestellt.

Entsprechendes gilt für Forschungsprojekte auf diesem Gebiet.

Zentrale Fragen bei der Bewertung von Bilddateiformaten

Bei der Entwicklung neuer bzw. bei der Bewertung bestehender Bilddateiformate
ist ein strenger und praxisorientierter Fragenkatalog heranzuziehen, um
Schwachpunkte und Einschränkungen zielsicher aufzudecken. Nachfolgend werden einige wichtige Fragen genannt[140]:

- Ist das Format maschinenabhängig[141]?

- Welche Typen von Bilddaten werden unterstützt? Ist es beispielsweise eine Pi-
  xel-orientierte Struktur, oder werden graphische Primitive in Verbindung mit
  ihren Daten gespeichert[142].

- Können unterschiedliche Datenstrukturen - parallel oder alternativ - nebeneinander in eine Datei diesen Formats aufgenommen werden (z.B. Bild in Pi-
  xeldarstellung und/oder als Vektorgraphik).

- Ist das Format selbstbeschreibend? Kann somit eine konkret vorliegende Datei
  annähernd frei gelesen/verstanden werden[143]?

- Wie speziell ist das Format auf ein Anwendungsgebiet ausgerichtet? Dies hat
  unmittelbar auch Einfluß auf die speicherbaren Datenstrukturen.

- Lassen sich Bemerkungen/Kommentare innerhalb der Bilddatei - frei - plazieren?

---

[140]: vgl. [Fortner_TheDataHandbook], Seite 184-185; [Born_ReferenzDateiform]
[141]: Hierzu zählen die Abhängigkeiten vom Prozessor und vom Betriebssystem. Eine Abhängigkeit
auf diesen Gebieten ist im Hinblick auf einen freien Datenaustausch als äußerst kritisch einzustufen.
[142]: z.B. eine Linie von Punkt (4,5) nach Punkt (99,4711)
[143]: Dies führt in der Praxis dazu, daß (a) die Datei mit lesbaren Headern (oft Augenfänger genannt) strukturiert wird, und (b) die Daten in lesbarer Form (z.B. im ASCII-Code) und nicht in Binär-
form (z.B. als binäre ganze Zahlen (Integer)) codiert sind. Werden international genormte Zeichensätze
(z.B. ASCII gemäß X3.4) und Codierrichtlinien (z.B. für den Aufbau einer Gleitkommazahl in wissen-
schaftlicher Notation) zugrundegelegt und auf Sonderzeichen (z.B. Umlaute etc.) verzichtet, dann
können Dateien dieses Formats ohne Schwierigkeiten zwischen unterschiedlichsten Systemen ausgetauscht werden. Gegebenenfalls sind Zeichensatz-Konvertierungen anzuwenden (z.B. ASCII → EBC-
DIC). Der zentrale Nachteil ist das große Volumen, das solche Dateien einnehmen. Dies, weil die Reduktion durch eine binäre Codierung nicht zum Einsatz kommt. Ein Beispiel für ein solches Format ist
PostScript.

• Unterliegt das Dateiformat einem urheberrechtlichen Schutz[144]?

• Hat das Format eine Zukunftsperspektive? Ist es für zukünftige Entwicklungen offen konzipiert[145]? Können die Dateien auch in zehn Jahren noch gelesen werden?

• Ist das Format ein internationaler Standard? Unterliegt es einem Standardisierungsgremium?

• Wie weit ist das Format verbreitet?

• Ist das Format an eine spezielle Hardware gekoppelt[146]?

• Unterstützt es das Mehr-Dateien-Format in den Formen (a) physische Aufnahme mehrerer (logischer) Dateien in eine Datei und/oder (b) logische Aufnahme einer Datei durch Verweis auf andere physische Dateien.

• Verbinden sich mit dem Format feste Routinen für das Erstellen und Auslesen - in Form einer Unterprogramm-Bibliothek -, so daß die (physische) Speicherungsstruktur nicht konkret hervortritt bzw. zur Verarbeitung unbekannt bleibt[147].

• Läßt das Format - neben einem standardisierten Teil - eine benutzerspezifische Ergänzung - Fortentwicklung - in Form "frei verwendbarer" Datenstrukturen zu[148]?

• Ist das Format in bezug auf das Verhältnis zwischen Strukturdaten und den eigentlichen Daten (Nettodaten, z.B. die Pixel) effizient[149]?

---

[144]: Ist es **Public-Domain-Software** oder z.B. über ein technisches Verfahren Bestandteil eines Patents? Letzteres kann z.B. bei Komprimierungsverfahren der Fall sein. Bei Public-Domain-Software handelt es sich um Software, die kostenlos oder gegen geringe Gebühr zur Verfügung gestellt wird.
[145]: z.B. in bezug auf größer dimensionierte Speicher- und Adressierungsbereiche etc.
[146]: z.B. an eine Komprimierungseinheit
[147]: Man spricht in diesem Zusammenhang statt von einem Dateiformat von einer **Zugriffsmethode**.
[148]: Formate dieser Art müssen in bezug auf einen übergreifenden Datenaustausch zwischen inhomogenen Gerätewelten grundsätzlich kritisch bewertet werden, sofern benutzerspezifische Ergänzungen zulässig sind. Bei fehlender Offenlegung/Dokumentation bereiten diese Ergänzungen große Probleme, und die Standardisierung wird ausgehebelt.
[149]: Beispielsweise können umfassende Datensatz-Köpfe (Header) dazu führen, daß nur 30% einer Datei effektive Bilddaten sind.

1.2.5.5.1   ACR-NEMA-Standard (inklusive DICOM)

Versionen/Entstehung des ACR-NEMA-Standards

Die Entwicklung des ACR-NEMA-Standards - und der darin enthaltenen Dateiformate - läßt sich in drei wesentliche Entwicklungsstufen aufteilen, denen jeweils eine Versionsnummer zugeordnet wurde[150]:

- **ACR-NEMA-Version 1:** Dieser Stand von 1985 umfaßt die Definition (a) einer Hardware-Schnittstelle zur Punkt-zu-Punkt-Verbindung zwischen medizinischen Geräten, (b) eines Daten-Diktionärs[151], (c) eines Kommandosatzes[152] sowie (d) des Kommunikationsprotokolls. Für eine Netzwerk-Einbindung wurden keine Festlegungen getroffen, so daß spezielle Hard- und Software notwendig ist.

- **ACR-NEMA-Version 2:** Im Jahr 1988 wurde Version 2 des ACR-NEMA-Standards veröffentlicht. Sie brachte eine deutliche Fortentwicklung im Bereich des Daten-Diktionärs. Ein hierarchisches, semantisches Konzept wurde aufgebaut: Zwei Partner übertragen sich eine sogenannte *Meldung* (message) in Form einer n-Byte-Sequenz. Jede Meldung besteht - inhaltlich - aus einem *Kommando-* und einem *Datenteil* (command and data segment). Beide Teile gliedern sich in einzelne *Datenelemente* auf, die thematisch zu *Datengruppen* zusammengefaßt sind. Datenelemente und Datengruppen sind numeriert. Datengruppe 0000h bildet den Kommandoteil der Meldung und besteht somit aus den in dieser Gruppe gespeicherten Datenelementen[153]. In Form spezifischer Datengruppen können hersteller- und benutzerspezifische Elemente integriert werden. Dies führt in der Praxis zu einem "Ausheben" des Standards.

- **DICOM (= ACR-NEMA-Version 3)**[154]: DICOM ist die aktuelle Reaktion

---

[150]: vgl. [Bidgood_AcrNema_1], [Bidgood_DICOM_Introduc], [ACRNEMA_Standard_1], [ACR-NEMA_DICOM_Part_1]

[151]: Ein *Daten-Diktionär* (engl. data dictionary) beschreibt die Struktur von Daten, sein Inhalt sind sogenannte Meta-Daten. Meta-Daten beschreiben Daten in bezug auf den Inhalt. Erst mit der Codierungsvorschrift für die diversen Informationstypen entstehen die konkreten physischen Datenformate. Abbildung 60 zeigt den Zusammenhang.

[152]: Jedes Kommando existiert in einer Anfrage- und einer Antwort-Form.

[153]: Abschnitt 1.2.5.5.3 und Anhang A.3 beschreiben das ACR-NEMA-Version-1-2-gerechte Format, hierbei wird auch auf Details des hier nur grob umrissenen Konzepts eingegangen.

[154]: Mit diesem neuen Namen wird der Mitarbeit verschiedener anderer Normungsgremien und der Erweiterung des Anwendungsbereichs über die Grenzen der Radiologie hinaus Rechnung getragen. (vgl. [ACRNEMA_Standard_1])

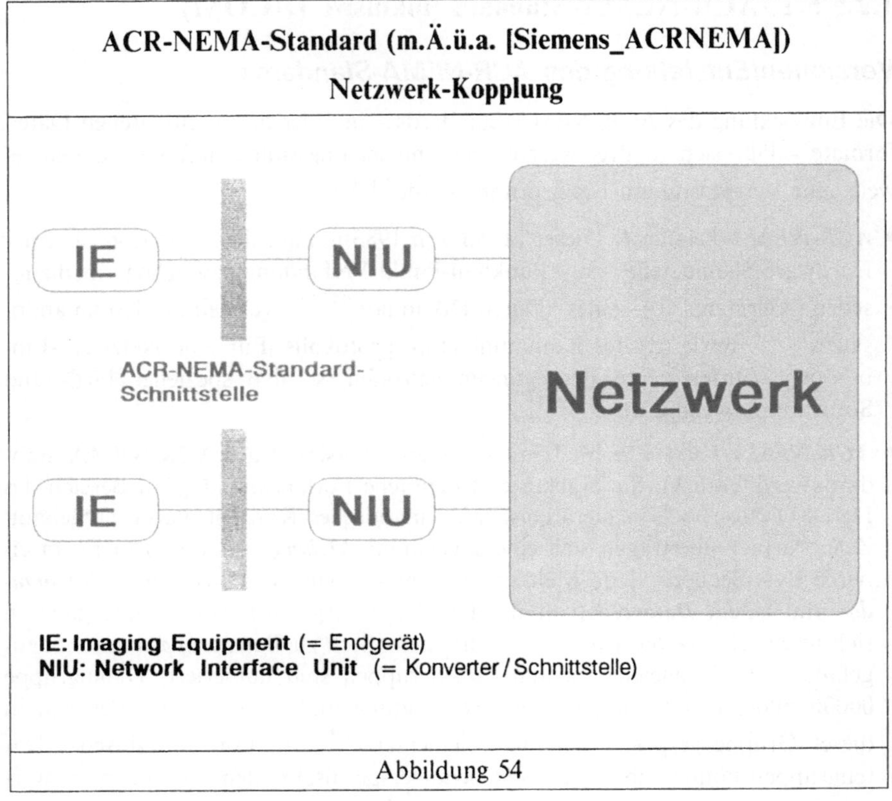

Abbildung 54

auf die Entwicklungstrends Objektorientierung[155][156] und ISO-Standard-Kommunikation[157] in bezug auf die Kommunikation im medizinischen Geräte-Umfeld. Dies umfaßt Bilder wie auch andere Daten, z.B. Studien, Reports etc. Der DICOM-Standard gliedert sich inhaltlich in neun Teile[158]. Bisher sind Teil 1 (Gliederung des gesamten Standards in Teile) und Teil 8 (Netzwerk-Kommunikation) als Standard genehmigt worden und stehen fest[159]. Durch diese Form der Aufteilung kann der evolutionäre Fortschritt zielgerecht vorangetrieben werden; ferner ist eine Abgrenzung in bezug auf die konkrete Auswirkung einer Fortentwicklung leichter möglich. Im Vergleich zu ACR-NEMA-Version 1 und 2 sind die Hersteller zu einem sehr viel höheren Konformitätsgrad verpflichtet worden, so daß von einem "echten" Standard gesprochen werden kann. Denn jeder Hersteller muß, sofern er Konformität

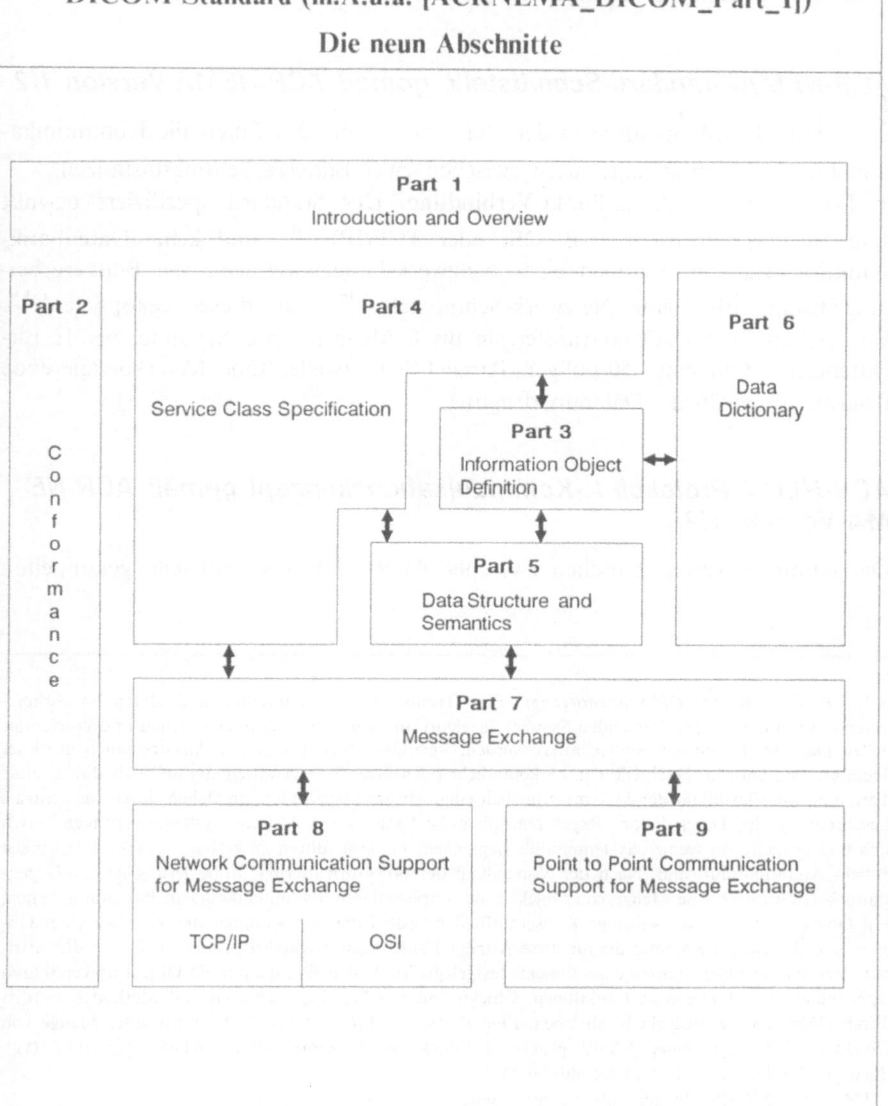

Abbildung 55

zum DICOM-Standard zusagt, exakt die Bereiche/Auflagen nennen, die er erfüllt und auch diejenigen, die er nicht erfüllt.

ACR-NEMA-Standard-Schnittstelle gemäß ACR-NEMA-Version 1/2

Der ACR-NEMA-Standard in den Versionen 1 und 2 definiert die Kommunikation für den Bilddatenaustausch zwischen zwei Bildverarbeitungsinstanzen[160] in Form einer Punkt-zu-Punkt-Verbindung. Der Standard spezifiziert bewußt kein Netzwerk-Protokoll (z.B. OSI oder TCP/IP)[161] und keine Datenbank-Funktionalität. Im Rahmen einer Netzwerk-Umgebung wird die Bildverarbeitungsinstanz über eine Netzwerk-Schnittstelle[162] an dieses gekoppelt[163]. Vorgesehen ist eine Datentransferrate bis 8 Mega-Bit pro Sekunde, bei 16-Bit-Datentypen und einer 50-poligen Parallel-Schnittstelle. Eine fehlerkorrigierende Routine überprüft die Datenübertragung.

ACR-NEMA-Protokoll / -Kommunikationskonzept gemäß ACR-NE-MA-Version 1/2

Die Kommunikation zwischen zwei per ACR-NEMA-Schnittstelle gekoppelten

---

<155>: Zum Begriff *Objektorientierung*: "Eine Trennung von Funktionen und Daten ist vorherrschend, wenn die zu spezifizierenden Systeme in algorithmischen Programmiersprachen und konventionellen Datenbanksystemen implementiert werden. Vertreter objektorientierter Ansätze sehen in dieser Trennung wesentliche Nachteile der herkömmlichen Ansätze. Sie verweisen darauf, daß durch diese Trennung die Flexibilität der Systeme erheblich eingeschränkt ist. Zudem entstehen durch die zentrale Beschreibung der Daten in der Regel zentralistische Systemarchitekturen. Systemänderungen lassen sich häufig nicht auf wenige Systemmodule begrenzen, sondern führen zu globalen Effekten mit meist hohem Änderungsaufwand. Nach der Vorstellung der objektorientierten Modellierung ist ein Gegenstandsbereich durch eine Menge von Objekten zu repräsentieren, die miteinander in Beziehung stehen. Ein Objekt läßt sich als zweiteilige Kapsel auffassen, wobei die eine Kammer die *Attribute* eines Objekts und die andere Kammer die für diese Attribute zulässigen *Methoden* beinhaltet. Durch die Attribute werden die Eigenschaften eines Objekts festgelegt. Methoden sind die auf ein Objekt anwendbaren Operationen beziehungsweise Funktionen. Objekte mit gleichen Eigenschaften und Methoden werden durch *Objektklassen* abstrakt beschrieben. Eine Klasse beschreibt dabei die Struktur einer Menge von Objekten. Jedes aus einer Klasse generierte Objekt wird *Instanz* dieser Klasse genannt." (vgl. [Picot_InfModell], Seite 13 und Abbildung 231)

<156>: vgl. z.B. [Pomberger_SoftEngineer], Seite 6; [Horn_Objektorient]

<157>: siehe Abschnitt 1.2.7

<158>: siehe Abbildung 55; weitere Details: siehe unten

<159>: Stand: September 1993

<160>: imaging equipment, kurz IE

<161>: siehe Abschnitt 1.2.7

ACR-NEMA/DICOM (m.Ä.ü.a. [Bidgood_DICOM_Introduc])

Logische Struktur und Beispiel-Eintrag des Daten-Diktionärs

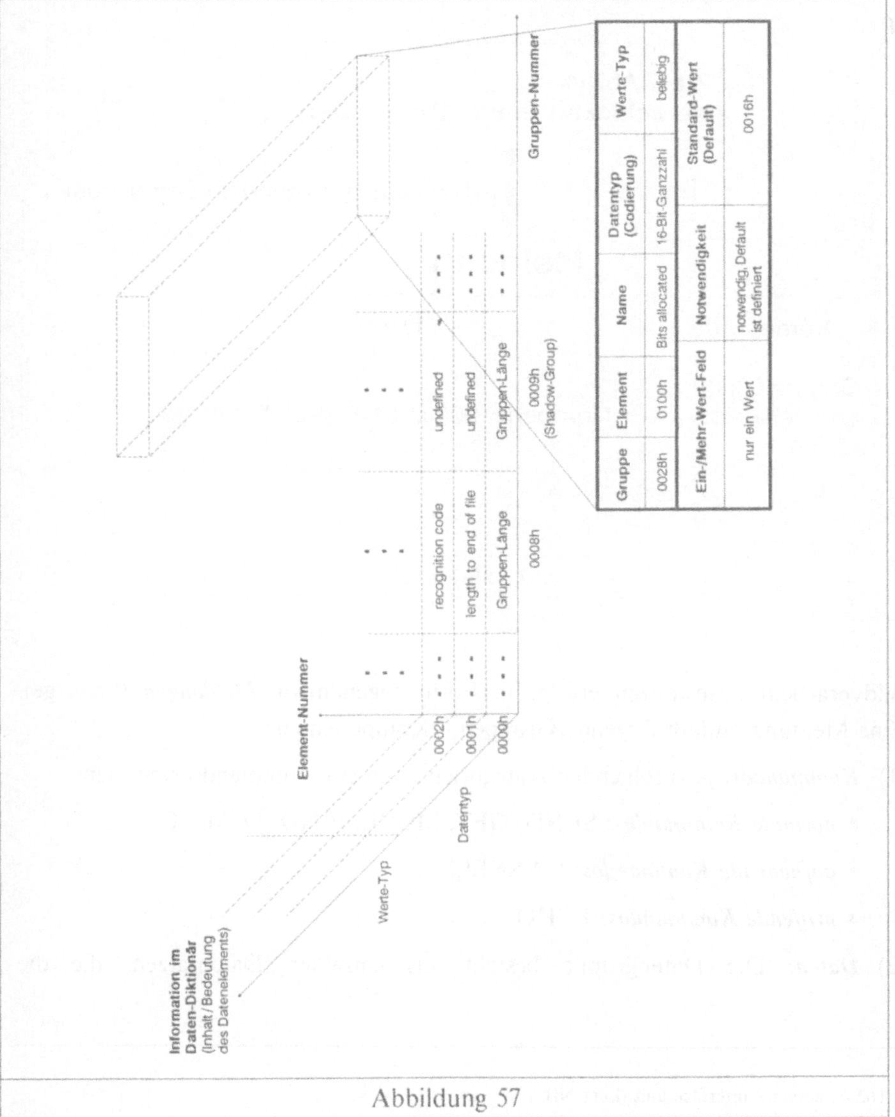

Gruppe	Element	Name	Datentyp (Codierung)	Werte-Typ
		Bits allocated	16-Bit-Ganzzahl	beliebig
0028h	0100h			
Ein-/Mehr-Wert-Feld		Notwendigkeit	Standard-Wert (Default)	
nur ein Wert		notwendig, Default ist definiert	0016h	

Abbildung 57

ACR-NEMA/DICOM (m.Ä.ü.a. [Bidgood_DICOM_Introduc])

Message-Konzept

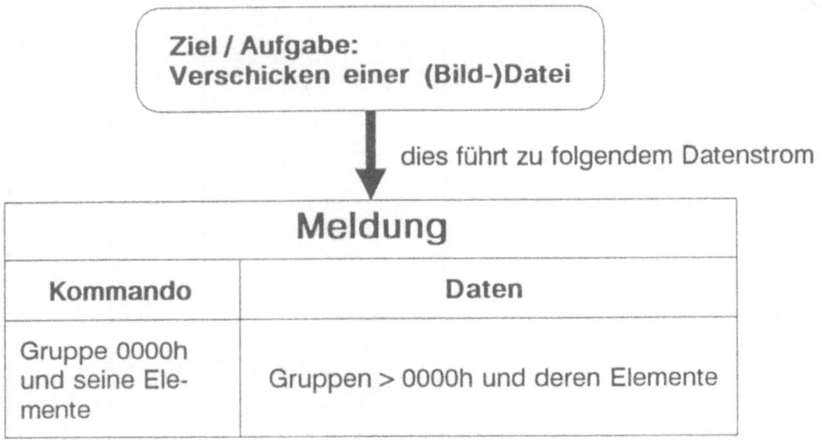

Ziel / Aufgabe:
Verschicken einer (Bild-)Datei

dies führt zu folgendem Datenstrom

Meldung

Kommando	Daten
Gruppe 0000h und seine Elemente	Gruppen > 0000h und deren Elemente

Abbildung 58

Bildverarbeitungsinstanzen erfolgt in Form sogenannter *Meldungen* (message). Eine Meldung umfaßt folgende Gruppen - Komponenten -[164]:

(1) *Kommandos:* Aus folgenden Kategorien kann ein Kommando stammen:

- *normale Kommandos:* SEND, GET, MOVE, FIND, DIALOG,

- *aufhebende Kommandos:* CANCEL,

- *prüfende Kommandos:* ECHO.

(2) *Daten:* Die Datengruppe besteht aus einzelnen Datensätzen, die die

---

[162]: network interface unit (kurz NIU)
[163]: siehe Abbildung 54
[164]: vgl. [Siemens_ACRNEMA]

Informationseinheiten zum Inhalt haben. Entsprechend unterscheidet der Standard unterschiedliche Datensatztypen: zur Identifikation, für Patientendaten, Bildorientierung, Bildanzeige, Text, Overlays[165] und Bilddaten. Alle Datengruppen zusammen ergeben die ACR-NEMA-Datei.

Bedeutung des ACR-NEMA-Standards in der Praxis

Die Offenheit des ACR-NEMA-Version-1-2-Konzepts steht im Widerspruch zu einer wirklichen Standardisierung. Die Aussage, daß ein Produkt xyz den sogenannten ACR-NEMA-Standard unterstützt, ist somit noch keine Garantie für eine "problemlose" Verarbeitung, denn folgende wichtigen Bereiche bleiben vom Standard unberührt:

- Kommunikation innerhalb eines PACS,

- physische Eigenschaften des Netzwerks,

- Bildverwaltung und

- (herstellerspezifische) Daten-/Speicherungsformate[166].

Mit dem DICOM-Standard wird angestrebt, sämtliche undefinierten Bereiche endgültig festzulegen bzw. einen exakten und für alle Parteien nachvollziehbaren Konformitätspfad festzulegen.

Meldung = Kommandostrom + Datenstrom / ACR-NEMA-Terminologie

Nachfolgend werden die zentralen Begriffe und Strukturen im Rahmen der ACR-NEMA-Format-basierten Kommunikation (von Version 1 bis DICOM) genannt[167]:

(1) *Meldung:* Die Kommunikation zwischen zwei Instanzen erfolgt in Form von Meldungen[168]. Die Meldung ist - neben dem übertragungstechnischen - der inhaltliche Bestandteil des Meldungs-Austausch-Protokolls, und sie besteht aus einem Kommando- und einem Datenstrom.

<165> : siehe Abschnitt 1.2.5.5.3
<166> : z.B. Komprimierungsverfahren
<167> : vgl. [ACRNEMA_DICOM_Part_1], Seite 5
<168> : vgl. [ACRNEMA_DICOM_Part_7]

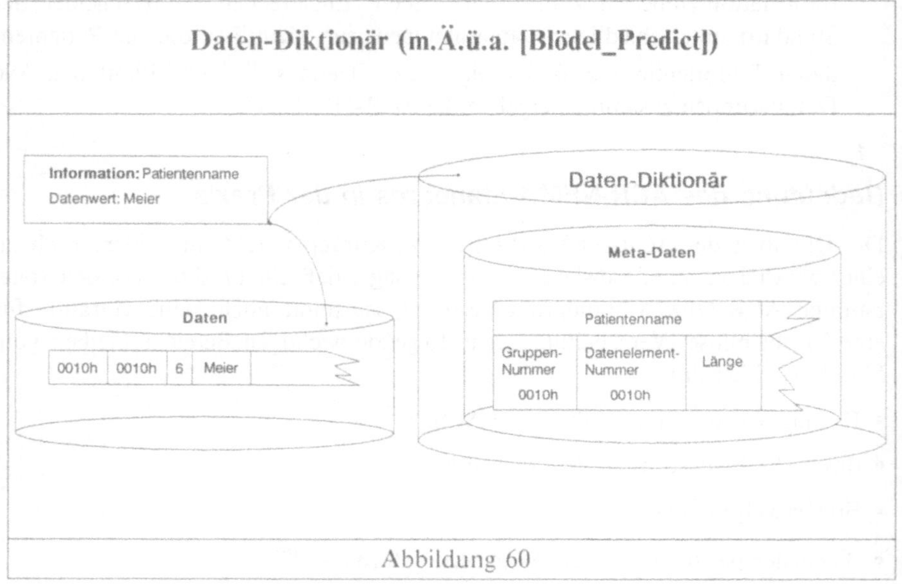

Abbildung 60

(2) **Kommandostrom:** Er stellt eine Sequenz von Kommandos dar, die durch einzelne Kommando-Elemente repräsentiert werden.

(3) **Kommando-Element:** Es ist die Codierung eines Kommandos mit seinen Parametern.

(4) **Datenstrom:** Der Datenstrom stellt eine Datei dar, die aus einzelnen Datenelementen besteht.

(5) **Datenelement:** Das Datenelement verkörpert eine konkrete (Grund-)Informationseinheit. Wie das Datenelement zu einer vorliegenden Information codiert werden muß, ist im Daten-Diktionär des Standards festgelegt.

(6) **Daten-Diktionär:** Es ist ein Verzeichnis sämtlicher definierter Datenelemente. Diese sind in Gruppen eingeteilt, und ein Datenelement ist durch die Kombination von Gruppen- und Datenelement-Nummer [169] eindeutig

---

[169]: Die Datenelement-Nummer entspricht der Nummer des Datenelements innerhalb der Gruppe.

identifiziert. Zu den für jedes Datenelement im Daten-Diktionär gespeicherten Informationen gehört unter anderem die Bedeutung, die gültigen Werte usw[170].

DICOM

Nachfolgend werden die zentralen DICOM-Details beschrieben. Dies mit dem Ziel, die Verbesserungen und die eventuellen Inkompatibilitäten zu ACR-NEMA-Version 1/2 aufzudecken[171]:

- Bei der DICOM-Festlegung wurde auf Abwärtskompatibilität geachtet, so daß ACR-NEMA-Version-1- und -2-Schnittstellen weiterhin funktionsfähig bleiben. Abbildung 62 zeigt die möglichen Kommunikationspfade auf: (a) Punkt-zu-Punkt-Verbindung gemäß ACR-NEMA-Version 1/2 und (b) Netzwerk-Verbindung (neu mit DICOM). In bezug auf das Transportsystem werden die beiden wichtigen Standards *TCP/IP* und *OSI* unterstützt, die die Network-Interface-Unit der Versionen 1 und 2 überflüssig machen[172].

- Ein Mehr-Datei-Format unterstützt DICOM (Version 3) in der Form, daß die miteinander verbundenen Dateien für den Transport einen gemeinsamen Header erhalten. An einem echten Mehr-Datei-Format[173] wird derzeit gearbeitet[174].

- Die Objektorientierung zeigt sich in zwei Konzepten:

  (1) *Informations-Objektklassen* bilden die Basis für eine Standardisierung der verschiedenen Informationstypen. Das Spektrum umfaßt hierbei nicht nur Bilder, wie beispielsweise CT-/MR-Bildsequenzen, sondern auch Reports, Studien, Auswertungen etc. In bezug auf die Objekt-Identifizierung steht ein Konzept bereit, das Eindeutigkeit und Redundanzfreiheit garantiert.

---

[170]: Abbildung 57 zeigt ein Beispiel.
[171]: vgl. [ACRNEMA_DICOM_Part_1] bis [ACRNEMA_DICOM_Part_9], [Bidgood_Acr-Nema_1]
[172]: vgl. [Bidgood_DICOM_Introduc], Seite 44
[173]: vgl. [Bidgood_DICOM_Introduc]; [PAPYRUS_FileFormat]
[174]: vgl. [Bidgood_AcrNema_1], Seite 10

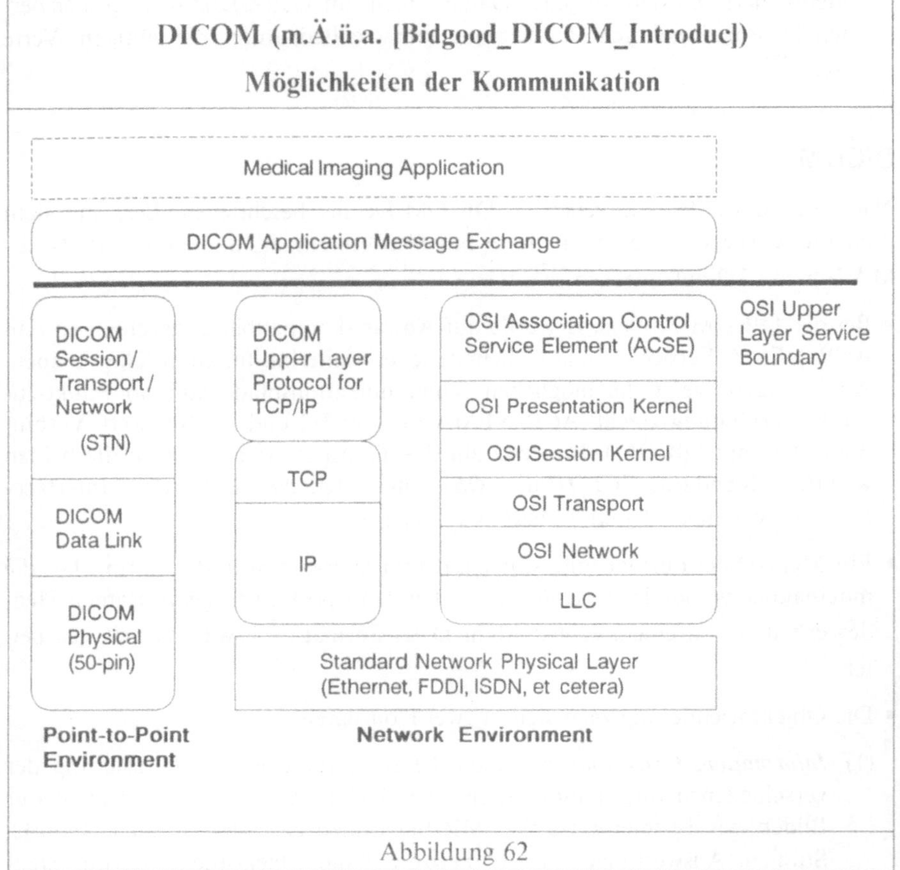

Abbildung 62

(2) *Service-Klassen* verbinden ein oder mehrere Informationsobjekte mit hierauf anwendbaren Befehlen - Operationen - (z.B. speichern, suchen, drucken etc.) [175].

- Im Hinblick auf Kompatibilität zu den vorangehenden ACR-NEMA-Versionen unterscheidet der DICOM-Standard zwei unterschiedliche

---

[175]: Man kann diese als spezifische Client-Server-Operationen betrachten.

Informations-Objektklassen: normalisierte und zusammengesetzte. Erstere genügen der Anforderung, daß sie nur eigene Attribute umfassen; d.h. nur Attribute, die ausschließlich ihr zugeordnet werden können und den Charakter der Klasse bestimmen (z.B.: die Klasse "Studie" umfaßt die Attribute Studiendatum, aber nicht den Patientennamen, weil dieser Kern-Attribut der Klasse "Patientendaten" ist). Die zusammengesetzten Informations-Objektklassen erfüllen dieses Kriterium nicht, so daß bisherige ACR-NEMA-Dateiformate als zusammengesetzte Informations-Objektklasse definiert - verstanden - werden können [176].

- Im Vergleich zu Version 1 und 2 ist für DICOM-kompatible Geräte nicht nur der Datentransfer, sondern insbesondere auch die Reaktion auf Kommandos vollständig festgelegt. Dies wird durch das Konzept der Service-Klassen, der - exakten - semantischen Festlegung der Kommandos und der Daten erreicht. Es sind ferner unterschiedliche Stufen bezüglich der Unterstützung des Standards definiert.

1.2.5.5.2 Standard-Product-Interconnect (SPI)

Aufbauend auf dem ACR-NEMA-Standard Version 1 und 2 haben Siemens und Philips in einem gemeinsamen Projekt den sogenannten *Standard-Product-Interconnect* entwickelt, kurz *SPI* [177]. Ziel ist es, die PACS-Entwicklung auf ein festes Fundament zu stellen und einen Industriestandard zu etablieren. Die wesentlichen Elemente des ACR-NEMA/SPI-Standards sind folgende:

- SPI setzt nur die minimalen Anforderungen des ACR-NEMA-Standards voraus.

- Die OSI-Schichten [178] 1 bis 4 sind für ein lokales Netzwerk (LAN) ausgerichtet - konkretisiert - worden.

- Festlegung der Datenformate in den OSI-Schichten 6 und 7.

---

[176]: D.h. in bezug auf das Dateiformat ergibt sich für eine erste DICOM-Kompatibilität kein Umstellungsaufwand, sofern keine herstellerspezifischen Elemente genutzt werden, wie Kompression etc.
[177]: vgl. [Siemens_ACRNEMA]
[178]: siehe Abschnitt 1.2.7

- Definition einer spezifischen Service-Menge: (a) Image-Management-Service, kurz IMS (Datenverwaltung und - suche), (b) Public-Storage-Service, kurz PBS (Datenspeicherung), (c) Export-Service, kurz EXS (Export von Datenobjekten), (d) Configuration-Service, kurz CFS (Abgleich der technischen Möglichkeiten einzelner Bildverarbeitungsinstanzen).

- Für die Speicherung der Daten auf optischen WORM-Speichermedien[179].

Durch dieses Konzept steht einer Mehr-Hersteller-Umgebung im Rahmen eines PACS-Aufbaus nichts im Wege, denn Bildverarbeitungsinstanzen können direkt an das (SPI-)Netzwerk oder über die ACR-NEMA-Standard-Schnittstelle angeschlossen werden. In bezug auf DICOM wird darauf hingewiesen, daß Siemens dieses Format ebenso unterstützt[180].

1.2.5.5.3 ACR-NEMA-Version-2-Dateiformat

Nachfolgend wird das Grundkonzept des Bilddateiformats dargelegt, das den Anforderungen des ACR-NEMA-Standards gemäß Version 1 und 2 sowie im Rahmen der Abwärtskompatibilität auch dem DICOM-Standard entspricht[181].

Logischer Grundaufbau der Datei / Gliederung in Gruppen und Datenelemente

Die gesamte Bilddatei gliedert sich entsprechend den verschiedenen Informationstypen, die in ihr gespeichert sind, in unterschiedliche Gruppen (groups) auf[182]. Beispiele sind: "(PACS-)Identifikationsinformation", "Patientendaten", "Bilddaten" usw. Die Gruppen sind in einem festgelegten Schema numeriert. In jeder Gruppe befinden sich einzelne Datenelemente. Hinter jedem Datenelement verbirgt sich eine Detailinformation zum "Thema" der Gruppe, z.B. Datenelement "Patientenname" in der Gruppe "Patientendaten"[183]. Auch die

---

<179>: WORM: write once read multiple
<180>: vgl. [Siemens_ElectroMedica]
<181>: Anhang A.3 enthält eine Detail-Spezifikation des ACR-NEMA-Version-2-Dateiformats.
<182>: Die Gruppe bildet zugleich eine Gliederungskomponente des Daten-Diktionärs (data dictionary).
<183>: Das Datenelement bildet insgesamt die kleinste thematisierte Informationseinheit im Rahmen des Dateiformats bzw. des Daten-Diktionärs. Die Menge definierter Datenelemente einer Gruppe kann

ACR-NEMA-Version-2-Dateiformat (m.Ä.ü.a. [PAPYRUS_FileFormat])
Beispiel für die Struktur einer Datei

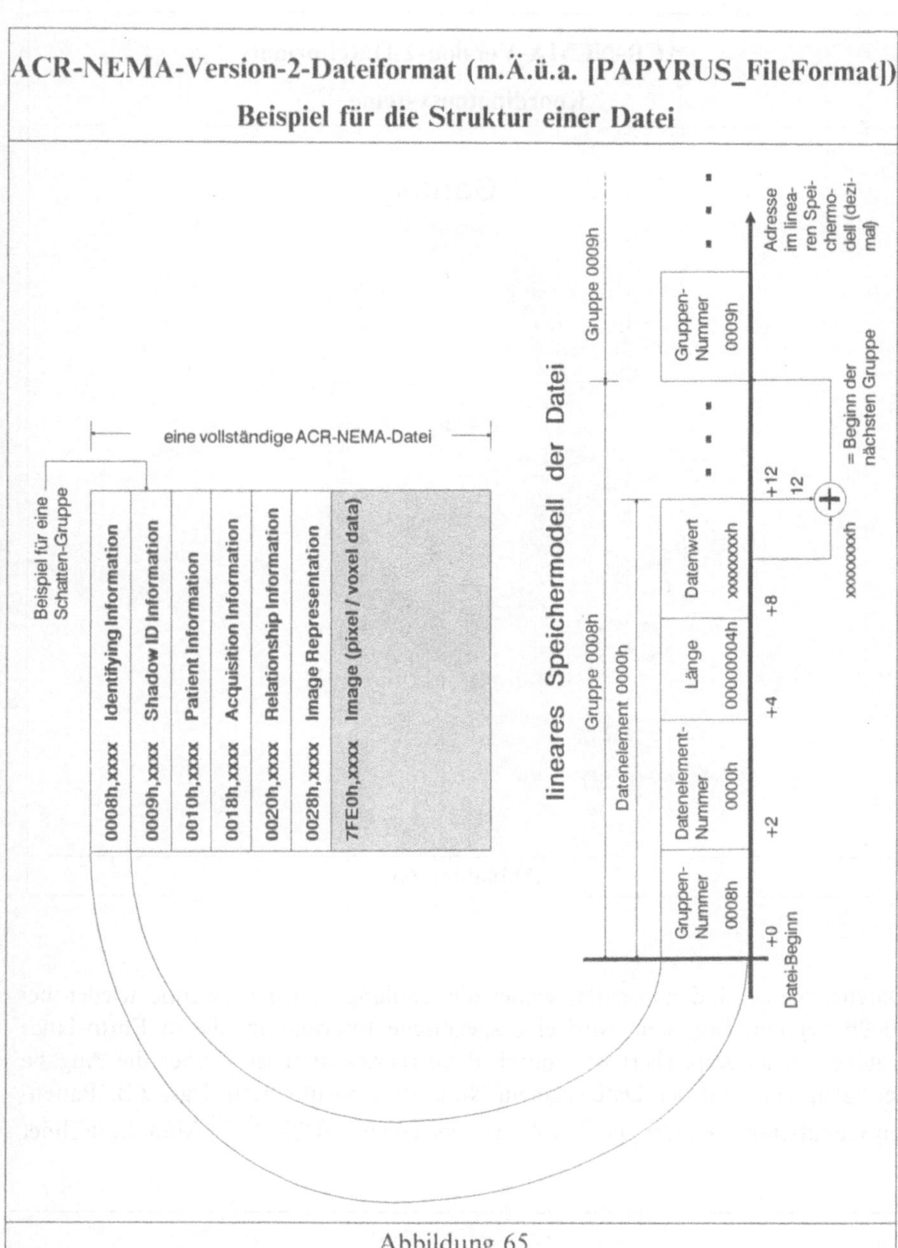

Abbildung 65

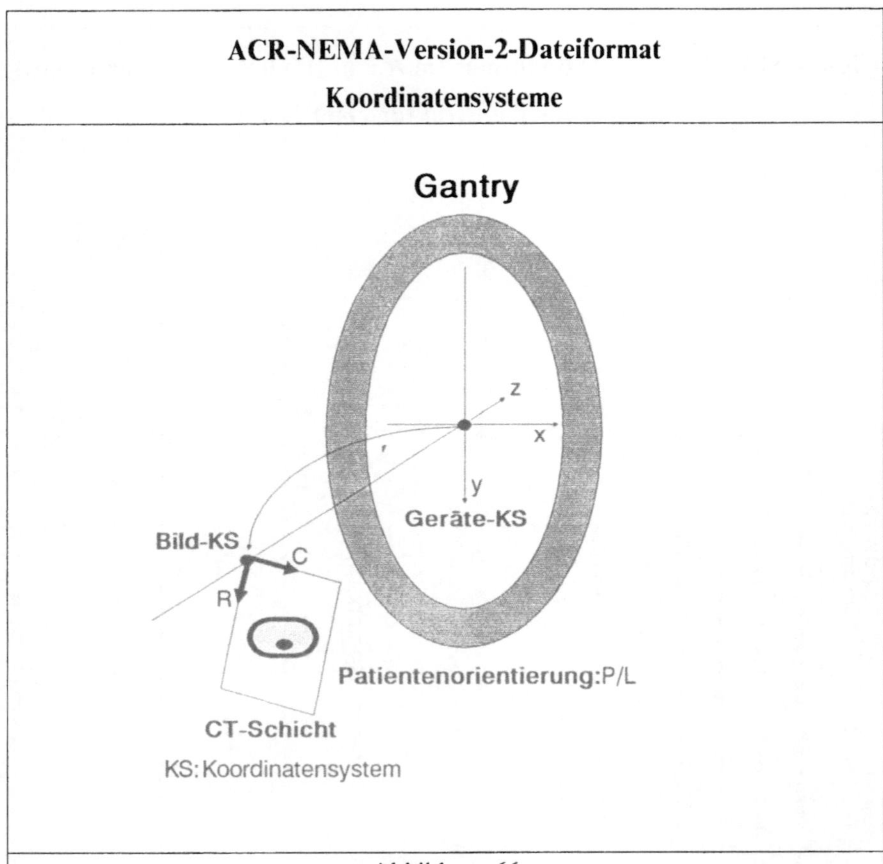

Abbildung 66

Datenelemente sind numeriert, wobei die Zählung in jeder Gruppe wieder bei 0000h beginnt. Insgesamt wird eine spezifische Information, die in Form eines Datenelements gespeichert ist - durch diese repräsentiert ist -, über die Angabe der Gruppen- und der Datenelement-Nummer eindeutig festgelegt, z.B. Patienten-Geburtstag $\rightarrow$ Gruppe 0010h, Datenelement 0030h[184]. Man bezeichnet

---

ferner in eine obligatorische und eine optionale Untermenge aufgeteilt werden.
<184>: 0010h bzw. 0030h sind Hexadezimalzahlen (die Basis des Zahlensystems ist 16), dies wird mit

beide zusammen als Datenelementname (z.B. Datenelement [0010h,0030h])[185].

Speicherung/Codierung der Datenelemente in der Datei

Das beschriebene logische Format der Bilddatei wird wie folgt in eine Speicherungsstruktur umgesetzt[186]: Jede informationstragende Einheit, d.h. jedes Datenelement, wird durch eine Folge von vier Informationsstücken codiert:

(1) *Gruppen-Nummer* (group number): vorzeichenlose ganze Zahl, codiert in
Form eines Wortes[187] (2-Byte-unsigned-Integer).

(2) *Datenelement-Nummer* (data element number): vorzeichenlose ganze Zahl,
codiert in Form eines Wortes (2-Byte-unsigned-Integer).

(3) *Länge* (length): Mit Hilfe des Längenfeldes wird die Länge des folgenden
Datenwerts beschrieben. Im Rahmen dieses linearen Speichermodells[188]
kann durch die Addition des Längenwerts zur Adresse des Datenwerts die
Adresse des folgenden Datenelements berechnet werden. Auf diese Weise
entsteht eine verkettete Datenstruktur. Die Länge ist eine vorzeichenlose
ganze Zahl, codiert als Doppelwort (4-Byte-unsigned-Integer). Als besondere
Konvention gilt, daß der Längenwert stets gerade ist[189].

(4) *Datenwert* (value): Es handelt sich hierbei um die - eigentliche - Information
des Datenelements, z.B. um den Namen "Müller" im Datenelement "Patientenname". Da unterschiedlichste Informationen als Datenwert definiert sind
(z.B. Zahlen, Texte, Bilddaten etc.) ist er ganz allgemein als n-Byte-Sequenz

---

dem Suffix "h" gekennzeichnet. Jede Ziffer repräsentiert vier Bit, so daß der Inhalt eines Byte mit je
zwei Ziffern angegeben wird. (vgl. [Fedtke_EffProg1], Seite 2)
[185]: Führende Nullen werden hierbei ebenfalls angegeben, so daß Gruppen- und Datenelement-
Nummer stets als vierstellige Hexadezimalzahl notiert werden.
[186]: vgl. [Fedtke_EffProg2], Seite 338
[187]: Als *Wort* bezeichnet man die Grundverarbeitungseinheit im Rahmen einer Prozessorarchitek-
tur. Somit kann ein Wort auf dem einen Prozessor 2 Byte (16 Bit) - z.B. auf dem PC mit
80x86-Prozessor - und auf einem anderen - z.B. den IBM-Großrechnern - 4 Byte (32 Bit) umfassen.
Im Rahmen dieser Format-Definition liegt erstere Wort-Definition vor. (vgl. [Fedtke_EffProg1], Seite
17)
[188]: vgl. [Fedtke_EffProg1], Seite 254
[189]: Die Konsistenz der Daten in bezug auf diese Anforderung wird durch die Forderung gewährleistet, daß ASCII-Texte (im Datenwert) stets aus einer geraden Anzahl an Zeichen bestehen müssen,
indem sie notfalls rechts mit einem Leerzeichen ergänzt werden. Alle anderen zugelassenen Datentypen
- wie das Ganzzahl-Wort etc. - haben bereits eine gerade Länge, und die Summe gerader Zahlen ist
stets gerade.

angelegt. Erst aus dem Datenelement-Typ bzw. der Definition im Daten-Diktionär des Standards leitet sich die Interpretationsvorschrift - das Datenformat - für diese n-Byte-Sequenz ab.

Durch die Verkettung der einzelnen Datenelemente über das Längenfeld entsteht eine Datenelemente-Sequenz. Das Sequenzende ist durch das Dateiende gegeben. An dieser Stelle ist auf folgendes Detail hinzuweisen: Der ACR-NEMA-Version-1-2-Standard trifft keine Festlegung darüber, ob der Codierung von n-Byte-Binärzahlen mit $n > 1$ [190] das Little- oder das Big-Endian-Konzept [191] zugrundeliegt. D.h. beim Lesen einer Datei ist dies stets zu überprüfen, so daß gegebenenfalls eine Konvertierung notwendig ist. Erst mit dem DICOM-Standard ist dieses Thema Bestandteil der Norm [192].

Standard - Hersteller - Benutzer

Im Rahmen der Definition des Bilddateiformats werden drei Gruppen unterschieden, die auf das Format Einfluß nehmen:

(1) *Standard:* Diese Teile sind fest vorgeschrieben und dürfen in keiner Weise abgewandelt werden.

(2) *Hersteller:* Der Hersteller kann in seinem bildgebenden Verfahren herstellerspezifische Optionen in Anspruch nehmen.

(3) *Benutzer:* Dies ist der Anwender der Bilddatei. Er kann diese durch eigene Informationen zusätzlich zur bereits existierenden Standard- und herstellerspezifischen Information ergänzen.

---

[190]: In diese Kategorie fallen z.B. die Gruppen-Nummer, die Datenelement-Nummer, die Länge usw.

[191]: Diese Festlegung hängt mit dem Prozessor zusammen, auf dem die Daten verarbeitet werden - und damit auch entstehen -. Ein *Big-Endian-Computer* speichert die n Byte einer n-Byte-Binärzahl in der Weise, daß das höchstwertige Byte dieser Zahl die kleinste Adresse hat. Bei einem *Little-Endian-Computer* ist dies umgekehrt, und das niederwertigste Byte hat die kleinste Adresse. Statt auf der hier beschriebenen Byte- kann die Plazierung auch auf Wort-Ebene erfolgen. (vgl. [Fedtke_EffProg1], Seite 66)

[192]: vgl. [ACRNEMA_DICOM_Part_5], Seite 14-28

Gruppen- und Datenelement-Ordnung / definierte Gruppen- und Datenelement-Nummern

Folgende Regeln müssen mit Rücksicht auf den ACR-NEMA-Standard eingehalten werden:

- Die Gruppen sind innerhalb einer Datei in aufsteigender Gruppen-Nummer plaziert.

- Ebenso sind innerhalb einer Gruppe die Datenelemente in aufsteigender Datenelement-Nummer angeordnet.

- Die geraden Gruppen-Nummern im Intervall von 0000h bis 7FFEh sind dem ACR-NEMA-Standard vorbehalten.

- Ungerade Gruppen-Nummern im Intervall von 0001h bis 7FFFh können für herstellerspezifische Informationen verwendet werden, d.h. einer individuellen Informationskategorie zugeordnet werden. Hierbei ist folgendes zu beachten: Eine Gruppe, deren - ungerade - Gruppen-Nummer eins höher als eine definierte ACR-NEMA-Standard-Gruppen-Nummer ist, stellt zu dieser eine sogenannte *Schatten-Gruppe* (shadow group)[193] dar. Diese dienen dazu, herstellerspezifische Datenelemente zu derselben Informationskategorie aufzunehmen, um den Standard spezifisch zu ergänzen.

- Die Gruppen-Nummern von 8000h bis FFFF stehen für den Benutzer zur freien Verfügung. D.h. er kann diesen Gruppen-Nummern eigene Informationskategorien zuordnen.

- In bezug auf die Datenelement-Nummer gibt es nur eine Vorgabe. Datenelement 0000h muß in jeder Gruppe enthalten sein[194], und sein Datenwert - nicht seine Länge - gibt die Länge der gesamten Gruppe an (Bezugspunkt: 1. Byte hinter dem Längen-Wert). Durch diese Angabe und der Pflicht zur sortierten Speicherung (Datenelement 0000h ist stets das erste in jeder Gruppe) kann sehr schnell von Gruppe zu Gruppe "gesprungen" werden.

Notwendigkeit einzelner Datenelemente

Nicht sämtliche definierten Datenelemente müssen in einer Bilddatei gespeichert sein. Beispielsweise kann ein Röntgenbild auch dann bearbeitet werden, wenn

---

[193]: auch *"optional/manufacturer group"* genannt
[194]: Im DICOM-Standard ist es optional, d.h. vom Typ 3 (vgl. [ACRNEMA_DICOM_Part_5]).

der Name des Radiologen nicht in der Bilddatei in Form eines Datenelements gespeichert ist. Folgende Datenelementtypen sind in bezug auf die Notwendigkeit definiert:

- *Typ 1:* Dieses Datenelement muß vorliegen, und zwar mit einem gültigen Datenwert. Datenelemente dieser Gattung bilden das "tragende Gerippe" einer Bilddatei. Z.B. ist Datenelement 0000h sämtlicher Datengruppen vom Typ 1.

- *Typ 2:* Dieses Datenelement muß in der Datei vorliegen. Ist die Angabe jedoch unbekannt, so ist ein leeres Datenelement in die Datei aufzunehmen[195].

- *Typ 3:* Dieses Datenelement ist nicht obligatorisch, d.h. es kann fehlen. Wenn es enthalten ist, muß es jedoch einen gültigen Wert beinhalten; es darf nicht leer sein (Länge = 0).

Ist für ein Typ-1- oder Typ-2-Datenelement ein Standard-Wert[196] definiert, wird die Typ-Nummer mit dem Suffix "D" versehen (z.B. Typ "1D"). Der Standard-Wert springt jedoch nur dann ein, wenn das Datenelement vollständig fehlt. Für den Typ 3 sind keine Standardwerte definiert.

Datentypen für den Datenwert

Folgende Datentypen stehen im Standard für die Speicherung einer Information im Datenwert-Feld eines Datenelements bereit:

- *Ganze Wort-Zahl:* Zwei Byte bilden eine 16-Bit-Binärzahl, die im Fall einer vorzeichenbehafteten (ganzen) Zahl[197] gemäß Zweierkomplementdarstellung[198] zu interpretieren ist.

- *ASCII-Text:* Die n-Byte-Folge stellt eine ASCII-Zeichensequenz dar[199]. Der Wert n ist hierbei stets gerade, so daß der Text gegebenenfalls rechts mit einem Leerzeichen (Blank) aufgefüllt wird. In bezug auf Texte kann an dessen Art eine weitere Formatanforderung gestellt sein. Beispielsweise, daß ein Datum als

---

[195]: Es gibt zwei Varianten einer fehlenden Angabe. Entweder enthält die Bilddatei kein zugehöriges Datenelement, oder das Datenelement existiert, hat aber keinen Datenwert (Länge = 0) und ist damit leer. Von letzterem Fall ist die Belegung mit einem ungültigen Datenwert deutlich abzugrenzen.

[196]: engl.: default

[197]: engl.: signed number

[198]: Es handelt sich hierbei um ein Codierungsverfahren für negative ganze Zahlen, das spezifische Eigenschaften erfüllt. (vgl. [Fedtke_EffProg1], Kapitel 1)

[199]: gemäß ANSI X3.4

8-Zeichen-Folge in der Form "tt.mm.jj" gespeichert ist, oder der Text eine Zahl darstellt (womit Buchstaben in der Zeichenfolge unzulässig wären).

Ein-Wert-/Mehr-Wert-Belegung

Mit Rücksicht auf die Komplexität der in einem Datenelement gespeicherten Information werden folgende Varianten unterschieden:

- *Ein-Wert-Belegung:* Das Datenwert-Feld ist mit einem einzigen Wert belegt, z.B. einer 16-Bit-Zahl ($\to$ 2 Byte) oder einem 5-Zeichen-Text ($\to$ 6 Byte: 5 Zeichen + 1 ergänzendes Leerzeichen)[200].

- *Mehr-Wert-Belegung:* Statt eines einzigen sind k aufeinanderfolgende Werte gespeichert, z.B. 5 einzelne 16-Bit-Zahlen $\to$ 5·2 Byte. Für Texte ist das spezielle Trennzeichen "\" definiert, anhand dessen die k Teiltexte aus der Zeichenfolge[201] extrahiert/separiert werden können.

Neben diesen Grund-/Standardformaten können darüberhinaus herstellerspezifische Datentypen zum Einsatz kommen. Sie rufen in der Praxis Probleme hervor, wenn ihre Offenlegung nicht von vornherein gewährleistet ist.

Problem der "Hersteller <-> Hersteller"-Kollision im Bildformat

Da unterschiedliche Hersteller innerhalb der Schatten-Gruppen mit denselben Datenelement-Nummern arbeiten können, muß in Form einer Konvention eine Gegenmaßnahme ergriffen werden[202]. Beispielsweise kommt folgendes Konzept zur Kollisionsvermeidung zum Einsatz[203]:

- Die Datenelemente 0010h bis 00FFh jeder Schatten-Gruppe sind zur Identifizierung des Herstellers (0010h bis 007Fh) oder Benutzers (0080h bis 00FFh) reserviert. Ihr Datenwert ist ein ASCII-String ohne spezifische Formatanforderung, der den Hersteller eindeutig kennzeichnet.

- Durch die Belegung des identifizierenden Datenelements 00xyh stehen diesem

---

<200>: siehe Fußnote 189
<201>: engl.: (character) string
<202>: Diese Konvention ist nicht Bestandteil des Standards, so daß dieser formal betrachtet wieder ausgehebelt wird.
<203>: vgl. [PAPYRUS_FileFormat], Seite 8

Hersteller (xy=00 bis 7F) bzw. Benutzer (xy=80 bis FF) die Datenelemente xy00h bis xyFFh zur Verfügung. Innerhalb einer hersteller- bzw. benutzerspezifischen Datenelementfolge xy00h bis xyFFh sollten diese aufeinanderfolgende Nummern haben.

Jeder Hersteller/Benutzer paßt sich in dieser Weise an die vorliegende dynamische Konzeption an, indem er das erste freie Datenelement sucht. Aus dessen Nummer leiten sich alle anderen für ihn bereitstehenden Datenelemente ab. Durch die hier beschriebene Konvention können bei einer eindeutigen Kennzeichnung der Hersteller Kollisionen vollständig vermieden werden.

Datenelemente für administrative Informationen

Folgende Daten bilden den administrativen Informationskern einer Bilddatei:

- *Bild-Identifikation:* In Abhängigkeit davon, ob es sich um Original-Bilddaten oder um veränderte - aus einer Folgeverarbeitung heraus entstandene - Bilder handelt, werden drei Typen unterschieden: (a) Originalbild, (b) verändertes Bild und (c) zusammengesetztes Bild. Die Bilddatei umfaßt auch Angaben über das Gerät, aus dem es hervorgegangen ist bzw. das die Veränderung vorgenommen hat, und über die Änderung selbst (z.B. Datum etc.).

- *Patienteninformation:* Hierunter fallen die Patientendaten, wie Name, Geschlecht, Geburtsdatum usw.

Datenelemente für die bildbezogenen Informationen: Bildaufbau, -lage und -inhalt

Um einen eindeutigen Bezug zwischen Körper(-Region) und den Bilddaten herstellen zu können, müssen folgende Koordinatensysteme/Positionierungen miteinander in Beziehung gesetzt werden:

(1) *Bild-(Daten-)Koordinatensystem* (kurz Bild-KS): Es ist das Koordinatensystem innerhalb der Bilddatenstruktur, d.h. innerhalb der n×m-Matrix[204]. D.h. dieses Koordinatensystem bildet die Zeilen-Spalten-Struktur der Matrix in ein zweidimensionales Koordinatenkreuz ab. Die Speicherung der Matrix erfolgt stets zeilenweise, so daß die n Zeilen-Bit-/Byte-Sequenzen, die jeweils

---

[204]: Im Fall von 2D-Bilddaten entspricht das Matrix-Element einem Pixel, bei 3D-Bilddaten einem Voxel.

eine m Matrix-Elemente umfassende Zeile bilden, unmittelbar aufeinander-
folgen. Die positive Zeilenachse (kurz R-Achse (row)) beginnt beim ersten
Element (Zeilen-Koordinatenwert = 0) einer Zeile und zeigt in Richtung des
letzten Elements der Zeile (Zeilen-Koordinatenwert = m-1). Die positive
Spaltenachse (kurz C-Achse (column)) steht senkrecht zur Zeilenachse und
zeigt in Richtung steigender Spaltennummern. Der Spalten-Koordinatenwert
beginnt in der ersten Zeile bei 0 und endet in der letzten Zeile mit dem Wert
n-1. Da die Zeilen untereinander angeordnet sind, zeigt die C-Achse somit
nach unten[205]. Der Ursprung dieses R-C-Koordinatensystems liegt im ersten Element $a_{0,0}$, somit in Zeile 0 und Spalte 0[206]. Auf der Basis der Zei-
len-sequentiellen Speicherung ergibt sich für das Matrix-Element $a_{i,j}$ innerhalb der Gesamtsequenz die laufende Nummer bzw. der Index gemäß

$$\text{laufende Nummer} = i \cdot m + j \quad . \tag{73.1}$$

(2) *Gerätekoordinatensystem* (kurz Geräte-KS): Der Hersteller hat im Rahmen
der Gerätekonzeption einen Gantry-Anfang und ein Gantry-Ende definiert.
Folgende Definition des dreidimensionalen Gerätekoordinatensystems ist
üblich[207]: Betrachtet man die Gantry von vorne und steht diese in der
Neutralstellung[208], so zeigt die x-Achse nach rechts und die y-Achse senkrecht nach unten. Die z-Achse steht senkrecht auf dieser x-y-Ebene, und ihre
Werte steigen von Gantry-Start in Richtung Gantry-Ende. Der Ursprung des
Geräte-KS liegt fest, er muß jedoch nicht im Gantry-Start oder -Ende positioniert sein. Diese Information ist auch nicht von zentraler Bedeutung, da
bei Schichtaufnahmen vordringlich der Abstand - die relative Lage - interessiert und keine absolute Position im Raum.

Das Inbeziehungsetzen der Koordinatensysteme erfolgt über folgende Informationen:

• *Patientenorientierung im Bild-Koordinatensystem:* Der Zeilen- und der Spaltenachse des Bild-KS wird eine Richtung in bezug auf den Patientenkörper zugeordnet. Die Richtung wird hierbei durch eine Kombination folgender Elemente
  codiert: Vorderseite (kurz A (anterior)), Hinterseite (kurz P (posterior)), links

---

<205>: siehe Abbildung 66
<206>: Formal unterliegt das Koordinatensystem in bezug auf die R- und C-Achse keiner Beschrän-
kung. D.h. auch R-Werte >n-1 bzw. <0 sind zulässig, sie sind entsprechend mit dem Wert "0" belegt
bzw. leer.
<207>: D.h. jede herstellerspezifische Definition kann hiervon abweichen.
<208>: engl.: untilted

(kurz L (left)), rechts (kurz R (right)), Kopf (kurz H (head)), Fuß (kurz F (foot)). Das zugehörige Datenelement ist ein Mehr-Wert-Feld, das zwei [209] Ein- oder Zwei-Zeichen-ASCII-Texte [210] aufnimmt, die über den Seperator "\" voneinander getrennt werden. Beispiel: A\F → die R-Achse zeigt vom "Rücken zur Brust" (→ in Richtung Vorderseite) und die C-Achse vom "Kopf zum Fuß".

- **Lage des 2D-Bild- im 3D-Geräte-Koordinatensystem:** [211] Für die Verarbeitung der Bilddaten ist die Information wichtig, welcher Stelle des Raums - und damit des Patienten - ein Pixel/Voxel zugeordnet ist, das in Form eines Matrix-Elements gespeichert ist. Am Beispiel einer CT-Abtastung mit schräger Gantry erläutert dies Abbildung 66. Über eine Transformationsmatrix, kurz **T-Matrix,** kann der Übergang vom Bild- in das Geräte-Koordinatensystem beschrieben werden [212]. Es werden folgende Werte zur Beschreibung der gegenseitigen Lage-Beziehung benötigt: (a) Lage des Bild-KS-Ursprungs im Geräte-KS → $\vec{p}$ der T-Matrix, (b) Ausrichtung des 2D-Bild-KS im 3D-Geräte-KS → Rotationskomponenten der T-Matrix. Teil (a) bilden die x-, y- und z-Koordinate des Matrix-Elements $a_{0,0}$ im Geräte-KS; diese Positionsangabe besteht somit aus drei Zahlen. Für Teil (b) werden - nur - sechs Zahlen benötigt, und zwar die T-Matrix-Rotationskomponenten für die R- und C-Achse [213]. Durch diesen allgemeinen Ansatz kann die Bildebene - d.h. die R-C-Ebene des Bild-KS - eine beliebige Ausrichtung im Geräte-KS erhalten.

- **Skalierung des Geräte-KS in einer physikalischen Maßeinheit:** Durch die Angabe einer Pixel-/Voxelgröße kann zwischen den Bild-Koordinaten des Bild-KS und der physischen Dimensionierung ein fester Bezug hergestellt werden. Die Maßeinheit des Datenelements "Pixel Spacing" ist ein Millimeter.

---

[209]: 1. Wert: R-Achse, 2. Wert: C-Achse
[210]: Zwei-Zeichen-Angaben sind für kombinierte Richtungen notwendig.
[211]: Im DICOM-Standard wird das Bild-KS relativ zu einem Patienten-KS positioniert, das die Funktion des Geräte-KS übernimmt. Am Grundsatz der Konzeption hat sich jedoch nichts geändert. (vgl. [ACRNEMA_DICOM_Part_3], Seite 63)
[212]: siehe Anhang A.2
[213]: Eine zur z-Achse analoge Achse gibt es im Bild-KS nicht. Ferner wäre ihre Position innerhalb der Voxel-Schicht (sie zeigt quasi "in Richtung Schichtdicke") für die Analyse der Daten ohne Bedeutung. Wichtig ist die Kenntnis des Abstands zwischen den einzelnen Schichten.

Steht die "Geometrie" eines Bildes fest, interessiert schließlich nur noch der Inhalt, dieser setzt sich wie folgt zusammen:

- **Bildinhalt:** Das ACR-NEMA-Bilddateiformat dient zur Speicherung auf dem externen Speicher bzw. zur Übertragung und bildet somit nicht direkt die Grundlage für die Verarbeitungsphase. Deshalb erfolgt die Speicherung in Form einer - kompakten - Bitsequenz und nicht als separierte ganze 8- oder 16-Bit-Zahlen[214], dies reduziert das Datenvolumen erheblich. Hierzu werden gerade soviele p-Bit-Matrix-Elemente in aufeinanderfolgende 2-Byte-Worte verteilt, daß kein Bit verschwendet wird (z.B. $p = 12 \rightarrow$ 4 Elemente in 3 Worten, da $12 \cdot 4 = 3 \cdot 2 \cdot 8$). Über diese Verteilung der Elemente, ihre Codierung und eine eventuelle Kompression werden detaillierte Angaben in Form von Datenelementen festgehalten, so daß später aus der 2-Byte-Wort-Sequenz jedes einzelne Matrix-Element korrekt extrahierbar ist[215].

- **Overlays/Regions-of-Interest (ROIs):**[216] Das Gesamtbild kann aus mehreren Schichten durch Überlagerung[217] aufgebaut werden. Jedes Overlay enthält eine Positionsangabe, und über eine Overlay-Definitions-Bit-Matrix kann in einer beliebigen Form die eigentliche Bildinformation durch eine andere überlagert/-schrieben werden. Für ein zu überlagerndes Daten-Matrix-Element wird das zugehörige Matrix-Element der Overlay-Definitions-Bit-Matrix mit einer 1 belegt. Bei einem 0-Bit erfolgt keine Überlagerung. Jedes Overlay verfügt über eine eigene Overlay-Bit-Matrix, die individuell dimensionierbar ist. Bei einer Überlagerung der Overlays ergibt sich eine entsprechende Schichtung.

Mehrbilddateien

Um mehrere Bilder bzw. Bildsequenzen - aus unterschiedlichen Untersuchungen - in eine übergeordnete Einheit - in eine Art Mappe - einbinden zu können, besteht das Konzept der Mehrbilddatei[218]. Es handelt sich um einen

---

<214>: siehe Abschnitt 1.2.5.4

<215>: Im Rahmen des DICOM-Standards werden weitere Typen von Bilddaten unterstützt, beispielsweise RGB-Farbdaten; ein Pixel umfaßt in diesem Fall drei Werte. (vgl. [ACRNEMA_DICOM_-Part_3], Seite 63 f.)

<216>: Mit Hilfe von Overlays lassen sich z.B. Gebiete innerhalb eines Bildes definieren, die von besonderem Interesse sind, sogenannte *Regions-of-Interest* (kurz ROI). Ihnen lassen sich Farben und Kommentare zuweisen, oder sie sind die Basis für eine Vermessung/Analyse.

<217>: engl.: overlay

<218>: engl.: folder

eigenständigen Bilddateityp[219]. Zwei Techniken stehen für die Zusammenstellung einer Mehrbilddatei zur Verfügung:

- *interne Referenz:* Die Mehrbilddatei umfaßt - physisch - das Bild. Damit wird das referenzierte Bild automatisch mitkopiert (mitübertragen), wenn die Mehrbilddatei selbst dupliziert/transferiert wird.

- *externe Referenz:* Durch die Angabe einer Bilddatei-Identifikation (DSID)[220] wird auf eine andere Bilddatei Bezug genommen. D.h. die so referenzierte Bilddatei ist kein physischer, sondern logischer Bestandteil der Mehrbilddatei. Bei der DSID handelt es sich um einen 32 ASCII-Zeichen umfassenden Identifikationscode. Sein Aufbau im PAPYRUS-Dateiformat ist:

```
DSID=AAAAAAAAAAAABBBBCCCCCCCCCCCCCCCC          BZW.
     EEEIIIIIIIIIITTSSJJJJMMTTHHPPQQRR
```

```
MIT A: WELTWEIT EINDEUTIGE PACS-IDENTIFIKATION, BESTEHEND AUS DEM
       DREI-ZEICHEN-LANDESCODE EEE GEMÄß DER CCITT-NORM X 121 UND
       EINER NEUNSTELLIGEN INSTITUTIONSNUMMER IIIIIIIII.
    B: VIERSTELLIGE IDENTIFIKATION DER BILDVERARBEITUNGSEINHEIT
       (IE), BESTEHEND AUS EINER ZWEISTELLIGEN TYP-ANGABE TT GEMÄß
       DES ACR-NEMA-STANDARDS (CT: COMPUTERTOMOGRAPH, NM: NUKLEAR-
       MEDIZIN, MR: MAGNET-RESONANZ, US: ULTRASCHALL, DS: DIGITALE
       SUBTRAKTIONS-ANGIOGRAPHIE, DR: DIGITALE RADIOGRAPHIE, OT:
       ANDERE) UND EINER ZWEISTELLIGEN STATIONSNUMMER SS.
    C: 16-STELLIGER ZEITSTEMPEL IM ACR-NEMA-FORMAT:
       JJJJMMTTHHPPQQRR (J: JAHR (Z.B. 1993), M: MONAT, T: TAG, H:
       STUNDE, P: MINUTE, Q: SEKUNDE UND R:1/100-SEKUNDE).
```

Beide Techniken können gemischt und geschachtelt angewandt werden. D.h. eine Mehrbilddatei kann beispielsweise auf eine andere Mehrbilddatei verweisen, die selbst sowohl interne als auch externe Referenzen umfaßt.

---

[219]: Dieser Typ ist eine PAPYRUS-spezifische Fortentwicklung, deren Grundgedanke aus dem SPI-Konzept abgeleitet wurde. Das PAPYRUS-Format ist ein ACR-NEMA-Version-2-kompatibles Format und wurde an der Genfer Universitätsklinik entwickelt. Entsprechend dem ACR-NEMA-Konzept ist die Mehrbilddatei durch Schatten-Gruppen realisiert. (vgl. [PAPYRUS_FileFormat])

[220]: Image *Data Set Identification*

1.2.5.5.4   Industrie-Standard-Formate für Bilddaten

Standard-Formate

Im Umfeld der PCs und Workstations haben sich nachstehende Dateiformate fest etablieren können[221]:

- **Common-Data-Format (CDF):** Das von der NASA entwickelte Format dient zur maschinenunabhängigen Speicherung mehrdimensionaler matrixorientierter Daten und unterstützt folgende Datentypen: ASCII-Text, 16-Bit- und 32-Bit-Integerzahlen sowie 32- und 64-Bit-Gleitkommazahlen. Eine CDF-Datei kann aus mehreren physischen Dateien bestehen. Die physische Speicherung der Daten erfolgt im XDR-Format[222], das sich durch Maschinenunabhängigkeit auszeichnet, und eine Unterprogramm-Bibliothek steht für die Verarbeitung bereit. Als besonderes Leistungsmerkmal kann die nachträgliche Erweiterbarkeit einer Datei genannt werden.

- **Computer-Graphics-Metafile (CGM):** Es unterstützt die Speicherung graphischer Daten in Form einer Pixel-Matrix[223] und als Vektorgraphik (Objekte/ Primitive: Linie, Kreis, Polygon etc.). Auch wird das Konzept der Mehr-Bild-Datei unterstützt. Als elementare Datentypen stehen bereit: 8-, 16-, 32-Bit-Integerzahlen, 32- und 64-Bit-Gleitkommazahlen sowie ASCII-Texte. Das CGM-Format bietet die Möglichkeit, benutzerspezifische Informationen zu integrieren, die in dieser Form nicht im Standard berücksichtigt sind.

- **Data-Exchange-Format (DXF):** Ein aus dem CAD-Bereich stammendes Format zur Speicherung polygonaler Strukturen, das von der Firma AutoDesk speziell für ihr CAD-Produkt AutoCAD entwickelt wurde. Aufgrund der weltweiten Verbreitung hat es sich als Quasi- bzw. Industrie-Standard fest etabliert.

- **PostScript und Encapsulated-PostScript (EPS):** PostScript ist eine Seitenbeschreibungssprache für Drucker und berücksichtigt hierfür Text, Graphik und Rastergraphik. Es handelt sich um ein selbstbeschreibendes Format und kann damit zwischen unterschiedlichen Systemen frei transferiert werden. Primäre Verarbeitungsinstanz ist der Drucker, der eine PostScript-(Druck-)Datei interpretiert und das Resultat zu Papier bringt. EPS ist eine gezielt reduzierte Menge der PostScript-Befehle für einseitige Ausgaben.

---

[221]: vgl. [Fortner_TheDataHandbook], Seite 185 f. und [Born_ReferenzDateiform]
[222]: External Data Representation Format, entwickelt von Sun Microsystems.
[223]: auch Bitmap genannt

- *PICT:* Es stammt aus der Apple-Macintosh-Welt und erlaubt die Bildspeicherung auf der Basis von vorzeichenlosen 1-, 2-, 4-, 8-, 16- oder 32-Bit-Integerzahlen. Aufgrund der hohen Verbreitung unterstützen viele Nicht-Macintosh-Programme zumindest eingabeseitig das PICT-Format.

- *Tag-Image-File-Format (TIFF):* Das TIFF-Format kann als eines der am weitesten verbreiteten Bildformate angesehen werden. Es wird deshalb von nahezu jeder kommerziellen Software unterstützt. Es dient der maschinenunabhängigen Speicherung von Bildern auf der Basis vorzeichenloser 8-, 16- oder 32-Bit-Zahlen, 64-Bit-Festpunkt-Zahlen (32-Bit-Vor- und 32-Bit-Nachkommaanteil)[224] und ASCII-Texten. Innerhalb einer TIFF-Datei können mehrere 2D-Bilder gespeichert werden.

- *Graphics-Interchange-Format (GIF):* Ebenso wie das TIFF- genießt auch das GIF-Format eine weite Verbreitung und ist speziell für Farb-Graphiken konzipiert worden.

Bilddatentransfer zwischen PC und Workstation

Aufgrund der unterschiedlichen Hardware-Architekturen empfiehlt sich grundsätzlich die Verwendung eines maschinenunabhängigen Formats[225] [226].

Einsatz der Industrie-Standard-Formate im medizinischen Anwendungsbereich

Viele kommerzielle Praxis-Systeme, die auf üblicher PC-Technik basieren, setzen obige Industrie-Standard-Formate ein. Der Grund ist, daß der Entwicklung günstige Industrietechnik - Programmierwerkzeuge, Videokarten etc. - zugrundegelegt werden kann. Diese Vorgehensweise ist nicht grundsätzlich als nachteilig zu bewerten, man muß hierzu das angestrebte Gesamtkonzept berücksichtigen, das beispielsweise mit dem - umfassenderen - DICOM-Standard angestrebt wird. Er hat das Ziel, eine Basis für den Austausch (und die Speicherung)

<224>: vgl. [Fedtke_EffProg1], Seite 189

<225>: Ein spezielles Thema in diesem Zusammenhang ist die Speicherung ganzer Zahlen: siehe Fußnote 191.

<226>: In Verbindung mit dem Transfer der Daten ist darauf zu achten, daß das Transfer-Programm die Datei als Bit- bzw. Byte-Sequenz 1:1 überträgt. Unter FTP ist entsprechend der Binär-Modus (TYPE BIN) zu aktivieren. Ansonsten erfolgen ggf. zerstörend wirkende Konvertierungen.

medizinischer Bilddaten im Rahmen eines PACS zu sein[227]. Zu jedem "Bild" gehören Patienten- und Bilddaten. In obigen Industrie-Standard-Formaten ist jedoch keine persönliche Information, wie es die Patientendaten sind, vorgesehen, so daß eine Bild-externe Speicherung dieser Angaben notwendig wird, z.B. in einer Datenbank. Nachteilig ist hierbei, daß Bilddaten relativ schnell ihre "Identität" - ihren Bezug zum Patienten - verlieren können, wenn die Datenbank nicht mehr zur Verfügung steht. Ferner muß in Verbindung mit Kopien eines Bilddokuments und der verteilten Speicherung stets die Datenbank-Information mitkopiert und mittransferiert werden. Auch hierbei kann die Identität bei Trennung von Patienten- und Bilddaten zu schnell verloren gehen. Dies kann bei einer DICOM-Bilddatei nicht passieren[228]. Insgesamt betrachtet hängt die Entscheidung über das Format von der übergeordneten Anwendung ab, in der die Bilddaten verarbeitet werden.

1.2.5.5.5 Weitere Standardisierungsgremien / Harmonisierung

Speziell für den Datenaustausch zwischen Laborgeräten ist von der Association for Testing Materials - kurz ASTM - ein Kommunikationsstandard entwickelt worden[229]. Das Institute for Electrical and Electronics Engineers - kurz IEEE - hat für die Verbindung medizinischer Computer-Anwendungen, die auf unterschiedlichen Systemen laufen, das "P1073 Medical Information Bus and Medical Data Interchange"-Protokoll entwickelt[230]. Bedingt durch die Dominanz des IEEE und der ANSI[231] ist es das Ziel der ACR-NEMA-Gruppe, daß DICOM ein ISO-Standard[232] wird. Auf europäischer Ebene ist das European

---

[227]: Mit einem PACS werden eine Vielzahl unterschiedlicher Benutzer(-Gruppen) und damit Bildverarbeitungseinheiten in ein - homogenes - Gesamtkonzept integriert. Es handelt sich um kein Einzelplatz- oder homogenes Mehrplatzsystem.
[228]: Unabhängig von diesen Überlegungen werden die Industrie-Formate parallel zum DICOM-Format für spezifische Ausgabegeräte eingesetzt, um diese mit Bilddaten zu versorgen, z.B. für Slide-Maker zur Erstellung von Dias usw. Für diesen Zweck müssen die Dateiformate in kein allumfassendes Daten-/Datei-Gesamtkonzept passen, da sie nur zum Betrieb der technischen Ausgabegeräte dienen. D.h. aus der DICOM-Datei wird per Software das Industrie-Format gewonnen und an das Ausgabegerät weitergeleitet.
[229]: vgl. [Bidgood_DICOM_Introduc], Seite 45
[230]: vgl. [Bidgood_DICOM_Introduc], Seite 45
[231]: *A*merican *N*ational *S*tandards *I*nstitut
[232]: Die ISO (*I*nternational *S*tandardization *O*rganization) ist ein weltweiter Zusammenschluß na-

Standardization Institute[233] mit dem Technical Committee "Medical Informatics" (TC 251) zu nennen[234]. Das CEN strebt eine Standardisierung auf der Basis des ISO/IEC-Standards IPI[235] an. IPI ist ein applikationsunabhängiger Bildformatstandard. Zwischen den beiden Gruppen CEN und ACR-NEMA ist ein Treffen beschlossen[236], um DICOM in das "medizinische Profil" für IPI einfließen lassen zu können[237][238].

1.2.6 Ausgabegeräte / Bild-Reproduktion

Üblicherweise werden CT- und MR-Aufnahmen mittels eines sogenannten *Laser-Imagers* in Form eines Films ausgegeben. In bezug auf die Auflösung bilden diese Geräte eine ca. 4000×5000 große Pixel-Matrix auf eine Fläche von 35cm×43cm ab[239]. In Abhängigkeit davon, wieviele Bilder auf einen Film ausgegeben werden, ergibt sich für das einzelne Bild eine anteilige Auflösung.

Aufgrund der wenig offenen und komplexen technischen Rahmenbedingungen[240], in der Laser-Imager zum Einsatz kommen, stellt sich seine Nutzung durch eine eigene Software-Anwendung als komplexe Aufgabenstellung heraus. Der Grund liegt in der hoch spezialisierten Schnittstelle, die - teure - Hard- und Software notwendig macht[241].

---

tionaler Standardisierungsgremien/-institutionen.

[233]: kurz CEN

[234]: vgl. [Mattheus_ImpactOfStandards], Seite 206; [Siemens_ElectroMedica]

[235]: *I*mage *P*rocessing and *I*nterchange

[236]: Stand: Dezember 1993

[237]: Für eine Modellierung des ACR-NEMA-Formats in IPI wird auf [Blum_IPI] verwiesen.

[238]: vgl. [Siemens_ElectroMedica]

[239]: vgl. z.B. [AGFA_LaserImager]

[240]: Diese ergeben sich aus der speziellen und firmenindividuellen CT-Geräte-Technik, aus der Laser-Imager die Bilddaten übernehmen müssen. Es handelt sich hierbei nicht um geläufige Standard-(Industrie-)Schnittstellen, wie z.B. RS-232, V24 o.ä.

[241]: Im Rahmen dieses Forschungsprojektes erfolgt die Integration des Laser-Imagers über den IAP-Hardcopy-Server, der auf dem Allegro-System läuft (siehe Abschnitt 3.2.3.2).

1.2.7 PACS (Picture Archiving and Communication System) / Netzwerk-Technologie

PACS

Ziel eines *P*icture *A*rchiving and *C*ommunication *S*ystems, kurz PACS, ist es, ein globales Rahmenkonzept um die computergestützten bildverarbeitenden medizinischen Arbeitsabläufe zu legen. In folgende Bereiche gliedert sich das PACS-Aufgabenspektrum auf[242]:

- *Datenaufnahme und Komprimierung:* Das PACS nimmt vom jeweiligen bildgebenden Gerät[243] die Informationen an und komprimiert diese. Auf dieser Ebene ist das einheitliche Daten- bzw. Dateiformat eine notwendige Voraussetzung.

- *Archivierung und Rückgewinnung der Daten:* Die gewonnenen Daten müssen gespeichert/archiviert werden und jederzeit abrufbar sein. In diesem Zusammenhang muß das System der Anforderung genügen, den Erhalt der Daten über einen langen Zeitraum zu garantieren[244][245]. Dies stellt besondere Anforderungen an die Konzeption des Archivs wie auch an die physischen Datenträger.

- *Netzwerk:* Local- und Wide-Area-Netzwerke (LAN/WAN)[246] müssen den Transfer der Ursprungsdaten wie auch der im Rahmen von Computer-Anwendungen entstehenden Bilder mit hohen Transferraten gewährleisten[247][248].

- *Anzeige zum Zweck der Diagnose/Interpretation:* Arbeitsplätze zur Visualisierung und Analyse der Bilddaten bilden das letzte Glied der computergestützten Verarbeitung. Hier stellen sich sowohl ergonomische[249] und insbesondere

---

<242>: vgl. [Gitlin_PACS_Vision]
<243>: wie CT, MR, Röntgenbild-Scanner etc.
<244>: vgl. auch [Houtekamer_PACS]
<245>: Man denke hierbei beispielsweise an die Aufbewahrungspflicht von Röntgenaufnahmen über zehn Jahre.
<246>: Beide Begriffe bringen die Größe des Netzwerks zum Ausdruck, ob sich dieses auf eine lokale Region, z.B. ein Haus oder eine Abteilung, oder aber über ein ganzes Land bzw. die ganze Welt erstreckt.
<247>: vgl. auch [Samuel_PACS]
<248>: In manchen Fällen reicht es aus, daß eine Netzwerk-Verbindung grundsätzlich besteht, unabhängig von der Geschwindigkeit. In jedem Fall muß der Datentransfer per Datenträger vermieden werden.
<249>: "Die *Ergonomie* ist ein Teilgebiet der Arbeitswissenschaft und beschäftigt sich mit der Anpas-

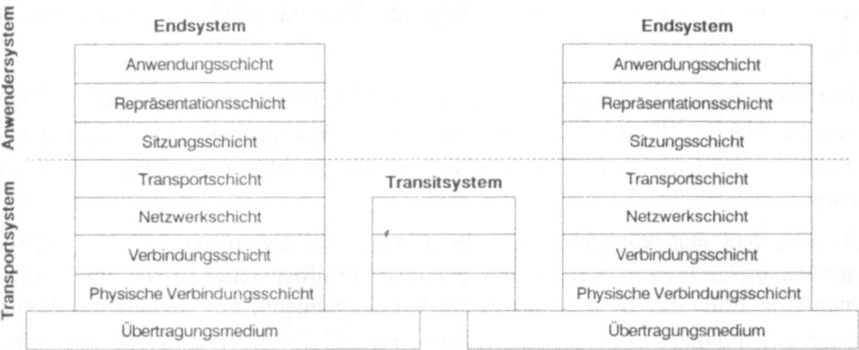

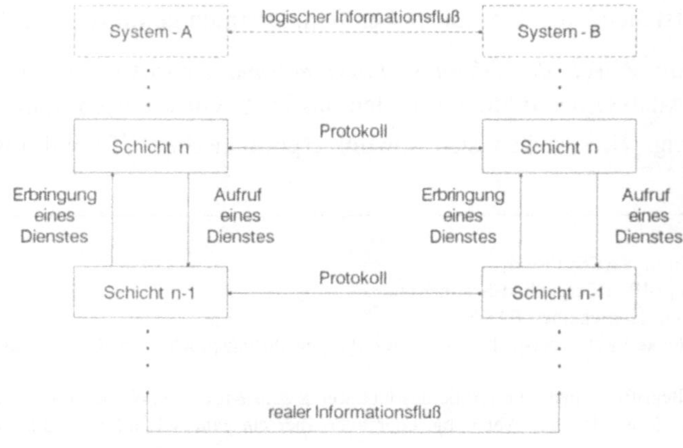

Abbildung 82

qualitative Anforderungen an die PACS-Komponenten. So muß eine vollständig digitale Verarbeitung mindestens die diagnostische Aussagekraft der klassischen Film-/Folienbilder aufweisen.

Es wird deutlich, daß nur eine weltweite Normierung zentraler PACS-Komponenten, wie insbesondere das Dateiformat und die Schnittstellen, eine notwendige Voraussetzung für die Einführung solcher - kapitalintensiven - Systeme ist [250].

Netzwerk-Technologie (I): ISO-OSI-Referenzmodell

Zentrales Modell heutiger Netzwerk-Technologie ist das sogenannte *ISO-OSI-Referenzmodell,* kurz auch ISO- oder OSI-Modell genannt [251]. Es gliedert den Gesamtprozeß "Kommunikation" in insgesamt sieben Schichten auf, die sich in zwei Gruppen aufteilen, das Transportsystem und das Anwendersystem. Folgende Schichtenbelegung liegt dem Konzept zugrunde:

(a) *Anwendersystem:*

- *Schicht 7 ("Anwendungsschicht/Application Layer"):* Die oberste Schicht verkörpert die für den Benutzerprozeß (Endsystem) spezifische Darstellung der Daten.

- *Schicht 6 ("Repräsentationsschicht/Presentation Layer"):* Definition logischer Datenstrukturen für Kommunikationsbefehle, Bilddaten und bildbegleitende Daten und Bereitstellung eines Dienstes, um diese in die konkreten/spezifischen Strukturen der Umgebung umzusetzen.

- *Schicht 5 ("Sitzungsschicht/Session Layer"):* Definition des Protokolls und Bereitstellung des Dienstes zum Auf- und Abbau einer sogenannten logischen Sitzung/Verbindung zwischen zwei Kommunikationspartnern (Anwendungen).

(b) *Transportsystem:*

- *Schicht 4 ("Transportschicht/Transport Layer"):* Sie ist die Schnittstelle zwischen Anwender- und Transportsystem und stellt ersterem eine

---

sung der Arbeit an die Eigenschaften des menschlichen Organismus.". (vgl. [Koch_SoftwareErgonomie], Seite 46)

[250]: Für weitere Details wird unter anderem auf [SCAR_UnderstandPACS], [Stewardt_PACS], [Haynor_WorkStationRequire], [CAR93_Proceedings] verwiesen.

[251]: OSI: *O*pen *S*ystems *I*nterconnection

fehlerfreie - gesicherte - End-zu-End-Verbindung auf Anwendungsebene bereit. Dieser Service ist für das Anwendersystem vollkommen transparent in bezug auf das konkret zugrundeliegende Netzwerk. Die Adressierung erfolgt in der Form "Subnetz.Rechner.Anwendung".

- **Schicht 3 ("Netzwerkschicht/Network Layer"):** Diese Schicht wird notwendig, wenn der Kommunikationspartner im Vergleich zur Schicht-2-Kommunikation in einem anderen - aber gekoppelten - (Sub-)Netzwerk liegt. Sie stellt den Transport über solche (Sub-)Netzwerke hinweg sicher und kann hierfür auf Sub-Netzwerk-Ebene in der Form "Subnetz.Rechner" adressieren.

- **Schicht 2 ("Verbindungsschicht/Link Layer"):** Über sie erfolgt der Datentransfer zwischen zwei Kommunikationspartnern innerhalb *eines einzelnen* Netzwerks auf der Basis einer physischen Adressierung dieses Kommunikationspartners. Im Rahmen der Übertragung organisiert sie die Daten in Packeteinheiten, prüft Übertragungsfehler und behebt diese, falls möglich.

- **Schicht 1 ("Physische Verbindungsschicht/Physical Layer"):** Sie definiert die elektrischen Signale der Schnittstelle zur physischen Übertragung der bitweise codierten Daten über das Übertragungsmedium.

Jede Schicht stellt der ihr übergeordneten ihre Dienste in Form sogenannter *Serviceprimitive* zur Verfügung. Um den Dienst erbringen zu können, bedient sie sich wiederum der unter ihr liegenden Schicht. Auf die Software-technische Umsetzung bezogen führt die Schichtung zu einer Modularisierung, und jede Schicht verkörpert einen laufenden Prozeß im System. Abgesehen von den Nachbarschichten n + 1 und n-1 innerhalb des eigenen Systems kommuniziert jeder Prozeß einer Schicht n jeweils nur mit einem anderen Prozeß der Schicht n [252].

Netzwerk-Technologie (II): TCP/IP

TCP/IP [253] ist ein Beschaffungsstandard des U.S.-Verteidigungsministeriums, der die Schichten 3 und 4 innerhalb des OSI-Modells belegt. Seine beiden Bestandteile sind das *Transmission-Control-Protocol* und das *Internet-Protocol.* Folgende Aufgabenbereiche deckt das Transmission-Control-Protocol (TCP) ab (OSI-Schicht 4):

---

[252]: vgl. [Prosser_Rechnernetze]
[253]: TCP: *Transmission Control Protocol*, IP: *Internet Protocol*

- **Dienste für das Anwendersystem:** Das TCP als Protokoll der Transportschicht ermöglicht eine gesicherte End-zu-End-Verbindung zwischen zwei Netzwerk-Teilnehmern/Kommunikationspartnern.

- **Adressierung:** Die TCP-bezogene Adressierung hat die Form "Subnetz.Rechner.Port". Man bezeichnet diese dreistufige Adresse auch als **Socket.**

- **Fehlererkennung:** Über ein Prüfsummenverfahren werden die Daten gegen Übertragungsfehler abgesichert.

- **Flußkontrolle:** Die Flußkontrolle steuert den Austausch der einzelnen Pakete und deren Empfangsbestätigung zwischen Sender und Empfänger.

Das Internet-Protocol (OSI-Schicht 3) bietet dem TCP Transportdienste an. Von zentralem Interesse ist hierbei die Adressierung in Form der IP-Adresse, sie hat die Form "Subnetz.Rechner" und ist eine 32-Bit-Größe. Diese läßt sich bei Byte-weiser Interpretation als vorzeichenlose Dezimalzahlen durch eine Vier-Zahlen-Folge beschreiben. Typischerweise werden die Zahlen durch einen Punkt voneinander abgetrennt (z.B. 126.204.103.98). Für eine benutzerfreundliche Gestaltung der Adressen lassen sich diese in menschlicher Sprache, d.h. symbolisch formulieren. Ein **Name-Server** übernimmt die Umsetzung der symbolischen in die "technische" IP-Adresse.

Standard-Anwendungen, die TCP/IP benutzen, sind

- das **File-Transfer-Protocol (FTP),** es dient zum Dateitransfer zwischen Rechnersystemen,

- das **Simple-Mail-Transfer-Protocol (SMTP),** es ist ein System für E-Mail (electronic mail), und

- das **virtuelle Terminal-Protocol (Telnet),** es erlaubt das Arbeiten an fremden netzwerkgekoppelten Systemen in der Weise, als wäre der Bildschirm "direkt" an dieses System angeschlossen [254].

---

[254]: vgl. [Prosser_Rechnernetze]

1.3 Vorverarbeitung und Datenmodellierung

1.3.1 Volumen-/Voxel-Modelle

Grundgedanke / Entstehung der Voxel-Modelle

Im Rahmen der CT-Abtastung erfolgt eine Aufteilung des Schichtvolumens in eine Matrix von Teilvolumina (Voxel). Jedes dieser Voxel erhält damit eine physische Dimensionierung in Form eines Volumenwürfels bzw. -quaders[255]. Da die Aufteilung einer Vermessung des Volumens dient, verfügen alle Voxel über Informationen eines ausgewählten - für alle Voxel einheitlichen - Typs. In den Original-CT-Daten besteht die Voxel-Information aus dem gemessenen CT-Wert, der über die "durchschnittliche"[256] Materialdichte im Voxel Auskunft gibt. Jedes Voxel eines solchen Voxel-Modells ist als "echtes" Volumen mit einer konstanten Dichte in Höhe dieser "durchschnittlichen" Dichte zu verstehen, nicht als infinitesimal kleiner Punkt (siehe unten).

Differenzierung der Voxel-Modelle anhand der Voxel-Information

In Abhängigkeit der für das jeweilige Verfahren notwendigen Information kommen in der Praxis folgende Voxel-Modelle zum Einsatz:

- *Binär-Voxel-Modell:* Die Voxel-Information entspricht einer 0/1- bzw. Ja-Nein-Information. D.h. sie besteht aus einem Bit[257] und gibt beispielsweise - lediglich - darüber Auskunft, ob der beschriebene Volumenausschnitt zum jeweiligen Objekt (z.B. dem Knochen) oder zur Umgebung (z.B. Luft, Weichteile) und damit nicht zum Objekt gehört. Beispielsweise kann man nach einer Segmentierung das extrahierte Volumen in einem Binär-Voxel-Modell darstellen. Vorteilhaft ist das äußerst geringe Speichervolumen, das in Anspruch genommen wird, da für jedes Voxel nur ein Bit anfällt.

- *CT-Wert-/Graustufen-Voxel-Modell:* Es gilt $p > 1$, und jedes Voxel umfaßt den CT-Wert bzw. die Graustufeninformation für den beschriebenen Volumenausschnitt. Die Anzahl unterschiedlicher Werte beträgt 2^p. Dieses Modell geht bei-

---

[255]: Ein *Würfel* ist gemäß mathematischer Definition ein Quader mit drei gleichen Kanten.
[256]: siehe Partialvolumeneffekt in Abschnitt 1.2.2.2.4
[257]: Die Zugehörigkeit zu einem Organ ist beispielsweise eine solche Boole'sche bzw. ein einzelnes Bit umfassende Information.

Voxel-Modelle

Gewinnung aus einer CT-/MR-Abtastung

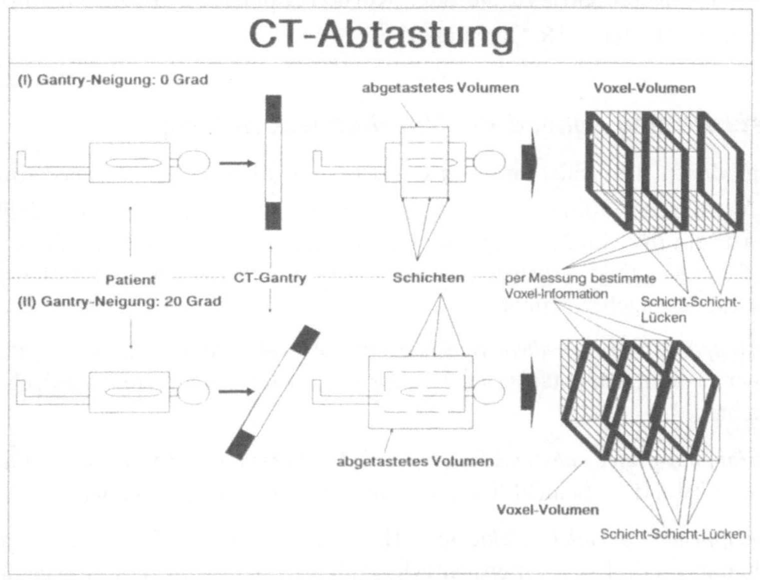

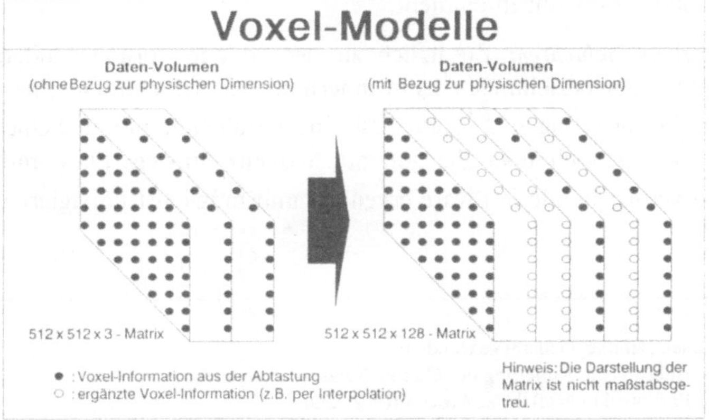

Abbildung 87

spielsweise aus CT-Aufnahmen unmittelbar hervor.

- *Allgemein-Voxel-Modell:* Es handelt sich um einen allgemeinen Ansatz, der neben/statt der CT-/Graustufeninformation zusätzliche Attribute mit aufnimmt (z.B. die Zugehörigkeit zu Objekten/Körperregionen, Farbenzuordnung, Reflexionseigenschaften, MR-Daten etc.)[258].

Differenzierung anhand der Voxel-Lagebeziehung

Bedingt durch das schichtorientierte Vermessen im Rahmen der medizintechnischen Verfahren CT und MR resultieren planare, parallele[259] Voxel-Schichten. Da innerhalb der einzelnen Schicht eine überlappungsfreie und äquidistante Voxel-Aufteilung erfolgt, ergeben sich nur in bezug auf die Schichten unterschiedliche mögliche Lagebeziehungen.

- *Überlappungsfreie, parallele Schichten mit Zwischenraum:* Die Schichtdicke ist kleiner als der Schichtabstand. Hieraus ergibt sich ein Leerraum zwischen den Schichten.

- *Überlappungsfreie, abstandslose, parallele Schichten:* In diesem Fall gilt Schichtabstand = Schichtdicke, und der Abstand wurde eliminiert.

- *Überlappende, parallele Schichten:* Hier ist die Schichtdicke größer als der Schichtabstand. Es ist offensichtlich, daß in Verbindung mit der gemittelten Dichte bei Mehr-Material-Voxel[260] bei dieser Untersuchung die höchste diagnosebezogene Präzision erreicht wird, weil jeder einzelne Volumenbereich in mehrere Bilder/Messungen einfließt.

- *Nicht-parallele Schichten:* Zusätzlich zu den in den voranliegenden Punkten aufgezeigten Lagebeziehungen kann innerhalb der Schichtfolge eine Änderung der Ausrichtung erfolgen[261], so daß eine Parallelität nur in Schichtgruppen vorliegt, nicht jedoch über die gesamte Sequenz hinweg. Dies muß eine die Schichten verarbeitende Software erkennen und möglichst korrigieren[262].

---

[258]: vgl. auch [Höhne_GeneralVoxModell]

[259]: Dies, sofern keine Änderung der Gantry-Neigung erfolgte.

[260]: siehe Partialvolumeneffekt in Abschnitt 1.2.2.2.4

[261]: z.B. resultiert dies aus einer Änderung des Gantry-Winkels

[262]: In diesem Punkt bieten selbst kommerzielle Systeme, wie die Allegro-Workstation der Firma ISG, keine Lösung an. D.h. nur die in sich parallele Schichtgruppe kann in eine 3D-Rekonstruktion einfließen.

Interpretation und Formalisierung der Voxel-Daten/-Modelle

Ein endliches - physisches/räumliches - (Gesamt-)Volumen Vol_{Gesamt} wird gleichmäßig in identisch dimensionierte Voxel $v_{i,j,k}$ unterteilt, die ferner in parallelen Schichten angeordnet sind. Im Rahmen dieser Diskretisierung ist jedem Voxel eine Voxel-Information $v\_i_{i,j,k}$ zugeordnet[263] [264]. Da das Volumen Vol_{Gesamt} endlich ist, kann dieses stets in einem Quader zusammengefaßt werden. Hieraus ergibt sich, daß die Voxel-Indizes bzw. -Koordinaten i, j und k[265] ganze Zahlen darstellen und für sie ein festes zulässiges Intervall definiert werden kann: $i \in [1, i_{max}]$, $j \in [1, j_{max}]$ und $k \in [1, k_{max}]$. Insgesamt resultiert ein *Datenquader* bzw. *(Daten-)Voxel-Volumen* Vol_{Voxel}, der bei skalarer Information als Matrix $V\_I = \{v\_i_{i,j,k}\}$ darstellbar ist. Abbildung 87 verdeutlicht die Zuordnung $v_{i,j,k} \rightarrow v\_i_{i,j,k}$. Es wird insbesondere deutlich, daß auch aus den Schichtzwischenräumen Voxel gewonnen werden, und die Indizes i, j, k auf die geometrischen Dimensionen abgestimmt sind.

Besonderheiten bei CT-Daten-basierten Voxel-Modellen

Bei der Verarbeitung von CT-Daten sind einige wichtige Sachverhalte im Rahmen der Modellierung zu beachten:

- Variable Schichtabstände, überlappende Schichten bzw. Schichtzwischenräume führen dazu, daß die CT-Daten-Matrix $C = \{c_{n,m,s}\}$[266] nicht immer 1:1 als Voxel-Modell verwendet werden kann. Dann nämlich, wenn die Indizes der CT-Daten-Matrix bzw. Voxel-Koordinaten i, j und k geometrische Distanzen bzw. Verhältnisse verkörpern sollen. Zwischen der Dimensionierung der Matrix und den physischen Ausmaßen des modellierten Volumens Vol_{Gesamt} muß ein Abgleich erfolgen, um die Indizes bzw. Koordinaten i, j, k mit den

---

[263]: Bei einem CT-Wert-/Graustufen-Voxel-Modell stellt $v\_i_{i,j,k}$ den für das Voxel $v_{i,j,k}$ ermittelte CT-Wert dar. In diesem Fall handelt es sich aus mathematischer Betrachtungsweise um einen skalaren Wert eines finiten, diskreten Intervalls. Das Allgemein-Voxel-Modell kann entweder in der Weise verstanden/modelliert werden, daß die Information $v\_i_{i,j,k}$ komplexer Natur ist. Oder es kommen mehrere nebeneinander stehende, identisch strukturierte Voxel-Modelle mit jeweils einer Information zum Einsatz.

[264]: In bezug auf die realen Gegebenheiten bei CT-Aufnahmen kann eine solche Schicht eine aufgenommene CT-Schicht sein oder in eine Schicht-Schicht-Lücke fallen.

[265]: Diese sind losgelöst von einer Orientierung am physischen Objekt zu verstehen.

[266]: siehe Abschnitt 1.2.5.1

physischen Dimensionen zu korrelieren. Hierzu können im Rahmen der Vorverarbeitung Leerräume künstlich gefüllt und die Schichten "mit einem korrekten Abstand" zueinander versehen werden. Die geschaffene Mehr-Information ist durch eine entsprechend effiziente Speicherung zu bewältigen. Alternativ hierzu kann eine Umrechnungstabelle mit entsprechenden Verweisen auf Original-Schichten zum Einsatz kommen.

- Geneigte Schichten führen im Rahmen der mathematischen Modellierung zu folgender Verallgemeinerung: Das Volumen Vol_{Gesamt} ist ein endlicher rechtwinkliger Parallelepiped[267], so daß ein ähnlich geformtes Voxel-Gitter resultiert. Per Transformation kann man jedoch eine - gewohnte - Quaderstruktur erhalten. Hierzu müssen geneigte CT-Schichten entweder im Rahmen einer Vorverarbeitung umgerechnet werden, oder die entsprechenden Korrekturrechnungen finden mit der Verarbeitung statt.

Weitere Formalisierung

Hat man diesen Punkt der Abstraktion erreicht, so stehen zahlreiche weitere Modellierungen/Interpretationen offen. Nachfolgend werden einige dieser Ansätze vorgestellt, da sie Grundlage zahlreicher Algorithmen sind:

- *Interpretation der Voxel als Punkt-Struktur/Gitter:* Analog zu klassischen analytischen Ansätzen - wie der Punktmasse in der Physik - können die Voxel $v_{i,j,k}$ als Punktwolke verstanden werden[268], man spricht auch von einem sogenannten *logischen Voxel.*[269] Seine Koordinaten sind i, j und k

$$(i,j,k \in Z)^{[270]}, \text{ so daß man } v_{i,j,k} \equiv \vec{v} = \begin{pmatrix} i \\ j \\ k \end{pmatrix} \text{ schreiben kann. Die Zwischenräu-}$$

---

[267]: Ein *Parallelepiped* ist ein Prisma, dessen Grundflächen Parallelogramme sind. Ein Parallelepiped ist ein *Quader,* wenn es gerade ist und seine Grundflächen Rechtecke sind. (vgl. [Bronstein_HandbuchMath], Seite 197)

[268]: Aufgrund der unterstellten Voxel-Homogenität entspricht der Modellpunkt dem geometrischen Mittelpunkt bzw. dem Schwerpunkt im physischen Voxel.

[269]: Der Begriff des *logischen Voxels* wird überall dort eingesetzt, wo abweichend von dem eigentlichen Voxel-Begriff eine Neu-Modellierung erfolgt. Z.B. werden im Rahmen des Marching-Cube-Algorithmus die 2×2×2-Voxel-Würfel als logische Voxel bezeichnet.

[270]: Z: Menge der ganzen Zahlen.

me innerhalb des resultierenden Punkt-Gitters bleiben unberücksichtigt, sie sind quasi leer und können nicht genutzt werden.

- Man hebt letztere Bedingung auf, indem die Voxel als diskrete Punktmenge im R^3 definiert werden, d.h. $(i,j,k \in R)$ [271]. Da sich diese Betrachtung sehr an die wirklichen geometrischen Verhältnisse im Original-Volumen anlehnt, empfiehlt sich eine identische bzw. abgeglichene Skalierung.

- Ferner kann die Voxel-Information $v\_i_{i,j,k}$ funktional beschrieben werden: $v\_i_{i,j,k} = f(\vec{v})$.

Insgesamt wird deutlich, wie detailliert Algorithmen zusammen mit ihrem Voxel-Modell überprüft werden müssen. Dies speziell in bezug auf die Berücksichtigung der in der Praxis notwendigen Verallgemeinerungen, wie z.B. wechselnde Schichtabstände und Gantry-Neigungen usw.

1.3.2 Filter / Ausgleich des Rauschens

Filter

Mit der Anwendung von *Filteroperationen* verfolgt man das Ziel, spezifische Aspekte in einem Bild besonders hervortreten zu lassen, z.B. Kanten, Kontrast-unterschiede oder Texturen. Dies zum Zweck einer nachfolgenden Weiterverarbeitung der Daten oder direkt zur Visualisierung.

Ausgleich des Rauschens

Da die Voxel-Informationen in diverse Verarbeitungsprozesse/-verfahren einfließen und im Fall des CT einem technischen Abtastungsprozeß entstammen, unterliegen sie dem Rauschen [272]. Somit kommen Filter zum Einsatz, die den Kontrast hervorheben. Ein gängiges Verfahren zur Reduktion - teilweisen Elimination - des Rauschanteils ist die *Mittelwert-Glättung im Radius r:* Der CT-Wert des Voxels $v_{i,j,k}$ - dies ist die Voxel-Information $v\_i_{i,j,k}$ - wird durch den mittleren

---

[271]: R: Menge der reellen Zahlen.
[272]: siehe Abschnitt 1.2.2.2.1
[273]: Im zweidimensionalen Fall, wie beispielsweise bei ausschließlicher Mittelung innerhalb einer

CT-Wert der um das Voxel $v_{i,j,k}$ gelegten Kugel vom Radius r ersetzt[273]. Die Beschreibung des kugelförmigen Gebiets, über das gemittelt wird, führt im Voxel-Modell zu einem Würfel (z.B. r = 3 → 7×7×7−Würfel)[274][275]. Wichtig ist, daß die Mittelung im Abgleich mit den physischen Dimensionen erfolgt. Stehen Voxelgröße und Schichtabstand in zu großer Unverhältnismäßigkeit, so ist nur innerhalb der Schicht zu mitteln. Weitere Filter zur Rauschreduktion sind unter anderem der Median- und der Gauß-Filter[276].

1.3.3 Verfahren zur Reduktion des Bilddatenvolumens

Reduktion des Original-Bilddatenvolumens in Abhängigkeit der Verarbeitung

Dieser Abschnitt beschreibt Verfahren, die das Datenvolumen der aus dem bildgebenden Verfahren hervorgehenden Bilddaten auf vertretbare Dimensionen reduzieren können. Hierbei sind zwei Verarbeitungsaspekte der Bilddaten zu unterscheiden:

- *Archivierung (Speicherung auf dem externen Speicher) | Transfer:* Zu diesem Zweck können allgemeine oder strukturangepaßte Komprimierungsverfahren zum Einsatz kommen, um das zu übertragende bzw. zu speichernde Datenvolumen zu reduzieren. Sie basieren im wesentlichen auf der Technik, wiederholte Informationssequenzen - auf Bit-, Byte- oder höherer Strukturierungsebene - durch die Verwendung eines Wiederholungsfaktors nur einmal aufführen zu müssen. Im empfangenden System bzw. vor der Verarbeitung werden die Daten wieder entkomprimiert[277]. Da die Komprimierung Rechenzeit kostet,

---

Schicht, entspricht der Kugel ein Kreis.

[274]: Im Rahmen der Bildverarbeitung wird diese Lagebeziehung als *Nachbarschaft* bezeichnet. Bei einem 7×7×7−Würfel liegt beispielsweise eine 8er-Nachbarschaft vor. (vgl. [Ernst_DigitBildver], Seite 68)

[275]: Im Rahmen der Implementierung dieses Verfahrens in Form eines Computerprogramms muß folgendes berücksichtigt werden: (a) In den Randgebieten erfolgt die Mittelung durch eine geringere CT-Werte-Anzahl. (b) Der neue kann den Original-CT-Wert in der entsprechenden Datenstruktur nicht direkt ersetzen, sondern ist in eine Ergebnisdatenstruktur zu überführen. Denn sonst würde er bei der Neuberechnung der benachbarten CT-Werte, in deren Kugelradius er liegt, Verwendung finden. Die Mittelung dieses CT-Werts würde dann auf bereits gemittelten CT-Werten basieren.

[276]: vgl. [Ernst_DigitBildver], Seite 153 f.

[277]: Dies führt dazu, daß auf sämtlichen empfangenden bzw. verarbeitenden Systemen die Kom-

Reduktion des Bilddatenvolumens (m.Ä.ü.a. [Barillot_CompMed])
Speicherung als Octree

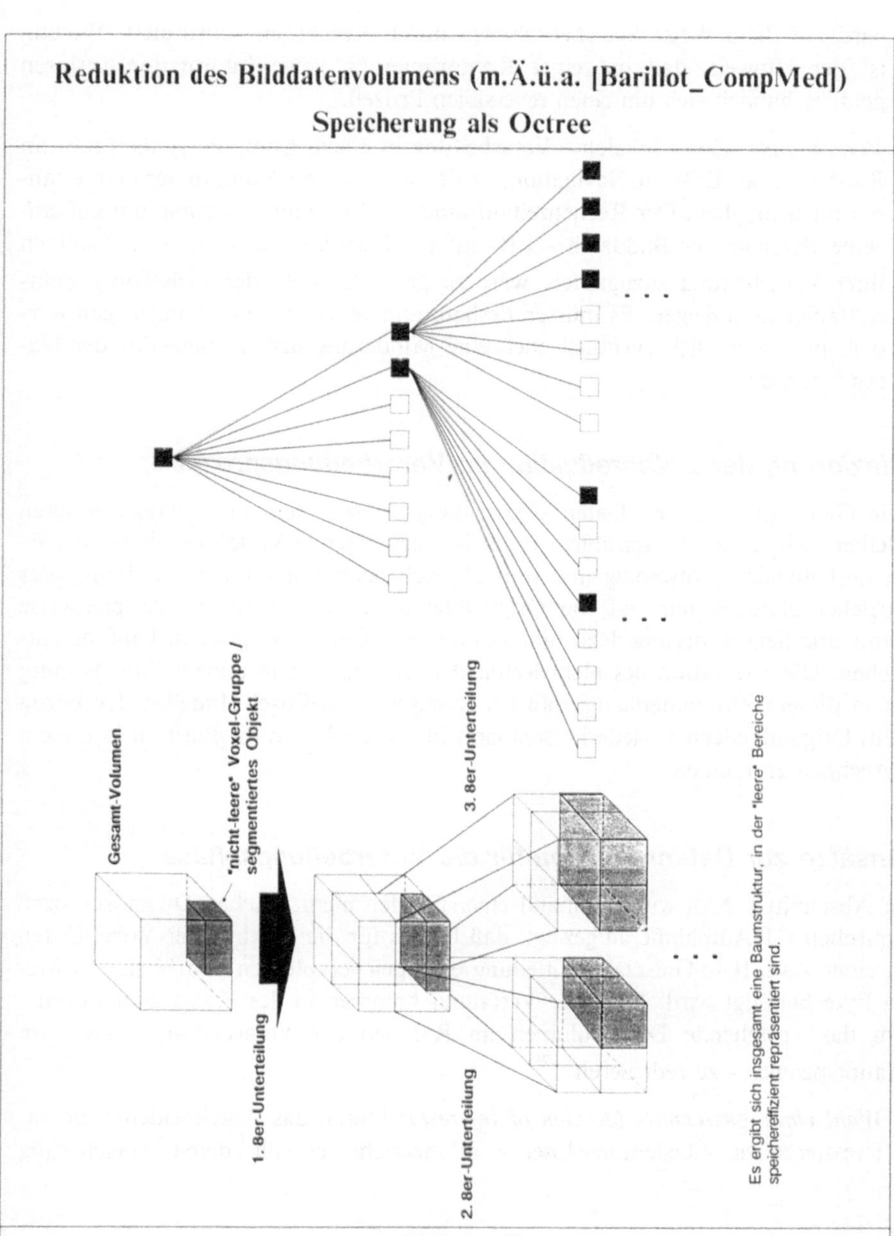

Abbildung 93

wird auf diese Weise Speichervolumen durch Rechenzeit substituiert. Wichtig ist der Hinweis, daß mit einer Komprimierung keine Information verloren geht; es handelt sich um einen reversiblen Prozeß.

- *Verarbeitung:* Zur - lokalen - Verarbeitung in einem Computersystem, z.B. im Rahmen einer Echtzeit-Navigation, ist der Einsatz von Komprimierungsverfahren nicht möglich. Der Rechenzeitaufwand zur Entkomprimierung, um auf einzelne Bereiche der Bilddaten - z.B. auf ein Matrix-Element $a_{i,j}$ - im Rahmen ihrer Verarbeitung zuzugreifen, wäre zu groß. Er steht der Zielsetzung Echtzeitfähigkeit entgegen. Es müssen deshalb andere Verfahren herangezogen werden, mit denen sich eventuell auch eine Minderung der Aussagekraft der Daten verbindet.

Plazierung der Datenreduktion im Verarbeitungsprozeß

Die Genauigkeit in den Daten - bzw. diese selbst - muß nur solange erhalten bleiben, wie diese als "sensibler" Input in nachfolgende Verfahren einfließen. Es ist deshalb nicht notwendig und sinnvoll, sich beim Ehrgeiz zur Minderung des Speichervolumens nur auf die Originaldaten zu konzentrieren. Beispielsweise kann eine Segmentierung dazu führen, daß leere Gebiete in großem Umfang entstehen. Die Extraktion des nicht leeren Ausschnitts hilft in diesem Fall. Wichtig ist in diesem Zusammenhang, daß bei erzeugten Teil-Voxel-Modellen der Bezug zum Original jederzeit wiederherstellbar sein muß, z.B. um die Position in diesem berechnen zu können.

Ansätze zur Datenreduktion für die Verarbeitungsphase

In Abschnitt 1.2.5.4 wurde anhand einer für den medizinischen Diagnoseprozeß typischen CT-Aufnahme aufgezeigt, daß bereits für die Haltung der Voxel-Daten in einer Zwei-Byte-Ganzzahl-Aufteilung ein Speichervolumen von bis zu 50 Mega-Byte benötigt wird. Folgende Verfahren kommen in der Praxis zum Einsatz, um das anstehende Datenvolumen im Rahmen der Verarbeitungsphase - im Hauptspeicher - zu reduzieren [278]:

- *Wahl eines Ausschnitts (Region of Interest):* Durch das Abschneiden nicht interessierender - bedeutungsloser - Bildbereiche entfällt deren Speicherung

---

primierungs- und Entkomprimierungs-Software verfügbar sein muß.
[278]: vgl. [Pommert_3DImaging], [Keeve_InteraktOpPlanung]

vollständig. Dieses Verfahren kann sowohl innerhalb der Schicht als auch in bezug auf die gesamte Schichtsequenz Anwendung finden.

- *Reduktion der Matrix-Dimensionierung (der Werte n und m):* Durch Mittelung (Interpolation) oder andere Methoden der Zusammenfassung kann beispielsweise eine "$512^2 \rightarrow 256^2$"-Reduktion erfolgen. Insgesamt wird das Datenvolumen auf ein Viertel reduziert.

- *Reduktion der CT-Werte-/Graustufen-Digitalisierungsbreite p:* Wie in Abschnitt 1.2.5.4 beschrieben, kann durch eine Reduktion der Digitalisierungsbreite p auf $p = 8$ die Speicherung in einer Ein-Byte-Ganzzahl-Aufteilung erfolgen. Insgesamt läßt sich bei einer "Zwei- $\rightarrow$ Ein-Byte"-Umrechnung[279] das Datenvolumen halbieren. Zwei Methoden stehen offen: (a) Ohne eine Bestimmung der spezifischen CT-Werte-/Grauwerteverteilung im vorliegenden Bildmaterial erfolgt eine - lineare - Interpolation bezogen auf das vollständige Intervall (in der Regel: [0;4095] $\rightarrow$ [0;255]). Es ist offensichtlich, daß dieses "grobe" Vorgehen deutliche Auflösungsverluste hervorbringen kann. (b) Per Histogramm[280] - über alle Schichten - oder freier Fenster-Festlegung wird der CT-Werte-/Grauwertebereich ermittelt, der im Rahmen der Darstellung den größten Kontrast hervorbringt. Durch Abschneiden am Rande dieses Kernbereichs und der Interpolation in diesem wird der Informationsverlust auf ein Minimum reduziert. Verfahren (b) erhöht zwar den Verarbeitungsaufwand, jedoch geht dieser als verfahrensfixe Größe in die Rechenzeit-Gesamtverbrauchsrechnung ein - er ist einmalig -[281].

- *Elimination redundanter Informationen durch spezielle Speicherungsformen:* Ein Mittelweg zwischen Komprimierung und schnellem Direktzugriff[282] auf die Daten ist die Speicherung in Baumstrukturen oder anderen Strukturierungsformen. Hierbei wird das beschriebene Voxel-Gesamt-Volumen rekursiv in

---

<280>: Dies entspricht einer Neu-Skalierung der Daten.
<280>: Das *Histogramm* zu einem Bildbereich gibt in Form eines zweidimensionalen Diagramms darüber Auskunft, wie häufig eine bestimmte Graustufe in diesem Bildbereich auftritt; dieser kann bezüglich seiner Form beliebig festgelegt sein. Besteht die Pixel-Information aus mehreren Werten, wie es beispielsweise bei RGB-Daten der Fall ist, so resultieren mehrdimensionale Histogramme.
<281>: Wichtig ist im Rahmen des Systementwurfs, daß veränderte Skalen an Folge-Verarbeitungsprogramme weitergereicht werden, um auf die Originalwerte rückschließen zu können.
<282>: Ein *Direktzugriff* zeichnet sich darin aus, daß anhand einer berechneten Adresse direkt auf das jeweilige Element zugegriffen werden kann. D.h. ein aufwendiges sequentielles Durchsuchen bzw. ein Überlesen voranliegender Daten ist nicht notwendig. Direktzugriffe zeichnen sich somit durch Schnelligkeit aus. Ein Vergleich von Magnetband (sequentielles Speichermedium) und Festplatte (Speichermedium mit Direktzugriff) macht den Unterschied deutlich.

Untervolumen gleicher/"ähnlicher" Grauwerte unterteilt. Die Baumstruktur ermöglicht weiterhin einen - relativ - schnellen Zugriff auf die Voxel-Daten. Die Zugriffszeiten sind selbstverständlich größer als beim Direktzugriff, den eine matrixorientierte Speicherung zuläßt. Bekanntestes Verfahren ist die Speicherung in einem sogenannten *Octree*[283].

Es wird deutlich, daß sich mit einigen der vorgestellten Verfahren ein effektiver Informationsverlust verbindet, z.B. mit der $"512^2 \rightarrow 256^2"$-Reduktion. Die Reihenfolge der Verfahren ist somit ausschlaggebend für eine Minimierung der Informationsverluste.

Bewertung der Ansätze zur Datenreduktion

Eine zentrale Fragestellung ist, mit welcher Reduktionsmaßnahme sich die geringsten Qualitätsverluste in den nachfolgenden Verarbeitungsstufen verbinden:

- *Wahl eines Ausschnitts (Region of Interest):* Auf den ersten Blick zeigt sich diese Methode als vielversprechend auf. Bei genauer Betrachtung tritt jedoch folgendes hervor: Kann man auf umfassende Bereiche der Original-Voxel-Daten grundsätzlich verzichten, dann wurde die technisch mögliche Auflösung des CT nicht ausgenutzt. D.h. es liegt nahe, daß die Parameter B_A und L_A[284], d.h. das Field-of-View nicht sinnvoll gewählt wurden. Insgesamt ergibt sich bei voller Ausschöpfung der Ortsauflösung, daß die Einsparung per Ausschnittswahl nur ein sehr geringes Potential zur Datenreduktion eröffnet. Erst in Verbindung mit der Segmentierung können entsprechende Leerräume entstehen.

- *Elimination leerer Bereiche:* Die Idee, durch runde Bilder Speicherplatz zu sparen, die beispielsweise die Firma Picker in ihrer Datenrepräsentation einsetzt, führt zu einer Abkehr vom "quadratischen" Speicherungskonzept als Matrix. Der zugrundeliegende Gedanke ist, daß die meisten Ecken ungenutzt bleiben[285]. Bedingt durch die Notwendigkeit einer komplexeren Umrechnung der Koordinaten in Speicheradressen im Rahmen des Matrix-Element-Zugriffs erhöht sich bei dieser Speicherungsform der Rechenzeitaufwand etwas[286].

---

[283]: siehe Abbildung 93; vgl. [Barillot_CompMed], Seite 288-289
[284]: siehe Formel 46.1 und 47.1
[285]: Die Gantry ist rund, so daß aus der Abtastung in den Ecken grundsätzlich keine Daten hervorgehen können.
[286]: Die runde Bildform wird auch im Rahmen des DICOM-Standards unterstützt. (vgl. [ACRNEMA_DICOM_Part_3], Seite 59)

- **Reduktion der Matrix-Dimensionierung (n und m):** Approximationen in diesem Bereich wirken sich unmittelbar auf die Ortsauflösung aus. Z.B. gehen Details verloren und Navigationen auf der Basis der CT-Visualisierung werden ungenauer. Jedoch stellt sich bei einer Reduktion durch Mittelung unmittelbar auch eine Verringerung des Rauschens ein[287].

- **Reduktion der CT-Werte-/Graustufen-Digitalisierungsbreite p:** Unter dieser Maßnahme leiden Segmentierungs-Algorithmen. Ihr wesentlicher Input sind die CT-Werte, und je höher die Auflösung in diesem Bereich, desto präziser kann diese Information zum Einsatz kommen.

- Die **speziellen Speicherungsformen** haben den Vorteil, daß sich mit ihnen meist kein Genauigkeitsverlust verbindet. Jedoch können sie sich in Verbindung mit dem verwendeten Algorithmus als "langsam" erweisen, wenn dieser nicht selbst auf der speziellen Speicherungsform aufsetzt.

In einer Gesamtbetrachtung und bei der Zielsetzung einer hohen Präzision erscheint es sinnvoll, die Primärdaten nur in geringem Umfang zu reduzieren. Erst an den Endpunkten einer spezifischen Verarbeitung sollte eine verfahrenstechnische Qualitätsreduktion akzeptiert werden. Z.B. kann **nach** einer Segmentierung, die auf der Basis der hohen CT-Werte-Auflösung stattfand, eine Reduktion auf Ein-Byte-CT-Werte oder auf ein Binär-Voxel-Modell stattfinden.

1.3.4 Verfahren zur Komplettierung der Original-Bilddaten

Notwendigkeit der Komplettierung und ihre Plazierung im Verfahren

Aufgrund des breiten Variationsspektrums im Rahmen der Anwendung bildgebender Untersuchungsverfahren stellt sich oft die Notwendigkeit, das Original-Bilddatenmaterial gezielt zu ergänzen. Beispielsweise benötigen 3D-Visualisierungsalgorithmen "vollständige" Oberflächen/Volumen, so daß eventuelle Leerräume zwischen zwei benachbarten CT-Schichten gefüllt werden müssen. Folgende grundsätzliche Plazierungsmöglichkeiten gibt es für den Verarbeitungsschritt "Komplettierung" innerhalb des Software-Systems:

---

[287]: siehe Abschnitt 1.2.2.2.1 und 1.3.2

(1) Im vorab, d.h. in der Vorbereitungsphase. Beispielsweise kann im Zusammenhang mit der Reduktion des notwendigen Speichervolumens zugleich die Vollständigkeit des Voxel-Volumens herbeigeführt werden. Dies durch Erzeugung entsprechender Schichten, die analog zu den Original-Schichten gespeichert sind und damit Speicherplatz einnehmen. Vorteilhaft ist, daß die Berechnungen zur Komplettierung nur ein einziges Mal vollzogen werden müssen.

(2) Der spezifische, die Bilddaten nutzende Algorithmus erkennt Lücken und füllt diese Algorithmus-intern. Dies möglichst ohne die Schaffung eines zusätzlichen umfangreichen Datenvolumens - wie bei (1) -. Stattdessen wird die Information für den jeweiligen Rechenschritt gezielt erzeugt und anschließend wieder verworfen. Auf diese Weise wird Speicherplatz durch Rechenzeit substituiert. Im Vergleich zu dem im vorangehenden Punkt beschriebenen Verfahren werden "Zwischenraum-Voxel" gegebenenfalls mehrere Male - wiederholt - berechnet.

(3) Im Rahmen eines objektorientierten Entwicklungsansatzes erfolgt der Zugriff auf jedes Voxel eines Voxel-Volumen-Objekts per entsprechender Methode[288]. Diese Methode erkennt anhand des gewünschten Zugriffs und der vorliegenden Schichtdaten, ob auf Original-Daten zurückgegriffen werden kann oder diese ergänzt werden müssen. Da alle Verfahren nur über diese Methode auf das Objekt - bzw. die Instanz - "Voxel-Volumen" zugreifen, führt ein Wechsel in der Vorgehensweise beim Komplettieren und Speichern der Daten zu keinem Änderungsaufwand in diesen Verfahren - in den Algorithmen bzw. Programmen -. Insgesamt stellt diese ablaufbezogene Plazierung der Komplettierung eine effiziente Komposition von (1) und (2) dar. Die beiden Vorteile sind: (a) Die gekapselte Instanz "Voxel-Volumen" kann selbst - und damit flexibel - entscheiden, ob es die Zwischenraum-Voxel vorab nur einmal berechnet und speichert, oder ob sie diese jeweils neu berechnet und wieder verwirft, um Speicherplatz zu sparen[289]. (b) Der die

---

<290>: z.B. LESE_VOXEL_INFORMATION; siehe Fußnote 155
<289>: Ein zusätzlicher Kompromiß kann über einen Puffer gefunden werden, der beispielsweise die letzten k berechneten Zwischenraum-Voxel aufnimmt. Vor einer Neuberechnung wird geprüft, ob ein Zwischenraum-Voxel bereits im Puffer vorliegt, so daß auf ihn schnell zugegriffen werden kann. Drei Faktoren beeinflussen die Sinnhaftigkeit und die Beschleunigungswirkung eines Puffer-Einsatzes: (a) seine Dimensionierung (der Wert k), (b) die Verdrängungsstrategie, die bei einem vollen Puffer festlegt, welcher Eintrag als nächstes überschrieben wird, und (c) der die Voxel-Daten nutzende Algorithmus, d.h. die Voxel-Zugriffsfolge. Die Komponenten (b) und (c) müssen hierzu aufeinander abgestimmt sein. Ferner lohnt sich der Pufferungsaufwand nur dann, wenn die Rechenzeit für die Zwischenraum-Voxel-

Voxel-Daten verarbeitende Algorithmus kann frei von der Notwendigkeit einer Schichtenergänzung entwickelt und programmiert werden. An dieser Stelle wird deutlich, daß ein objektorientierter Ansatz einen technischen/wissenschaftlichen Fortschritt schneller verfügbar werden läßt, weil durch die Kapselung - den Black-Box-Charakter - alte durch neue Funktionen/Methoden leichter ersetzt werden können, insbesondere transparent für das Umfeld.

Begriff Rekonstruktion / Rekonstruktionsebene

Bereits fest etablierter funktionaler Bestandteil der heutigen CT-Geräte ist die Technik der - nachträglichen - Rekonstruktion von beliebigen Schichten aus den ursprünglichen CT-Schichtdaten, beispielsweise senkrecht zur primären Schichtebene. Dies entspricht einer simulierten Neu-Abtastung. Wichtig ist, daß auch diese Bilder bei größeren Schicht-Schicht-Lücken auf künstlichen Informationen beruhen, d.h. auf interpolierten CT-Werten.

Gefahr / Kritik

Ein kritischer Punkt bei der Komplettierung/Ergänzung der Originaldaten bzw. in der gesamten Visualisierungsprozeßkette ist, daß *künstliche Informationen* geschaffen werden. D.h. die ergänzten Schichten gehen aus keiner physischen Messung hervor, sondern basieren auf einer mehr oder weniger sinnvollen Annahme. An dieser Stelle beginnt spätestens die Frage nach der Aussagefähigkeit und Zuverlässigkeit bildgebender Verfahren. Zentrales Problem ist meist die fehlende Vergleichsmöglichkeit mit den realen Gegebenheiten[290]. Die Ergebnisse sämtlicher eingesetzter Algorithmen sind deshalb anhand von Referenzkörpern bzw. per Simulation zu überprüfen[291].

Berechnung wesentlich größer als die für die Puffer-Pflege ist.

[290]: [Pommert_VolVisual] zeigt dies am Beispiel der Angiographie auf. Stellungnahmen für den CAS-Bereich finden sich unter anderem in [Beomonte_EthicLegal], [Rienhoff_LegalAspects] und [Mösges_CAS].

[291]: [Pommert_ImageQual] bewertet beispielsweise Visualisierungsverfahren auf der Basis einer Simulation der CT-Abtastung. [Klingert_BewertVisual] stellt ein Prüfstandkonzept für gewonnene Oberflächenmodelle vor.

1.3.4.1 Schichtwiederholung

[Vannier_3DVisualCranioOp] füllt den Zwischenraum durch Wiederholung der Nachbar-Schicht. Es entspricht einer Schichtverdickung und führt zu abrupten Übergängen.

1.3.4.2 Interpolation

Interpolationstechniken

Interpolation bedeutet allgemein, daß aus einer Funktionswertetabelle zum Zweck der Berechnung von Zwischenwerten, die nicht in dieser verzeichnet sind und zwischen enthaltenen Funktionsargumenten liegen[292], Näherungsfunktionen abgeleitet werden. Anhand der abgeleiteten Funktionsart und des Umfangs der hierbei einfließenden (Tabellen-)Werte unterscheidet man verschiedene Formen der Interpolation[293]: Nachfolgende Funktionstypen haben sich zur Interpolation der CT-Schicht-Schicht-Lücken in der Praxis als geeignet erwiesen[294]:

- *lineare Interpolation:* Zwischen zwei Schichten findet eine lineare Interpolation statt, indem der CT-Wert im Zwischenraum eines Voxel-Paars zweier benachbarter paralleler Schichten s1 und s2 (CT-Werte $c_{i,j,s1}$ und $c_{i,j,s2}$) linear über die physische Distanz genähert wird.

- *Interpolationen höherer Ordnung und/oder Dimension:* In diesem Fall fließen in die Interpolationsfunktion mehr als nur die beiden benachbarten CT-Werte ein. Es gehen mehrdimensionale Funktionen - Polynome - von höherem Grad hervor, so daß sich unmittelbar auch der Rechenaufwand erhöht.

- *formbasierte Interpolation:* siehe unten.

- *Radius-Interpolation:* Für ein speziell auf die Interpolation runder Formen, wie Arterien o.ä., ausgerichtetes Verfahren wird auf [Kitney_3DVisual] verwiesen.

---

[292]: sonst handelt es sich um eine *Extrapolation*
[293]: vgl. [Becker_Numerik], Seite 160
[294]: vgl. [ISG_IAP_Reference], [Pommert_3DImaging]

Plazierung der Interpolation im Verarbeitungsprozeß

Die Plazierung der Interpolation innerhalb des Verarbeitungsprozesses muß mit dem Verfahren, das die interpolierten CT-Schichten nutzt, abgeglichen werden. Beispielsweise führt die Interpolation nach einer in den Original-CT-Schichten erfolgten schwellwertbasierten Segmentierung[295] dazu, daß sich die Segmentgrenze in allen interpolierten Schichten an derselben Stelle befindet. Abrupte Übergänge sind die Folge. Bei umgekehrter Reihenfolge wird das Verfahren bei solchen CT-Werten artefaktgefährdet, die nahe an den Schwellwertgrenzen liegen. Bei drei aufeinanderfolgenden Schichten, wobei in der mittleren der CT-Wert aufgrund von Rauschen o.ä. außerhalb des CT-Werte-Intervalls liegt, gehen aus der Segmentierung zwei getrennte Objekte an dieser Stelle hervor. Eine Methode zur Umgehung dieses Problems ist die *formbasierte Interpolation*[296]. Nach der Segmentierung innerhalb der Original-CT-Schichten erfolgt die Bestimmung der Objektgrenzen im Schicht-Schicht-Zwischenraum anhand der geometrischen Verhältnisse. Für eine effiziente Berechnung liegt das zentrale Problem in der Wahl der Metrik für das Abstandsmaß vom Objektrand.

1.4   Segmentierung

Ziel der Segmentierung ist die Extraktion spezifischer Elemente/Objekte des im Voxel-Modell beschriebenen Volumens, z.B. des knöchernen Unterkiefers, der Haut o.ä. Bei den Segmenten handelt es sich um Regionen/Volumina mit einer durch Kriterien beschreibbaren Umrandung bzw. Umgebung. Die Flexibilität in bezug auf die Kriteriengestaltung, d.h. der Vorgehensweise, um zwischen Objekt-Zugehörigkeit und -Nicht-Zugehörigkeit zu unterscheiden, ist wesentliches Leistungsmerkmal eines Segmentierungsverfahrens[297].

---

[295]: siehe Abschnitt 1.4.3.1
[296]: vgl. [Herman_Interpolation]
[297]: Das große Fernziel der Forschung ist die Entwicklung vollautomatischer Segmentierungswerkzeuge.

1.4.1 Formal-mathematische Definition der Segmentierung und Charakterisierung der Segmentierungsverfahren

Segmentierungsbegriff - eine Definition

Im Hinblick auf eine Untersuchung und Bewertung verschiedener Segmentierungsverfahren dient nachfolgende formal-mathematische Definition des Begriffs Segmentierung als Ausgangspunkt[298]:

Eine Segmentierung wird definiert als Unterteilung des Voxel-Volumens Vol_{Voxel} in Teilvolumen bzw. Segmente S_i (i = 1, 2, 3, ..., n), so daß gilt:

(1) Alle Segmente sind zusammenhängend[299].

(2) Alle Segmente erfüllen ein Homogenitätsprädikat H[300], d.h. $H(S_i)$=true für alle i[301].

(3) Für alle Segmente S_i, S_j gilt $S_i \cap S_j = \emptyset$ für $i \neq j$.

(4) Für alle Voxel $v_{i,j,k} \equiv \vec{v}$ des Voxel-Volumens Vol_{Voxel} gilt: Es gibt genau ein $i \, \varepsilon \, \{1,...,n\}$, so daß $\vec{v} \, \varepsilon \, S_i$ gilt, d.h. jedes Voxel ist in genau einem Segment enthalten (Vollständigkeit).

Diese Definition stellt zunächst nur eine notwendige Voraussetzung für eine Segmentierung dar. Durch die Ergänzung weiterer globaler Bedingungen wird die Definition präzisiert:

(5) Die Segmente S_i sollen möglichst homogen sein, d.h. es gibt ein (kontinuierliches) Homogenitätsmaß $M(S_i)$, und es soll gelten: $\sum_{i=1}^{n} M(S_i)$ ist minimal,

---

[298]: vgl. [Mittelhäußer_Segmentierung], Seite 3 (in bezug auf die Terminologie leicht angepaßt)

[299]: Eine Punktmenge M heißt zusammenhängend, wenn sie sich nicht als Vereinigung zweier nichtleerer, durchschnittsfremder, offener Punktmengen darstellen läßt. (vgl. [Bronstein_Handbuch-Math], Seite 243)

[300]: Mit diesem Prädikat wird hier die Eigenschaft "homogen" formalisiert, die erfüllt wird oder nicht.

[301]: Hinter dem Homogenitätsprädikat verbirgt sich damit das Segmentierungsverfahren. Diese Definition löst somit nicht das Problem, sondern formuliert es lediglich neu.

wobei $0 \leq M(S_i) \leq 1$ gilt und 0 Homogenität und 1 maximale Inhomogenität bedeuten.

(6) Die Anzahl der Segmente soll minimal sein, d.h. für $i = 1$, 2, ..., n gilt $H(S_i)$=true mit n minimal. Diese Bedingung ist notwendig, damit die Trivi-allösung für Punkt (5), in der jedes Segment aus nur einem Voxel besteht, ausgeschlossen wird.

Dieses Basiskonzept, das insgesamt ein Optimierungsproblem darstellt, wird im Hinblick auf die zur Lösung eingesetzten Näherungsverfahren spezifisch ergänzt. Entsprechend wird in [Mittelhäußer_Segmentierung], der ein kantenbasiertes Verfahren vorstellt, folgende Zusatzbedingung eingeführt: Für jedes Segment soll gelten, daß Kanten die Segmentgrenzen bilden.

Beispiele für ein Homogenitätsprädikat bei CT-Daten

[Mittelhäußer_Segmentierung] gibt durch nachstehende schrittweise Formalisierung ein für die Praxis geeignetes CT-Daten-orientiertes Homogenitätsprädikat an [302]:

- **Schritt 1:** $H(S_i)$=true, wenn

$$\text{MAX-CT}(S_i) - \text{MIN-CT}(S_i) < \text{Schwellwert } k. \tag{103.1}$$

- **Schritt 2:** Aufgrund der Rausch-Empfindlichkeit erfährt die Minimum- und Maximum-Funktion eine besondere Sensibilität gegenüber Rauscheffekten. Beide werden deshalb verallgemeinert und durch einen allgemeinen Operator OP ersetzt. Er basiert auf einer spezifischen Verrechnung - der im Segment enthaltenen - Voxel-Informationen. Z.B. wird das Maximum/Minimum als Mittelwert der 10 größten/kleinsten CT-Werte berechnet. Entsprechend kann auch der Kontrast, ein Filterergebnis o.ä. in OP zu einer Gesamtaussage verdichtet werden. Das Kriterium (103.1) lautet neu:

$$\text{MAX}\big(\text{OP}(S_i)\big) - \text{MIN}\big(\text{OP}(S_i)\big) < \text{Schwellwert } k. \tag{103.2}$$

Beim Einsatz von t Operatoren können diese unter Berücksichtigung von Gewichtungsfaktoren a_m zusammengefaßt werden:

---

[302]: i: Iterationsindex

$$\mathrm{MAX}\!\left(\sum_{m=1}^{t} a_m{\cdot}OP_m(S_i)\right) - \mathrm{MIN}\!\left(\sum_{m=1}^{t} a_m{\cdot}OP_m(S_i)\right) < \text{Schwellwert k.} \quad (104.1)$$

Stehen außer den CT-Daten andere Voxel-Informationen zur Verfügung, dann können diese entsprechend mit in das Homogenitätsprädikat aufgenommen werden.

Charakterisierung der Segmentierungsverfahren

Folgende grundsätzliche Typisierung der Segmentierungsverfahren kann vorgenommen werden [303]:

- **Binär-Segmentierung:** Sie basiert auf strikten Ja-Nein-Ergebnissen. Die Entscheidung über die Zugehörigkeit wird anhand "starrer" Entscheidungskriterien getroffen. Beispielsweise erfolgt der Test auf Zugehörigkeit, indem der CT-Wert in einem spezifisch ausgewählten HU-Intervall liegen muß.

- **Fuzzy-Segmentierung:** [304] Spezifische Erscheinungsformen - Vorkommnisse - in der Umgebung eines zu überprüfenden Voxels werden auf der Basis einer Wahrscheinlichkeitsrechnung in den Entscheidungsprozeß einbezogen. Aus der strikten "Ja-Nein"- wird eine Menge von "wahrscheinlich-unwahrscheinlich"-Bewertungen, die zu einem Gesamtergebnis zusammengeführt werden.

Der Charakter des Segmentierungsverfahrens entspricht mit Rückblick auf obige Definition dem "Innenleben" des Homogenitätsprädikats.

1.4.2 2D-Segmentierungsverfahren

Von der 2D-Segmentierung spricht man vorrangig, wenn diese für typisch zweidimensionale Bilddaten eingesetzt wird, d.h. für Röntgenbilder, Ultraschallaufnahmen etc. und nicht für CT-Daten. Nachfolgend werden einige Ziele und

---

<303>: vgl. [Pommert_3DImaging]

<304>: *Fuzzy-Logik:* Sie basiert auf der Theorie der unscharfen Mengen, das ein Konzept zur Verallgemeinerung des Mengenbegriffs darstellt, um unscharfe Konzepte/Zusammenhänge beschreiben zu können. Dies z.B., um das menschliche - unscharfe - Zuordnen von Begriffen an Werte/Zustände zu modellieren. (vgl. [Duden_Informatik])

Ergebnisse neuerer Forschungsprojekte auf diesem Gebiet präsentiert:

- [Pelikan_SegmentRöntgenbild] beschreibt die im DFG-Projekt ″Wissensbasierte
  Bildanalyse in der Diagnostik von Knochenprozessen″ entwickelten Ansätze
  zur Segmentierung von Röntgenbildern. Grundlage für die Texturklassifikation [305] ist ein neuronales Netzwerk [306].

- [Zahlten_FraktAnalUltraschall] stellt ein Verfahren zur Ermittlung des Verfet-
  tungsgrades der Leber anhand von Ultraschallaufnahmen vor, das auf Methoden der fraktalen Geometrie [307] basiert.

- In [Garbe_SegmentElekMikroskop] wird ein Verfahren zur automatischen Aus-
  wertung/Bestimmung cytomorphologischer Parameter [308] in digitalisierten
  elektronenmikroskopischen Aufnahmen vorgestellt, das der Tumordiagnose
  und -prognose dient. Kern der Lösung ist die Lokalisierung der Zell- und
  Kernmembran über folgende Verarbeitungsschritte: (1) Mittelwertfilterung [309]
  zur Reduktion hochfrequenter Bildanteile, (2) Einsatz eines speziell auf die
  Kernmembran ausgerichteten Kantendetektors, (3) Lagebestimmung der Kernmembran durch Anwendung aktiver Konturmodelle [310].

Ein wichtiges Ziel, das bei einigen der hier aufgezeigten Verfahren neben der Automatisierung verfolgt wird, ist die **_erhöhte Objektivierung der Ergebnisse_** im

---

[305]: Als **_Textur_** bezeichnet die Bildverarbeitung ein mehr oder weniger regelmäßiges Muster. Für
seine bildanalytische Auswertung können Segmentierungsverfahren, wie das Bereichswachstumsverfahren oder das Schwellwertverfahren, nicht zum Einsatz kommen. Stattdessen wird nach einem Grund-
muster gesucht, aus dem sich die Textur durch Wiederholung aufbaut. (vgl. [Ernst_DigitBildver], Seite
228f.)

[306]: Unter einem **_neuronalen Netzwerk_** versteht man die Verschaltung gleichartiger, relativ einfacher Bausteine zu einem Netzwerk, in dem die Informationsweiterleitung nach Prinzipien stattfindet,
wie sie bei biologischen Nervenzellen (Neuronen) vorliegen. Eine sich hieraus ergebende weitere Analogie zum menschlichen Gehirn besteht darin, daß Systeme, die auf neuronalen Netzen basieren, ihre
künftige Tätigkeit in einem vorgeschalteten Prozeß erlernen/trainieren. Neuronale Netze stellen eine
spezielle Form der Parallelverarbeitung dar. Das mit ihrem Einsatz angestrebte Ziel ist die Lösung sehr
komplexer und formal nur sehr schwer beschreibbarer Aufgabenstellungen, wie sie z.B. in der Bildverarbeitung, Mustererkennung etc. vorliegen. (vgl. [Duden_Informatik])

[307]: Von dem französischen Mathematiker B. Mandelbrot geprägter Begriff für spezielle Geome-
trien, die nicht mit geradzahligen Dimensionalitäten operieren. Diese mathematischen Objekte haben
sich besonders auf dem Gebiet der Computergraphik als bedeutsam erwiesen, wo mit ihrer Hilfe sehr
realistisch wirkende unregelmäßig geformte Objekte und Oberflächen erzeugt werden. (vgl.
[Kaltenbach_CompLexikon])

[308]: Der Schwerpunkt liegt bei den quantitativen Aussagen, z.B. die Bestimmung des Formfaktors
(= Verhältnis von Oberfläche und Volumen).

[309]: siehe Abschnitt 1.3.2

[310]: Aktive **_Konturmodelle_** werden durch ein Energiefunktional definiert, das durch eine parame-

Vergleich zu den bisherigen manuellen Lösungen. Die individuelle Handhabung der Geräte und Untersuchungsmethoden führt in der Praxis zu hohen Abweichungen zwischen unterschiedlichen Bearbeitern. Dies reduziert den Erfolg späterer Auswertungen, z.B. im Rahmen einer Statistik.

1.4.3 3D-Segmentierungsverfahren

1.4.3.1 Voxel-basierte Segmentierungsverfahren

Jedes einzelne Voxel wird für sich mit seinen k in ihm gespeicherten und/oder für ihn aus anderen Daten ableitbaren Informationen betrachtet[311]. Die unterschiedlichen Verfahren kennzeichnen sich durch diesen Informationsumfang k, der in den Entscheidungsprozeß einfließt.

Schwellwertbasierte Entscheidung (k=1)

Der CT-Wert eines Voxels muß in einer Gruppe von m CT-Wert-Intervallen enthalten sein; dies führt zur bekannten schwellwertbasierten Segmentierung. Die Fuzzy-Version dieser Vorgehensweise ist in [Drebin_VolRender] beschrieben. Sie setzt als Vorab-Information über das zu segmentierende Detail dessen CT-Werte-Verteilung voraus[312].

Eigenschaftsräume (k>1)

Im Hinblick auf den Einsatz neuer Methoden der Mustererkennung, Techniken der neuronalen Netzwerke sowie der künstlichen Intelligenz wird das in den

---

trische Kurve (in der Regel Spline-Funktionen) zu minimieren ist. Dieser Minimierungsprozeß führt - schrittweise - zum Segment. Es ist somit ein durch Analogie bzw. Bezug zum physikalischen Energie-Minimierungs-Modell formuliertes Optimierungsproblem. Die Energieträger, zwischen dem als Energieminimum das "Segment" bzw. die Kontur liegt, sind: (a) die "interne Energie", bestehend aus dem Dehnungs- und Krümmungsverhalten des Splines, (b) die "Bildenergie", z.B. die Kantenstärke, und (c) der externe Zwang, der den interaktiven Einfluß durch den Benutzer verkörpert. (vgl. [Garbe_Segment-ElekMikroskop])

[311]: k>1 Informationen können beispielsweise aus der Abtastung eines identischen physischen Volumens mit jedoch unterschiedlichen Abtastparametern entstehen; die beiden Voxel-Volumina werden quasi zusammengeführt.

[312]: vgl. [Pommert_3DImaging], Seite 6

Segmentierungsprozeß einfließende Datenvolumen erweitert. Beispielsweise kommen bei MR-Daten T_1- und T_2-gewichtete Abtastungen zum Einsatz (Multi-Echo-Aufnahmen)[313]. [Kübler_Segmentation] stellt z.B. ein leistungsfähiges Segmentierungsverfahren für MR-Daten auf der Basis der Clusteranalyse[314] vor[315]. [Kohonen_TopologicalMap] präsentiert das Konzept der topologischen Karte. Dieses Verfahren hat im Vergleich zur Cluster-Analyse den Vorteil, daß es nicht zwangsläufig eine Aufteilung in disjunkte Klassen vornimmt, sondern ebenso kontinuierlich verlaufende Übergänge zuläßt, wie sie speziell bei medizinischen Daten vorliegen[316].

1.4.3.2 Kantenbasierte Segmentierungsverfahren

Verfahren dieser Kategorie basieren auf der Erkennung von Kanten[317] im vorliegenden Bildmaterial. Die Annahme ist, daß Kanten den Rand der zu segmentierenden Objekte[318] kennzeichnen. Diverse Verfahren wurden zur kantenbasierten Segmentierung entwickelt, sie lassen sich in zwei Gruppen unterteilen[319]:

<313>: vgl. [Schäfer_MultimodSegment]

<314>: Die **Clusteranalyse** ist ein multivariates Verfahren, das wie folgt beschrieben werden kann (vgl. [Hartung_MultStatistik], Seite 443): "Unterstellt man, daß eine Menge von n interessierenden Objekten derart strukturiert ist, daß sie in mehrere Klassen (Gruppen, Cluster) zerfällt, so lassen sich mittels der Clusteranalyse diese Klassen festlegen."

<315>: vgl. [Mittelhäußer_Segmentierung]

<316>: vgl. [Vaske_TopologKarte], Seite 9 f.

<317>: **Kanten** kennzeichnen sich durch einen (Mindest-)Grauwertesprung von einem zum nächsten Bildpunkt bzw. -gebiet. Auch im Fall dreidimensionaler Verfahren, in denen "Kanten" Flächen darstellen, wird von kantenbasierten Verfahren gesprochen. Aus mathematischer Sicht zeichnen sich Kanten durch große Werte in der ersten Ableitung (= Maß für die Steigung/Änderung) aus. Da es sich bei der CT-/MR-Werte-Funktion um einen mehrdimensionalen Zusammenhang handelt, arbeitet man mit dem sogenannten Gradienten dieser Funktion: Der **Gradient** grad(f) eines Skalarfeldes f(x,y,z) ist in kartesischen Koordinaten als $\mathrm{grad(f)} = \left(\dfrac{\delta f}{\delta x}, \dfrac{\delta f}{\delta y}, \dfrac{\delta f}{\delta z} \right)$ definiert (δ: partielle Ableitung). D.h. es ist ein dreidimensionaler Vektor, und jede Komponente stellt die richtungsbezogene Ableitung dar, die ein Maß für die Steigung/Änderung ist. Analog gibt der Gradient auch im diskreten Fall über die Änderung der Werte Auskunft. (vgl. [Ernst_DigitBildver]; [Bronstein_HandbuchMath])

<318>: z.B. Organe, Knochen etc.

<319>: vgl. [Pommert_3DImaging], [Ernst_DigitBildver]

- **Kantendetektion anhand der ersten Ableitung:** Kanten werden anhand der Maxima in der ersten Ableitung der MR-/CT-Werte-Funktion ermittelt[320]. Nachteil dieser Verfahren ist die mögliche fehlende Geschlossenheit. Eine (lokale) Kombination mit anderen Verfahren ist für das Schließen der Lücken/Löcher notwendig. [Mittelhäußer_Segmentierung] empfiehlt den in   [Rosenfeld_DigitPictProc] beschriebenen, auf der Maximumsnorm basierenden Kantendetektor[321].

- **Kantendetektion anhand der zweiten Ableitung:** Verfahren dieser Gruppe suchen Nulldurchgänge der zweiten Ableitung, zu ihr gehören unter anderem [Marr_EdgeDetection], [Bomans_3DSegment_1], [Bomans_3DSegment_2] und [Kübler_3DSegmentation].

Kantenbegrenztes Bereichswachstumsverfahren

Den Bereichswachstumsverfahren liegt folgendes Grundschema zugrunde[322]: Zu Beginn werden sogenannte **Saatpunkte** gesetzt. Von diesen Punkten ausgehend bildet sich das jeweilige Segment durch schrittweises Wachstum - in alle Richtungen -. Gesteuert wird der Wachstumsalgorithmus durch das definierte Homogenitätsprädikat. Es entscheidet, ob ein gegebener Kandidat - ein Voxel - mit in den Wachstumsprozeß und somit in das Segment aufgenommen wird. Unter Verwendung der in Abschnitt 1.4.1 aufgeführten Definition wird geprüft, ob $H(S_{alt + Voxel\text{-}Kandidat})$=true weiterhin gilt. Im Homogenitätsprädikat und im Auswahlverfahren des nächsten - potentiellen - Kandidaten verbirgt sich das Leistungsvermögen dieser Methode. [Mittelhäußer_Segmentierung] verwendet das mit (103.2) definierte Homogenitätsprädikat, wobei der jeweilige Mittelwert aus den zehn größten bzw. kleinsten CT-Werten gebildet wird. Zur Erkennung der segmentbegrenzenden Kanten kann eines der oben vorgestellten Verfahren herangezogen werden[323]. Für die Wahl der Saatpunkte gilt die Richtlinie, daß diese aus einem möglichst homogenen Bereich - einem Kernstück der zu segmentierenden Region - stammen. Auf das vorgestellte Verfahren bezogen,

---

[320]: vgl. [Pommert_3DImaging], [Canny_EdgeDetection]

[321]: Die Maximumsnorm wird auf die Komponenten des Gradienten angewandt, dies mit nachfolgender Unterdrückung der Nichtmaxima.

[322]: vgl. [Mittelhäußer_Segmentierung]

[323]: [Mittelhäußer_Segmentierung] rät von einem Einsatz des in [Bomans_3DSegment_1] vorgestellten Kantendetektors ab, da er nur die Nulldurchgänge der zweiten Ableitung berücksichtigt und nicht die Steilheit der Kante (= 1. Ableitung).

bedeutet dies eine geringe Kantenstärke (1. Ableitung) und eine kleine Krümmung (2. Ableitung)[324].

1.4.3.3 Gebietsbasierte Segmentierungsverfahren

Verfahren dieser Kategorie setzen unmittelbar auf einem Gebiet - Volumen - auf, das durch Größe, Form, Lage, Inhalt (z.B. CT-Werte der eingeschlossenen Voxel), Beziehungen zu anderen Gebieten und weiteren ähnlichen Eigenschaften charakterisiert ist. Dies unterscheidet sie von Verfahren, die nur auf der Basis des einzelnen Voxels oder der Kontur eine Entscheidung treffen. Vielmals werden die gebietsbasierten Verfahren im Rahmen einer Nachverarbeitung eingesetzt, um das Resultat nicht-gebietsbasierter Verfahren weiter zu verbessern[325].

1.4.4 Segmentierungswerkzeuge

Die Segmentierung mit den heute verfügbaren Algorithmen und üblichen Rechenkapazitäten bringt nur in Verbindung mit einem hohen Maß an individueller manueller Bearbeitung eine zufriedenstellende Qualität hervor. Dies gilt insbesondere für eine Nutzung der Daten im Rahmen der späteren intraoperativen Navigation. Deshalb gelten die Anstrengungen für eine Verbesserung und Automatisierung der Segmentierung in gleicher Weise den Segmentierungswerkzeugen. Üblicherweise wird der Segmentierungsvorgang in diesen Software-Werkzeugen in zwei Phasen unterteilt: (a) Segmentierung in der Schicht im Rahmen einer 2D-Visualisierung, (b) Rekonstruktion der 3D-Darstellung des segmentierten Objekts auf der Basis der in (a) erstellten schichtbasierten Segmentierung[326]. Die Leistungsfähigkeit dieser Generation von Segmentierungswerkzeugen zeigt sich vordringlich in Phase (a), indem unterschiedliche Algorithmen in Verbindung mit individuellen Vorgaben durch den Benutzer anwendbar sind. Meistens lassen sich mehrere Verfahren miteinander kombinieren bzw. nebeneinander anwenden, um

---

[324]: In einem Anwendungsprogramm kann das Setzen der Saatpunkte z.B. interaktiv erfolgen.
[325]: vgl. [Pommert_3DImaging]
[326]: Der Grund für diese Aufteilung liegt darin, daß eine hochwertige Visualisierung der Auswirkungen jedes einzelnen Segmentierungsschritts in Echtzeit auf Standard-Systemen nicht möglich ist.

den zu segmentierenden Bereich zu bestimmen. Die nächste Generation bilden die echten 3D-Segmentierungswerkzeuge, wie sie z.B. [Schiemann_3DSegmentation] vorstellt. Sie visualisieren die Auswirkungen jeder Segmentierungsoperation unmittelbar in Form einer 3D-Darstellung. Möglich wird dies aufgrund der steigenden Leistungsfähigkeit der Standard-Systeme und der speziellen Hardware-Lösungen, wie z.B. der Accelerator[327].

1.5 3D-Visualisierung medizinischer Daten

Die Visualisierung der CT-Daten als dreidimensionale Objekte bzw. in einer 3D-Szene gehört in den Bereich der *3D-Visualisierung* (3D visualization)[328]. Auch hierbei entstehen selbstverständlich zweidimensionale Bilder. Der Begriff dient vordringlich zur Abgrenzung gegenüber der schichtbezogenen (2D-)CT-Bildbetrachtung. Oft findet sich in der Literatur auch der Begriff "volume visualization".

Ergonomie und Visualisierung

Für die Visualisierung der per CT-/MR-Abtastung gewonnenen Daten stehen mehrere Verfahren offen. In ihre Bewertung wirkt das subjektive Urteil dominant ein, weil sich die jeweilige Person daran orientieren wird, welche Information bzw. Darstellungsform ihr vertraut vorkommt und die Vorstellungskraft mehrt und nicht schwächt. Die Aufgabenstellung Visualisierung bzw. Bildgebung korreliert damit sehr eng mit ergonomischen Aspekten, so daß nachstehend die

---

[327]: Ein *Accelerator* stellt eine Ergänzung/Erweiterung einer (Standard-)Hardware dar, um spezifische Verarbeitungen zu beschleunigen. Beispiele sind Zusatz-Prozessoren für numerische Operationen, Graphik-Prozessoren etc. Ihr Nicht-Standard-Charakter führt leider dazu, daß der Einsatz einer Software, die auf dem jeweiligen Accelerator beruht, nicht auf jedem System möglich ist.

[328]: Folgende Abgrenzung ist an dieser Stelle sinnvoll (vgl. [Foley_CompGraphics]): Die Erzeugung - realitätsgetreuer - graphischer Darstellungen numerisch repräsentierter Objekte ist Aufgabenstellung der *Computergraphik* (computer graphics).

Die *Bildverarbeitung* (image processing) beschäftigt sich allgemein mit "Bild → Bild"-Transformationen. Beispielsweise erlauben spezielle Filter die Elimination oder Hervorhebung der für den jeweiligen Untersuchungsvorgang überflüssigen bzw. wichtigen Information.

Die Zielsetzungen der *Bildanalyse* (computer vision, image understanding) reichen von der Texturerkennung bis hin zur computergestützten - automatischen - Diagnose. Das zentrale Interesse der Bildanalyse ist damit der Inhalt.

Basistechniken genannt werden, die ebenso in Kombination Anwendung finden können:

- Visualisierung und Segmentierung werden miteinander verbunden, indem die darzustellenden Objekte aus dem Voxel-Volumen extrahiert und in ein für den Visualisierungsprozeß geeignetes Datenmodell überführt werden. Mittels einer Rendering-Technik[329] wird aus dem Datenmodell und zusätzlicher, speziell auf die Visualisierung ausgerichteter Informationen über diese festen Objekte[330] ein möglichst realistisches Bild gewonnen. Die enge Verzahnung von Visualisierung und Segmentierung führt oft zu einer integrierten Implementierung beider Algorithmen.

- Andere Visualisierungsverfahren leiten aus den CT-Werten statt einer undurchsichtigen Oberfläche einen Transparenzgrad ab und visualisieren die Objekte analog zu einer Dunstwolke mit variabler Durchsichtigkeit.

- Auf die Segmentierung kann verzichtet werden, wenn ein Visualisierungsverfahren zum Einsatz kommt, das dem der klassischen Schnittbilder sehr nahe kommt. Hierzu können drei senkrecht aufeinanderstehende Schnittebenen, die sich in einem gemeinsamen Punkt treffen, durch eine Verschiebung dieses Punktes beliebig im Raum positioniert werden. Der dreidimensionale Eindruck resultiert durch eine gezielte, schnelle Bewegung dieses Punktes, der beispielsweise an eine Maus bzw. an das Navigationsinstrument gekoppelt ist.

Ein Optimum an Benutzerfreundlichkeit wird erreicht, wenn der Anwender - Chirurg - die Visualisierung frei festlegen kann, und es ihm beispielsweise möglich ist, über 2D- und 3D-Darstellungsformen gleichzeitig auf dem Bildschirm zu verfügen. Man spricht in diesem Zusammenhang von einer freien Layout-Wahl[331].

---

[329]: Rendering/Renderer: siehe Abschnitt 1.5.1
[330]: z.B. Farbe, Transparenz (Durchsichtigkeit) o.ä.
[331]: vgl. [ISG_ViewingWand]

1.5.1 Rendering

Rendering-Prozeß

Unter *Rendering* versteht man den Prozeß, aus einem 3D-(Daten-)Modell Bilder zu gewinnen, die einen (photo-)realistischen Eindruck vermitteln. Dieser Prozeß gliedert sich in mehrere Phasen, jeder kann eine spezifische Verarbeitungsstufe zugeordnet werden [332]. Mehrere Einflüsse sind bei der Entwicklung eines Rendering-Prozesses zu berücksichtigen:

- Es hängt sehr vom Modell - "vom Primär-Datenmaterial" - ab, welche Rendering-Techniken in den einzelnen Verarbeitungsphasen zum Einsatz kommen können bzw. wie sich der gesamte Prozeß - als Sequenz von Phasen - gestaltet.

- Die Fragen "warum realistisch" und "wie weit realistisch" geben eine Antwort auf die Komplexität des Rendering-Prozesses.

- Auch übt das Ziel-Ausgabe-Gerät einen Einfluß auf die Rendering-Methode aus.

Nachfolgend wird das Rendering speziell im Zusammenhang mit der Visualisierung medizinischer Daten untersucht, die sich wie folgt auszeichnet:

- Das Primär-Datenmaterial besteht aus einem per Abtastung gewonnenen Voxel-Modell, das CT- und/oder MR-Werte als Voxel-Information bereitstellt. Erst durch die Segmentierung entsteht die zusätzliche Voxel-Information "Objekt-Zugehörigkeit". Dieses Modell der Realität unterscheidet sich beispielsweise deutlich von einem Gittermodell oder einer Modellierung in Form von Freiformflächen, wie im CAD-Bereich.

- Als Ausgabegerät stehen Rasterbildschirme zur Verfügung, die sich durch die in Abschnitt 1.7.1.1 beschriebenen Eigenschaften charakterisieren lassen: (a) Zeilenanzahl, (b) Spaltenanzahl, (c) Digitalisierungsbreite im Rahmen der Farb- bzw. Graustufenauflösung.

---

[332]: In Verbindung mit der - streng - sequentiellen Folge der Verarbeitungsschritte spricht man auch von einer *Rendering-Pipeline.* (vgl. [Foley_CompGraphics])

Erreichen realistischer Bilder / Weshalb und wie?

Speziell im Rahmen der medizinischen Visualisierung, die durch klassische Schwarz-Weiß-Medien wie Röntgenbilder deutlich geprägt ist, zeigt sich die Frage als interessant auf, welchen Grad an Realität in den Bildern die Praxis fordert, bzw. welche "Effekte" überhaupt akzeptiert werden. Hieraus leiten sich unmittelbar auch die ("Effekt-")Arten ab, die zum Erreichen einer spezifischen realitätsnahen Darstellung eingesetzt bzw. berücksichtigt werden müssen[333]. Nachfolgend werden einige wichtige genannt[334]:

- Es stehen mehrere Projektionsarten zur Verfügung: (a) Parallelprojektion unterschiedlicher Draufsichten[335][336], (b) perspektivische Projektion. Beide können in Verbindung mit der Projektionsrichtung weiter variiert werden.

- Über die Zuordnung einer geringeren Intensität an weiter hinten liegende Objekte kann ein gesteigerter Realitätseindruck vermittelt werden. Dies steigert die räumliche Darstellungskraft der Bilder.

- Ferner kann durch das Ziehen einer "undurchsichtigen" Schnittebene ein spezifischer Teil des Hintergrunds aus der Darstellung eliminiert werden.

- In Verbindung mit Stereobrillen[337] kann ein 3D-Eindruck vermittelt werden.

- Das Aufbringen einer Textur (Musters) auf identisch/ähnlich orientierte Flächen, *Textur-Mapping* genannt, kann die Zuordnung vereinfachen[338].

- Durch die Zuordnung von Farbe wird speziell die Trennung von Objekten unterstützt.

- Die Elimination verdeckter Ecken, Linien und Flächen ist ein besonders hilfreiches Instrument der Visualisierung.

- Eine schattierte Wiedergabe des Objekts wird durch - frontal - einfallende

---

[333]: Hierzu zählen z.B. Farbveränderungen/-gradienten, Schatten, Licht, Reflexionen, optische Täuschungen, Brechungen und irreguläre Erscheinungen im nahen Umfeld eines Objekts usw. (vgl. [Foley_CompGraphics], Seite 607)
[334]: vgl. [Foley_CompGraphics], Seite 607 f.
[335]: siehe "Rekonstruktionsebene" in Abschnitt 1.3.4
[336]: In der Medizin sind dies häufig die Draufsichten auf horizontale, frontale und sagittale Schnittebenen des Körpers.
[337]: engl.: shutter glasses
[338]: Beispielsweise kann ein in Farbe gewonnenes digitalisiertes Videobild des Gesichts per Textur-Mapping auf ein aus CT-Daten rekonstruiertes Gesicht "gelegt" werden.

Lichtquellen (an beliebiger Position) simuliert. Ferne-Nähe-Zusammenhänge werden über Helligkeitszuordnungen dargestellt (nahe: hell, fern: dunkel).

- Auch kann durch eine Vergabe von Material- und damit Oberflächeneigenschaften [339] eine spezifische Realitätsnähe erreicht werden.

- Der Übergang von festen zu Körpern mit einem gewissen Grad an Durchsichtigkeit eröffnet speziell bei Objekten mit Innenleben zusätzliche Möglichkeiten der Darstellung, beispielsweise die Visualisierung von Wolken, diffusem Licht o.ä.

Man bezeichnet Renderer, die auf festen/undurchsichtigen Objekten aufbauen, als *Solid-Renderer* [340]. *Volume-Renderer* basieren auf der Transparenz des Materials [341] [342].

1.5.1.1 Solid-Rendering

Aufgabenstellungen im Rahmen des Solid-Renderings

Der Gesamtprozeß "(Solid-)Rendering" gliedert sich grob in folgende Phasen auf:

- Erzeugung der oberflächenbeschreibenden Geometrie-Daten und die anschließende

- wirklichkeitsgetreue Darstellung der modellierten Szene auf der Basis positionierter Lichtquellen, spezifischer Materialeigenschaften, einer Ausrichtung des Objekts - und damit der Oberflächen - und der gegenseitigen optischen Verdeckung.

<339>: z.B. der Glanz

<340>: fest: engl. solid

<341>: vgl. [Udupa_RenderCompar]

<342>: Für eine qualitative Bewertung der in der Visualisierung medizinischer Daten eingesetzten Rendering-Techniken wird auf [Pommert_VolVisual], [Pommert_ImageQual] und [Tiede_SurfaceRender] verwiesen.

Erzeugung der oberflächenbeschreibenden Geometrie-Daten

Der Rendering-Prozeß kann auf folgenden Daten basieren:

(1) *reine Oberflächen-Beschreibung:* Nach vollzogener Segmentierung wird die Oberfläche des extrahierten Objekts durch eine polygonale Struktur dargestellt[343]. Diese besteht primär aus der Raum-Position-Information und gegebenenfalls der Farbe, einer Materialeigenschaft o.ä. Nach dem Aufbau der Polygonstruktur liegen keine Informationen über das Innere des Objekts mehr vor. Die Vorteile dieses Verfahrens sind (a) eine erhebliche Datenreduktion und (b) die Möglichkeit, Standard-Werkzeuge und -Algorithmen für das Rendering einsetzen zu können. Als wesentliche Nachteile stellen sich heraus, daß (c) keine Schnitte durch das Objekt darstellbar sind und (d) jede Modifikation am Objekt (z.B. Segmentierungskorrektur) einen neuen Oberflächen-Generierungsprozeß notwendig macht.

(2) *Volumen-Daten:* Aus der Segmentierung resultiert ein Voxel-Volumen, in dem die Voxel-Information wie folgt belegt ist: (a) Voxel, die nicht zum segmentierten Objekt gehören, sind mit "Null"[344] als Voxel-Information, und (b) Voxel des Objekts mit ihrem Original-CT-Wert oder einem beliebigen anderen - konstanten - Wert belegt. Die Oberfläche des Objekts wird durch alle äußeren Voxel definiert, die durch einen "Null-Übergang" erkannt werden. Das Einbeziehen der CT-Wert- bzw. Grauwert-Information in den Darstellungsprozeß, z.B. indem aus dieser eine Materialeigenschaft o.ä. abgeleitet wird, erlaubt eine zusätzliche Steigerung der Darstellungsqualität und Aussagekraft. Insbesondere können Segmentierung und Visualisierung synergetisch zusammengeführt werden, so daß auf der Basis der dargestellten Daten ein interaktives Segmentieren angeboten werden kann[345].

Es hängt sehr von der Zielsetzung ab, welches Verfahren zum Zweck der Visualisierung eingesetzt werden sollte. Leistungsfähige Rechner mit großem Speichervolumen, wie heutige Workstations, erlauben zunehmend mehr den Einsatz eines volumenbasierten Renderings. Zentraler Nachteil des Solid-Renderings ist die Reduktion des Informationsgehalts der ursprünglichen Schichtbilder auf die Grenzlinien von Organen und Geweben[346]. Die Abbildungen 3, 4, 6 und 7 der

---

[343]: Bekanntester Algorithmus für diese Aufgabenstellung ist das *Marching-Cube-Verfahren.* (vgl. [Lorensen_MarchingCube], [Liversage_MCImprovement]; siehe Abschnitt 1.6.1.2)
[344]: z.B. CT-Wert -1024
[345]: vgl. [Höhne_InteractiveSegment]
[346]: vgl. [Mösges_CAS], Seite 375

Farbbildtafel zeigen Visualisierungen des Schädels im Rahmen des CranioSim-Systems, das den auf Volumen-Daten basierenden IAP-Solid-Renderer einsetzt.

Wirklichkeitsgetreue Darstellung

Für eine umfassende Darstellung diverser Solid-Rendering-Methoden wird auf [Foley_CompGraphics] verwiesen.

Simulation von Transparenz

Solid-Renderer bilden Transparenzeffekte[347] teilweise dadurch nach, indem sie die Technik des Ditterns verwenden. Hierzu werden in einem Gebiet, in dem das hinten liegende - und damit verdeckte - Objekt bei Transparenz des voranliegenden sichtbar wäre, die Bildpunkte des Bildschirms schachbrettartig mit der Farbe beider Objekte belegt[348].

1.5.1.2 Volume-Rendering

Zu den Objekten ohne feste Oberfläche gehören Wolken, Dunst etc. Um den Effekt des Dunstes bzw. eines *Transparenzgrades* bei der Visualisierung von CT-Daten nachzubilden, wird aus den CT- bzw. Dichtewerten im Rahmen einer Vorverarbeitung der Daten neben der *Reflexionseigenschaft* auch die *Absorption* des Lichtes in Form eines Opazitätswerts[349] abgeleitet[350]. Hinter diesem Prozeß verbirgt sich zugleich die Segmentierung. Die gewonnene optische Charakteristik stellt die Eingabedaten des Rendering-Prozesses dar. [Meinzer_HeidelbergRayTracing] beschreibt einen Volume-Renderer zur Visualisierung Voxel-basierter Daten. Die resultierenden Bilder zeichnen sich durch eine sehr hohe Qualität aus, insbesondere werden kleine Details und Maserungen sichtbar. Dies ermöglicht die Tatsache, daß der Voxel-Transparenzgrad auf einem Wahrschein-

---

<347>: engl. transparency
<348>: Diese Technik wendet beispielsweise der Solid-Renderer der Visualisierungs-Workstation Allegro an (siehe Abschnitt 3.2.3).
<349>: = Maß für die Lichtundurchlässigkeit
<350>: vgl. [Udupa_RenderCompar], Seite 162

lichkeitswert basieren kann[351]. Dies im Vergleich zum Solid-Rendering, bei dem ein Voxel entweder zur Oberfläche gehört und damit vollständig visualisiert wird oder überhaupt nicht[352]. Abbildung 9 der Farbbildtafel zeigt eine Visualisierung des Schädels, die mit dem Verfahren aus [Meinzer_HeidelbergRayTracing] erstellt wurde. Dem routinemäßigen Einsatz der Volume-Rendering-Technik steht derzeit noch der hohe Rechenzeitbedarf entgegen, der eine echtzeitfähige Bildgenerierung, wie sie die CAS-Praxis fordert, auf Standard-Hardware unmöglich macht. Erst Parallelrechner bzw. speziell hergestellte - ausgerichtete - integrierte Schaltkreise können diese Lücke schließen[353].

1.5.1.3 Maximum-Intensity- und Integral-Projektion

Zwei weitere für die Medizin spezifische Visualisierungsverfahren finden ihren Einsatz, um einen - räumlichen - Blick in das Innere zu gewinnen. Dies sind die

- *Maximum-Intensity-Projektion (MIP):* Hierbei wird im Rahmen der Projektion der maximale auf einem Projektionsstrahl angetroffene CT- bzw. Grauwert in die Projektionsebene übernommen[354]. Auf diese Weise entfällt die Notwendigkeit einer Segmentierung. Jedoch ergibt sich kein wirklicher 3D-Eindruck, da z.B. Lichteffekte unberücksichtigt bleiben.

- *Integral-Projektion:* Sie entspricht der Nachstellung eines konventionellen Röntgenbildes, indem die Intensität des Projektionsstrahls, in der er die Projektionsebene erreicht, anhand der bis dahin durchleuchteten - aufsummierten - Dichten bestimmt wird.

Bei beiden Projektionen kann durch die - schnelle - Verlagerung der Projektionsebene eine Vorstellung über den dreidimensionalen Zusammenhang gewonnen werden.

---

[351]: siehe Fuzzy-Segmentierung in Abschnitt 1.4.1
[352]: siehe Binär-Segmentierung in Abschnitt 1.4.1
[353]: vgl. [Lichtermann_EchtzeitVolRender]
[354]: vgl. [Pommert_3DImaging], [ISG_IAP_Reference]

1.5.2   Integration realer Farb- und Formdaten per 3D-Scanner

Anwendungsgebiet

Einsatzgebiete für einen 3D-Scanner finden sich überall dort, wo die Erfassung der äußeren Oberflächenstruktur eines - beliebig geformten - Objekts notwendig ist. Beispielsweise werden in der industriellen Anwendung Freiformflächen über die Abtastung des manuell geformten Modells in ein CAD-System übernommen. Im Rahmen der 3D-Visualisierung medizinischer CT- und MR-Daten kann durch Integration photographisch orientierter, räumlicher Informationen die Aussagekraft zusätzlich erhöht werden[355], indem die gewonnene Struktur per Texture-Mapping in das Rendering integriert wird[356]. Großer Vorteil des 3D-Scanners ist das Fehlen jeglicher Belastung für den Patienten.

Anforderungen an die 3D-Abtastung bei medizinischer Anwendung

Folgende Anforderungen ergeben sich aus dem medizinischen Anwendungsaspekt[357]:

- Eine vollständige, d.h. 360 Grad umfassende Abtastung muß möglich sein.

- Genauigkeit und Zuverlässigkeit müssen garantiert sein. Die Präzision/Auflösung, welche das System bieten muß, leitet sich unmittelbar aus der Weiterverarbeitung der Geometrie- und Farbdaten ab. Entsprechend ist die Abtastgenauigkeit an die Voxel-Dimension, die Genauigkeit der Navigations-Hardware, die Auflösung des menschlichen Auges und andere Parameter gekoppelter Systeme anzupassen.

- Die Zeit für eine vollständige Abtastung muß unter einer Sekunde liegen[358].

- Der Verarbeitungsablauf, begonnen mit der Abtastung bis hin zur Erstellung der Bilddatei und deren Transfer auf ein Zielsystem, muß automatisierbar sein.

<355>: Z.B. zum Zweck der Simulation und Planung craniofacialer Operationen, wie in [Keeve_InteraktOpPlanung] vorgestellt.
<356>: Eine Anwendung dieser Technik auf dem Gebiet der Computer-Animation stellt [Nahas_3DTextImaging] vor.
<357>: vgl. [Vannier_FacialSurfScann]
<358>: Dies ist die ungefähre Zeitdauer, während der ein Patient bewegungsfrei in einer Position verharren kann.

- Die Berührungslosigkeit muß in der Weise realisiert sein, daß keine Hygiene-
probleme auftreten können.

Verfügbare Produkte

Zahlreiche Scanner-Produkte sind für industrietechnische Anwendungen auf dem Markt verfügbar[359]. Besondere Aufmerksamkeit genießt derzeit die 3D-Scanner-Produktpalette der Firma Cyberware (Monterey, Kalifornien/USA)[360]. Die maximal erzielbare Genauigkeit in x-, y- und z-Richtung beträgt ca. 0,5mm[361]. Als nachteilig zeigt sich in Verbindung mit der Abtastung von Menschen die lange Abtastzeit auf; sie beträgt ca. 20 Sekunden.

Gewonnene Daten / Datenformate

Das Resultat einer vollständigen Abtastung ist eine Punktwolke, wobei jedem Punkt neben seinen drei Koordinaten eine Farbinformation zugeordnet ist. Üblicherweise handelt es sich um das RGB-Farbenmodell, so daß ein Punkt insgesamt durch sechs Werte beschrieben wird: x-, y- und z-Koordinate[362] sowie Rot-, Grün- und Blau-Farbanteil. Die gewonnenen Daten können im Rahmen einer Nachverarbeitung in diversen Formaten ausgegeben werden. Die Wahl hängt von der Art der Weiterverarbeitung ab: CAD-System-Format[363], als lesbare Tabelle, im Format spezieller Computer-Animations-/Designprogramme[364].

<359>: [Vannier_FacialSurfScann] verweist insbesondere auf die Studie [Besl_OptImagingSensor].
<360>: vgl. [Keeve_InteraktOpPlanung]
<361>: vgl. [Cyberware_3DScanner]
<362>: Alternativ können Zylinder- oder andere Koordinatensysteme Anwendung finden.
<363>: z.B. DXF-(AutoCad-)Format (siehe Abschnitt 1.2.5.5.4)
<364>: z.B. Movie.BUY, Alias etc.

1.5.3 Image-/Data-Fusion

Mit jedem bildgebenden Verfahren verbinden sich spezifische diagnostische Leistungsbereiche - aber auch Schwächen -. Ist es das Ziel, Bilder unterschiedlicher bildgebender Systeme derselben Position/Region des Körpers[365] bei selektiver Auswahl der jeweils aussagekräftigen Teile zu einem Bild zusammenzufassen, sind Techniken zur sogenannten *Image-* bzw. *Data-Fusion* anzuwenden. Zentrales Problem hierbei ist der Abgleich der Daten/Modelle im Hinblick auf eine geometrische Übereinstimmung, dies unter Berücksichtigung der individuellen Genauigkeitsschwächen der bildgebenden Verfahren[366]. Analog zur Verwendung von CT-/MR-Daten zum Zweck der Navigation[367] müssen die einzelnen Bilder im Rahmen des Image-Fusion-Prozesses "registriert", d.h. in einen übergeordneten Zusammenhang eingegliedert werden[368]. Hierauf aufbauend können die unterschiedlichen Bilder miteinander in Beziehung gesetzt und gezielt überlagert werden. [Graumann_ImageFusion] stellt zwei Registrierungsmethoden vor:

- *Vorab-Registrierung:* Auf der Basis eines Stereotaxierahmens und/oder gezielt angebrachter Markierungspunkte wird ein festes Bezugssystem in die Bilddaten mit aufgenommen. Es dient im Rahmen der Bild-Zusammenführung zur Orientierung.

- *Nachträgliche Registrierung:* Hierbei orientiert man sich an den anatomischen Strukturen innerhalb der Bilder und verzichtet auf jegliche Hilfsmittel, wie sie bei der Vorab-Registrierung zum Einsatz kommen müssen. Dies verringert die Patientenbelastung. Der Preis liegt in einer minderen Genauigkeit.

Vordringliches Ziel der heutigen Forschung ist eine präzise Überlagerung von CT- und MR-Daten mittels der nachträglichen Registrierung.

---

[365]: Z.B. MR- und CT-Abtastungen derselben Körperregion.
[366]: beispielsweise in bezug auf die Ortsauflösung
[367]: siehe Abschnitt 1.8.4
[368]: Dies ist hier die physische Dimension.

1.6 Gewinnung von CAD-Daten bzw. polygonaler Oberflächenmodelle

Anwendungsgebiete polygonaler Oberflächenmodelle

Zwei zentrale Anwendungsgebiete treten in Verbindung mit der Verarbeitung medizinischer Daten in den Vordergrund: (a) die Gewinnung von CAD-Daten und (b) die Anwendung des Oberflächenmodells im Rahmen der Visualisierung durch einen Solid-Renderer[369]. Voraussetzung für die Anwendung der Verfahren ist eine abgeschlossene Segmentierung der relevanten Objekte in Form eines Voxel-Modells.

Anforderungen an das resultierende Polygonnetz

Folgenden Ansprüchen muß das Ergebnis des jeweiligen Polygonisierungs-Algorithmus gerecht werden[370]:

- *hoher Approximationsgrad,*

- *Geschlossenheit von Körpern,*

- *Durchdringungsfreiheit* und

- *Orientierbarkeit*[371].

Dies alles bei einem - möglichst - minimalen Datenvolumen[372].

Verarbeitungsziele: statische und dynamische Modellierung

Nicht nur vorhandene Speicher- und Rechenkapazitäten beeinflussen die Auswahl des Verfahrens zur Oberflächen-Generierung. Wesentlich ist auch die Art der Weiterverarbeitung:

<369>: siehe Abschnitt 1.5.1.1

<370>: vgl. [Wilmer_RedukOberflächen]

<371>: Global einheitliche Ausrichtung des Oberflächen-Normalenvektors bei (vor-)gegebenem Umlaufsinn.

<372>: Eine grundsätzliche Maßnahme, die unabhängig vom Algorithmus vorgenommen werden muß, ist die Wahl eines weitgehend redundanzfreien und zugleich für den Zugriff effizienten Datenformats. Da einzelne Punkte zu mehreren Dreiecksflächen gehören, kann ein Dreieck z.B. durch die Referenz auf Punkte definiert werden, wie es in einer sogenannten Knotenliste erfolgt. Für eine ausführliche Darstellung dieser Thematik wird auf [Wilmer_RedukOberflächen] verwiesen.

- **dynamische Oberflächenstruktur:** Beinhaltet die CAx-bezogene Verarbeitung der segmentierten Strukturen - z.B. der Knochen - Stauch- und/oder Streckoperationen, so bedeutet dieser Schritt die Schaffung neuer - künstlicher - Oberflächenstrukturen. Die Wahrscheinlichkeit, daß aus diesen gestaltenden Operationen eine realitätsgetreue Form hervorgeht, hängt wesentlich vom Ausgangs-Datenmaterial ab. Feingliedrige Polygon-Netze sind eine notwendige Bedingung für eine hohe Güte, auch dann, wenn aus diesen erst in einem weiteren Schritt Freiformflächen abgeleitet werden.

- **statische Oberflächenstruktur:** Die - bloße - Visualisierung und die Fertigung von 1:1-Modellen[373] basieren verfahrenstechnisch nicht auf einer gezielten Manipulation der Oberflächen, wie dies im vorangehenden Punkt der Fall ist. Die Daten haben statischen Charakter, und sinnvolle Approximationsverfahren sollten zum Ziel der Datenreduktion eingesetzt werden.

Das notwendige Genauigkeitsziel ist somit stets aus der Art der Folgeverarbeitung abzuleiten, z.B. aus der Präzision der Fräsmaschine etc.

1.6.1 Polygonisationsverfahren

Bei den Polygonisationsverfahren stehen die sogenannten *Triangulationsverfahren* im Vordergrund, die Oberflächen durch Dreiecke approximieren. Ein Grund besteht in der verfügbaren speziellen Graphik-Hardware zur Visualisierung triangulierter Oberflächen. Abbildung 10 der Farbbildtafel zeigt eine Visualisierung des Schädels in Form eines Polygonnetzes.

1.6.1.1 Konturorientierte Polygonapproximation

Es handelt sich um ein auf Konturen basierendes Oberflächen-Rekonstruktionsverfahren. Mittels einer Segmentierungsmethode werden im ersten Schritt in jeder einzelnen Schicht Konturen - bzw. im diskreten Voxel-Volumen Kontureckpunkte - ermittelt. In einem darauffolgenden zweiten Schritt erfolgt die Verbindung

---

[373]: vgl. [MDC_Endoplan]

der Kontureckpunkte zwischen benachbarten Schichten[374]. Nicht in jeder Hinsicht erfüllen diese Triangulationsverfahren die geforderten Gütekriterien[375], insbesondere aufgrund möglicher Mehrdeutigkeiten bei der Kontureckpunkt-Verbindung zwischen den Schichten[376].

1.6.1.2 Marching-Cube-Algorithmus

Eines der bekanntesten und weit verbreitetsten Verfahren zur Gewinnung polygonaler Darstellungen von Oberflächen aus Voxel-Daten ist der *Marching-Cube-Algorithmus*[377], kurz MC-Algorithmus. Es handelt sich um ein vollständig volumenbasiertes Oberflächen-Rekonstruktionsverfahren, dies im Vergleich zur konturorientierten Polygonapproximation.

Vorstufe des MC-Algorithmus: Polygonapproximation durch Voxel-Grenzflächen

Ausgehend von einem Segmentierungsergebnis läßt sich eine triangulierte Oberfläche durch die Suche nach denjenigen benachbarten Voxel-Paaren gewinnen, von denen ein Voxel zum Objekt gehört und das andere nicht. Die viereckige Voxel-Grenzfläche muß lediglich durch die Diagonale in zwei Dreiecke unterteilt werden, um eine Triangulation zu erreichen. Als nachteilig zeigt sich an diesem Verfahren, daß die fehlende präzise Ausrichtung der Dreiecke anhand der CT-Werte bzw. Graustufen zu Qualitätsverlusten führt, speziell im Rahmen der Visualisierung[378]. Das Schließen dieser Lücke ist Ziel des MC-Algorithmus.

Grundgedanke: Erzeugung einer Isofläche

Ziel des Marching-Cube-Algorithmus ist die Erzeugung einer *Isofläche* zu einer auf einem Voxel-Volumen definierten Funktion $f(\vec{v})$ durch Vorgabe eines

---

[374]: vgl. [Fuchs_OptSurface], [Keppel_Surf_by_Triang], [Klingert_BewertVisual]
[375]: siehe Abschnitt 1.6
[376]: vgl. [Klingert_BewertVisual]
[377]: Für eine umfassende Behandlung des Verfahrens und dessen Fortentwicklung wird außer auf [Lorensen_MarchingCube] auch auf [Liversage_MCImprovement] verwiesen.
[378]: vgl. [Wilmer_RedukOberflächen], Seite 17

Marching-Cube-Algorithmus (m.Ä.ü.a. [Lorensen_MarchingCube])

Prinzip und Vorgehensweise

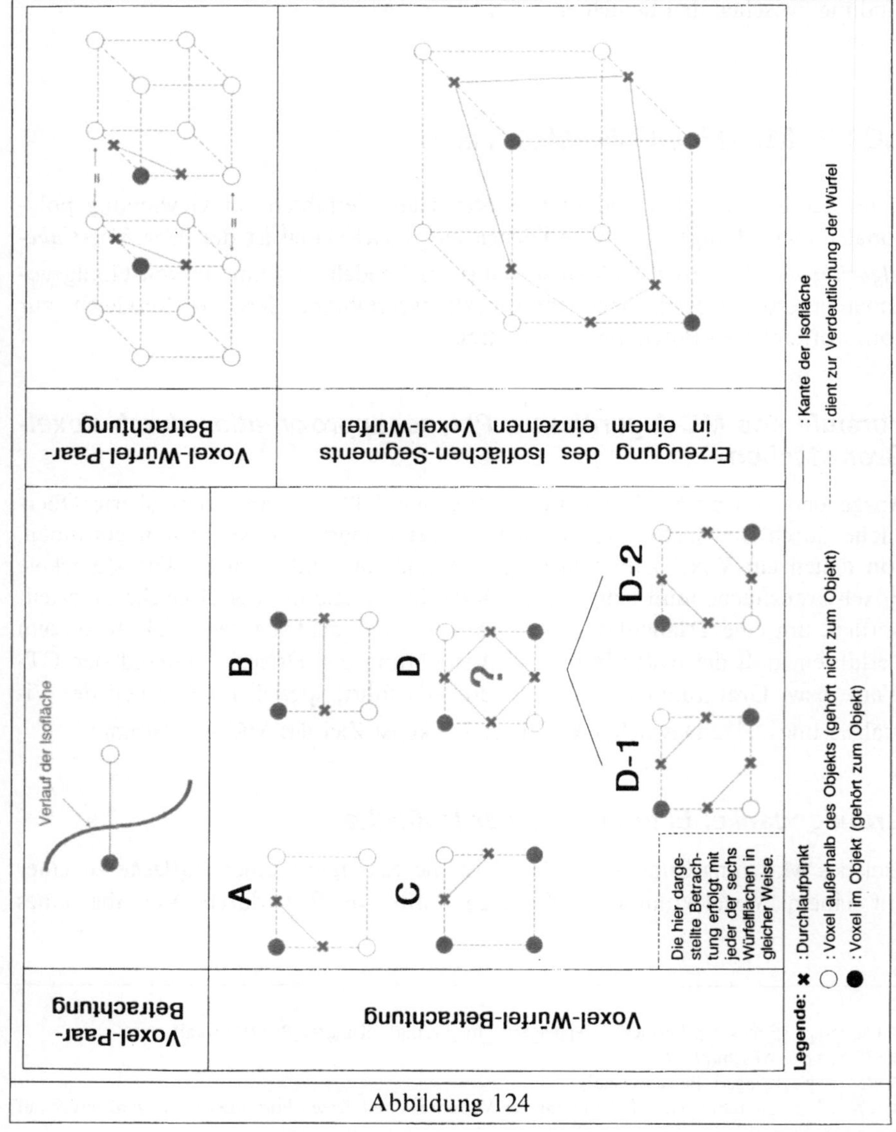

Abbildung 124

Schwellwerts T. Durch die Isofläche wird ein - eingeschlossenes - Unter-Volumen wie folgt definiert: $f(\vec{v}) \geq T \rightarrow$ Voxel $\vec{v}$ liegt auf (=) bzw. im (>) definierten Unter-Volumen, $f(\vec{v}) < T \rightarrow$ Voxel $\vec{v}$ liegt außerhalb des Unter-Volumens[379]. Gehen mehrere Unter-Volumen aus der Segmentierung hervor, so ist unter dem Aspekt der MC-bezogenen Verarbeitung keine getrennte Bearbeitung jedes Unter-Volumens notwendig. Für jedes Untervolumen geht eine eigene Isofläche hervor. Die nachfolgende Beschreibung des Verfahrens basiert auf der in Abschnitt 1.3.1 dargestellten Interpretation des Voxels als Punktmasse, deren Koordinaten i, j, k an die physische Dimension des modellierten Volumens angepaßt und in $\vec{v}$ zusammengefaßt sind.

Vorverarbeitung: Segmentierung

Das Ergebnis der Segmentierung ist für jedes Voxel neben dem CT-Wert die Information, ob es zum segmentierten Unter-Volumen gehört oder nicht. Beide Informationen sind entsprechend in der Funktion f zu fusionieren. Dies wird dann ein komplexerer Vorgang, wenn die Segmentierung nicht auf einer bloßen Schwellwertdefinition beruht, so daß $f(\vec{v})$ nicht dem CT-Wert$(\vec{v})$ entspricht.

MC-Algorithmus (I): Voxel-Paar-Betrachtung

Unabhängig von einer speziellen Orientierungsrichtung innerhalb des Voxel-Volumens treten zwischen zwei benachbarten Voxel $\vec{v}_1$ und $\vec{v}_2$ nach der Segmentierung folgende vier möglichen Zusammenhänge auf:

(1) Voxel $\vec{v}_1$ liegt im Unter-Volumen, Voxel $\vec{v}_2$ liegt im Unter-Volumen $\rightarrow$ zwischen beiden Voxel kann die Isofläche nicht verlaufen, weil beide Voxel innerhalb des Unter-Volumens liegen.

(2) Voxel $\vec{v}_1$ liegt im Unter-Volumen, Voxel $\vec{v}_2$ liegt nicht im Unter-Volumen $\rightarrow$ zwischen beiden Voxel verläuft die Isofläche.

(3) Voxel $\vec{v}_1$ liegt nicht im Unter-Volumen, Voxel $\vec{v}_2$ liegt im Unter-Volumen $\rightarrow$ zwischen beiden Voxel verläuft die Isofläche.

(4) Voxel $\vec{v}_1$ liegt nicht im Unter-Volumen, Voxel $\vec{v}_2$ liegt nicht im

---

[379]: Diese Isoflächen-Definition erlaubt eine vollkommen freie Form des Voxel-Volumens; sie kann vom Würfel bis zum allgemeinen Parallelepiped reichen.

Unter-Volumen → zwischen beiden Voxel kann die Isofläche nicht verlaufen, weil beide Voxel außerhalb des Unter-Volumens liegen.

Somit interessiert nur in den Fällen (2) und (3) der exakte Verlauf der Isofläche zwischen den Voxel. An dieser Stelle setzt der MC-Algorithmus eine Interpolation ein, um den Durchlaufpunkt zwischen beiden Voxel zu berechnen[380]. Die einfachste Form der Interpolation besteht in einer Halbierung der Distanz. Dies würde der bereits vorgestellten Polygonapproximation durch Voxel-Grenzflächen sehr nahe kommen. Um eine maximale Genauigkeit zu erreichen wird bei CT-/ MR-Daten eine präzisere Interpolation auf der Basis der CT-/MR-Werte vorgenommen, z.B. eine lineare[381]. In Vektordarstellung ergibt sich der Durchlaufpunkt $\vec{p}$ bei Verwendung des obigen allgemeinen Ansatzes gemäß

$$\vec{p} = \vec{v}_1 + \frac{T-f(\vec{v}_1)}{\left(f(\vec{v}_2)-f(\vec{v}_1)\right)} \cdot \left(\vec{v}_2-\vec{v}_1\right) \ . \tag{126.1}$$

Diese Interpolation ist jedoch dann nicht mehr so einfach, wenn, wie oben bereits dargestellt, $f(\vec{v})$ nicht einfach dem CT-Wert$(\vec{v})$ entspricht.

MC-Algorithmus (II): Voxel-Würfel-Betrachtung

Ein Voxel-Würfel[382] besteht aus acht benachbarten Voxel. Da die Zugehörigkeitsinformation nur zwei Werte annehmen kann (ja/nein) und acht Voxel vorliegen, ergeben sich $2^8=256$ mögliche Fälle. Von besonderem Interesse für die Isoflächen-Erzeugung sind nur diejenigen Voxel-Würfel, die sowohl zugehörige als auch nicht zugehörige Voxel als Würfeleckpunkte umfassen. Indem sämtliche Voxel-Paare auf die im vorangehenden Punkt beschriebene Weise betrachtet werden, resultiert aus den Durchlaufpunkten innerhalb des Voxel-Würfels ein Segment der Isofläche. Die Durchlaufpunkte liegen grundsätzlich auf den Kanten des Voxel-Würfels. Die Form/Gestalt dieses Isoflächen-Segments ist ein nichtplanares Polygon, das sich aus einzelnen Dreiecken zusammensetzt.

---

[380]: Aus diesem Grund spricht man dem Marching-Cube eine sogenannte *Sub-Voxel-Genauigkeit* zu.

[381]: siehe Abschnitt 1.3.4.2

[382]: Er wird im MC-Verfahren aufgrund seiner Voxel-ähnlichen Gestalt als *logisches Voxel* bezeichnet.

MC-Algorithmus (III): Voxel-Würfel-Paar-Betrachtung

Zwei benachbarte Voxel-Würfel teilen sich eine aus vier Voxel bestehende Würfelfläche. Somit führen sämtliche Voxel-Paar-Betrachtungen auf dieser Würfelfläche in beiden Voxel-Würfeln zu denselben Ergebnissen bzw. Durchlaufpunkten der Isofläche; diese fallen zusammen. D.h. die Gesamt-Isofläche resultiert aus dem Zusammensetzen sämtlicher in den einzelnen Voxel-Würfel erzeugter Isoflächen-Segmenten.

MC-Algorithmus (IV): Erzeugung des Isoflächen-Segments in einem einzelnen Voxel-Würfel

Die zentrale Frage bei der Erzeugung des im Voxel-Würfel liegenden Isoflächen-Segments betrifft die Reihenfolge, in der die Durchlaufpunkte miteinander verbunden werden. Zur Lösung des Problems wird ein Würfelflächen-bezogenes Vorgehen empfohlen: Die Anzahl Würfeleckpunkte, die als Zugehörigkeitsinformation "ja" tragen, kann zwischen null und vier liegen. In den beiden Grenzfällen (0 bzw. 4) ist die Fläche ohne Interesse, weil keine Kanten des Isoflächen-Segments (Polygon-Kante) aus ihr abgeleitet werden müssen. Die restlichen Fälle, die sich aus einer Anzahl zwischen eins und drei ableiten lassen, zeigt Abbildung 124. Lediglich Fall D stellt ein Problem dar, weil die Erzeugung der beiden Kanten ohne ein zusätzliches Kriterium nicht eindeutig festgelegt ist. Dieses entscheidet darüber, ob das Gebiet außerhalb (Fall D-1) oder innerhalb (Fall D-2) der Isofläche maximiert werden soll. Werden sämtliche sechs Würfelflächen auf diese Weise bearbeitet, resultiert eine Menge an Kanten, die schließlich zu einem Polygon verbunden werden. Dies kann beispielsweise durch die Erzeugung von Dreiecken - quasi Unter-Polygonen - erfolgen.

Zusatzkriterien beim Aufbau der Isofläche

Beim Aufbau der Isofläche können folgende Kriterien in bezug auf die Isoflächen-Repräsentation beachtet werden:

- *zusammenhängende Ordnung der Polygone:* Zwei über eine gemeinsame Kante verbundene benachbarte Polygone befinden sich in zusammenhängender Ordnung - bzw. deren Punkte stehen in zusammenhängender Ordnung -, wenn die Kante von beiden Polygonen in umgekehrter Richtung durchlaufen wird[383].

Dieses Ordnungskriterium etabliert einen festen Umlaufsinn in der gesamten Datenstruktur und erleichtert die Be- und Verrechnung des Normalenvektors jedes Isoflächen-Segments.

- *zusammenhängende Ordnung der (gesamten) Flächen:* Analog zur vorangehenden Anforderung befindet sich eine polygonale Fläche in zusammenhängender Ordnung, wenn sämtliche Eckpunkte jeweils in umgekehrter Richtung von der Nachbarfläche - vom Nachbar-Polygon - durchlaufen werden, und jede Fläche eine andere nur an gemeinsamen Eckpunkten berührt, so daß sie keine gemeinsame Fläche haben[384].

- *Daten-Reduktion:* Die Größe der Dreiecke leitet sich beim MC-Verfahren direkt aus der Voxel-Dimension ab. Hieraus ergibt sich, daß in Bereichen geringer Variabilität eine zu große Auflösung der Oberfläche vorliegt. Deshalb kann das Verfahren in bezug auf die erzeugte Punkt- bzw. Polygon-Menge einer Optimierung unterzogen werden. Ein erster Ansatz bietet das Nachstellen einer geminderten Abtastung[385], indem jeder zweite Punkt des Voxel-Quaders eliminiert - übergangen - wird. Dies führt selbstverständlich zu einem globalen Verlust an Genauigkeit. Ein weiterer Ansatz besteht in der nachträglichen Reduktion der Daten unter Berücksichtigung des damit verbundenen Qualitätsverlustes.

- *Löcher innerhalb der Isofläche:* [Dürst_MCAddRefer] zeigt, daß der MC-Algorithmus in seiner Originalfassung nach [Lorensen_MarchingCube] Löcher in der Isofläche hervorrufen kann[386]. Verfahrensbedingt können am Rand des Voxel-Volumens Löcher in der Oberfläche auftreten, wenn Rand-Voxel als zum Unter-Volumen zugehörig gekennzeichnet werden. Dieses Problem kann jedoch durch eine virtuelle Umrandung des Voxel-Volumens mit sechs nicht zugehörigen, ein Voxel dicken Schichten gelöst werden.

- *geneigte Schichten:* In diesem Fall ist eine Umrechnung notwendig[387].

- *Beschleunigung/Parallelisierung:* [Liversage_MCImprovement] zeigt Verbesserungsmöglichkeiten des MC-Verfahrens und deren praktische Umsetzung auf. Es wird ferner ein auf der Gruppentheorie aufbauendes mathematisches

---

<384>: vgl. [Walling_CT_Isosurfaces]
<384>: vgl. [Walling_CT_Isosurfaces]
<385>: sogenanntes Undersampling
<386>: vgl. [Müller_AdaptGenerSurf], Seite 2; [Walling_CT_Isosurfaces]
<387>: siehe Abschnitt 1.3.1 und Abbildung 87; vgl. [Walling_CT_Isosurfaces]

Modell aufgezeigt, mit dem die Maßnahmen zur Reduktion des Verarbeitungs-aufwands beschreibbar sind [388].

1.6.1.3 (Nachträgliche) Reduktion des Datenvolumens

Sinnvolle Grenzen der Qualitätsmaximierung

Der Nutzen jeder Genauigkeitserhöhung findet spätestens dann seine Grenzen, wenn die maximale Genauigkeit der nachfolgenden Verarbeitungsstufen bereits erreicht ist. Kann mit einer Fräsmaschine beispielsweise nur auf 1 mm genau ge-arbeitet werden, ist eine Genauigkeit der Oberfläche im 0.1 mm-Bereich zu hoch gewählt. Entsprechend setzt die Auflösung des menschlichen Auges eine solche Grenze beim Rendering.

Verfahren zur Datenreduktion

Verfahren zur nachträglichen Reduktion der erzeugten Dreiecke - Polygone - haben den Vorteil, daß sie sich mit sämtlichen Verfahren kombinieren lassen, die eine Approximation in Form von Dreiecken praktizieren. [Wilmer_RedukOber-flächen] stellt ein leistungsfähiges Verfahren zur nachträglichen Reduktion der er-zeugten Dreiecke dar. Es basiert auf dem Gedanken, in Bereichen geringer Ober-flächen-Variabilität, d.h. bei geringer Krümmung und damit nahezu planaren Flächen, die unangemessen hohe Auflösung aufzugeben und größere Bereiche mit nur einem (Groß-)Dreieck zu beschreiben. Die Analyse des qualitativen Ver-lustes in Verbindung mit der Reduktion konzentriert sich auf die Anwendung der Daten im Rahmen der Visualisierung. Hiernach läßt das Verfahren eine Re-duktion auf 60 bis 90 Prozent der ursprünglichen Dreiecksanzahl zu.

---

[388]: Ausnutzen von Symmetrien mittels Äquivalenzklassen.

1.6.2 Qualitative Bewertung der Algorithmen

In bezug auf die spätere Verwendung der erzeugten Oberflächen ergeben sich wichtige qualitätsorientierte Fragestellungen. Bewertungskriterien müssen geschaffen werden, um einzelne Verfahren bewert- und vergleichbar zu machen [389]. Nachfolgend werden wichtige Ergebnisse aus [Klingert_BewertungVisual] vorgestellt.

Bewertungskriterien für Algorithmen

Für eine objektive Bewertung eines Algorithmus ist dieser getrennt von seinen Ausgabedaten zu betrachten. Dieser Ansatz führt zu den

(1) *Leistungskriterien:*

- *Zeitverhalten:* Neben einer theoretischen Komplexitätsabschätzung [390] ist eine Vermessung auf dem vorliegenden (Referenz-)Computersystem notwendig. Zentrales Element der Bewertung ist die empirische Ermittlung des Verhältnisses zwischen Antwortzeit und Komplexität der Daten. Hierbei sollten sowohl Daten mit spezifischem Algorithmus-bezogenem Schwierigkeitsgrad als auch mit praxisrelevantem Charakter Verwendung finden.

- *Datenvolumen:* Eine erhöhte Punkt- und damit Dreiecks-/Würfel-Anzahl steigert die Genauigkeit, jedoch steht der Speicherengpaß dem Ziel der Qualitätsmaximierung entgegen. Es muß ein Abgleich des notwendigen mit dem vorhandenen Speichervolumen vorgenommen werden [391]. Folgende empirischen Verhaltenscharakteristiken sind im Zusammenhang mit den Ausgabedateien von Interesse: (a) theoretisch maximale Datenmenge, (b)

---

[389]: Die visuelle Begutachtung ist nur für eine grundsätzliche Plausibilitätsprüfung geeignet.

[390]: Üblicherweise findet diese im sogenannten *O-Kalkül* statt. Z.B. bedeutet ein $O(n^3)$-Verhalten, daß mit der Komplexität der Eingabedaten, ausgedrückt mit n, der Algorithmus einen Umfang an - Zeit-dominanten - Verarbeitungsschritten vornehmen muß, der in der dritten Potenz von n ansteigt. Bei einer Computer-orientierten Betrachtung eines Algorithmus sind die Gleitkommaoperationen solche Zeit-dominanten Verarbeitungsschritte. Im O-Wert wird jeweils nur die höchste Potenz der theoretisch abgeleiteten Gesamtanzahl berücksichtigt (z.B. n^4+3n^2+5 Gleitkommaoperationen → $O(n^4)$).

[391]: Da eine performante Verarbeitung der Bilddaten nur bei schnellem Zugriff möglich ist, scheidet eine ausschließliche Speicherung auf der Festplatte aus. Somit bildet der verfügbare Hauptspeicher den Engpaß. Hierbei ist das reale Hauptspeichervolumen ausschlaggebend, nicht das virtuelle. Da der virtuelle auf den realen Speicher abgebildet wird, führt die Inanspruchnahme eines großen virtuellen Speichervolumens bei kleinem physischen Hauptspeicher zu hohen Ein-/Auslagerungsraten. (vgl. [Fedtke_EffProg1], Seite 256).

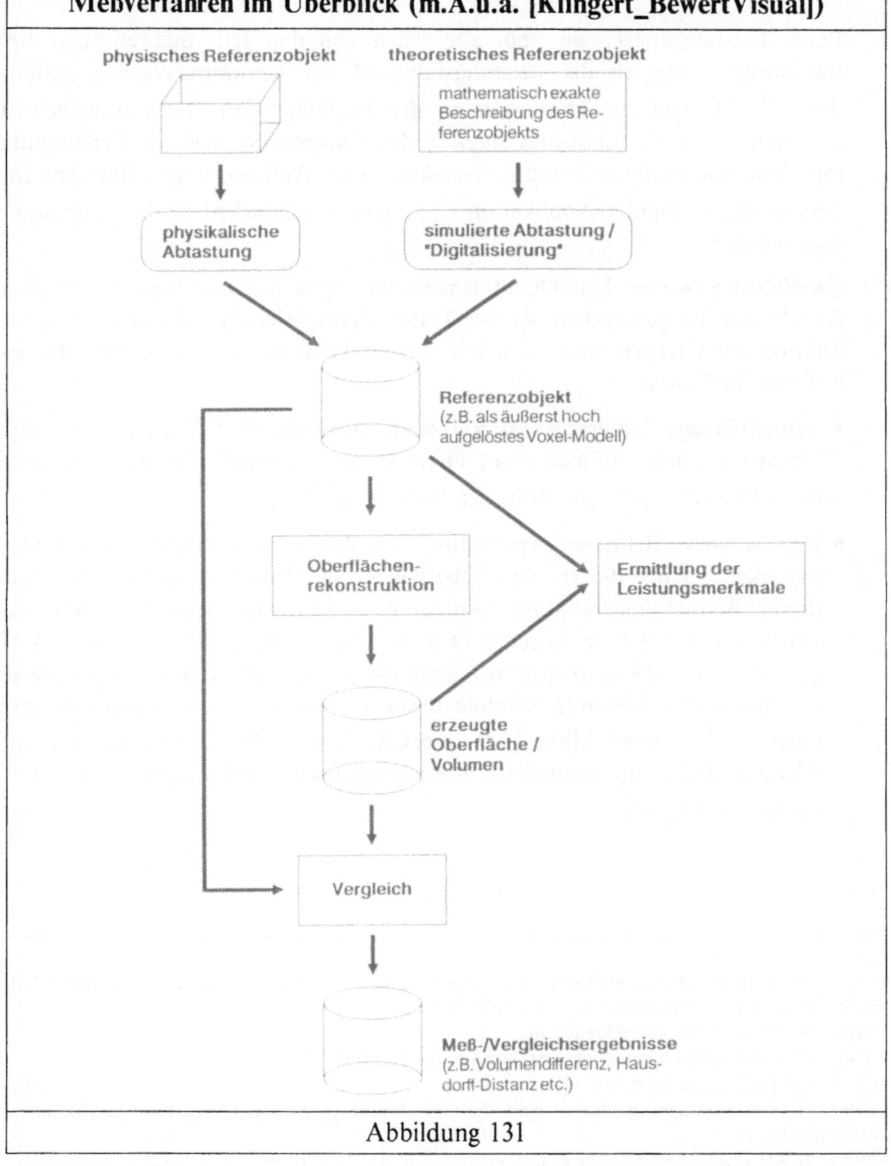

Abbildung 131

Verhältnis zwischen Ein- und Ausgabedatenmenge sowie (c) geeignete Mittelwerte[392]. Analog zur Zeitmessung sind unterschiedliche Daten-Charakteristiken heranzuziehen.

Beide Leistungsmerkmale sind, abgesehen von den rein theoretischen Betrachtungen, eng an die Leistungsfähigkeit der Computersysteme gebunden[393]. Umgekehrt kann anhand der Einflußgrößen "Ressourcenbedarf des Algorithmus", "Leistungsfähigkeit des Computersystems in Verbindung mit dem notwendigen Investitionsbedarf" und "Anforderungen des Anwenders an die Computer-Applikation"[394] eine Machbarkeitsstudie vorgenommen werden.

(2) **Qualitätsmerkmalen:** Das Qualitätsmerkmal ergibt sich unmittelbar aus dem Aspekt der Folgeverarbeitung der Daten (Visualisierung, physische Reproduktion per CAx-Technik o.ä.). Dies im Hinblick auf die Robustheit der jeweiligen Verfahren.

- **Visualisierung:** Unter diesem Verwendungsaspekt sind Kriterien der Art "kleinster/größter Winkel eines Dreiecks im Verbund", "minimale Fläche eines Dreiecks" o.ä. von zentraler Bedeutung[395].

- **Reproduktion:** Bei dieser Anwendung liegt das zentrale Interesse in der Genauigkeit, in der die erzeugte Oberfläche das Original approximiert. Aus dieser Betrachtungsrichtung resultieren vollkommen neue Kriterien: (a) Die Volumendifferenz zwischen Original und per erzeugter Oberfläche aufgebautem Volumen. (b) Ein absolutes Abweichungsmaß, das beispielsweise die maximal auftretende absolute Distanz zwischen beiden Volumina verkörpert[396]. Zwei Maße mit unterschiedlichem Reaktionsverhalten auf Abweichungen sind notwendig, um systematische Fehler signifikanter aufdecken zu können[397].

---

[392]: Diese Daten können hilfreiche Orientierungsgrößen beim Dimensionieren der die Daten haltenden Elemente sein: Hauptspeicher, Dateien, Puffer etc.
[393]: Rechenleistung, Zugriffszeiten etc.
[394]: In Form von Mindestantwortzeit, Qualität der Ergebnisse etc.
[395]: vgl. [Müller_SurfaceInterpol]
[396]: Ein solches geeignetes Maß ist die sogenannte **Hausdorff-Distanz**. (vgl. [Müller_SurfaceInterpol], Seite 3 bis 4)
[397]: Beispielsweise könnte das erzeugte Volumen um das Original oszillieren, so daß trotz eventueller erheblicher Abweichungen sich als summierte Volumendifferenz nur ein kleiner Wert ergibt.

Meßverfahren

Abbildung 131 zeigt den grundsätzlichen Aufbau des in [Klingert_BewertungVisual] vorgestellten Meßverfahrens zur Bewertung der Algorithmen. Es umfaßt folgende Komponenten:

(1) *Referenzobjekt:* Zwei Typen von Referenzobjekten werden unterschieden:

- *theoretische Referenzobjekte:* Es handelt sich um mathematisch exakte Beschreibungen in Form von Gleichungen, Funktionen o.ä. Die beliebig genau mögliche Lokalisierung und das Entfallen eines abtastungsbedingten Fehlers führen dazu, daß sämtliche Fehler auf die Oberflächen-Rekonstruktion zurückzuführen sind[398]. Als Beispiel für ein geeignetes Referenzobjekt wird der Torus genannt[399].

- *reale Referenzobjekte:* Um eine Bewertung unter für die Praxis typischen Verhältnissen vorzunehmen, sind reale Referenzobjekte heranzuziehen, z.B. eine hochauflösende CT-Abtastung. Wichtig ist, daß die Daten von hoher Güte sind, und somit der Fehler in den Eingabedaten gegenüber den verfahrensbedingten Fehlern nicht dominiert[400]. Konkret zur Verwendung von CT-Daten: Neben dünnen Schichten in geringem Abstand muß die Segmentierung äußerst präzise erfolgen[401]. Um sich diesbezüglich abzusichern, wird bei realen Objekten im Rahmen der Ergebnisbewertung auch das physische Objekt mit dem per Abtastung erzeugten "realen Referenzobjekt" verglichen.

(2) *Oberflächenrekonstruktion:* Dies ist der auf einem Voxel-Modell basierende Algorithmus zur Erzeugung von Oberflächen, z.B. das Marching-Cube-Verfahren. D.h. die einzelnen Verfahren sind in bezug auf die Eingabedaten invariant[402]. Die Ausgabe besteht aus einer strukturierten Menge an Dreieckspolygonen, die insgesamt die erzeugte Oberfläche verkörpern[403].

---

[398]: Numerische Probleme werden in diesem Zusammenhang dem Rekonstruktionsverfahren zugeordnet.

[399]: vgl. [Klingert_BewertVisual], Seite 6

[400]: Beispielsweise ist auf Approximationen/Interpolationen in den CT-Original-Daten (in der Praxis üblich: "$512^2 \rightarrow 256^2$"-Reduktion) zu verzichten.

[401]: Unkritische Segmentierungen bieten sich an, z.B. Knochen.

[402]: Eventuelle Abweichungen können über eine spezifische Transformation beseitigt werden. Die Invariabilität bezieht sich somit auf den Grundcharakter der Daten.

[403]: Auch bei den Ausgabedaten können eventuelle Abweichungen über eine spezifische Transformation beseitigt werden.

(3) *Vergleich:* Der Vergleich zwischen Referenzobjekt und konstruierter Oberfläche anhand der ausgewählten Bewertungskriterien ist Inhalt dieses Schritts.

Mit diesem Prüfstand können die etablierten Verfahren in bezug auf ihre Qualität bei gegebenem (Ressourcen-)Kontingent bewertet werden. Der beschriebene Prüfstand stellt insgesamt die Basis für eine objektive und nachvollziehbare Prüfung der Leistungsfähigkeit dar.

1.7   Computer-Technik für die Visualisierung

Der Trend, medizinische 2D- und 3D-Visualisierung auf Standard-Hard- und Software zu realisieren, macht es notwendig, das Technologiespektrum und die Leistungsfähigkeit näher zu betrachten. Insbesondere gilt folgender Frage das Interesse: Welcher technische Aufwand in Form von Funktionalität und Qualität ist notwendig, um eine gewünschte diagnostische Aussagekraft/-qualität zu erhalten und damit den Einsatz in der Medizin rechtfertigen zu können [404].

1.7.1   Bildschirmausgabe (Monitor und Graphikkarte)

Der Bildschirm nimmt als Ende der computerbasierten Verarbeitungs- und Wertschöpfungskette eine zentrale Rolle ein. Über ihn gelangt der Anwender an die Ergebnisse. In der nachfolgenden Beschreibung werden die beiden Komponenten

- Monitor (Bildröhre/Anzeigegerät im engeren Sinn) und die

- Graphikkarte (die rechnerinterne Bildsignal-erzeugende Komponente) [405]

nur dann präzise unterschieden, wenn dies notwendig ist; Oberbegriff ist der *Bildschirm.* Dies, weil beide aufeinander abgestimmt sein müssen und damit als Einheit betrachtet werden können. Zudem werden nur Graphik-Bildschirme betrachtet, und hierbei der neueste Stand der Technik.

---

[404]: vgl. [Haynor_WorkStationRequire]
[405]: Ferner muß das Betriebssystem zur Unterstützung dieser Graphikkarten in der Lage sein.

1.7.1.1 Funktion, Leistungsspektrum, Kosten-Nutzen-Verhältnis

Auflösung

Die Auflösung eines Rasterbildschirms, charakterisiert als n×m-Matrix, ist ein primäres Qualitätsmaß. Hierbei ist n die Zeilen- und m die Spaltenanzahl. Im Bereich der

- PCs stehen unter "normal" ausgestatteten Geräten Auflösungen im Umfang von 640×480 (Standard-VGA) bis 1024×768 (Super-VGA) Bildpunkte bereit.

- Workstations sind 1280×1024 Bildpunkte der Standard.

Wichtig ist der Hinweis auf die physikalischen Gegebenheiten in bezug auf die Bildröhre: Eine erhöhte Zeilenauflösung ($\equiv$Spaltenanzahl) m führt nur dann zu einer besseren Auflösung, wenn gilt:

$$m \cdot \text{Lochabstand} \leq \text{genutzte Bildschirmbreite}^{[406]}. \tag{135.1}$$

Der Lochabstand in 12″-Standard-Monitoren[407] beträgt 0,28mm, so daß eine Zeilenauflösung in Höhe von 1024 Pixel eine Breite von 28,67cm benötigt. Dieser Wert ist aber größer als die konstruktionsbedingte - und aufgrund des Bildschirmrands nicht vollständig nutzbare - Breite der Bildröhre. Bei diesen Verhältnissen verteilt die Monitor-Hardware die Pixel entsprechend auf die Löcher, so daß ein sinnvolles/optimales Bild entsteht[408].

Bilderzeugung

Erzeugt wird das Bild auf dem Monitor durch eine permanente wiederholte Ausgabe des Bildspeicherinhalts. Die Häufigkeit dieser Ausgabe, gekennzeichnet durch die *Bildwiederholfrequenz* (=Vertikalfrequenz), wirkt sich unmittelbar auf die Qualität des Bildes aus und ist damit ein Bildschirm-Gütekriterium. Für eine solide ergonomische Qualität muß die Bildwiederholfrequenz mindestens 70 Hertz (Hz) betragen. Zwei Bilderzeugungsarten/-modi werden unterschieden:

- *Interlaced:* Da die Auflösung des Monitors unmittelbar die Anforderung an die Graphikkarte festlegt, können Monitore minderer Qualität hohe

---

[406]: Der *Lochabstand* - oft Dichte genannt - für einen Monitor kann aus dem technischen Datenblatt entnommen werden. Dies im Abschnitt "Bildröhre".
[407]: Hinweis: 12″ = 30,48cm oder 14″ = 35,56cm.
[408]: vgl. [Schüller_PCAufrüsten], Seite 154

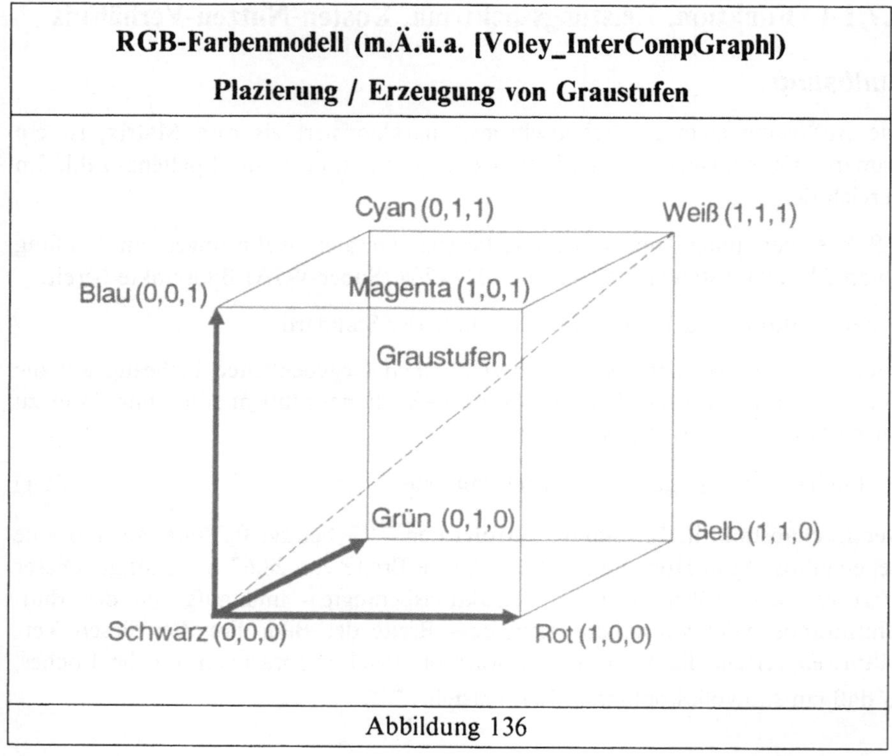

Abbildung 136

Auflösungen nicht in der aus ergonomischen Gründen geforderten Vollbilder-zeugung aufbauen[409]. Der Gesamtbildaufbau erfolgt stattdessen in Halbbil-dern, indem in einem ersten Schritt sämtliche Zeilen mit ungerader und im fol-genden die Zeilen mit gerader Zeilennummer auf dem Schirm erzeugt werden. Dies führt aufgrund eines Flimmerns zu Verlusten im Bereich der Bildqualität.

- *Non-Interlaced:* Der Bildaufbau findet in Voll- und nicht in Halbbildern statt. Dies steigert die ergonomische Qualität des Bildschirms wesentlich.

---

[409]: siehe Non-Interlaced (nächster Punkt)

Farberzeugung

Folgende Techniken werden zur Farbbilderzeugung eingesetzt:

- *Farbauflösung:* Nahezu alle kommerziellen Bildschirme basieren auf dem *RGB-Farbenmodell*[410]. Es basiert auf den drei Grundfarben *R*ot, *G*rün und *B*lau, die jede eine Dimension des dreidimensionalen RGB-Farbenraums verkörpert. Normiert man die Farbanteile auf ein [0;1]-Intervall, so ergibt sich ein (Farb-)Punkt FP im Farbraum durch seine drei Farbkoordinaten FP_R, FP_G und FP_B. Die additiv gewichtete Mischung der Grundfarben mit diesen Werten ergibt die endgültige Farbe, den Farbpunkt FP[411]. Die Qualität eines RGB-basierten Bildschirms zeigt sich darin, mit welcher (Farb-)Auflösung - Digitalisierungsbreite - jede Grundfarbe verarbeitet wird. Quantisiert wird diese Auflösung durch die Bit-Anzahl a, so daß beispielsweise für $a = 4$ in jeder Grundfarbe $2^4 = 16$ Stufen innerhalb des [0;1]-Intervalls unterschieden werden können.

- *Farbpaletten/Look-Up-Table:* Da in Verbindung mit einer großen räumlichen Auflösung (hohe Werte n und m) und umfassender Farbauflösung (hoher a-Wert) umfangreiche Speichervolumen notwendig werden, arbeiten viele Bildschirm-Systeme mit *Farbpaletten* bzw. einer *Look-Up-Table* (LUT)[412]. Es handelt sich um eine Tabelle, die 2^w RGB-Einträge FP_i umfaßt ($i = 0$ bis 2^{w-1})[413]. Bei dieser Konstellation ist das System in der Lage, 2^w unterschiedliche Farben innerhalb eines Bildes darzustellen. D.h. jedem Pixel ist ein LUT-Index i aus dem Intervall $[0; 2^{w-1}]$ zugeordnet. Mit dem Wert i jedes Pixels erfolgt ein Zugriff auf die Farbpalette, deren Eintrag FP_i schließlich die für die Signalerzeugung notwendige Pixel-RGB-Information angibt. Durch das Belegen der Farbpalette kann ein spezifisches Farbenspektrum für die jeweilige Anwendung komponiert werden.
Wird jede Grundfarbe mit einer Auflösung in Höhe von a Bit digitalisiert, besteht jeder LUT-Eintrag aus 3·a Bit. Zu jedem Bildpunkt (Pixel) werden nunmehr nicht die drei, jeweils a Bit umfassenden RGB-Werte gespeichert, sondern nur noch w Bit für die Eintragsnummer i in der Farbtabelle. Statt

---

[410]: Farbenmodelle: vgl. [Foley_CompGraphics], Seite 584 f.
[411]: siehe Abbildung 136
[412]: Begriffsklarstellung: Über eine Look-Up-Table wird eine Farbpalette (Farbauswahl) definiert. Trotzdem werden beide Begriffe oft synonym für die nachfolgend beschriebene Technik verwendet.
[413]: Im Rahmen einer binärcodierten Darstellung benötigt die LUT-Eintragsnummer w Bit.

m·n·(3·a) Bit benötigt man nur noch ein Gesamtspeichervolumen im Umfang von m·n·w+w·3·a Bit. Aus dem Wert a leitet sich deshalb ab, in welchen diskreten Schritten der Farbraum durchschritten werden kann. Die grundsätzliche Farbauflösung bzw. das Gesamtfarbenspektrum wird somit festgelegt. Dieses kann jedoch nicht auf einmal in einem Bild zum Einsatz kommen, sondern nur eine Auswahl von 2^w unterschiedlichen Farben. Die Tabelle wird jeweils gezielt belegt.

- **True-Color-Bildschirm:** Man spricht von "True-Color-Bildschirmen", "Bildschirmen mit 24-Bit-Farbauflösung" oder von "Bildschirmen mit 16 Millionen Farben", um folgendes zum Ausdruck zu bringen: Jede Grundfarbe wird mit jeweils 8 Bit digitalisiert (a = 8), d.h. es können $2^8 = 256$ Stufen unterschieden werden. Dies erfolgt für sämtliche 3 Grundfarben, woraus $2^8 \cdot 2^8 \cdot 2^8 = 2^{24} = 16777216$ mögliche Farbkombinationen resultieren. Im Vergleich zur LUT-Technik kann jedoch jeder Bildpunkt in dieser Auflösung individuell festgelegt werden. Graphikkarten dieser Qualität verfügen über leistungsfähige Prozessoren mit umfassendem Speicher und sind deshalb entsprechend teuer. Einige Systeme bieten den True-Color-Modus nur in Verbindung mit einer reduzierten Auflösung, d.h. mit kleineren Werten n und m.

Schwarz-Weiß-Darstellung auf einem Farbbildschirm

Speziell im Hinblick auf eine computergestützte Verarbeitung der Schwarz-Weiß-orientierten medizinischen Untersuchungsverfahren interessiert die Darstellung von Graustufen auf einem Farbbildschirm. Beispielsweise unterscheidet ein CT 4096 Hounsfield-Einheiten, die bei einer Darstellung auf dem Bildschirm zu 4096 Graustufen führen. Folgende Sachverhalte sind im Zusammenhang mit dem Vorhandensein 2^p unterschiedlicher Graustufen im Datenmaterial von hohem Interesse:

- Der "Farb"-Bereich von Schwarz bis Weiß über Grau entsteht im RGB-Modell über eine identische Beimischung sämtlicher drei Grundfarben. Im Farbenraum ergibt dies eine Diagonale [414].

---

[414]: siehe Abbildung 136

- Bei einem Bildschirm, der auf Farbpaletten basiert, ist der LUT-Umfang 2^w der Graustufenauflösungsengpaß. Durch eine Belegung der LUT-Einträge mit dem Schwarz-Grau-Weiß-Spektrum findet eine Abbildung der 2^p (Daten-)Graustufen auf die 2^w möglichen Bildschirm-Graustufen statt. Betrachtet man einen Standard-Bildschirm mit $w = 8$ (z.B. Standard-VGA), so findet beispielsweise für CT-Daten - "schlimmstenfalls" - eine "4096 → 256"-Graustufen-Reduktion statt. Hierin liegt ein Auflösungs-/Qualitätsverlust, dessen Auswirkungen auf die diagnostische Aussagekraft des Materials näher zu untersuchen sind[415]. Für äußerst sensible medizinische Anwendungen, bei denen eine Fensterauswahl nicht sinnvoll/möglich ist, sollte w zumindest 10 oder 12 ($2^{10} = 1024$, $2^{12} = 4096$) betragen, wenn nicht nur ein "Grob-"Eindruck vermittelt werden soll.

- Aber auch True-Color-Bildschirme lösen das Problem aus folgendem Grund nicht: Jede Grundfarbe wird mit derselben Auflösung erfaßt, so daß auch nur in diesen Schritten die Diagonale des RGB-Farbenraums durchschritten werden kann. True-Color-Bildschirme weisen somit keine Vorzüge in bezug auf die Graustufendarstellung auf, wenn liegen sie nur im Bereich der Falsch-Farben-Darstellung.

Zu berücksichtigen ist ferner folgende Tatsache: Das menschliche Auge kann nur ca. 30 Graustufen in einem Schwarz-Weiß-Übergang unterscheiden, so daß beispielsweise im Rahmen der CT-Daten-Visualisierung eine Reduktion der Auflösung durch Skalierung oder Fensterwahl akzeptiert werden kann[416]. Entsprechend ist auch der Abstand des Betrachters vom Monitor an die Bildschirmgröße anzupassen. Die Ortsauflösung des menschlichen Auges beträgt ca. 3 bis 10 Linienpaare je Winkelgrad[417], so daß bei einem 14"-Bildschirm der optimale Abstand bei ca. einem Meter liegt[418].

Spezielle Schwarz-Weiß-Bildschirme

Spezielle Bildschirme für die medizinische Bildverarbeitung erlauben eine Darstellung von Graustufen mit einer Auflösung von bis zu 12 Bit ($a = 12$ → 4096 Graustufen). Diese Bildschirme sind jedoch verhältnismäßig sehr teuer und

---

[415]: siehe Abschnitt 1.7.1.3
[416]: vgl. [Mösges_CAS], Seite 376
[417]: siehe Abschnitt 1.2.2.2.2
[418]: vgl. [Philips_CTGrundlagen], Seite 37

stellen nur dann eine notwendige Bedingung für den Einsatz computergestützter Verfahren in der Medizin dar, wenn der Informationsverlust bei geringerer Auflösung unvertretbare Dimensionen erreicht.

1.7.1.2 Bildschirm-Probleme im Bereich medizinischer Visualisierung

Der medizinische Anwendungsaspekt setzt spezifische Anforderungen an die Visualisierungs-Software. Auf diese Anforderungen und die zu minimalem Kompromiß führenden Lösungen wird nachfolgend eingegangen.

Graustufendarstellung

Medizinisches (Bild-)Datenmaterial[419] umfaßt pro Pixel/Voxel p Bit, so daß 2^p Datenwerte unterschieden werden können. Typischerweise sind Graustufen im Intervall $[0, 2^p-1]$ skaliert. Mit p = 12 ergeben sich aus CT-Daten im Rahmen der Darstellung 4096 Graustufen. Um auf spezielle - und damit teure - Hardware verzichten zu können, werden bei einer Bildschirm-Graustufenauflösung in Höhe von a Bit (a≤p) folgende Techniken praktiziert:

(1) *Grob-Graustufen-Abbildung:* Das vollständige Daten-Graustufen-Intervall wird auf das mögliche Bildschirm-Graustufen-Spektrum abgebildet - reduziert -, dies über eine *(Graustufen-)Skalierungsfunktion*[420] f:

$$\text{Bildschirm-Graustufe} = f(\text{Datengraustufe}). \tag{140.1}$$

<419>: beispielsweise CT-Daten, nachträglich abgetastete/digitalisierte Röntgenbilder o.ä.

<420>: Aufgrund der diskreten Größen wird oft auch von einer *Skala* gesprochen. Software-technisch kann sie als Tabelle mit 2^p Einträgen realisiert werden, um bei nicht-linearer Skalierungsfunktion f den Rechenzeitbedarf zu reduzieren. Mit dem Daten-Graustufenwert als Index greift man auf den ihr zugeordneten Tabelleneintrag zu, dessen Inhalt den Bildschirm-Graustufenwert ergibt. Die graphische Darstellung der Skalierungsfunktion wird *Gradationskurve* genannt. (vgl. [Haberäcker_DigitBild], Seite 109 f.)

Ist f eine lineare Abbildung, so ergibt sich [421] [422]:

Bildschirm-Graustufe(Datengraustufe) =   (141.1)

$$\text{INT}\left(\text{Datengraustufe} \cdot \frac{2^a-1}{2^p-1} \right) \; .$$

Insgesamt ergibt sich ein *Graustufenverhältnis* [423] in Höhe von $1:2^{p-a}$. Da bei diesem Verfahren nicht geprüft wird, welches Grauwerte-Spektrum überhaupt abgebildet werden muß - in den Daten vorliegt und genutzt wird -, ist es sehr grob und gegebenenfalls mit hohem Informationsverlust verbunden. Jedoch wird ein schwarzer Daten-Bildpunkt (Bildgraustufe 0) auch auf dem Bildschirm schwarz (Daten-Graustufe 0) dargestellt; entsprechendes gilt für einen weißen Punkt. Somit findet keine Verschiebung des Spektrums statt.

(2) ***Bilddaten-orientierte Graustufen-Abbildung ohne Abschneiden:*** Über ein Histogramm wird das Grauwerte-Spektrum im Bild - in den Daten - ermittelt. Hieraus ergibt sich ein - für dieses Bild - spezifisches Graustufen-Intervall mit den Randwerten $\text{Daten}_{\text{Grau-Min}}$ und $\text{Daten}_{\text{Grau-Max}}$, und das Graustufen-verhältnis beläuft sich auf $1:\dfrac{\text{Daten}_{\text{Grau-Max}}-\text{Daten}_{\text{Grau-Min}}+1}{2^a}$. Es wird deutlich, daß bei einem schmalen Spektrum weniger Graustufenauflösung verloren geht. Die Skalierungsfunktion f lautet im Fall einer linearen Umrechnung:

Bildschirm-Graustufe (Datengraustufe) =   (141.2)

$$\text{INT}\left((\text{Datengraustufe}-\text{Daten}_{\text{Grau-Min}}) \cdot \frac{2^a-1}{\text{Daten}_{\text{Grau-Max}}-\text{Daten}_{\text{Grau-Min}}} \right) \; .$$

Zu beachten ist, daß bei diesem Verfahren ein Bildpunkt mit der Graustufe $\text{Daten}_{\text{Grau-Min}}$ als schwarzer Punkt auf dem Bildschirm dargestellt wird [424].

---

[421]: Diese Formel kann programmiertechnisch durch schnelle Shift-Operationen effizient realisiert werden.

[422]: Hierbei ist INT die Ganzzahlfunktion (z.B. ergibt INT(3.5) = 3); sie ist notwendig, da Graustufen natürliche Zahlen (inklusive der Null) sind.

[423]: Hierunter versteht man das Verhältnis zwischen der Anzahl an Daten-Graustufen und der Anzahl an darstellbaren Graustufen.

(3) ***Bilddaten-orientierte Graustufen-Abbildung mit Abschneiden:*** Nach der Histogramm-Berechnung wird der Kern des Spektrums ermittelt, beispielsweise der Bereich, in dem 90% der Graustufen liegen. Diese Randwerte bilden nun die Werte $Daten_{Grau-Min}$ und $Daten_{Grau-Max}$. Die außerhalb dieses Kernbereichs liegenden Grauwerte werden weiß bzw. schwarz dargestellt und damit eliminiert. Ansonsten liegen dieselben Verhältnisse wie im vorangehenden Punkt vor.

(4) ***Einsatz einer nicht-linearen Skalierungsfunktion f:*** Durch eine spezifische Gestalt der Skalierungsfunktion f kann die Graustufen-Abbildung gezielt beeinflußt werden, z.B. zur Korrektur individueller Empfindlichkeits- bzw. Verfälschungskennlinien [425] der eingesetzten Hardware.

(5) ***Falsch-Farben-Darstellung:*** Die Graustufenwerte werden als Farben interpretiert. Die Auswahl des Farbenspektrums hängt von der jeweiligen Farbauflösung a ab. Gilt a≥p, so kann beispielsweise das gesamte Graustufen-Spektrum in einer Farbe über unterschiedliche Intensitäten dargestellt werden. Ansonsten, d.h. bei a<q, sind mehrere Farben miteinander zu kombinieren. Bei LUT-basierten Bildschirmen bildet die Größe der Palette, d.h. der Wert w den Engpaß.

Probleme bei der Mehrbilddarstellung

Obige Einzelbildbetrachtung läßt bei der Graustufen-Darstellung folgendes Problem außer Acht. Werden mehrere Bilder gleichzeitig auf einem Bildschirm dargestellt, so hat jedes eine individuelle Charakteristik. Werden nunmehr individuelle Graustufen-Skalierungsfunktionen eingesetzt, ist der Vergleich zwischen den Einzelbildern nicht mehr direkt möglich. Da der Bildschirm nicht abschnittsweise, sondern nur als ganzes parametrisiert werden kann, muß für die gesamte Darstellung eine übergeordnete Harmonisierung - ein Abgleich - der Graustufen-Skalierungsfunktionen erfolgen. Man spricht im Zusammenhang mit einer Einzelbild-Gruppe von der [426]

● ***absoluten/globalen Graustufen-Skalierungsfunktion:*** Die Parametergewinnung (z.B. $Daten_{Grau-Min}$ und $Daten_{Grau-Max}$) erfolgt über alle darzustellenden

---

[424]: Gegebenenfalls hält man einen Graustufenrand frei, bei a = 8 z.B. von 0 bis 5 und von 250 bis 255.

[425]: z.B. Gamma-Korrektur

[426]: vgl. [Osiris_UserManual]

Einzelbilder hinweg. Dies erlaubt schließlich einen direkten Vergleich zwischen den Bildern, führt jedoch zu einem Kompromiß in bezug auf die Graustufen-auflösung.

• *relativen/individuellen Graustufen-Skalierungsfunktion:* Jedes Bild wird in seiner individuellen Charakteristik dargestellt. Damit ist der Vergleich zwischen Einzelbildern erschwert bzw. nicht mehr direkt möglich.

Software-Werkzeuge bieten entsprechend unterschiedliche Betriebsarten (Modi) an, um beide Darstellungsformen zu ermöglichen. Desweiteren bietet die Falsch-Farben-Darstellung einen Ausweg für diese Problemstellung.

Graustufenverfälschung

Außer in der Graustufen-Skalierung liegt auch in der Bildschirm-Hardware selbst eine Quelle der Graustufenverfälschung. Jeder Bildschirm hat in diesem Zusammenhang eine eigene Charakteristik. Bildschirmbedingte Verfälschungen kann man durch eine gezielte Modellierung der Skalierungsfunktion teilweise wieder ausgleichen.

1.7.1.3 Bewertung der bildschirmbasierten Diagnose im Rahmen der medizinischen Visualisierung

Eine zentrale Fragestellung in bezug auf die Einführung computergestützter Verfahren ist, welche diagnosebezogenen Aussagen bei einer gegebenen technischen Qualität möglich sind. Diese Bewertung ist Inhalt der sogenannten *Receiver-Operator-Characteristic-Analyse*, kurz **ROC-Analyse**. Ihr Aussageziel kann ebenso wie folgt formuliert werden: Gibt es qualitative Minimalanforderungen in bezug auf die Technik, um einen Verlust an Aussagekraft - nahezu - vollständig ausschließen zu können? Konkret auf den Bildschirm bezogen, stellt sich die Frage, ob

• die praktizierte Graustufen-Abbildung einen derart hohen Informationsverlust hervorruft, daß für den Einsatz von Standard-Bildschirmen eigentlich keine Rechtfertigung besteht.

• die Graustufenverfälschung derart hoch ist, daß der diagnostische Vergleich z.B. zwischen Film-Folien-Lösung und Bildschirm stets zugunsten des ersteren ausfällt.

- die Größe des diagnostischen Materials bei gegebener Bildschirm-Auflösung keine Diagnose zuläßt, weil unter anderem Strukturen im Kleinstbereich nicht treffsicher erkannt werden. Diese Prüfung ist selbstverständlich immer in Verbindung mit der die Bilddaten erzeugenden Hardware durchzuführen, z.B. dem Röntgenbild-Scanner[427].

- ergonomische Gesichtspunkte dem Einsatz entgegenstehen.

Untersuchungen und Ergebnisse auf diesem Gebiet finden sich insbesondere in den Disziplinen Radiologie und Telemedizin[428].

1.7.2 Hardware zur Interaktion mit Computer-Anwendungen

Für die Interaktion mit einer Computeranwendung stehen mehrere Alternativen bereit:

- *Tastatur*

- *Touch-Screen:* Die Interaktion mit der Computer-Anwendung findet über ein Berühren der Bildschirm-Oberfläche statt.

- *(2D-)Maus:* Hierbei handelt es sich um die bekannte Maus, die eine 2D-basierte Positionierung erlaubt und über zwei oder drei Schaltknöpfe verfügt[429].

- *Joystick:* Er dient ähnlich der Maus zur Angabe einer Richtung, jedoch erfolgt keine Bewegung über eine Fläche. Stattdessen kann die Zeitdauer, für die er in eine bestimmte Richtung ausgerichtet bleibt, als Maß der Verschiebung gewertet/interpretiert werden. Neben diesen "digitalen" Joysticks gibt es die "analoge" Variante, die außer über die Richtung auch eine Information über das Maß der Auslenkung zurückgibt.

- *Trackball:* Er entspricht einer umgedrehten mechanischen Maus, indem eine Kugel, die in einem Laufkäfig eingefaßt ist, gezielt gedreht werden kann. Ohne

---

[427]: vgl. [Wenz_DigitKonvRöntbild], [Wenz_FehlbelRöntbild]

[428]: Details vgl. [Busch_DigitRadiogr1], [Busch_DigitRadiogr2], [Busch_ThoraxDiagn1], [Felix_Telemed]

[429]: Die 2D-Information kann unter anderem zur Simulation anderer Hardware genutzt werden, um Pseudo-3D-Positionierungen vornehmen zu können. Beispielsweise läßt sich ein Trackball auf dem Bildschirm nachbilden. Diese Technik kommt auch in der CranioSim-Anwendung zum Einsatz.

Virtuelle Realität (m.Ä.ü.a. [Krauss_VirtualReality])

3D-Ein-/Ausgabegeräte

3D-Eingabegeräte

Geräte-Bezeichnung / Produktname	Anwendungsgebiet / Konzeption	Technische Daten	Genauigkeit	Einschränkungen
3Space Isotrack (Hersteller: Polhemus)	Magnetfeld-basiert.	6 Freiheitsgrade. 1 Quelle (aktiv). 1 Sensor (passiv). 28 Aktualisierungen pro Sekunde bei 19200 Baud RS-232-Schnittstelle.	Bei 38,1cm Abstand von der Quelle: 0,33cm in bezug auf die Position und 0,85 Grad in bezug auf die Orientierung.	Das System sollte nicht in der Umgebung starker Magnetfelder oder ferromagnetischen Materials eingesetzt werden. Das Arbeiten in einem Würfel mit 152,40cm Kantenlänge führt zu einer geringeren Genauigkeit.
VPL DataGlove 2+ (Hersteller: VPL)	3Space Isotrack für Position und Orientierung. Fiberoptischer Sensor für die Handmessung.	6 Freiheitsgrade beschreiben die Position und die Ausrichtung/ Orientierung der Hand. 10 Freiheitsgrade messen die 10 Hauptgelenke der Hand. 60 Aktualisierungen pro Sekunde. RS-232- und RS-422-Schnittstelle.	Finger: 1 Grad Winkelgenauigkeit. Position und Orientierung: siehe 3Space-Isotrack-Sensor.	Direkte Rechnerverbindung. Der Handschuh muß gut passen, eventuell sind unterschiedliche Größen notwendig. Handschuh für links und rechts. Handschuh bedarf einer Eichung.
SPACEBALL (Hersteller: SPACEBALL TECHNOLOGIES INC)	Position und Orientierung werden durch Drücken und Rotieren verändert.	6 Freiheitsgrade. RS-232-Schnittstelle.	10 Bit interne Auflösung.	Stationäres Tischgerät als Eingabegerät. Relative Position zur 3D-Szene.
LOGITECH 3D MOUSE (Hersteller: LOGITECH)	Ultraschall. Nutzung als 2D- und 3D-Eingabegerät.	6 Freiheitsgrade. Quelle besteht aus drei dreieckförmig plazierten Ultraschallsendern, die Signale zur Maus schicken. Die Maus verfügt über drei Mikrofone zum Empfang der Signale. 50 Aktualisierungen pro Sekunde. RS-232-Schnittstelle.	Position: 2D: 400 DPI 3D: 200 DPI in einem Würfel mit 60,96cm Kantenlänge. Orientierung: 0.1 Grad in einem Würfel mit 60,96cm Kantenlänge.	Hohe Auflösung nur im Würfel der Kantenlänge 60,96cm. Verfolgungsgeschwindigkeit: bis zu 76,2cm pro Sekunde.

Teil 1 von Abbildung 145

3D-Ausgabegeräte

Geräte-Bezeichnung / Produktname	Anwendungsgebiet / Konzeption	Technische Daten	Einschränkungen
CrystalEyes (Hersteller: Stereo Graphics)	Flüssigkristall-Stereo-Brille (LCD).	Wiederholfrequenz pro Auge: 45 bis 75 Hz. Synchronisation mit dem Computer-Bildschirm erfolgt kabellos über ein Infrarotsignal. Kopplung mit einem 3Space-Isotrack-Sensor für die Ermittlung von Position und Ausrichtung der Hand ist möglich.	Vertikale Auflösung des Bildspeichers ist nur halb so groß wie im normalen Nicht-Stereo-Modus. Kein totales Eindringen in die 3D-Graphik-Szene.
VPL EyePhone HRX (Hersteller: VPL)	Kopf-montierte Farb-Flüssigkristallanzeige mit Breitwinkeloptik und Stereo-Kopfhörer	Sichtbereich: Horizontal: 106 Grad beide Augen. Vertikal: 75 Grad. Auflösung: 720 x 480 Bildpunkte. RS-170A-RGB- oder NTSC-Schnittstelle. Kopplung mit einem 3Space-Isotrack-Sensor zur Bestimmung der Position und der Ausrichtung des Kopfes ist möglich.	Relativ geringe Auflösung. Bildverzerrung. Beschränkte Farbenanzahl. Relativ unkomfortabel zu tragen. Direke Kabelverbindung zum Computer.
BOOM (Binocular Omni-Orientation Monitor) (Hersteller: Fake Space Labs)	Kopf-gekoppeltes bildschirmbasiertes stereoskopisches Anzeigegerät mit Breitwinkeloptik. Befestigt in einer Box mit einem Gegengewicht.	RS-170A-RGB-Schnittstelle. Handgelenke sind mit Kodiereinheiten für Position und Orientierung ausgestattet. Auflösung hängt vom Bildschirm ab.	Bildverzerrung.

Ende von Abbildung 145

einen zusätzlichen Knopf/Schalter kann die Trackball-Information entweder nur Rotationen oder nur 2D-Translationen beschreiben.

- **Geoball:** Im Vergleich zum Trackball können mit dem Geoball sowohl die rotatorischen als auch die translatorischen Freiheitsgrade durch Rollen und Bewegen einer Kugel ausgedrückt werden[430].

- **Datenhandschuh**[431]: Der Anwender der Computer-Applikation zieht einen Datenhandschuh an, dessen eingebaute Sensorik die Bewegung der Finger und der gesamten Hand verfolgt. Es handelt sich hierbei um ein spezielles Gerät der Virtuellen-Welt-Technik.

- **Augenverfolgung:** Über eine kontaktlose Verfolgung der Augenbewegung/-ausrichtung kann die Visualisierung im Rahmen einer virtuellen Welt an die Kopf- und Augenbewegung des Anwenders gekoppelt werden.

- **Kopf-montierter Bildschirm**[432]: Im Rahmen der Virtuelle-Welt-Technik werden miniaturisierte brillenartige Bildschirme eingesetzt.

- **Ganzkörperanzug**[433]: Ein mit Sensoren bestückter Anzug verfolgt die Bewegungen des Körpers, so daß sich motorische Abläufe in die virtuelle Welt direkt übernehmen lassen.

Speziell für den 3D-Bereich zeigt Abbildung 145 die Eingabegeräte des Anwendungsbereichs Virtuelle Realität.

---

[430]: vgl. [Jackisch_3DVisualTool]
[431]: engl.: dataglove
[432]: engl.: head mounted display
[433]: engl.: datasuit

1.8 Navigationstechnik

Techniken der Navigation[434] bilden die zentrale Grundlage für den Übergang von der Planungs- in die Ausführungsphase der computerge- und -unterstützten Chirurgie. Dies findet insbesondere in denjenigen Operationsdisziplinen Anklang, bei denen die Führung des Instruments bzw. dessen Wirkungsbereich keiner direkten optischen Kontrolle mehr unterzogen werden kann, z.B. bei der Endoskopie. Mit Hilfe navigationsbasierter Instrumente beabsichtigt man ferner, während der Operation die auf Röntgentechnik basierenden Durchleuchtungsverfahren verzichtbar werden zu lassen. Abbildung 149 zeigt die prinzipielle Struktur einer CAS-Umgebung. Nachfolgend werden Navigationsgrundlagen und anschließend einige wissenschaftliche Entwicklungen bzw. kommerziell verfügbare Produkte im Bereich der - medizinischen - Navigation näher beschrieben[435] [436].

1.8.1 Grundlagen

Absoluter Nullpunkt und Welt-Koordinatensystem

Innerhalb des gesamten Systems wird ein "absoluter" Nullpunkt definiert, bestehend aus einem Punkt und einem in ihm liegenden Koordinatensystem. Man bezeichnet dieses auch als (Navigations-)Welt-Koordinatensystem. In ihm enden sämtliche relativen Lagebeziehungen und ergeben eine absolute Position in diesem Navigationsraum[437]. Im Navigationsraum erfolgen sämtliche Lagebeschreibungen relativ; dies auf zwei Arten:

---

[434]: In englischsprachiger Literatur wird statt vom Navigator auch vom *Koordinaten-Digitalisierer (coordinate digitizer)* gesprochen.

[435]: Die Stereotaxie innerhalb der Neurochirurgie ist eine "Pionierwissenschaft" auf diesem Gebiet, so daß von dort die meisten Entwicklungen stammen.

[436]: An dieser Stelle ist der Hinweis hilfreich, daß die nachfolgend beschriebene Navigationstechnik von den technischen Möglichkeiten im Rahmen der Interaktion mit Computer-Anwendungen zu unterscheiden ist. Zu letzteren gehört die Maus, der Datenhandschuh, die 3D-Brille o.ä. (siehe Abschnitt 1.7.2). Navigation in diesem Abschnitt betrifft ausschließlich die - präzise - Bestimmung von Position und Orientierung eines - chirurgischen - Instruments im Raum während eines operativen Eingriffs. In der Literatur findet man deshalb häufig den Begriff *Instrumenten-Navigation* (instrument navigation).

[437]: Beispielsweise ist dies ein - markierter - Referenzpunkt in einer Ecke des Raums oder der Navigationszelle.

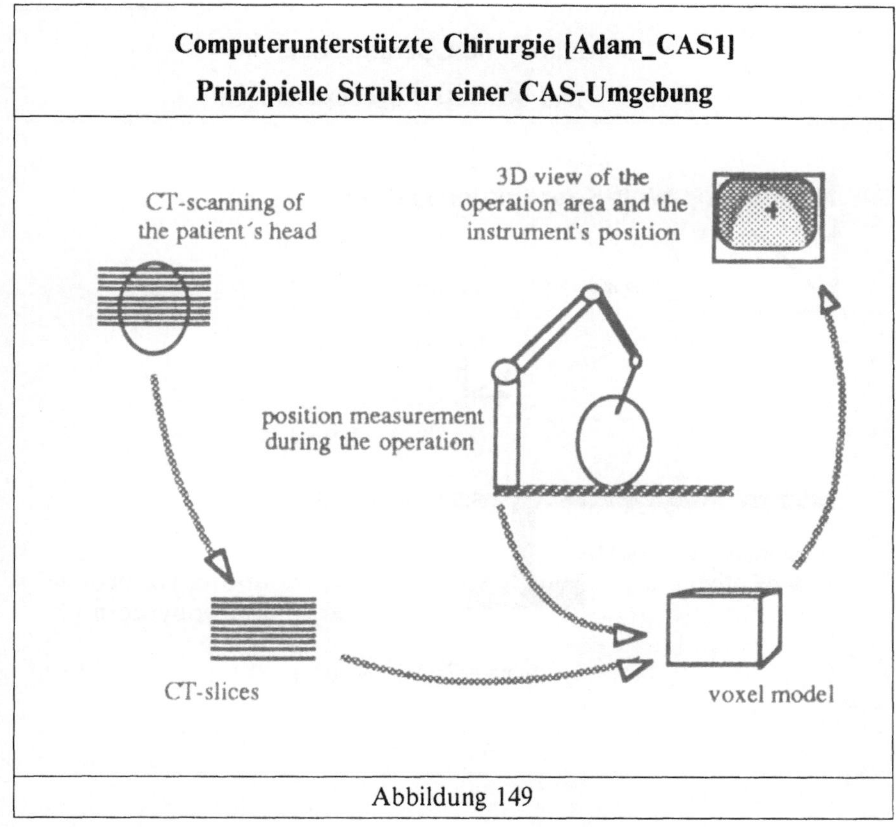

Abbildung 149

- Relativ zum absoluten Nullpunkt bzw. Navigations-Welt-Koordinatensystem.

- Relativ zu anderen, selbst relativ positionierten Koordinatensystemen.

Bei Betrachtung einer Fehlerrechnung, insbesondere einer Fehlerfortpflanzungs-
rechnung wird deutlich, daß eine Minimierung der Lagebeziehungen vom zweiten Typ von großer Bedeutung ist. Denn schwache Positionierungsglieder, an die
andere Elemente gekoppelt sind, geben ihren Fehler direkt an letztere weiter.

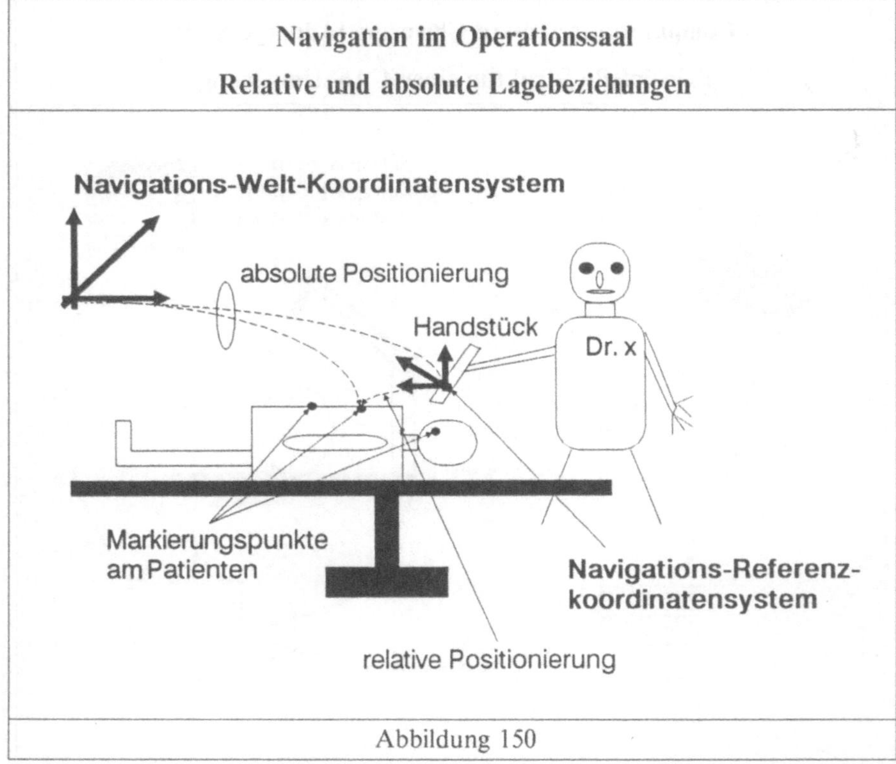

Abbildung 150

Ergebnisdaten der Navigation

Verfolgt wird im Rahmen der Navigation das *Handstück,* an das das eigentliche Instrument mechanisch befestigt ist. D.h. im Handstück ist das Navigations-Referenzkoordinatensystem definiert. Folgende Daten werden im Rahmen der Navigation bestimmt:

- **Position:** Positionskoordinaten x, y und z des Navigations-Referenzpunktes. Auf diese Weise werden Verschiebungen (Translation) in den drei Richtungen berücksichtigt[438].

- **Ausrichtung:** Im Navigations-Referenzpunkt liegt ein Referenzkoordinatensystem. Es repräsentiert sich durch drei (Basis-)Vektoren $\vec{x}$, $\vec{y}$ und $\vec{z}$ mit einer Ausrichtung im Raum, die sich durch Anwendung der drei rotatorischen Freiheitsgrade[439] ändert.

Veränderungen in beiden Informationskategorien müssen durch das Navigationssystem permanent verfolgt werden, um aktuelle Daten liefern zu können. Ergebnis ist grundsätzlich eine Position und Ausrichtung *relativ* zum definierten Basiskoordinatensystem, z.B. dem Welt-KS. Über eine Auflösung der bestehenden relativen Lagebeziehungen[440] wird schließlich die Instrumentenlage, z.B. im Schädel des Patienten, bestimmt. Im Hinblick auf die mathematische Modellierung, die auf der Anwendung homogener Koordinaten bzw. der T-Matrix basiert[441] und eine Zusammenfassung von Position und Orientierung in eine gemeinsame Struktur vornimmt, werden nachfolgend nur Koordinatensysteme (kurz KS) betrachtet. Ein KS ist durch (a) drei linear unabhängige Vektoren[442] und (b) eine Position definiert[443].

Freiheitsgrade als Qualitätsmaß

Die Leistungsfähigkeit der Navigationssysteme wird unter anderem in der Anzahl an verfolgbaren Freiheitsgraden bemessen: Trans_x, Trans_y, Trans_z, Rot_x, Rot_y und Rot_z. Nicht immer sind alle sechs Freiheitsgrade notwendig. Bei einem navigationsbasierten Bohrer könnte man gegebenenfalls auf die Messung der um den Bohrer stattfindenden Rotation verzichten, da dies keine unmittelbare Auswirkung auf den Bohrvorgang hat.

---

[438]: Dies verkörpert die drei *translatorischen Freiheitsgrade.*
[439]: Rotation um die x-, y- und z-Achse.
[440]: ”Patient im Welt-KS” und ”Instrument im Welt-KS”
[441]: siehe Anhang A.2
[442]: Diese bilden das Koordinatensystem in der Position.
[443]: Zum Zweck größtmöglicher Flexibilität wird an die Vektoren - zunächst - nicht die Anforderung der Orthogonalität und der normierten Länge (z.B. 1) gestellt.

Relative Lagebeziehungen im Rahmen der Navigation

Folgende zentrale Beziehungen sind bei der Konzeption - und damit auch bei der späteren Verwendung - von Navigationssystemen zu unterscheiden [444]:

- ***Navigations-Welt-Koordinatensystem:*** Konkret am Beispiel des Operationssaales beschrieben, hat das Navigations-Welt-Koordinatensystem eine Position und Ausrichtung in diesem. Alle anderen Navigationsangaben erfolgen relativ zu dieser "absoluten Basis".

- ***Beziehung zwischen Instrument und (Navigations-)Referenzkoordinatensystem:*** Im Handstück der Navigations-Hardware, über das die Führung des chirurgischen Instruments stattfindet, liegt an einer definierten Stelle das (Navigations-)Referenzkoordinatensystem. Es verfügt ferner über eine definierte Andockstelle, um es mit dem - chirurgischen - Instrument in eine feste, präzise und exakt definierte Verbindung zu bringen. Diese ist mit dem Flansch eines Roboters vergleichbar [445]. Über die feste relative Lagebeziehung zwischen dem Handstück und der orientierungsrelevanten Region des Instruments [446] kann die Navigations-Software die gemessene Lage und Ausrichtung des (Navigations-)Referenzkoordinatensystems in Instrumentenkoordinaten umrechnen.

- ***Beziehung zwischen (Navigations-)Referenzkoordinatensystem und Patienten:*** Der Patient hat bei fester Lagerung eine fixierte Position im Raum, präziser, im Navigations-Welt-Koordinatensystem. Kann eine stationäre Lage des Patienten bzw. der für die Operation relevanten Regionen nicht gewährleistet werden, muß durch sogenannte Markierungspunkte die Verschiebung permanent erfaßt und kontrolliert werden. Ob dies über eine relative Lagebeziehung zum Handstück oder zum Körper erfolgt, hängt von der jeweiligen Technik ab [447]. Unabhängig von der realisierten Lagebeziehung bewirkt ein Patienten-Tracing, daß dieser analog zum Handstück in bezug auf Position und Ausrichtung der an ihm definierten/angebrachten Referenzkoordinatensysteme [448] überwacht wird.

<444>: siehe Abbildung 150
<445>: vgl. [Dillmann_Robotik], Seite 64
<446>: Bei einem Skalpell ist dies beispielsweise die Klinge, bei einer Sonde deren Spitze.
<447>: Man bezeichnet diese permanente Verfolgung/Überwachung auch als *Tracing*.
<448>: Da das Grundelement, das Navigationssysteme verfolgen können, vordringlich Markierungspunkte sind, erfolgt die Überwachung eines Koordinatensystems in der Weise, daß ein solches über mehrere Punkte definiert wird. Die paarweisen Verbindungslinien zwischen einem und drei anderen

1.8.2 Kopplungsvarianten bei Navigationssystemen

1.8.2.1 Navigation auf der Basis mechanischer Kopplung

Navigationssysteme auf der Basis einer mechanischen Kopplung zwischen Handstück und Navigations-Meßtechnik können als "invertierter Roboter" verstanden werden. Statt aktiver Gelenke, die per Motor das Anfahren einer gewünschten Position im Raum erlauben, bilden Winkel- bzw. Distanzmesser quasi passive Gelenke. Aufgrund der starren - nicht elastischen - Konzeption läßt sich aus den Gelenkdaten die Position des definierten Navigations-Referenzkoordinatensystems[449] berechnen. Die erzielbare navigationsbezogene Genauigkeit hängt von folgenden Faktoren ab:

- Meßgenauigkeit in den Gelenken,

- Genauigkeit/Qualität, in der die Einrichtung vermessen bzw. produziert wurde,

- Genauigkeit, in der die Kinematik - in Form der T-Matrizen - modelliert wurde,

- Verformbarkeit des Materials,

- Zuordnungsfähigkeit des der Messung zugrundeliegenden Referenzpunktes - Stumpfheit der Meßspitze -,

- numerische Genauigkeit der computergestützten Verarbeitung der Daten,

- Präzision der meßtechnischen Elemente,

- Präzision der Flansch-Mechanik, mittels der die Sonde am Arm montiert wird.

Im Rahmen des Pilotprojektes wurde mit dem Viewing-Wand-System der Firma ISG gearbeitet, das ebenfalls auf einem mechanischen Arm basiert. Er zeichnet sich durch folgende Eigenschaften aus[450]:

Markierungspunkten definieren beispielsweise ein drei Achsen umfassendes Koordinatensystem.
[449]: Dies entspricht dem Flansch-KS des Roboters. Dies ist die Andockstelle für die an den Roboter montierbaren Werkzeuge. (vgl. [Fedtke_Robotik])
[450]: vgl. [ISG_ViewingWand]; siehe Abbildung 154

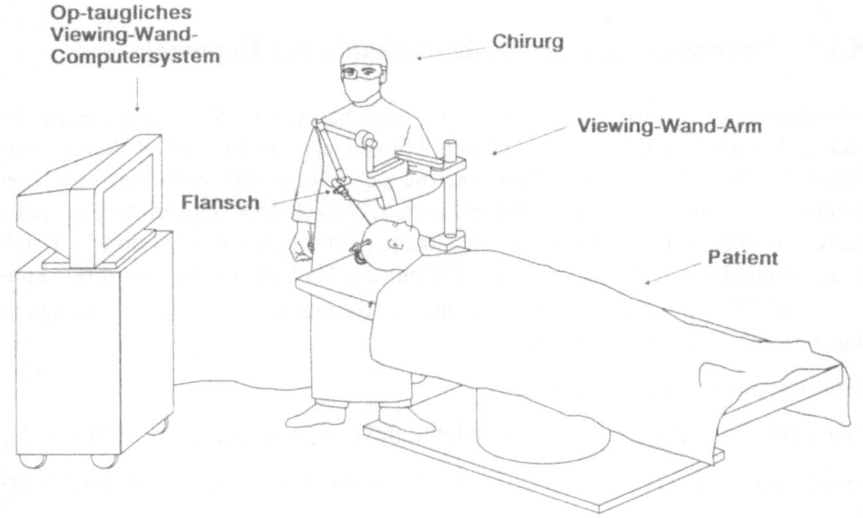

Abbildung 154

- In jedes der sechs Gelenke ist ein Elektrogoniometer[451] eingebaut, so daß insgesamt sämtliche sechs Flansch- und damit Sonden-Freiheitsgrade vermessen werden: (a) Translation sowie (b) Rotation um jeweils die x-, y- und z-Richtung.

- Ein eigenständiger Rechner vermißt permanent die digitalisierten Gelenkzustände und berechnet die Positionsdaten ca. 30 mal pro Sekunde.

- In bezug auf die Präzision zeichnet sich das Produkt wie folgt aus: (a) Jeder Arm ist individuell vermessen/kalibriert, um ein Genauigkeitsmaß von über

---

[451]: elektrischer/elektronischer Winkelmesser

95% zu erreichen. (b) Das sechste Gelenk[452] erreicht eine Standardabweichung von 0.25mm und liegt zu 99.9% in einer 1-mm-Kugel um den Referenzpunkt.

- Für eine sichere Kontrolle der Konsistenz des mechanischen Systems sind zwei Prüfmechanismen in den Arm integriert worden: (a) Mittels eines sogenannten Kugelstabs[453] kann der Flansch auf einer Kugel geführt werden. Durch einen Vergleich der aus den Gelenk-Meßwerten errechneten Kugeloberfläche mit der konstruktiven Kugeloberfläche kann ein Fehler schnell aufgedeckt werden[454]. Im Rahmen dieses Tests werden sämtliche Gelenke frei geführt. Durch den Kugelstab ist jedoch immer gewährleistet, daß der Referenzpunkt auf der Kugeloberfläche liegt. (b) Eine auf dem Flansch angebrachte Sonde kann in eine Referenzöffnung des Armes bewegt werden. Auch hier wird ein eventueller mechanischer Defekt per Vergleich von gemessener Position mit dem Referenzwert aufgedeckt.

[Adam_CAS1] stellt ein weiteres elektromechanisches 3D-Navigationssystem vor, das sich in der medizinischen Praxis bewährt hat.

1.8.2.2   Kopplungsfreie Navigation

Infrarotbasiertes Navigationssystem

[Adam_CAS1] stellt ein System zur kopplungsfreien Navigation[455] im Raum - im Operationssaal - vor, das auf Infrarotlichtbasis arbeitet und sowohl die Instrumenten- als auch die Kopfbewegung verfolgt. Nachfolgend werden die wichtigsten Eigenschaften genannt:

- Abbildung 156 zeigt das Grundprinzip zur Ermittlung der Instrumentenposition und -orientierung mittels dreier CCD-Kameras[456] [457] und der im

---

[452]: Aufgrund der relativen Positionierung der Armachsen zueinander ergibt sich, daß im Rahmen der Fehlerfortpflanzung im sechsten Gelenk der größte Fehler liegt.

[453]: engl.: ball-bar

[454]: Die Prüfung findet anhand des berechneten Radius statt.

[455]: Hierunter versteht man allgemein das Fehlen jeglicher physischer/mechanischer Verbindung zum Handstück, außer einem eventuellen Kabel zur Stromversorgung.

[456]: *CCD:* charge coupled devices (Bezeichnung für eine Halbleitertechnologie)

[457]: Die verwendeten CCD-Kameras verfügen über eine 570×600-Pixel-Matrix, so daß bei den ge-

Kopplungsfreie Navigation [Adam_CAS1]

Aufbau eines auf Infrarotlicht basierenden Navigationssystems

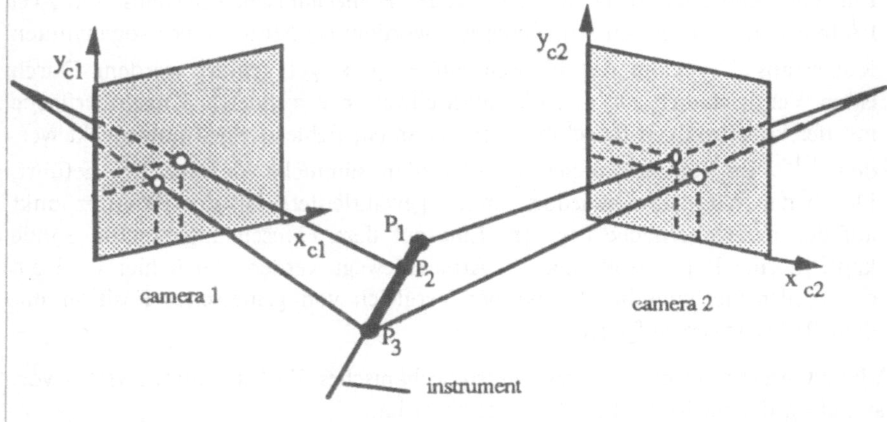

principle of stereoscopic vision

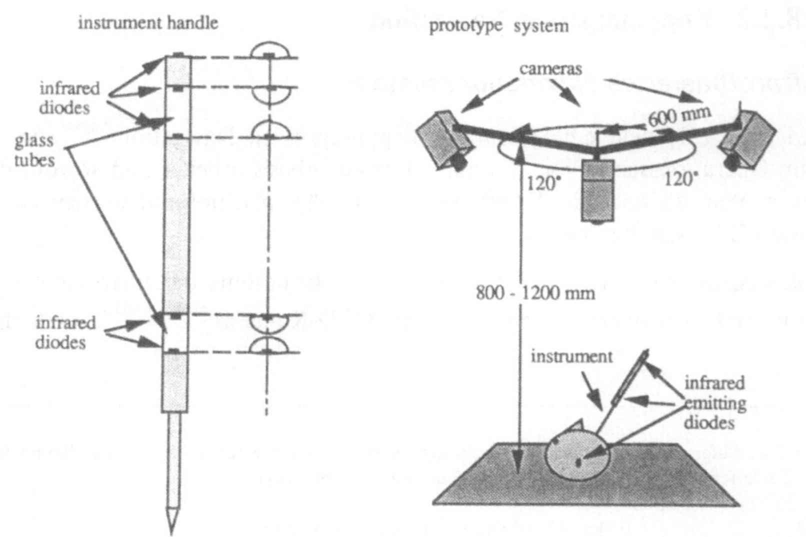

Abbildung 156

Handstück plazierten Infrarotdioden. Aus der Abbildung wird deutlich, daß Rotationen um die Instrumentenachse nicht erfaßt werden.

• Das System wird insbesondere der zentralen Anforderung "Robustheit" gerecht. Die Verdeckung einer Kamera, z.B. durch die bedienende Person, führt nicht zur unmittelbaren Funktions- bzw. Orientierungslosigkeit.

• Sowohl das Handstück als auch der Patient werden permanent in bezug auf Position/Orientierung überwacht.

• Für die echtzeitgerechte Datenermittlung wird ein spezielles Prozessorsystem eingesetzt.

• Zur Reduktion des Eichaufwands bzw. des Aufwands zur Gewinnung der Betriebsparameter (insbesondere über die geometrischen Konstellationen, wie Abstände, Kameraeinstellungen etc.) wird eine automatische Vermessung praktiziert. Dies auf der Basis von 57 verteilten Infrarotsendern, deren Position exakt bekannt ist. Sämtliche Orientierungen beruhen ausschließlich auf Elementen der Navigationszelle. Insgesamt bildet das Navigationssystem somit eine in sich abgeschlossene, statisch stabile und örtlich nicht fixierte Navigationseinheit.

• Das Navigationssystem bietet eine Genauigkeit besser als $\pm$0.5mm.

Das hier vorgestellte System findet bereits Einsatz in der medizinischen Praxis.

Ultraschallbasiertes Navigationssystem

[Reinhardt_Stereometry] stellt ein auf Ultraschallbasis entwickeltes Navigationssystem vor. Nachfolgend seine wichtigsten Eigenschaften:

• Abbildung 159 zeigt das Einsatzprinzip dieses Systems während der Operation. Ein Satz von vier rechtwinklig zueinander, im Abstand von 295mm angeordneten Ultraschall-Sensoren bilden den Empfängerteil. Sein Abstand zum Operationsumfeld liegt bei ca. 60cm. Im Handstück befinden sich bis zu vier Sender, jeweils in einem festen Abstand zueinander.

---

gebenen geometrischen Verhältnissen - und damit Fokus-Einstellungen - eine Genauigkeit von $\pm$0.4 mm in bezug auf die Position eines Senders erzielt werden kann. (vgl. [Adam_CASI])

- Die Navigationsdaten werden ca. 15 mal pro Sekunde erhoben, so daß eine echtzeitfähige Navigation möglich ist.

- Das System erreicht eine Genauigkeit von unter einem Millimeter. Messungen haben ergeben, daß die Abhängigkeit der Schallwellen von negativen Einfluß-faktoren wie der Temperatur, dem Druck etc. den Fehler nicht über dieses Maß hinausführt.

- Das System vollzieht im Rahmen jeder Vermessung Plausibilitätsprüfungen und meldet - bereits potentielle - Fehler per akustisches Signal.

Der Entwicklungsstand dieses Systems erlaubt bereits einen routinemäßigen Einsatz.

FlashPoint-3D-Localizer-System

Das *FlashPoint-3D-Localizer-System* der Firma Pixsys ist ein bereits kommerziell verfügbares Navigationssystem, dessen primäres Anwendungsgebiet die CAD-Welt war, das jetzt aber auch in der Medizin seinen Einsatz findet. Es unterliegt folgendem universellen Konzept [458]:

- Das System besteht aus einem Satz von Leuchtdioden [459], die permanent spezifische Impulse aussenden. Diese werden von einem Sensor-System empfangen, das aus den gewonnenen Meßdaten die 3D-Positionen der Leuchtdioden im Navigationsraum berechnet.

- Es steht ein Handstück bereit, in das eine entsprechende Anzahl an Leuchtdioden fest integriert ist. Durch die dem System bekannte Plazierung der Leuchtdioden im Handstück können dessen Position und Ausrichtung exakt ermittelt werden. Das FlashPoint-3D-Localizer-System beschränkt sich somit nicht auf die Verfolgung eines einzigen Handstücks.

- Zur Verfolgung von Objekten werden an diese Leuchtdioden angebracht, die vom Sensor entsprechend erfaßt werden. Ist eine Objekt-Ausrichtung zu überwachen, so müssen mindestens drei Leuchtdioden am Objekt angebracht werden.

Das System ist in der Lage, in einem Raum von ca. einem Meter Durchmesser

---

<458>: vgl. [Pixsys_FlashPoint]; siehe Abbildung 162
<459>: kurz LED

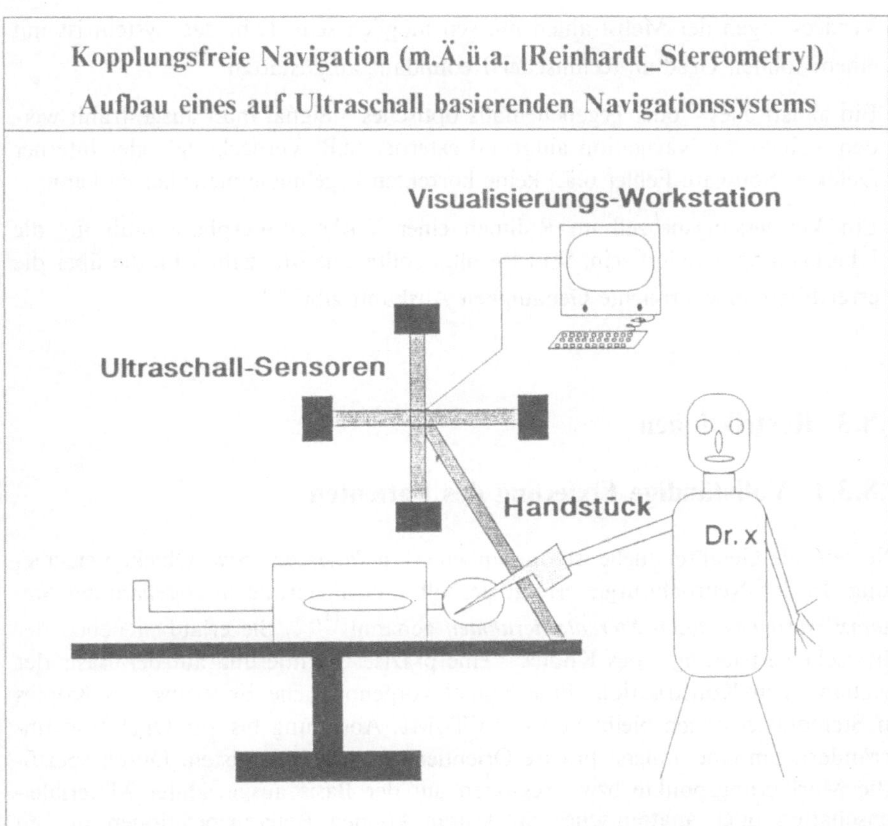

Abbildung 159

die Leuchtdioden mit einer Genauigkeit zwischen $\pm 0{,}5\,mm$ und $\pm 2\,mm$ zu verfolgen.

Anforderungskatalog an ein kopplungsfreies Navigationssystem

An dieser Stelle gewinnen auch sicherheitstechnische Aspekte eine besonders große Bedeutung. Zur Op-Tauglichkeit müssen spezifische Vorkehrungen getroffen werden:

- Verdeckungen der Meßstrahlen müssen möglich sein. D.h. das System ist mit einem soliden Grad an technischer Redundanz auszustatten[460].

- Ein akustisches - oder gegebenenfalls optisches - Signal muß ausgestrahlt werden, sobald die Navigation aufgrund externer (z.B. Verdeckung) oder interner Defekte (Software-Fehler o.ä.) keine korrekten Ergebnisse mehr liefern kann.

- Ein Vermessungsprozeß im Rahmen einer Vorbereitungsphase muß für die Überprüfung definiert sein. Sein Resultat sollte eine Maßzahl sein, die über die erreichbare bzw. erreichte Genauigkeit Auskunft gibt[461].

1.8.3 Restriktionen

1.8.3.1 Vollständige Fixierung des Patienten

Die zentrale Gefahrenquelle ist eine unbemerkte Patienten- bzw. Objekt-Verschiebung. In der Neurochirurgie erfolgt deshalb eine Fixierung in sogenannten *Stereotaxiesystemen,* auch *Stereotaxierahmen* genannt[462]. Sie erlauben neben der physischen Fixierung - des Kopfes - eine präzise Orientierung auf der Basis der mechanischen Konstruktion. Eine einmal vorgenommene Fixierung des Kopfes im Stereotaxierahmen bleibt von der CT-/MR-Abtastung bis zur Operation unverändert, um eine äußerst präzise Orientierung zu gewährleisten. Durch spezifische Markierungspunkte bzw. -regionen auf der Basis ausgewählter Materialeigenschaften oder anatomischer Strukturen können Referenzpositionen in den CT-Daten eindeutig identifiziert und zur - computergestützten - Navigation herangezogen werden. Aufgrund der umfassenden Erfahrungen und des hohen technologischen Entwicklungsstands auf dem Gebiet der Stereotaxie liegt es nahe, CAS-Anwendungen grundsätzlich Stereotaxierahmen zugrundezulegen. Dies ist aber nicht immer möglich. Die nur bedingte Bewegungsfreiheit legt dem operierenden Arzt Restriktionen auf, die spezielle Operationen unmöglich machen, z.B. komplexe craniofaciale Operationen. Diese Einschränkungen führen von seiten der Operationspraxis zu der Forderung nach freier Bewegbarkeit des Patienten.

---

[460]: siehe obige Beispielsysteme
[461]: vgl. [Mösges_CAS]
[462]: oder über eine Mayfield-Klammer

1.8.3.2 Freie Bewegbarkeit / Weichteile-Problematik

Die freie Bewegbarkeit des Patienten bzw. der der Operation zugrundeliegenden Körperregion führt im Rahmen der navigationsgestützten Instrumentenführung zu einem umfassenden Anforderungskatalog. Nachfolgend wird auf die zentralen Sachverhalte eingegangen, die im Rahmen der medizinischen und technischen Lösung Beachtung finden müssen:

- Der Patient bzw. die relevanten Körperteile müssen analog zum Instrument permanent in bezug auf eine Bewegung überwacht werden. Hierbei ist Bewegung als Oberbegriff für Verschiebung [463] und Deformation anzusehen. Zentrales Problem ist insbesondere die Weichteile-Verschiebung im Rahmen einer Operation, da die aus der Position des Handstücks abgeleitete Position im Körper auf der Referenz zu einem statischen Körpermodell basiert [464] [465].

- Die Überwachung kann in einer aktiven und/oder passiven Form stattfinden. Aktiv soll zum Ausdruck bringen, daß an den Körper informationsgebende Elemente gekoppelt sind [466]. Im Vergleich dazu basiert die passive Methode auf *Markierungs-/Korrelationspunkten,* die einer "beobachtenden" Technik zur Orientierung dienen. Die CAS-Technik unterscheidet hierbei zwischen anatomisch markanten Punkten, den sogenannten *Anatomical-Landmarks,* und den gezielt am Patienten angebrachten Markierungspunkten, die als *Marker* oder *Fiducials* bezeichnet werden. Bei letzteren handelt es sich beispielsweise um gezielt im Knochen angebrachte Schrauben oder am Zahn befestigte Metallkörner [467].

- In bezug auf die Verfolgung der Patienten-Bewegung und -Deformation stehen zwei technische Konzeptionen zur Auswahl: (a) Handstück und Patientenverfolgung finden relativ zum Navigations-Welt-KS und damit unabhängig voneinander statt, oder (b) das Handstück wird relativ zum Patienten verfolgt,

---

[463]: Verschiebung hier: "x-y-z-Translation + x-y-z-Rotation".

[464]: Dieses wird aus den CT-/MR-Daten gewonnen.

[465]: Ziel künftiger Forschung ist auch die permanente Aktualisierung dieses internen Modells, z.B. auf der Basis von Ultraschalltechniken.

[466]: Z.B. kann Navigations-Hardware über Titanschrauben, die in ihrem Inneren selbst ein Schraubengewinde umfassen, am Körper befestigt werden.

[467]: Die gewählte Markierungstechnik muß zudem auf eine Eignung in Verbindung mit dem bildgebenden Verfahren abgestimmt werden. So müssen die Markierungspunkte in den Bilddaten sicher auffindbar/identifizierbar sein, andererseits darf das Material keine Artefakte hervorrufen (siehe Abschnitt 1.8.4).

Kopplungsfreie Navigation (m.Ä.ü.a. [Pixsys_FlashPoint])

Verfolgung der Objekte durch Anbringung von Leuchtdioden

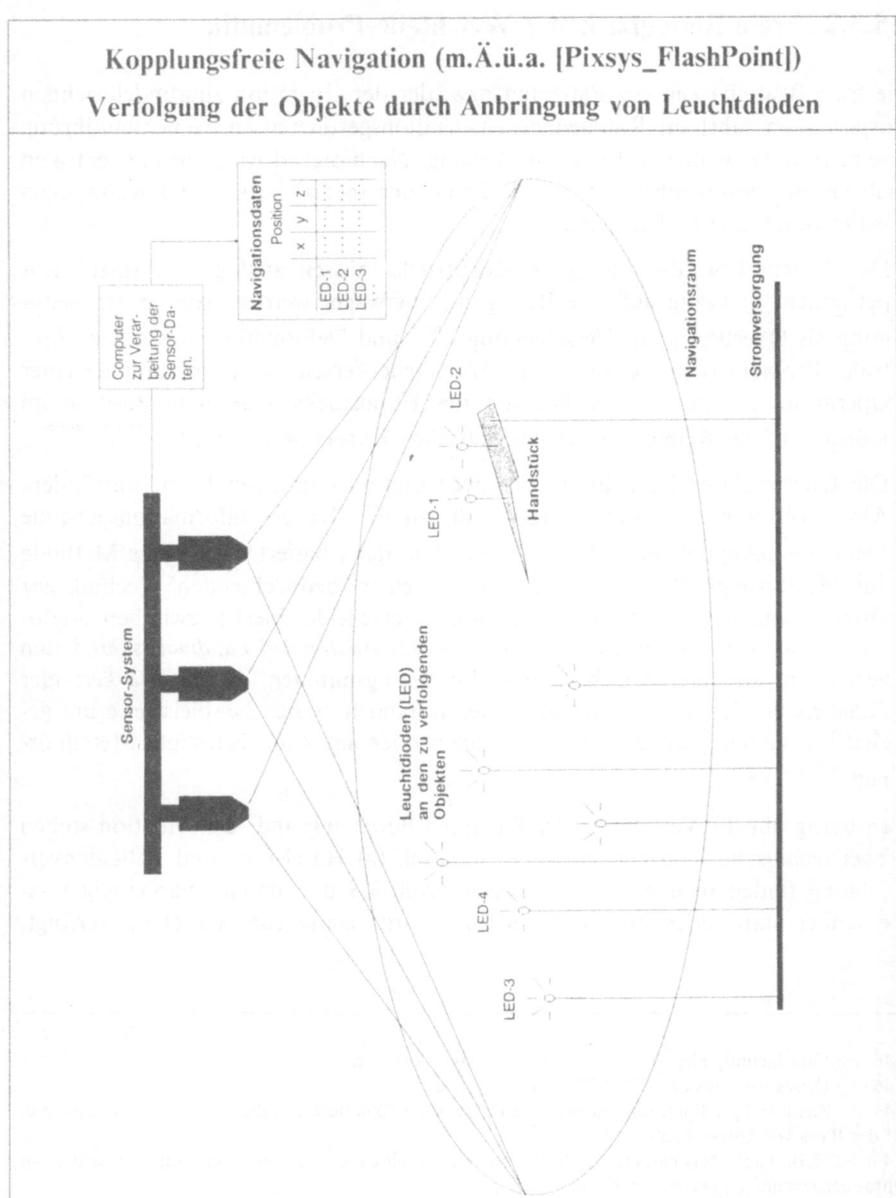

Abbildung 162

womit ständige Aktualität vorliegt[468].

- Eine technische Redundanz oder andere konstruktive Maßnahmen müssen gewährleisten, daß bei keinem für die Operation typischen Ablauf eine navigationslose Situation - unbemerkt - eintritt bzw. diese sofort gemeldet wird.

1.8.4 Korrelation von Bild- und Navigationswelt / Registrierung

Die anfangs herrschende Orientierungslosigkeit des Systems in bezug auf den Patienten sowie die diversen Fehlerquellen[469] sämtlicher - integriert und damit teilweise versteckt - eingesetzter Techniken setzen im Rahmen des praktischen Einsatzes voraus, daß zu Beginn der Operation eine Art Eichung stattfindet, die sogenannte *(Patienten-)Registrierung.* Hierbei werden eindeutige Punkte am Patienten mit dem Instrument bzw. der Sonde[470] angefahren und mit der angezeigten Position in den Bilddaten in Einklang gebracht. Nachfolgend wird dieser Prozeß anhand des im Rahmen dieses Forschungsprojektes eingesetzten Viewing-Wand-Systems dargelegt[471]. Es stellt in vieler Hinsicht den neuesten Stand im Bereich der kommerziell verfügbaren Op-tauglichen Navigationssysteme dar, die auf einem mechanischen Arm basieren[472]:

(1) Das System unterscheidet mehrere Modi bzw. Stufen des sogenannten Registrierungsprozesses:

- Setzen von Markierungspunkten. Hierzu werden auf der Haut des Patienten vor der CT-Abtastung sogenannte *Marker/Fiducials* angebracht[473]. Dieser erste Registrierungsschritt basiert somit auf einer 3D-Visualisierung der Haut einschließlich der Marker sowie der parallelen Visualisierung der horizontalen, frontalen und sagittalen Schnittebene des Körpers in

---

<468>: Die Navigationselektronik bzw. ein Teil von ihr wäre in Variante (b) am Patienten befestigt.
<469>: Fehler in den CT-Daten, Navigationsfehler, numerische Fehler, Fehler der eingesetzten Verfahren (z.B. bei der Vereinigung von CT- und MR-Daten oder bei der Segmentierung) usw.
<470>: engl.: probe
<471>: vgl. [ISG_ViewingWand]
<472>: vgl. auch [Mösges_CAS]
<473>: Es handelt sich hierbei um ein Metallkorn, das in eine Plastikfolie von ca. 1cm Durchmesser mit klebender Rückseite eingearbeitet ist. Das Metall führt zu einem spezifischen CT-Wert in den CT-Daten bzw. -Bildern und ist in diesen auch optisch gut erkennbar, so daß der Marker in den aus der 3D-Rekonstruktion gewonnenen Bildern leicht lokalisiert werden kann.

Korrelation mit einem Registrierungs-Fadenkreuz, das eine Position im internen Modell definiert. Für jeden Markierungspunkt ergibt sich dieselbe Prozedur: In der Computer-Anwendung wird das Fadenkreuz über die Maus in den ausgewählten Markierungspunkt im visualisierten internen Modell gelegt. Die Positionierung des Fadenkreuzes kann in jeder Visualisierung gezielt optimiert werden[474]. Anschließend fährt man den Punkt mit der Sonde physisch an. Über das Betätigen eines Quittierungsfeldes werden Navigations- und Visualisierungspunkt einander zugeordnet, die Registrierung dieses Punktes ist erfolgt. Diesen Prozeß vollzieht man mit sämtlichen Markierungspunkten. Die - theoretisch - minimale Anzahl beträgt drei, jedoch empfiehlt es sich, ein Minimum von fünf Punkten nicht zu unterschreiten[475]. Wichtig ist auch der Hinweis, daß die Registrierung für jede Sonde getrennt erfolgt[476].

• In einer zweiten, nachfolgenden Stufe findet die Oberflächenanpassung statt[477]. Hierzu werden Punkte auf der Hautoberfläche mit der Sonde angefahren. Anschließend wird dem System dies bekanntgegeben. Durch die Information, daß die ca. 30 bis 50 getrennt voneinander angefahrenen Positionen auf der Hautoberfläche liegen, kann eine Anpassung und Bewertung des internen Modells stattfinden. Das System berechnet als Maß für die Qualität der Registrierung die Wurzel aus dem Mittelwert der distanzbezogenen Abweichungsquadrate[478]:

$$\sqrt{\frac{1}{n} \cdot \sum_{i=1}^{n} \left(\vec{p}_{bild} - \vec{p}_{nav}\right)^2} \; , \tag{164.1}$$

hierbei ist n die Punkteanzahl, $\vec{p}_{bild}$ ist die im Modell anhand der Sonden-Position auf dem Bildschirm ermittelte Position auf der Oberfläche, und

---

[474]: Beispielsweise erfolgt eine erste - grobe - Positionierung anhand der visualisierten Marker im 3D-Bild, die Endausrichtung findet daraufhin in den 2D-Schnittbildern statt. Bei einer Positionierung in der 3D-Darstellung legt das Viewing-Wand-System das 3D-Fadenkreuz stets auf den Oberflächenpunkt desjenigen Objekts, das unterhalb des auf dem Bildschirm angezeigten 2D-Fadenkreuzes liegt.
[475]: Für eine Maximierung der Genauigkeit sollten diese Punkte weit verteilt, leicht zugänglich und präzise ansteuerbar sein. Ferner ist darauf zu achten, daß im Rahmen der CT- und/oder Operationsvorbereitung keine Verschiebung/Ablösung der Marker auftritt.
[476]: Es wird damit nicht auf die mechanische Konsistenz des Armes oder des Sonden-Flansches vertraut.
[477]: engl.: surface fitting
[478]: engl.: root mean square, kurz RMS

$\vec{p}_{nav}$ entspricht der aus den Navigationsdaten gewonnenen Position im Modell. Die im Fall von $\vec{p}_{nav}$ angewandte Transformation der Navigationskoordinaten in den Modellraum basiert auf der Registrierung. Zur Gewinnung von $\vec{p}_{bild}$ geht das System vom nächstliegenden Punkt auf der Oberfläche aus, der unterhalb der visualisierten Sondenspitze liegt[479].

- Für den Fall, daß im Operationsprozeß eine Verlagerung des Patienten notwendig ist, erlaubt das System im Rahmen der Registrierung die Definition sogenannter *Landmarks*. Hierzu werden mindestens drei am Patienten ausgewählte anatomische Strukturen oder kleine Bohrlöcher in eine Landmark-Registrierung aufgenommen. Diese Punkte sollten insbesondere in der neuen Patientenlage für eine Neu-Registrierung zugänglich sein. Der für die Neu-Registrierung notwendige Zeitaufwand nach einer Patienten-Verschiebung wird somit auf ein Minimum reduziert.

Es wird deutlich, daß im ersten Schritt die grundsätzliche Skalierung des internen Modells erfolgt, und die Landmark-Technik nur zur Neuorientierung bei erfolgter Verlagerung des Patienten dient.

(2) Nach einer Registrierung findet durch ein Anfahren anatomisch markanter Strukturen und gleichzeitiger visueller Kontrolle des Resultats auf dem Bildschirm eine abschließende - optische - Überprüfung statt.

1.8.5 Visualisierungsaspekte im Rahmen der Navigation / CAS-Ergonomie

Neben der grundsätzlichen Notwendigkeit, die medizinischen Daten - z.B. CT-Daten - für den Chirurgen sinnvoll zu visualisieren, muß speziell das Navigationsinstrument und seine Umgebung in einer hervorgehobenen Weise in das Bild integriert werden. Es sind somit ergonomische Aspekte zu erörtern, die über das bloße Vergeben unterschiedlicher Farben hinausgeht. Nachfolgend werden für beide Bereiche einige der in der Literatur gefundenen Methoden näher erläutert.

---

[479]: Diese Information basiert auf einer persönlichen Mitteilung des Viewing-Wand-Chef-Entwicklers Chris Gabe (ISG).

Darstellung des Instruments

- Punktorientierte Instrumente[480] können als Fadenkreuz dargestellt werden[481]. Ein Blinken kann die schnelle Lokalisierung auf dem Bildschirm ermöglichen und gleichzeitig die Erkennbarkeit der durch das Kreuz verdeckten Bereiche zulassen. Eine 3D-Darstellung wird durch die Anzeige verschiedener multiplanarer Schichten ermöglicht.

- Als Fortentwicklung kann man diejenige Darstellung betrachten, in der die gesamte Instrumentengeometrie - zumindest in angenäherter Form - in die Visualisierung aufgenommen wird[482]. Dies erleichtert bei komplexen anatomischen Strukturen die Orientierung.

Darstellung der Instrumentenumgebung - des Wirkungsfeldes -

Im Fall eines stabähnlichen Instruments können die Orientierung und die Geometrie wie folgt einen Ansatzpunkt zur Visualisierung des Wirkungsbereichs bieten:

- Anhand der Geometrie des Instruments (z.B. Längs- oder Querachsen) können Schnittebenen definiert werden. Beispielsweise läßt sich in der Stab-/Sondenspitze eine Schnittebene senkrecht zur Längsachse definieren.

- Das Instrument wird nicht als sichtbares Objekt visualisiert, sondern definiert einen Einsichtbereich, indem ein Volumen seines Umfangs im Objekt freigeschnitten wird. Ein Aufblähen bzw. Vergrößern des "visualisierten" Instruments definiert ein veränderbares Volumen, das das nicht darzustellende Volumen und damit den Einsichtbereich in das Instrumentenwirkungsfeld definiert. Ein Vergrößerungsfaktor legt hierbei die Dimension des Volumens fest. Durch eine spezielle Formung können gezielte Fragestellungen und Zielsetzungen Berücksichtigung finden. Als Beispiel einer Anwendung kann das computerunterstützte Einlegen eines Katheters genannt werden.

- Bei Instrumenten mit einer Wirkungsrichtung (z.B. Laser, Sonde o.ä.) ist die Darstellung dieser Richtung ein wichtiger Schritt für eine verbesserte Anwendung.

<480>: z.B. eine Sonde
<481>: vgl. [Adam_CAS1], Seite 417
<482>: vgl. [Adam_CAS1], Seite 419; [ISG_ViewingWand]

- Die Darstellung der Zielbereiche kann analog zum Instrument mit einer besonderen Hervorhebung erfolgen, beispielsweise in einer anderen Farbe.

- In einem sogenannten *Inline-View* wird die Umgebung des Instruments als 2D-Schichtaufnahme visualisiert. Hierzu legt man diese In-Line-View-Rekonstruktionsebene in die Instrumenten-Längsachse, und die Neigung der Ebene um das Instrument erfolgt durch Festlegung einer Inline-View-Gradstellung. Das Bewegen des Instruments bewirkt ein Mitführen dieser Ebene. Aufgrund der festen Inline-View-Gradstellung dreht sich die Rekonstruktionsebene nur in Verbindung mit einer Drehung der Sonde um die eigene Achse.

Weitere ergonomische Aspekte

- Zentrale Anforderung ist die Echtzeitfähigkeit des Systems. D.h. der Zyklus, in dem sämtliche Informationen[483] gewonnen werden, sollte so kurz wie möglich sein.

- Ferner können 2D- und 3D-Visualisierung miteinander korreliert nebeneinander auf einem Bildschirm erfolgen. Die 3D-Visualisierung ermöglicht einen Überblick über die anatomische Situation, und die multiplanare 2D-Darstellung erleichtert das Erkennen von detaillierten Strukturen.

- Die Komposition eigener Layout-Gestaltungen ist ein wichtiges Kriterium für die Bewertung der Benutzeroberfläche. Beispielsweise bietet das Viewing-Wand-System der Firma ISG eine Auswahl von ca. 20 verschiedenen Bildschirm-Gestaltungen. Die Anzahl der Fenster sowie deren Inhalt kann individuell festgelegt werden.

- Das System muß das Aufzeichnen der Operation z.B. auf einem Videoband bzw. das Erstellen von Bildschirm-Schnappschüssen zulassen, um auch für die Dokumentation entsprechende Unterstützung zu bieten.

---

[483]: Dies betrifft den Bildaufbau, die Vermessung der aktuellen Position, die Bestimmung der bisherigen Instrumentenwirkung usw.

1.8.6 Überlegungen zum Einsatz navigationsbasierter Instrumente / Standardisierung

Bei der Konzeption eines Systems, das entweder vollständig oder optional mit navigationsbasierten Instrumenten arbeitet, sind folgende Punkte von zentraler Bedeutung:

- Stehen Standards zur Verfügung, so sind diese der Entwicklung zugrundezulegen. Hierzu zählen: Standard-Navigations-Hardware, Standard-Protokolle zwischen Navigationssystem und Anwendungsprogramm, Standard-Handstücke usw. Die Auswahl standardisierter Elemente hilft bei der späteren Substitution bisheriger Techniken durch neue Entwicklungen. Beispielsweise ist der Übergang von mechanischen zu kopplungsfreien Navigationssystemen einfach möglich.

- Grundsätzlich sind Position und Orientierung in vollständiger Form in die Datenstrukturen aufzunehmen. Auch dann, wenn das Navigationssystem nur einen Teil dieser Information liefert bzw. nutzt. D.h. die jeweiligen Matrix-Elemente sind mit einem "neutralen" Wert (0 bzw. 1) zu belegen, und sämtliche Verarbeitungen setzt man in der allgemeinen - und damit für die Zukunft offenen - Form an.

Bei der Suche nach Standards im Bereich der Op-Navigation wird man vordringlich auf Hersteller-Standards treffen. D.h. eigene Entwicklungen sind kompatibel zu denen eines - führenden - kommerziellen Herstellers vorzunehmen. Beispielsweise unterstützt das in [Reinhardt_Stereometry] vorgestellte System das ISG-Viewing-Wand-Protokoll[484].

1.9 Genauigkeitsaussage mittels Messung und Fehlerrechnung

Ein äußerst wichtiger Aspekt im Bereich der Visualisierung und der nachfolgenden Verwendung gewonnener Daten ist die Genauigkeit. Unterschiedliche Fehlerquellen fließen in die Transformationsprozesse ein. Oft kann ihre Dominanz durch eine Optimierung der Prozeßparameter gemindert und damit das Ergebnis verbessert werden. Schließlich hängt die Grundsatzentscheidung darüber, ob eine

---

[484]: Diese Auskunft basiert auf einem persönlichen Gespräch mit Herrn Dr. Tümmler, Aesculap, Tuttlingen.

Genauigkeit der Visualisierung (m.Ä.ü.a. [Pommert_Accuracy])
Messungen mit unterschiedlichen Schichtdicken

transversal distances [mm]

measuring points	skull	3D image, with slice distance		
		1 mm	2 mm	4 mm
mental foramina left - right	52	51.6	50.3	49.2
infra - orbital foramina left - right	53	52.9	53.0	50.7
supra - orbital foramina left - right	65	64.3	64.3	64.3
zygomatic foramina left - right	107	108.9	108.7	107.8
length of skull	176	177.4	178.3	178.3
width of skull	143	146.2	147.2	147.2
. . .	. . .	. . .	. . .	. . .
average deviation [mm]	- - -	0.9	1.6	1.6

axial distances [mm]

measuring points	skull	3D image, with slice distance		
		1 mm	2 mm	4 mm
supra-, infra - orbital foramina left	47	47.2	45.7	47.8
supra-, infra - orbital foramina right	48	49.1	48.7	49.5
nasion - prosthion	67	67.9	67.1	65.5
nasion - basion	102	102.8	104.4	104.8
. . .	. . .	. . .	. . .	. . .
average deviation [mm]	- - -	0.7	1.4	2.3

Abbildung 169

- neue - Technologie zum Einsatz in der medizinischen Praxis geeignet ist, wesentlich von der erreichbaren und garantierbaren Präzision ab.

Präzision des CT

Nachfolgend werden die wichtigsten Einflußfaktoren auf die Genauigkeit in Form von Ursache-Wirkungs-Ketten genannt[485]:

- großer Schichtabstand → hoher Interpolationsanteil → potentielle Gefahr der Darstellung falscher Gegebenheiten,

- CT-Programmauswahl → ungeeignete Algorithmen führen zu eventuell sogar unbrauchbarem Bildmaterial,

- Rauschen → Niedrigkontrastverfälschung → Segmentierungsfehler,

- ungünstig gewählte Gantry-Neigung → spezifische Artefakte,

- Artefakte → fehlende oder künstliche Strukturen → Segmentierungs- und Visualisierungsfehler,

- begrenzte Ortsauflösung → Segmentierungsfehler und Navigationseinschränkung,

- (mehrmalige) Änderung der Gantry-Neigung → Schwierigkeiten bei der Verwendung der Daten in Verbindung mit - wenig flexiblen - Software-Werkzeugen und/oder Interpolationsfehler bei der Umrechnung/Parallelisierung der Schichten.

Präzision der Segmentierung und Visualisierung

Eine sehr interessante Prüfung findet sich in [Pommert_Accuracy] und [Pommert_ImageQual]. Auf der Basis eines Siemens Somatom Plus wurden für ein Kopfpräparat die CT-Daten gewonnen (Schichtdicke und -abstand = 1mm, Voxel-/Pixelgröße: 0,48mm × 0,48mm). Hierauf folgte eine Mazeration[486] und ein Vergleich von Visualisierungs-Software und Original-Schädel. Bezogen auf den Visualisierungs-Algorithmus wurde - zwecks Daten- und Rechenzeitreduktion - eine Umrechnung der 512^2- in 256^2-Schichten vollzogen. Abbildung 169 zeigt die Ergebnisse. Es wird deutlich, daß sich mit steigendem Schichtabstand[487] ein signifikanter Genauigkeitsverlust einstellt. Mit dem Übergang

---

[485]: vgl. [Siemens_Somatom], [Mösges_CAS], [ISG_ViewingWand], [Pommert_ImageQual] etc.

[486]: [Pschyrembel_KlinWörtBuch]: Mazeration: "(anatomische Präparation) Entfernung der organischen Substanz, um ein reines Knochenpräparat zu erzielen."

[487]: Die Variation des Schichtabstands wird nachgestellt, indem man jeweils nur jede x-te Schicht einbezieht.

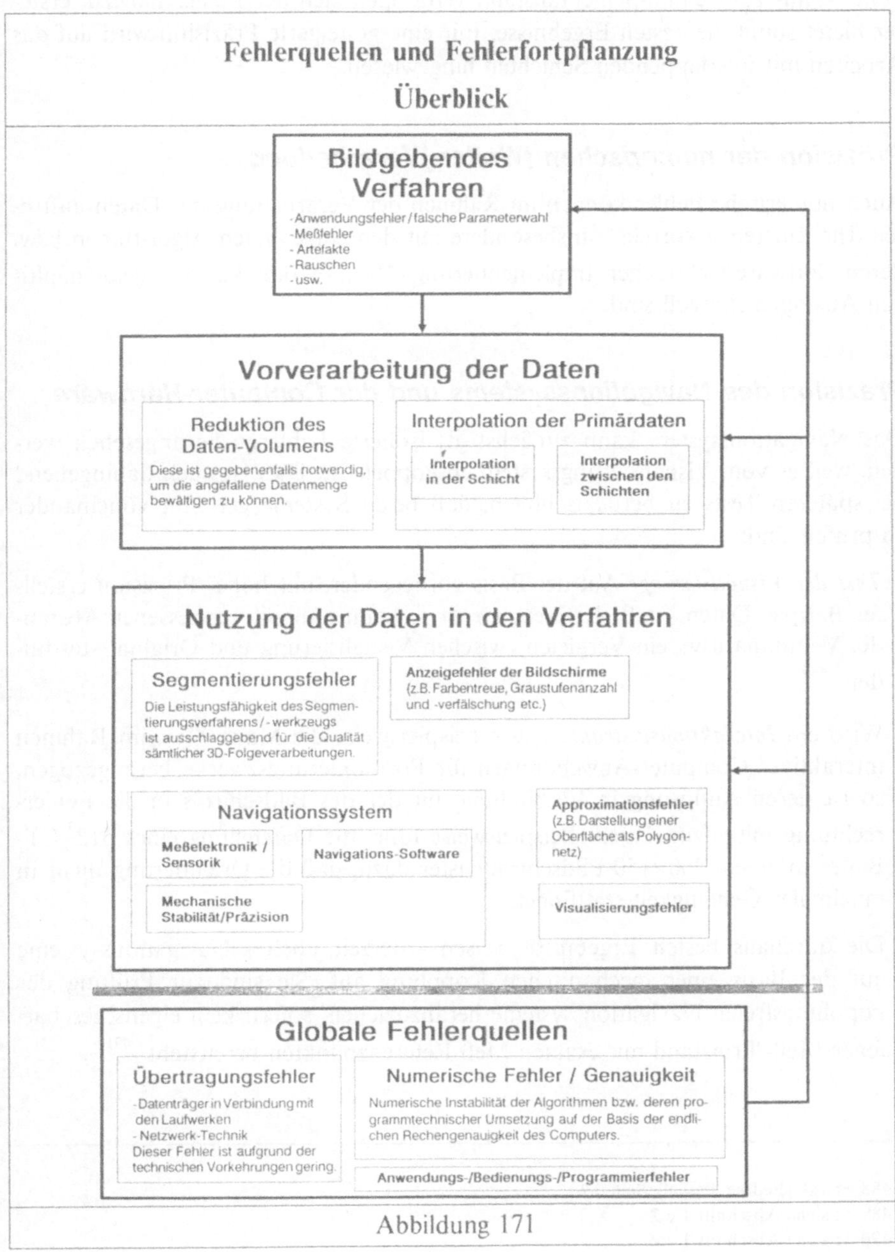

Abbildung 171

vom 1-mm- zum 2-mm-Schichtabstand verdoppelt sich der Fehler nahezu, ersterer bietet somit die besten Ergebnisse. Für eine gesteigerte Präzision wird auf das Arbeiten mit überlappenden Schichten hingewiesen.

Präzision der numerischen (Weiter-)Verarbeitung

Auch numerische Fehler können im Rahmen der Verarbeitung der Daten auftreten. Ihr Entstehen korreliert insbesondere mit den eingesetzten Algorithmen bzw. deren Software-technischer Implementierung[488], so daß keine allgemeingültigen Aussagen sinnvoll sind.

Präzision des Navigationssystems und der Computer-Hardware

Das Navigationssystem kann zunächst als isolierte Fehlerquelle angesehen werden, weil es vom Visualisierungssystem entkoppelt ist. Dies ist auch dahingehend bei späteren Tests zu berücksichtigen, daß beide Systeme getrennt voneinander zu prüfen sind:

- *Test der Visualisierung:* Auf der Basis vorliegender, mit hoher Präzision erstellter Beispiel-Daten - z.B. Referenzkörper -, kann anhand vermessener Abstände, Volumina usw. ein Vergleich zwischen Visualisierung und Original stattfinden[489].

- Wird ein *Interaktionsinstrument,* wie beispielsweise die Maus[490], im Rahmen interaktiver Computer-Anwendungen für Positionierungszwecke herangezogen, so ist deren Auflösung in Verbindung mit der des Bildschirms in die Fehlerrechnung mitaufzunehmen. Beispielsweise führt die Darstellung eines 512^2-CT-Bildes in einem 200×150-Bildschirmfenster dazu, daß die Orientierung nicht in maximaler Genauigkeit stattfindet.

- Die durchaus besten Ergebnisse weisen - derzeit noch - Navigationssysteme auf der Basis einer mechanischen Kopplung auf. Sie sind zur Prüfung der kopplungsfreien Navigationssysteme heranzuziehen, sofern kein eigens geschaffener Meß-/Prüfstand mit exakten Meß-Referenzpunkten bereitsteht[491].

---

[488]: vgl. [Fedtke_Pascal], Seite 62
[489]: siehe Abschnitt 1.6.2
[490]: siehe Abschnitt 1.7.2
[491]: z.B. wie im Viewing-Wand-System: siehe Abschnitt 1.8.2.1

Gesamtfehlerrechnung

Abbildung 171 zeigt einen Überblick über die Fehlereinflüsse im Rahmen der CAS-Verarbeitung.

2 RECHTLICHE ASPEKTE DER COMPUTERUN-
TERSTÜTZTEN CHIRURGIE

2.1 Internationale rechtliche Bestimmungen

Wenngleich an Universitäten und sonstigen Forschungseinrichtungen die wissenschaftliche Ausrichtung medizinischer Software-Entwicklungs-Projekte [492] die Bereiche Software-Qualität [493], Qualitätssicherung [494] [495], Haftung, gesetzliche Bestimmungen und kommerzielle Nutzung nicht primär in den Vordergrund stellt, sind diese im Zusammenhang mit folgenden Fragestellungen trotzdem von hohem Interesse:

- Durch welche organisatorischen, methodischen und verfahrenstechnischen Vorkehrungen kann ein Maximum an Qualität erreicht werden? Wie kann eine Qualitätssicherung - auch in Forschungsprojekten - erreicht werden?

- Welche Anforderungen werden aus rechtlicher Sicht an - prototypische - Entwicklungen gestellt, die im größeren Rahmen in der medizinischen Praxis zum Einsatz kommen sollen?

- Welche Vorkehrungen können getroffen werden, daß eine Übernahme der Software durch einen kommerziellen Hersteller medizintechnischer Geräte - für einen internationalen Vertrieb - später problemlos möglich ist? Welchen Anforderungen und damit Überprüfungen unterwirft dieser die Software im Rahmen seiner (Fort-)Entwicklungs- und Vermarktungsaktivitäten? Lassen sich aus dessen Rahmenbedingungen Hinweise und Orientierungshilfen dafür gewinnen, wie von Beginn an fehlerfreie(re) Software entwickelt werden kann?

---

[492]: An dieser Stelle ist es sinnvoll, den Begriff *Software* präziser zu definieren. Software umfaßt Computerprogramme, Dokumente und die dazugehörigen Daten. Diese Definition subsummiert durch die Aufnahme der Dokumente auch die geistigen - und lediglich schriftlich fixierten - Wertschöpfungen, die aus der Software-Entwicklung hervorgehen, nämlich das Lastenheft, den System-Entwurf etc.

[493]: "Nach DIN 55350, Teil 11, ist *Qualität* als die Gesamtheit von Eigenschaften und Merkmalen eines Produkts oder einer Tätigkeit, die sich auf deren Eignung zur Erfüllung gegebener Erfordernisse bezieht, definiert." (vgl. [Rombach_SoftwareQual])

[494]: *Qualitätssicherung:* Die geplanten und notwendigen Maßnahmen und Tätigkeiten, um sicherzustellen, daß ein Produkt oder eine Dienstleistung vorgegebene und dokumentierte Produktanforderungen einhalten wird. (vgl. [Thaller_Qualität], Seite 329)

[495]: "Qualitätssicherung ist nach IEEE-Standard 729 die Gesamtheit aller geplanten Maßnahmen und Hilfsmittel, die bewußt dazu eingesetzt werden, um die Anforderungen an den Entwicklungs- und Pflegeprozeß und an das Softwareprodukt zu erreichen." (vgl. [Rombach_SoftwareQual])

- Gibt es für den Arzt Beschränkungen in bezug auf den Einsatz neuer Techniken/Technologien[496]?

- Gibt es hierdurch Qualitätskriterien, die beim Einkauf entsprechender Produkte hilfreich sind? Dies reicht bis hin zur Vertragsgestaltung.

Im Rahmen der Bearbeitung obiger Fragen treten folgende Institutionen hervor:

- Auf Bundesebene ist das *Bundesgesundheitsamt*, das *Bundesministerium für Gesundheit* und der *TÜV* für diesen Bereich zuständig.

- Auf internationaler Ebene ist es das amerikanische "Gesundheitsamt", die *Food and Drug Administration*, kurz *FDA*. Zwei Tatsachen heben ihre exponierte internationale Stellung auf dem Gebiet des Gesundheitswesens besonders hervor: (a) Zum einen unterliegt der amerikanische Medizin-(Technik-)Markt mit den FDA-Richtlinien einer im internationalen Vergleich äußerst strengen Kontrolle. Dies kann auf das strenge Produkthaftungsgesetz zurückgeführt werden. (b) Durch die Dominanz des U.S.-Marktes hinsichtlich seines Potentials und seiner qualitativen Kontrollmechanismen ist eine FDA-Zulassung für jeden Hersteller der weltweit zentrale Qualitätsnachweis für sein Produkt.

2.1.1 Bundesministerium für Gesundheit / Bundesgesundheitsamt

Struktur der rechtlichen Verordnungen

Für die Bundesrepublik Deutschland - und die EG - zeigt sich die Struktur der Verordnungen für den Bereich der Medizin-Geräte wie folgt auf[497]:

- *Medizingeräteverordnung* - kurz *MedGv* -: Sie hat ihren Ursprung im Jahr 1985 und regelt seitdem, wie medizintechnische Geräte einschließlich Laborgeräte und Gerätekombinationen in den Verkehr gebracht, ausgestellt, errichtet und betrieben werden. Sie konzentriert sich auf den klassischen Technologie-Aspekt, wie Betriebssicherheit, elektrische Sicherheit etc. und differenziert

---

[496]: Hierbei wäre beispielsweise an die *Ethikkommission* oder ein ähnliches Gremium zu denken. "Die Kommission gewährt dem Arzt Hilfe durch Beratung und Beurteilung ethischer und gegebenenfalls rechtlicher Aspekte medizinischer Forschung am Menschen, unbeschadet der Verantwortung des Arztes für das Forschungsvorhaben und seine Durchführung." (vgl. [Bundesärztekammer_EthikKommission])

[497]: vgl. [BRD_MedGeräteVerord], [BRD_MedProdGesetz], [EG_Richtlinie93/42/EWG]

nachstehende Geräte-Gruppen:

(1) *Gruppe 1:* Energetisch betriebene medizintechnische Geräte, die in der Anlage der MedGv verzeichnet sind; hierzu gehören unter anderem Blutdruckmesser, Defibrillatoren, Herz-Lungen-Maschinen etc.

(2) *Gruppe 2:* Implantierbare Herzschrittmacher und sonstige energetisch betriebene medizintechnische Implantate.

(3) *Gruppe 3:* Energetisch betriebene medizintechnische Geräte, die nicht in der Anlage aufgeführt sind (siehe Geräte-Gruppe 1) und nicht der Gruppe 2 zuzuordnen sind.

(4) *Gruppe 4:* Alle sonstigen medizintechnischen Geräte.

In Abhängigkeit der Gruppe, in die ein Gerät einzuordnen ist, verbinden sich mit diesem unterschiedlich strenge/umfassende Auflagen. Diese Auflagen verkörpern jedoch kein Qualitätssicherungssystem, sondern eine Bauartenprüfung. Diese fordert unter anderem die Einhaltung der Arbeitsschutz- und Unfallverhütungsvorschriften, eine Warneinrichtung für den Fall einer gerätebedingten Fehldosis[498] usw. D.h. die Zulassung eines Geräts erfolgt der Bauart nach, ein entsprechender Antrag wird vom Hersteller bei der Behörde eingereicht. Für computergestützte Geräte bzw. für Software bestehen keine speziellen Richtlinien. Man kann die MedGv in Hinsicht auf die heutigen Probleme auf dem Gebiet der medizinischen Geräte als veraltet bezeichnen. Dies zeigt sich speziell in der Tatsache, daß ein Qualitätssicherungssystem, das von der Entwicklung bis zur Anwendung reicht, keine geforderte Grundvoraussetzung für den Hersteller ist.

- *EG-Richtlinie 93/42/EWG* vom 14. Juni 1993 über Medizinprodukte. Diese EG-Richtlinie bildet die Basis/Grundanforderungen für die - künftigen - nationalen Medizinprodukte-Verordnungen. Sie versteht unter dem Medizinprodukt im Kern ihrer Aussage alle einzeln oder miteinander verbunden verwendeten Instrumente, Apparate, Vorrichtungen, Stoffe oder anderen Gegenstände, einschließlich der für ein einwandfreies Funktionieren des Medizinprodukts eingesetzten Software. Zentrales Ziel dieser Richtlinie ist die Qualitätssicherung für die Geräte, dies von der Entwicklung bis hin zur Anwendung. Insbesondere in der Aufnahme der Komponente Software zeigt sich die Aktualität dieser EG-Verordnung, so daß nachfolgend auf sie näher eingegangen wird.

---

[498]: Dieses Detail der Anforderungen hat beispielsweise zur Folge, daß spezifische Elemente redundant und als Regelkreis ausgelegt sein müssen. Das System muß sich selbst kontrollieren.

- *EG-Richtlinie 90/385/EWG* für aktive implantierbare medizinische Geräte vom 20. Juni 1990. Diese Norm ist sehr speziell auf diesen Geräte-Typ ausgerichtet.

- *Gesetzentwurf für das Medizinproduktegesetz* - kurz *MPG* -: Dieses Gesetz dient der Umsetzung obiger EG-Richtlinien 90/385/EWG und 93/42/EWG. Es ist das Ziel der Bundesregierung, dieses Gesetz bis Ende 1994 zu verabschieden[499], d.h. das MPG ist noch nicht geltendes Recht[500]. Mit seiner Verabschiedung verbindet sich bei einer bestimmten Übergangsfrist die Ablösung der MedGv.

Der Bundesanzeiger und das Amtsblatt der Europäischen Gemeinschaften sind die offiziellen Medien für alle Sachverhalte in Verbindung mit obigen Verordnungen.

EG-Richtlinie 93/42/EWG

In einer Folge von 23 Artikeln und einem (Detail-)Anhang werden die Grundrichtlinien und Zielsetzungen für die EG-Mitgliedsstaaten festgelegt. Kernbereiche sind neben der - oben bereits aufgeführten - Begriffsbestimmung "Medizinprodukt":

(1) *Artikel 3 ("Grundlegende Anforderungen") in Verbindung mit Anhang I:* Es erfolgt die Festlegung der grundsätzlichen Rahmenbedingungen, die alle Medizinprodukte in den Phasen von der Entwicklung bis zum Einsatz und der Wartung zu erfüllen haben. Speziell wird auch auf konstruktive Maßnahmen eingegangen, z.B. im Zusammenhang mit ionisierender Strahlung, Meßfunktionen, Sterilität etc. Für die Komponente Software sind jedoch keine speziellen Auflagen enthalten. Ziel ist es, den in diesem Anhang aufgebauten Rahmen künftig in EG-Normen umzusetzen, in sogenannte harmonisierte EG-Normen[501].

(2) *Artikel 9 ("Klassifizierung") in Verbindung mit Anhang IX:* Die Bestimmung der Klasse für ein Medizinprodukt erfolgt durch ein präzises Regelwerk,

---

[499]: Stand: Mai 1994

[500]: Es kann jedoch seit dem 1. Januar 1993 bereits für aktiv implantierbare Medizinprodukte angewendet werden. (vgl. [BRD_MedProdGesetz], Seite 69)

[501]: Sobald diese harmonisierten Normen verabschiedet und in nationale Normen überführt sind, können nur noch diese Anwendung finden, wenn der Hersteller die Unterstellung der Konformität beanspruchen will. Sie werden die bisherigen internationalen (z.B. ISO), europäischen (z.B. CEN) und nationalen Normen (z.B. DIN) in Verbindung mit der Anwendung im Rahmen des MPG ablösen. (vgl. [BRD_MedProdGesetz], Seite 73)

dessen primäres Gliederungskriterium auf den Eigenschaften nichtinvasiv, invasiv und aktiv[502] beruht. Insgesamt werden drei bzw. vier Klassen unterschieden[503]:

- ***Klasse I:*** Alle nichtinvasiven Produkte gehören in Klasse I, sofern sie weder zur Aufbewahrung, Durchleitung, Abdeckung etc. von Blut, anderen Körperflüssigkeiten oder der Haut eingesetzt werden (dann gehört das Produkt in Klasse IIa/IIb).

- ***Klasse II:*** Invasive Produkte im Zusammenhang mit Körperöffnungen - außer chirurgisch-invasiven Produkten -, die nicht zum Anschluß an ein aktives Produkt bestimmt sind, werden gemäß ihrer Verweildauer im Körper den Klassen I (vorübergehend[504]), IIa (kurzzeitig[505]) oder IIb (langzeitig[506]) zugeordnet. Aktive Produkte gehören vordringlich in die Klassen IIa und IIb.

- ***Klasse III:*** Invasive Produkte, die für besonders kritische Regionen/Funktionen des Körpers eingesetzt werden, oder in Verbindung mit einem Arzneimittel stehen.

Die Klassifizierung korreliert direkt mit dem Gefahrenpotential, entsprechend differenzieren die einzelnen Reglementierungen/Auflagen ihr Ausmaß anhand der einzelnen Klassen.

(3) ***Artikel 11 ("Konformitätsbewertung") in Verbindung mit Anhang II bis VII:*** Zentrales Thema hierbei ist die Qualitätssicherung bzw. die Bewertung/Zertifizierung des Qualitätssicherungssystems, aus dem das Medizinprodukt hervorgeht. D.h. die Konformitätsbewertung konzentriert sich auf die

---

[502]: ***aktives Medizinprodukt:*** "Medizinprodukt, dessen Betrieb von einer Stromquelle oder einer anderen Energiequelle (mit Ausnahme der direkt vom menschlichen Körper oder durch die Schwerkraft erzeugten Energie) abhängig ist. Ein Produkt, das zur Übertragung von Energie, Stoffen oder Parametern zwischen einem aktiven Medizinprodukt und dem Patienten eingesetzt wird, ohne daß dabei eine wesentliche Veränderung von Energie, Stoffen oder Parametern eintritt, wird nicht als aktives Medizinprodukt angesehen." (vgl. [EG_Richtlinie93/42/EWG], Anhang IX)

[503]: Es handelt sich bei nachstehender Erläuterung nur um eine grobe Abgrenzung der Klassen, die das präzise Regelwerk nicht exakt wiedergibt.

[504]: ***vorübergehend:*** unter normalen Bedingungen für eine ununterbrochene Anwendung über einen Zeitraum von weniger als 60 Minuten.

[505]: ***kurzzeitig:*** unter normalen Bedingungen für eine ununterbrochene Anwendung über einen Zeitraum von bis zu 30 Tagen bestimmt.

[506]: ***langzeitig:*** unter normalen Bedingungen für eine ununterbrochene Anwendung über einen Zeitraum von mehr als 30 Tagen bestimmt.

Einhaltung bzw. Übereinstimmung mit sämtlichen einschlägigen Richtlinien und reicht damit von der Produktentwurfs- bis zur Produktionsstufe. Die erfolgte positive Bewertung wird an den Produkten durch das sogenannte *CE-Kennzeichen* angezeigt. Es handelt sich um ein Kennzeichen mit der Buchstabenfolge "CE", das durch die Kennummer der sogenannten *"benannten Stelle"* [507], die mit der Durchführung der Konformitätsbewertung betraut wurde, ergänzt wird. Ohne das CE-Kennzeichen darf ein Medizinprodukt nicht in den Verkehr oder in Betrieb genommen werden [508]. Dies macht den Unterschied zur MedGv deutlich, von der nur eine Baureihenzulassung im Rahmen einer staatlichen Zulassung des Produkts gefordert wird.

(4) *Artikel 15 ("Klinische Prüfung") in Verbindung mit Anhang VIII:* Zentrale Aussage der gestellten Anforderungen ist, daß die klinischen Tests an die jeweilige Behörde gemeldet werden, und das Medizinprodukt die Mindestanforderungen gemäß Artikel 3 erfüllen muß [509].

Zweifellos stellt diese EG-Richtlinie eine präzise und weitreichende Regelung des Medizinprodukt-Umfeldes dar; in vielen Details gelten für Medizinprodukte jetzt die strengen Arzneimittel-Richtlinien. Im Bereich Software geht die Richtlinie zwar auf kein Detail ein, jedoch ergibt sich aus der Medizinprodukt-Begriffsbestimmung, daß sämtliche strengen Richtlinien auch für die Software Gültigkeit haben. Somit wird auch für diese Komponente ein Qualitätssicherungssystem gefordert.

Medizinproduktegesetz

Bei einem Vergleich des derzeitigen Gesetzentwurfs mit der EG-Richtlinie 93/42/EWG zeigen sich für die Bundesrepublik in nachstehenden Punkten einige - meist strengere - Abweichungen/Ergänzungen auf:

- Im Punkt "klinische Prüfung" wurden die ethischen Anforderungen unter anderem mit nachfolgenden Punkten konkretisiert: (a) Die Risiken müssen,

---

[507]: Der Gesetzestext spricht von sogenannten "benannten Stellen", sie werden von den Regierungen der Mitgliedsstaaten benannt. Die Mindestkriterien, die sie zu erfüllen haben, sind im Anhang XI dieser Verordnung festgelegt. In der Bundesrepublik gibt es derzeit noch keine benannten Stellen, da das Medizinproduktegesetz noch nicht verabschiedet ist. Jedoch wird beispielsweise der TÜV eine solche benannte Stelle werden.

[508]: Ausnahmen liegen im Fall von Sonderanfertigungen und klinischen Erprobungen vor.

[509]: Dieser Artikel kann auch als rechtliche Orientierungshilfe bei der Erprobung entwickelter Prototypen herangezogen werden.

gemessen an der voraussichtlichen Bedeutung des Medizinprodukts, ärztlich vertretbar sein. (b) Die Person, an der das zu prüfende Medizinprodukt eingesetzt werden soll, muß nach einer Aufklärung eine Einwilligung erteilen. (c) Die technische Unbedenklichkeit unter Berücksichtigung der allgemein anerkannten Regeln der Technik sowie der Arbeitsschutz- und Unfallverhütungsvorschriften muß gegeben sein. (d) Ein Prüfplan muß vorhanden sein. (e) Für den Fall, daß bei der Durchführung der klinischen Prüfung ein Mensch getötet, oder der Körper oder die Gesundheit eines Menschen verletzt oder beeinträchtigt wird, muß eine Versicherung bestehen, die auch Leistungen gewährt, wenn kein anderer für den Schaden haftet; die Mindestsumme beträgt eine Million Deutsche Mark. (f) Die Ethikkommission muß dem Prüfplan zustimmen, erst dann kann mit der klinischen Prüfung begonnen werden.

- Die Dokumentationen für den Anwender müssen in deutscher Sprache verfaßt sein.

- Das Bundesministerium für Gesundheit ist zur Klassifizierung der Medizinprodukte berechtigt.

Bei einem Vergleich mit den im nachfolgenden Abschnitt vorgestellten U.S.-FDA-Richtlinien wird deutlich, daß obiges rechtliches Konzept in Verbindung mit seiner derzeitigen praktischen Umsetzung erst am Anfang seines Erfolges bzw. seiner Wirkung steht. Für den Weltmarkt wird mittelfristig die U.S.-FDA-Zulassung weiterhin der zentrale Qualitätsnachweis sein.

2.1.2 Food and Drug Administration (FDA)

Die nachfolgenden Abschnitte bieten einen Überblick über die durch die FDA[510] auferlegten Gesetze und Normen, die den Bereich der *medizinischen Geräte* betrifft[511].

<510>: vgl. [FDA_MedicDeviceRequire], [FDA_SafeMedicalDevices], [FDA_MedDevicesWorkshop], [FederalRegulations_Title21]
<511>: Diese thematische Konzentration ergibt sich aus der Zielsetzung des Pilotprojektes. Themenbereiche, wie die Medikamentenzulassung, bleiben deshalb unberücksichtigt.

2.1.2.1 Rechtliches Grundkonzept

FDA / zentrale Behörde mit umfassender Kontroll- und Entscheidungskompetenz

Seit dem "Medical Device"-Zusatzartikel zur U.S.-Verfassung im Jahr 1976 ist dieser Industriezweig der staatlichen Aufsicht unterstellt. Heute verkörpert das ***"Center for Devices and Radiological Health"*** - kurz **CDRH** - diese Kontrolle; es ist eine Abteilung/Unterbehörde der FDA. Das CDRH entwickelt Maßnahmen sowie Programme zur Sicherung der öffentlichen Gesundheit im Bereich der medizinischen Geräte und der Radiologie. Diese Zielsetzung umfaßt die Prüfung von Sicherheit, Wirksamkeit, exakte Kennzeichnung dieser Geräte sowie die Überprüfung sämtlicher medizinischer Strahlenarten in bezug auf die gesundheitliche Sicherheit.

Rechtsbestimmungen / Rechtsquellen

In folgenden Rechtsquellen sind die genauen Bestimmungen niedergelegt:

(1) ***Laws enforced by the U.S. Food and Drug Administration:*** Dies umfaßt sämtliche rechtliche (Basis-)Bestimmungen des "Federal Food, Drug and Cosmetic Act".

(2) ***The Safe Medical Devices Act of 1990 (SMDA):*** Eine Erweiterung und Überarbeitung des vor diesem Zeitraum bestehenden Rechts. Es erweiterte die Befugnisse der FDA. Dem Benutzer und Vertreiber von Medizin-Geräten wurden zusätzliche Pflichten über die Anfertigung von Reports und Aufzeichnungen auferlegt.

(3) ***Federal-Register:*** Es enthält sämtliche amtlichen Veröffentlichungen, damit auch die der FDA.

(4) ***Code of Federal Regulations, Title 21 - Food and Drugs [parts 800 to 1299]:*** Dies ist ein speziell auf die medizinischen Geräte und die Radiologie sowie einige wenige andere Gebiete [512] ausgerichteter Gesetzestext. Er enthält sämtliche Detailregelungen.

<512>: z.B. den Milch- und Tee-Import

Produktgruppen "Device", "Drug" und "Biological" / Begriffsbestimmung für "Medical Device"

Insgesamt liegt eine Dreiteilung der FDA-Aktivitäten vor, und zwar auf die Gebiete "Devices" (medizinische Geräte), "Drug" (Medikamente) und "Biological" (biologische Produkte). Nur dem ersteren gilt nachfolgend das Interesse. Der Rechtstext[513] definiert die "Device" - Gerät - als Instrument, Apparat, Werkzeug, Maschine, Vorrichtung, Einpflanzung (Implantat), In-Körper-Reagenz oder andere ähnliche bzw. verbundene Artikel, einschließlich sämtlicher Komponenten, Teile und des Zubehörs, die

- in der offiziellen Nomenklatur[514], dem Pharmazieverzeichnis der U.S.A oder in einer Ergänzung - einem Beiblatt zu diesen - verzeichnet ist,

- zum Einsatz auf folgenden Gebieten für den Menschen oder das Tier gedacht ist: Diagnose von Krankheiten und anderen Gegebenheiten; Kur; Milderung, Behandlung und Vorsorge von Krankheiten, aber auch von Nicht-Krankheiten (z.B. Schwangerschaft),

- die Struktur oder irgendeine Funktion des menschlichen oder tierischen Körpers beeinflussen,

- auch innerhalb des Körpers zum Einsatz kommen können,

und keine ihrer Wirkungen dadurch erreichen, daß im oder auf dem Körper - des Menschen oder Tieres - eine chemische Reaktion abläuft oder eine Metabolisierung[515] erfolgen muß. Beispiele für "Medical Devices" sind somit Brillen, chirurgische Instrumente usw. In der Praxis treten oft Schwierigkeiten in der Abgrenzung zwischen den einzelnen Gebieten auf.

Klassifizierung der Geräte

Primäres Klassifizierungskriterium für Geräte ist die für sie notwendige Kontrolle, um deren Sicherheit und Wirksamkeit zu gewährleisten:

(1) *Unklassifiziert ("Unclassified"):* Das Gerät bedarf keiner FDA-Überwachung.

---

[513]: vgl. [FederalRegulations_Title21]
[514]: "National Formulary": nationale Formelsammlung
[515]: [Pschyrembel_KlinWörtBuch]: *Metabolisierung* von Arzneistoffen: "vorwiegend in der Leber ablaufende enzymatische Umwandlung zu besser ausscheidbaren (polaren) Substanzen".

(2) **Klasse I (Class I, "General Controls")**: Die Kontrolle auf dieser Ebene umfaßt: (a) Verhinderung veralteter Geräte, (b) Forderung nach einem inländischen Gerätehersteller, (c) Erst-Distributor und andere Distributoren müssen ihre Firma und die Geräte registrieren lassen, (d) Übereinkunft gegenüber der FDA, daß diese die Geräte verbieten darf, (e) die Benachrichtigung über Risiken, Reparatur, Ersatz und Rückgabe ist zu gewähren, (f) die Einschränkung des Verkaufs, des Vertriebs oder der Benutzung von Geräten ist der FDA gestattet, (g) amtliche Kontrollen der Herstellung gemäß der "Good Manufacturing Practices" in Form von Protokollen, Reports und Inspektionen.

(3) **Klasse II (Class II, "Special Controls")**: Genügen die Vorkehrungen der Klasse I nicht, werden diese durch spezielle Kontrollen gezielt ergänzt, beispielsweise um die Erfüllung eines obligatorischen Performance-Standards[516]. D.h. Klasse II umfaßt ferner die bereits für Klasse I genannten Auflagen.

(4) **Klasse III (Class III, "Premarket Approval Application (PMA)")**: Stehen über ein Gerät zu wenig Informationen bereit, aus welchen sich eine Zusicherung der Wirksamkeit und Sicherheit ableiten läßt, wird für dieses eine sogenannte "Premarket Approval Application"[517] verlangt. Zu dieser Klasse gehören Geräte, die lebenserhaltend sind, im Körper implantiert werden oder ein unbekanntes Krankheits- bzw. Verletzungsrisiko in sich tragen. Beispielsweise gehören modernste CAS-Techniken, wie operierende Roboter etc., in diesen Bereich. Im Rahmen der Premarket-Approval-Application sendet der Hersteller eine Sammlung von - wissenschaftlichen - Daten über das Gerät der FDA zu. Die Daten werden üblicherweise durch klinische Tests - bzw. Test-Installationen - gewonnen. Nach der Annahme eines PMA-Antrags - dieser wird damit als aktenkundig gekennzeichnet - läuft eine 180-Tage-Frist, in der die FDA über den Antrag entscheiden muß. Im Rahmen dieses Entscheidungsprozesses werden der Antrag und die aufgeführten Daten einer strengen wissenschaftlichen Kontrolle unterzogen. Über die Entscheidung der FDA berichtet das Federal-Register. Eine von der FDA genehmigte PMA stellt für den individuellen Hersteller eine gerätespezifische Lizenz dar, die ihm den Verkauf dieses Geräts gestattet[518].

<516>: Dies entspricht einem Belastungstest (siehe Fußnote 547).
<517>: kurz PMA
<518>: Eine Alternative zur PMA ist die Entwicklung unter den Bedingungen des sogenannten *Pro-*

Die FDA ist berechtigt, Geräte für Prüfungszwecke zum Verkauf freizugeben; es erhält die sogenannte *Investigational-Device-Exemption,* kurz IDE[519] [520]. Dies dient zum Durchführen der notwendigen Tests in der - klinischen - Praxis. Die klinischen Tests unterliegen im Fall signifikant kritischer/riskanter Geräte ebenfalls spezifischen Bestimmungen. Es muß gewährleistet werden, daß die Tests von einem *Institutional Review Board*[521] überwacht werden. Dieses unterliegt selbst einer Revision durch die FDA.

Die Zuordnung - und Neuzuordnung[522] - von Geräten in eine Klasse wird im Federal-Register veröffentlicht. Über diese stimmt ein Gremium ab, das sich aus Mitgliedern der Anwender, der Industrie und der Behörde zusammensetzt. Über den Vergleich mit bereits klassifizierten Geräten können neue Geräte auf schnelle(re)m Weg einer Klasse zugeordnet werden[523]. Ist dieser Vergleich nicht möglich, führt dies automatisch zur Erfordernis einer PMA. Wenngleich sie im Gesetzestext nicht explizit definiert ist[524], existiert für implantierbare Geräte[525] unmittelbar die Erfordernis einer PMA, sofern keine explizite Einordnung in die Klassen I oder II stattfand. Ferner ergänzen sich die Auflagen durch (a) die Aufzeichnung, bei welchen Patienten welche implantierbaren Geräte verwendet wurden[526], sowie (b) eine - permanente - Überwachung während der

---

duct *Development Protocol,* kurz PDP. Es sieht eine Entwicklung unter Mitwirkung der FDA vor, dies speziell im Zusammenhang mit der Gestaltung und Entwicklung der klinischen Tests.

[519]: Beispielsweise macht die Firma Codman bei ihrem Produkt ACUSTAR mit dem Text "Investigational Device Not Available For Sale" auf der Vorderseite der Produktbeschreibung auf diesen Sachverhalt aufmerksam (vgl. [Codman_ACUSTAR]). Auch das Viewing-Wand-System der Firma ISG ist als "Investigational Device" deutlich gekennzeichnet.

[520]: Eine weitere Geräte-Klasse, für die eine PMA entfällt, sind die *kundenspezifischen Geräte.* Sie läßt sich mit folgenden Kerneigenschaften umschreiben: (a) Deutliche Abweichung von sonstigen auf dem Markt verfügbaren Geräten, um den spezifischen Anforderungen eines Arztes bzw. Zahnarztes zu genügen. (b) Es wird nicht von mehreren Ärzten genutzt. (c) Es hat keinen endgültigen Charakter. (d) Für das Gerät wird nicht geworben, auch nicht in Katalogen. (e) Es dient einer patientenspezifischen Behandlung.

[521]: kurz IRB

[522]: Eine Gruppe klassifizierter Geräte kann jederzeit einer neuen Einordnung unterworfen werden.

[523]: Man bezeichnet dies als *generische Gruppe.* Die Geräte einer solchen Gruppe sind *"substantially equivalent".* Dies bedeutet gemäß FDA, daß das Gerät dasselbe Anwendungsgebiet und dieselbe technologische Charakteristik wie das vergleichbare Gerät aufweist. Bei abweichender Technologie muß gezeigt werden (können), daß das Gerät genauso sicher und funktionstüchtig/wirksam ist wie das Vergleichsgerät und diesbezüglich keine neuen Fragen aufwirft.

[524]: Die Arbeitsdefinition für *implantierbare Geräte* charakterisiert diese durch folgende zentrale Eigenschaften: (a) Sie werden in eine chirurgisch oder natürlich geschaffene Höhle des menschlichen/

Zeit des Verkaufs[527] in Form von Studien und ähnlichem. Der Hersteller ist sowohl vor als auch nach dem Einsatz für die Funktionstüchtigkeit verantwortlich. Für das Erreichen der PMA bei Implantat-Produkten einer Gruppe dürfen die Hersteller bei der Sammlung klinischer Daten zusammenarbeiten.

Kontrolle: Fälschung/Betrug, Kennzeichnung, Registrierung, Premarket-Notification, Verbot, Benachrichtigung, Good-Manufacturing-Practices

Nachstehende Kontrollen und Überwachungsschritte stehen der FDA zur Verfügung:

(1) Ein Gerät gilt automatisch dann als *Fälschung/Betrug,* wenn es verboten wurde, der Herstellungsprozeß nicht den gestellten Auflagen entspricht, oder aber den Kontrollen bzw. den Anforderungen und Spezifikationen der jeweiligen PMA nicht genügt.

(2) Ein äußerst wichtiges Kontrollelement ist die *Kennzeichnung* der Geräte[528]:

• Fast ausnahmslos jedes Gerät muß gekennzeichnet sein.

• Unter die Kennzeichnung fallen: (a) das Label, (b) jede sonstige Information zur Kennzeichnung des Geräts und/oder der Behälter, (c) teilweise auch die Werbung, (d) Bedienungsanleitung, (e) Hinweise über Gefahren etc.

• Der Inhalt der Kennzeichnung muß gültig/wahr sein.

(3) Sämtliche - inländischen und ausländischen - Betriebe[529], die medizinische Geräte herstellen oder - z.B. als Zulieferer - daran mitwirken, müssen sich bei der FDA *registrieren* lassen[530]. Die Registrierung impliziert keine Prüfung der Betriebe.

---

tierischen Körpers eingesetzt, und (b) die Verweildauer im Körper übersteigt 30 Tage. Die FDA hat auch hier, und speziell in bezug auf Punkt (b) sämtliche Entscheidungsfreiheiten.

[525]: engl.: implantable devices
[526]: Dieses Aufzeichnen wird als *"tracking"* bezeichnet.
[527]: Diese Pflicht wird als *"postmarket surveillance"* bezeichnet.
[528]: engl.: labeling
[529]: D.h. nicht nur jede Firma als Ganzes, sondern jeder einzelne Betrieb bzw. jede Niederlassung.
[530]: Hierzu zählen auch Verpackungsfirmen etc.

(4) Eine sogenannte *Premarket-Notification,* kurz PMN[531], müssen die Geräte-Hersteller *vor* der kommerziellen Erst-Auslieferung des Geräts an einen Kunden an die FDA absenden. Im Rahmen der Premarket-Notification findet die Klassifizierung statt. Für diesen Prozeß muß der Antrag folgende Angaben umfassen: (a) Kennzeichnung, (b) Registrierungsnummern, (c) Klassenzuordnung (sofern bereits erfolgt), (d) Angaben zur Sicherheit, (e) vergleichbare Geräte usw. Der Hersteller muß mit der Auslieferung solange warten, bis die FDA diese zuläßt. Kann aufgrund einer fehlenden Vergleichbarkeit keine Klasse-I- oder -II-Zuordnung erfolgen, so hat dies die Notwendigkeit einer PMA zur Folge. An dieser Stelle ist der besondere Hinweis auf den kommerziellen Charakter der Erst-Auslieferung wichtig. Dieser liegt dann nicht vor, wenn das Gerät ausschließlich für den wissenschaftlichen und forschungsorientierten Einsatz vorgesehen ist. Auf dieser Ebene kann durch gegenseitigen Vertrag eine Auslieferung beispielsweise an eine Universitätsklinik ohne Premarket-Notification erfolgen.

(5) Auch kann die FDA ein *Verbot* für ein Gerät aussprechen und dieses im Federal-Register veröffentlichen. Nur für klinische Tests besteht nach Vorabsprache mit der FDA die Möglichkeit eines weiteren Einsatzes.

(6) Die FDA kann selbst oder über eine Verpflichtung des Herstellers die Anwender der Geräte über wichtige Sachverhalte informieren, beispielsweise wegen notwendiger Reparaturen, der Notwendigkeit eines Ersatzes bzw. einer Korrektur oder sogar einer Rückholaktion.

(7) Grundsätzlich erlischt eine FDA-Approval mit vorgenommenen - umfassenden - Änderungen an einem Gerät.

(8) Ein äußerst interessanter und wichtiger Punkt für den Hersteller sind die Anforderungen der sogenannten *Good-Manufacturing-Practices,* kurz GMP.

Good-Manufacturing-Practices (GMP)

Die GMP[532] verkörpern einen Katalog von Anforderungen an den gesamten Herstellungsprozeß. Dies betrifft die Gestaltung, Methoden, Werkzeuge, Verfahren und Kontrollen, die im Entwicklungs- und Herstellungsprozeß bis hin zur Verpackung, Lagerung und Installation der Geräte zum Einsatz kommen. Ziel

---

<531>: Diese ist nicht mit der Premarket-Approval-Application (PMA) zu verwechseln.
<532>: vgl. [FDA_MedDeviceGMP], [FDA_GMPInspectPockGuide]

ist die Maximierung der Qualität in Form geringer Abweichungen und hoher Produktsicherheit. Die Good-Manufacturing-Practices legen in Form eines Anforderungskatalogs allgemeine und konkrete Kriterien für die Einrichtung des Qualitätssicherungssystems fest; sie gelten für inländische und ausländische Hersteller in gleicher Weise[533]. Ferner hat sich jeder Hersteller medizinischer Geräte den GMP zu unterziehen, und nur auf Antrag kann die FDA für spezifische Geräte eine Befreiung erteilen[534]. Zulieferer unterliegen nur dann den strengen GMP-Bestimmungen, sofern sie "bedeutende" Teile/Komponenten des Geräts produzieren[535]. Entsprechendes gilt für die Hersteller von Zubehör. Zwei Herstellungsprozeßtypen werden unterschieden: (a) kritische und (b) unkritische Geräte. Ein Gerät wird als kritisch eingestuft, wenn es per chirurgischen Eingriff - im Körper - implantiert wird oder lebensrettend/-erhaltend ist, und ein eventueller Fehler - bzw. eine Fehlbedienung - lebensgefährdende Verletzungen herbeiführen kann. Zu ersteren gehören implantierbare Geräte, sie sind sämtlichst im Federal-Register veröffentlicht. Für die Gestaltung und Adaption der GMP - z.B. an neue Herstellungsmethoden o.ä. - ist ein ständiges Gremium verantwortlich, das sich aus den Parteien Regierung, Mediziner, Hersteller und Öffentlichkeit zusammensetzt. Nachfolgend werden einige zentrale GMP-Grundsätze bzw. -regeln genannt, anhand derer das hohe Anforderungsniveau deutlich wird:

- Es werden regelmäßige firmeninterne Prüfungen im Rahmen des Entwicklungs- und Herstellungsprozesses gefordert, sogenannte *Audits*[536] bzw. *Reviews*[537]. Die prüfenden Personen dürfen keine direkte Verantwortung für das zu prüfende Umfeld haben - sie müssen neutral sein -. Ferner ist ein Protokoll mit Unterschrift(en) anzufertigen.

---

[533]: Der Export ist auch ohne die Erfüllung der GMP zulässig.

[534]: Eine vollständige Befreiung ist ausgeschlossen. Selbstverständlich impliziert eine Reduktion der GMP-Auflagen keine Befreiung von der Pflicht, Qualität und Funktionstüchtigkeit zu garantieren.

[535]: Beispielsweise benötigt der Transistor-Hersteller keine GMP-konforme Produktion, nur weil sein Produkt - der Transistor - in eine komplexe elektronische Schaltung eines medizinischen Geräts einfließt. Bei Wartungen, Reparaturen findet eine gewisse Gratwanderung statt. Jede Veränderung von den Original-Spezifikationen wird rechtlich unter "Herstellung" subsummiert und fällt damit ebenfalls unter die GMP. Unabhängig davon müssen die Firmen Aufzeichnungen über die an jedem Gerät vollzogenen Tätigkeiten anfertigen - pflegen -.

[536]: *Audit:* Die Überprüfung der Einhaltung und Wirksamkeit eines vorgeschriebenen Qualitätssicherungssystems. (vgl. [Thaller_Qualität], Seite 320)

[537]: *Review:* Die Überprüfung von Software oder eines Software-Teilprodukts. (vgl. [Thaller_Qualität], Seite 330)

- Die FDA hat das Recht und insbesondere die Pflicht[538], jederzeit unangekündigte Kontrollen vorzunehmen. Hierbei wird vorrangig die in der Firma etablierte Qualitätssicherung überprüft, speziell die Audits, die Protokolle, der Kennzeichnungsprozeß der Geräte, das Personal usw.

- In kleinen Betrieben erlaubt die FDA sogenannte Selbstprüfungen, bei denen die obige Trennung der Verantwortlichkeit nicht gewährleistet sein muß. Mindestanforderungen bleiben weiterhin folgende: (a) Die Prüfer müssen geschult sein. (b) Ein Prüfplan muß existieren und der FDA als Kopie zugesandt werden[539]. (c) Ein Zeitplan muß für die regelmäßigen Prüfungen festgelegt sein. (d) Über die Prüfung ist ein Protokoll - ein Bericht - anzufertigen. Dieses ist dem Management zur Kenntnis zu geben, das im Bedarfsfall zur Reaktion - Verbesserung - verpflichtet ist. Dies alles ist schriftlich festzuhalten. Stellt die FDA bei einer Prüfung notwendige Korrekturen fest, erhält das Top-Management eine schriftliche Aufforderung, auf die es reagieren und schriftlich Stellung nehmen muß. (e) Verantwortungsbereiche und -verteilung müssen klar zugeordnet sein.

- Die FDA ist im Rahmen ihrer Überprüfungen verpflichtet, der Kontrolle eine repräsentative Menge an Geräten zugrundezulegen.

- Die Ergebnisse einer abgeschlossenen Überprüfung sind - abgesehen von den geheimen Unterlagen - öffentlich zugänglich[540].

---

[538]: Hersteller von Klasse-II- und -III-Geräten müssen mindestens alle zwei Jahre überprüft werden.

[539]: Er muß beispielsweise die zu prüfenden Stellen und Aspekte exakt umschreiben.

[540]: Die FDA betreibt ferner eine spezielle Datenbank, das *Device-Experience-Network*. Sie umfaßt Berichte über Probleme und Besonderheiten medizinischer Geräte. Es ist eine Sammlung sämtlicher Praxiserfahrungen mit einem Gerät, um störungsanfällige Geräte zu identifizieren, branchenspezifische bzw. Geräteklassen-spezifische Probleme zu erkennen und Trends aufzudecken. Dies alles zum Ziel der qualitativen Verbesserung und der Produktsicherheit.

2.1.2.2 Auswirkungen der GMP (Good Manufacturing Practices) auf Software-orientierte/-basierte (Geräte-)Entwicklungen

FDA-Reaktion auf den steigenden Software-Anteil in den Geräten

Die FDA reagierte - bereits - 1989 auf den ungebrochenen Trend, daß medizinische Geräte zunehmend Computer- und damit Software-gestützt arbeiten. Dies mit der "FDA Policy for the regulation of computer products"-Verordnung, deren wesentliche Konsequenz ein speziell auf Software ausgerichtetes Review-Konzept ist[541]. Hierbei differenziert die FDA ihre Anforderungen, welche

* in der Premarket-Notification enthalten sein müssen,

* und die die FDA-Prüfer im Rahmen ihrer Reviews benötigen

nach (a) dem Anwendungsgebiet des Geräts, (b) den Auswirkungen und dem Risiko für den Patienten im Fehlerfall, (c) der Rolle der Software im Geräte-Gesamtkonzept[542] sowie (d) der Entscheidungsmacht der Software im Rahmen des Gerätebetriebs.

Kriterienkatalog für die Einstufung eines Geräts

Um über das notwendige Review-Maß eine erste Vorstellung zu gewinnen, nennt die FDA nachstehenden Kriterien- bzw. Fragenkatalog[543]:

(1) Das Risiko bzw. die Gefahr für den Patienten durch die Nutzung oder Nicht-Nutzung des Geräts:

* Kann das Gerät das Leben des Patienten in plausiblen Situationen unmittelbar gefährden?

* Kann das Gerät in plausiblen Situationen direkt irreversible Schäden bzw. Verletzungen hervorrufen?

(2) Gibt das Gerät selbst eine Diagnose ab?

(3) Kontrolliert das Gerät selbständig die Zufuhr von Medikamenten, von Energie oder anderen lebenswichtigen Funktionen?

<541>: vgl. [FDA_ReviewGuide], Seite 1
<542>: der funktionale Anteil
<543>: vgl. [FDA_ReviewGuide], Seite 3; gekürzte Form

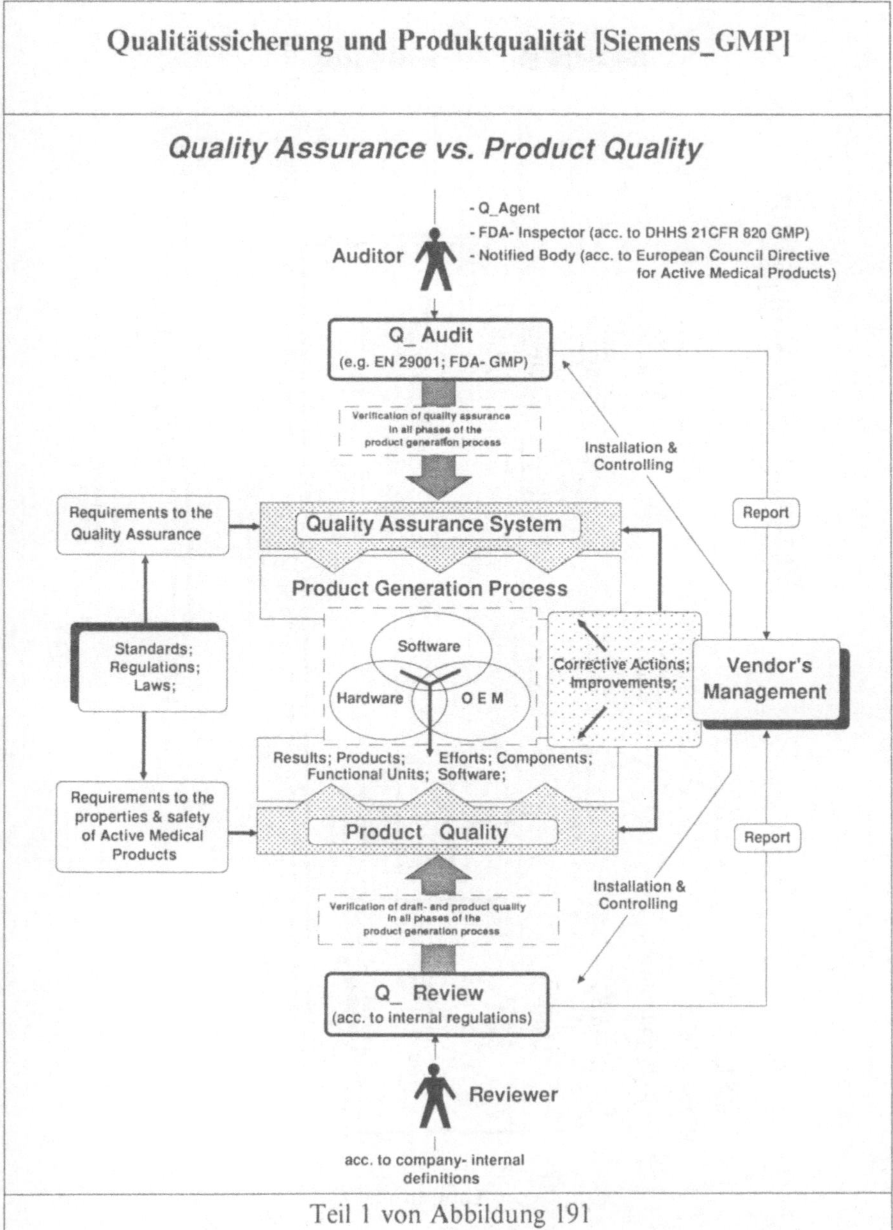

Teil 1 von Abbildung 191

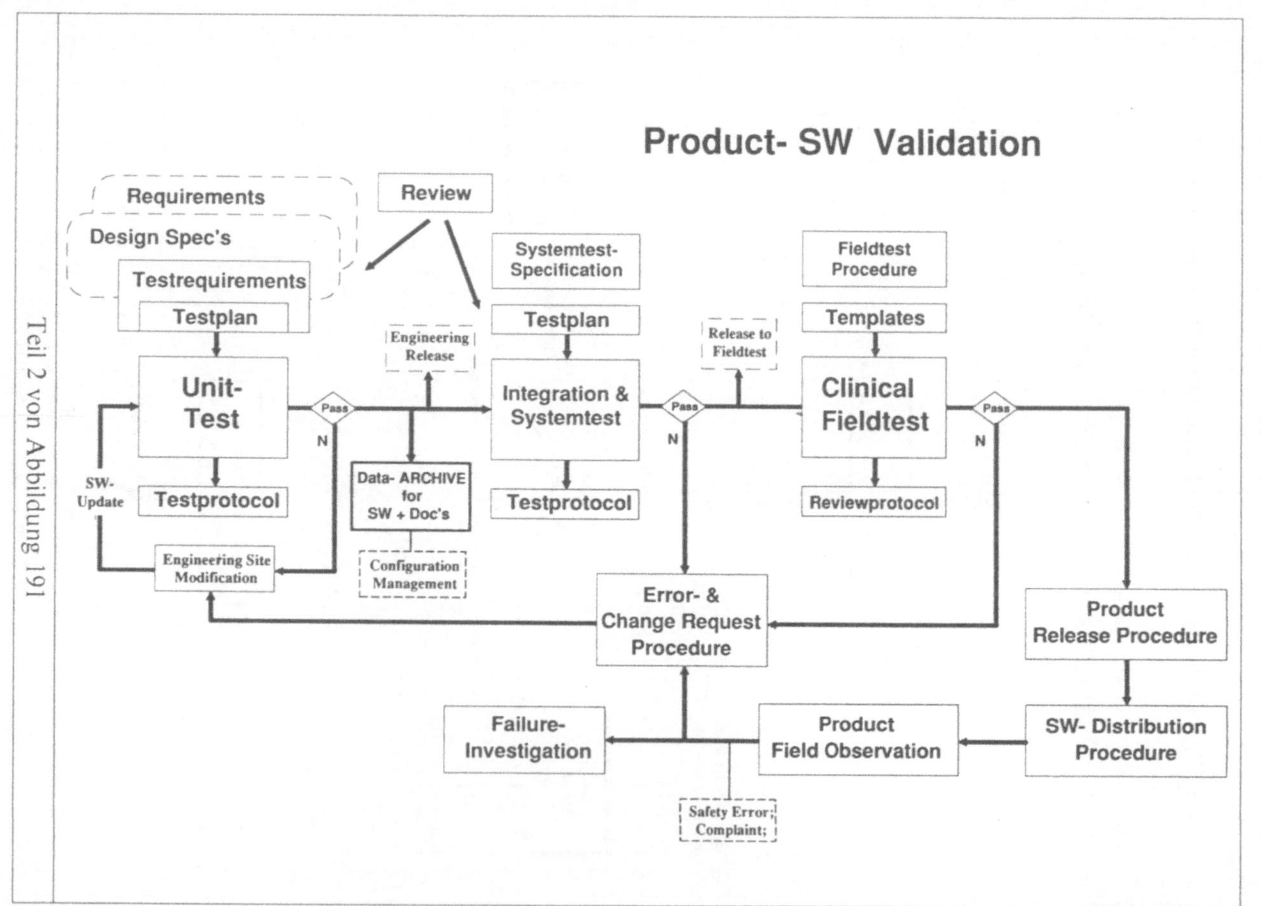

Product- SW Validation
Requirements
Design Spec's
Testrequirements
Testplan
Review
Systemtest- Specification
Testplan
Fieldtest Procedure
Templates
Engineering Release
Release to Fieldtest
Unit- Test
Integration & Systemtest
Clinical Fieldtest
Pass
N
SW- Update
Testprotocol
Data- ARCHIVE for SW + Doc's
Testprotocol
Reviewprotocol
Engineering Site Modification
Configuration Management
Error- & Change Request Procedure
Product Release Procedure
Failure- Investigation
Product Field Observation
SW- Distribution Procedure
Safety Error; Complaint;

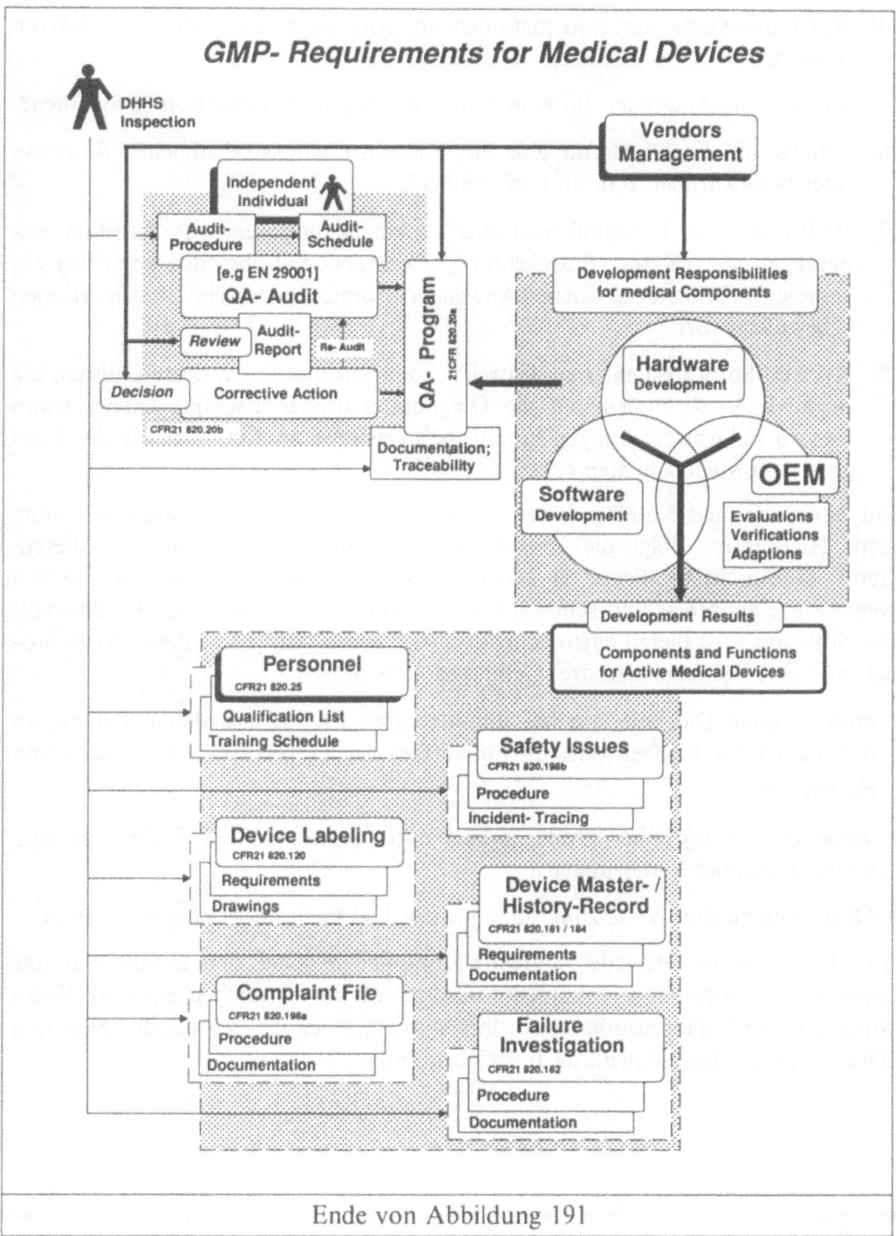

Ende von Abbildung 191

(4) Bietet das Gerät nur Informationen an, oder ist es Teil eines komplexeren Systems?

(5) Können die Anwender die Bewertung der Diagnoseinformation zuvor üben?

(6) Schlägt das Gerät Alarm? Z.B. im Fall einer lebensbedrohlichen Situation oder bereits früher, d.h. im Fehlerfall o.ä.

(7) Faßt das Gerät Einzelinformationen zu einem umfassenderen Informations-aggregat oder zu einer Entscheidung bzw. einem Entscheidungsvorschlag zu-sammen? Enthält es dem Anwender somit spezifische Informationen - bewußt - vor?

(8) Können Software-Fehler zu weitreichenden Informationsverlusten führen, die negative Auswirkungen auf die Diagnose und/oder Therapie haben. Kann dies zu Fehlentscheidungen führen, beispielsweise zu Aktionen wie der Frei-gabe von Medikamenten o.ä.?

Mit einem solchen Katalog findet im ersten Schritt die Einstufung des Geräts statt. Hierauf erst folgt die Bewertung der Komponente Software in diesem Gerät. D.h. es ist die Frage zu stellen, zu welchem Anteil die Software an den Negativ-Ereignissen schuld sein kann und damit ein potentielles Risiko darstellt. Die Software wird hierzu entsprechend untergliedert, und jedem dieser Teile ord-net man eine der folgenden drei Gefahrenstufen zu:

- *groß* (major): Die Software hat unmittelbaren Einfluß auf den Patienten, so daß Fehler zur Laufzeit oder im Entwurf zu dessen Tod bzw. zu Verletzungen führen können [544].

- *mittel* (moderate): Wie "groß", jedoch unter Ausschluß der Todesfolge und schwergreifender Verletzungen.

- *klein* (minor): Eine Verletzung oder gar der Tod kann ausgeschlossen werden.

Aus der Gefahrenstufe jeder Software-Komponente leitet sich unmittelbar das notwendige Review- und Dokumentationsmaß ab. Ist sämtlichen Software-Kom-ponenten eine Gefahrenstufe zugeordnet worden, so ergibt sich die des gesamten Geräts als die schwerwiegendste Einzeleinstufung.

---

[544]: Hierbei kann die Wirkungslinie der Software direkt zum Patienten verlaufen, oder auch indi-rekt über das Bedienungspersonal.

Erwartungen der FDA in bezug auf den Software-Entwicklungsprozeß

Auf folgende drei Gebiete konzentrieren sich die Hinweise und Anforderungen der FDA sowie ihr prüfendes Interesse in bezug auf die Software-Entwicklung:

(1) *Entwicklung und Dokumentation Software-basierter Geräte,*

(2) *Review-Themen* und

(3) *Review-Durchführung.*

Abbildung 191 zeigt den Zusammenhang zwischen Qualitätssicherung und Produktqualität im GMP-Rahmen in einem Überblick.

2.1.2.3 FDA-gerechte Software-Entwicklung

Verwendetes Phasen-Modell

Das FDA-Review-Team erwartet in bezug auf die Dokumentation des Entwicklungsprozesses - mindestens - folgende fünf Phasen[545][546]:

(1) *Anforderungsanalyse/Spezifikation:* Die Anforderungen an das Gerät sind weniger auf Detail-, sondern auf hoher Ebene ("high-level") festzulegen und zu definieren. Hieraus werden in einer ersten Aufbereitung Details für die Software abgeleitet.

(2) *Design:* Dies umfaßt den Entwurf des Software-Systems in bezug auf die konzeptionelle Sicht auf das System, die System-Architektur, die Daten und ihre Repräsentation, die Konkretisierung und das "Herunterbrechen" der High-Level-Anforderungen in Unterfunktionen, die Analyse der gegenseitigen Beziehungen zwischen den Komponenten, die Algorithmen etc. Das FDA-Review-Team erwartet auf dieser Ebene eine ausführliche Dokumentation der Struktur- und Verarbeitungsdetails, der Modularisierung, der Design-Verifikation und des Testplans mit seinen Kriterien.

(3) *Implementierung:* Die Umsetzung des Designs in Quellenprogramme erfolgt im Rahmen der Implementierung.

< 545 >: vgl. [FDA_ReviewGuide]
< 546 >: Es handelt sich hierbei um ein klassisches Phasenmodell (vgl. [Balzert_CASE], Seite 27).

FDA [FDA_ReviewGuide]

Software-Dokumentations-Matrix

Data Group	Minor Concern	Moderate Concern	Major Concern
System and Software Requirements & Design	A written description of the system and software requirements (a structure chart depicting the partitioning of the system into functional units should be provided for all levels of concern).	A written description of the system and software requirements, including a listing of functional units/modules and a description of how each fulfills the requirements (traceability between safety requirements and hazards should be included).	System specifications and software requirements document, including a listing of the functional units/modules and a description of how each fulfills the requirements (traceability between safety requirements and identified hazards should be included).
Software Development	A summary description of how the system and software was developed and a description of how changes will be handled.	A description of the software development activities and software quality assurance procedures over the software life cycle for the device.	Same as for moderate, except the software development SOP's should be provided (SOP: software organization plan).
Verification & Validation	A description of the verification and validation activities.	A description of the verification and validation activities at unit, integration, and system level, including pass/fail and test completion criteria, and the system level functional test plan (traceability between hazards, safety functions, and testing should be demonstrated).	Same as for moderate, except test plans should be provided for unit, integration, and system level testing.
Test Results and Analysis	A summary of the verification and validation results.	A summary of the verification and validation results in sufficient detail to demonstrate requirements were met at various levels of testing, and the results of system level testing.	A verification and validation test report summary, and results of testing at each level (unit, integration, system).
Certification	Written affirmation stating that software development was followed, that good quality assurance procedures were adhered to, and that test results demonstrate that the system specifications and the functional requirements were met.		

Abbildung 196

(4) *Verifikation und Validation:* Dies umfaßt das Testen und Bearbeiten der einzelnen (Software-)Einheiten, deren Integration und Test. Die Aufstellung des Testplans bzw. seiner Schwerpunkte kann durchaus bereits in früheren Phasen beginnen. Auf das Testen und dessen Dokumentation richten die FDA-Prüfer ein besonderes Augenmerk. Insbesondere wird auf eine Streßanalyse Wert gelegt, die eine besonders intensive Belastung des Programmsystems zum Inhalt hat [547].

(5) *Wartung:* Dies umfaßt die Aktivitäten der Weiterentwicklung und Änderungen zum Zweck der Fehlerbeseitigung. Die FDA verlangt auf diesem Gebiet ein Konfigurations-Management [548], das ein lückenloses Nachvollziehen des Software-Entwicklungsprozesses zuläßt, dies in bezug auf sämtliche Phasen.

Zentrales Element der FDA-Anforderungen ist die Gefahrenanalyse in jeder einzelnen Phase. Identifizierte Gefahrenquellen müssen im Design berücksichtigt worden sein. Die FDA-Prüfung basiert auf nachstehenden Nachweisen für die notwendigen Aktivitäten und Werkzeuge: Anforderungsanalyse, Spezifikation-Reviews, Design-Reviews, Code-Walk-Throughs [549], Programmfluß-Analyse, Komplexitätsmetriken [550], Datenfluß-Analyse, Fehlerbäume, Analyse der Fehlerarten und deren Auswirkung sowie die der Kritikalität [551]. Im Rahmen von Änderungen müssen sämtliche Dokumente gepflegt sowie Tests und Analysen gegebenenfalls wiederholt angesetzt werden. Abbildung 196 zeigt die Anforderungen an die Dokumentation im Detail.

Parametrisierbare Software

Dieselbe Aufmerksamkeit in bezug auf die Gefahrenanalyse und die Qualitätssicherung muß den vom Benutzer frei parametrisierbaren Komponenten der

---

[547]: Beispielsweise eine besonders hohe Anzahl von Anfragen pro Zeiteinheit, hohe Netzwerk-Belastung o.ä.
[548]: *Konfigurationskontrolle:* "Die Aufgaben der Identifizierung, Zuordnung von Teilen, Dokumentation und Verfolgung von Änderungen sowie objektives Berichten über den Status von Produkten an das Management." (vgl. [Thaller_Qualität], Seite 326)
[549]: Dies bezeichnet die Techniken zur Überprüfung des Entwurfs ohne Einsatz des Computers. (vgl. [Thaller_Qualität], Seite 334)
[550]: Es handelt sich hierbei um Maßzahlen für die Komplexität, die aus diversen Einflußgrößen abgeleitet werden (z.B. Zeilenanzahl des Programms, Art der Programmiersprache etc.).
[551]: *Kritikalität:* "Eine Bewertung und Einstufung der Software im Versagensfall des operationellen Einsatzes unter Berücksichtigung des Schadenpotentials." (vgl. [Thaller_Qualität], Seite 326)

Software gelten. Dieser Bereich ist deshalb besonders wichtig, weil der Software-
bzw. Geräte-Hersteller auf das Setzen der Parameter durch den Anwender nur
bedingt Einfluß nehmen kann. So lassen sich lediglich Plausibilitäten in den Angaben prüfen und spezifische Konstellationen, die zu einem Schaden bzw. einer
Gefahr führen könnten, verbieten/verhindern, indem das Gerät mit diesen Parametern z.B. den Betrieb nicht aufnimmt. Insbesondere muß mittels einer
- manipulationssicheren - Protokollierung die Nachvollziehbarkeit gesichert sein,
um - grobe - Bedienungsfehler eindeutig nachweisen zu können. Auch muß die
Änderung der Parameter mit einer entsprechend hohen Autorisierungsstufe verbunden werden, um Manipulationen vorzubeugen.

2.1.3 Qualitätssicherung auf der Basis von ISO-9000-3

Die ISO stellt mit ihrer Norm ISO-9000-3 eine Anleitung für die Etablierung eines *Qualitätssicherungssystems*[552] und Qualitätssicherungsstandards für die
Entwicklung, das Anbieten und die Wartung von Software bereit[553]. Für ein
Qualitätssicherungssystem sind hiernach folgende Grundelemente notwendig[554]:

- Definition der Verantwortlichkeit des Managements, ISO-9000-3 zeigt hierzu
  (Mindest-)Rahmenbedingungen auf. Kerninhalt dieses Normen-Abschnitts ist,
  daß eine Art "Gewaltenteilung" garantiert sein muß, um Interessenskonflikte
  zu verhindern. Verantwortlichkeiten müssen exakt zugeordnet sein.

- Ferner muß eine Verpflichtung auf ein dokumentiertes Qualitätssicherungssystem stattfinden. Ziel ist es, das Qualitätssicherungssystem in den gesamten
  Software-Lebenszyklus zu integrieren, um mit dem Entwicklungsprozeß unmittelbar auch Qualität entstehen zu lassen. Diese soll kein zufälliges Ergebnis bei
  einer rückwärtigen Betrachtung sein, oder erst aus abschließenden Korrekturen
  hervorgehen.

---

[552]: engl.: quality (assurance) system
[553]: Eine wachsende Bedeutung gewinnt das ISO-9000-Normen-System im Rahmen des europäischen (Software-)Produkthaftungsrechts. Zwecks rechtlicher Absicherung (Entlastung) werden Unternehmen ihr Qualitätssicherungssystem nach ISO-9000 zertifizieren lassen.
[554]: vgl. [ISO_9003], Seite 3

- Um die Wirksamkeit und Effektivität des etablierten Qualitätssicherungssystems zu gewährleisten sind regelmäßige Audits die Pflicht.

- Auf festgestellte Schwachpunkte und Fehler ist mit entsprechenden korrektiven Maßnahmen zu reagieren.

Auch ISO-9000-3 basiert auf einem Phasenmodell und legt für jede Phase Anforderungen in bezug auf die Qualitätssicherung fest. Insbesondere wird eine Konfigurationskontrolle gefordert. Bei einem Vergleich von ISO-9000-3 und FDA-GMP wird deutlich, daß sich letztere nur in sehr wenigen Punkten von der umfassenderen ISO-9000-3-Norm unterscheidet. Es ist zu erwarten, daß in Zukunft ein weiterer Abgleich beider Normen stattfinden wird.

2.1.4 Weitere Normen auf dem Gebiet der Software-Qualität

Neben der zentralen Norm ISO-9000-3 sind folgende weiteren Normen zu nennen[555]:

- *ISO-2382/1:* Data processing - Vocabulary - Teil 1: Fundamental terms.

- *DIN 66272:* Informationstechnik; Beurteilen von Softwareprodukten; Qualitätsmerkmale und Leitfaden zu deren Anwendung; ISO/IEC 9126.

- *DIN 66234:* Bildschirm-Arbeitsplätze; Grundsätze ergonomischer Dialoggestaltung ISO 9241/10.

---

[555]: vgl. [Kutschke_SoftQual]

2.2 Folgerungen für das CAS-Projekt-Management

2.2.1 Vertragsgestaltung beim Einkauf medizintechnischer Geräte

Nachfrage nach der FDA-Zulassung

Beim Kauf medizintechnischer Systeme ist darauf zu achten, ob und welche Form der FDA-Zulassung besteht. Dies betrifft weniger die Großsysteme, wie CT und MR, sondern eher Hilfswerkzeuge, wie Systeme zur Visualisierung, Navigation, Operationsplanung usw.

Fehlende Offenheit der Systeme

Aufgrund der derzeit noch fehlenden Offenheit im Bereich medizintechnischer Systeme sowie bestehender rechtlicher Rahmenbedingungen[556] empfiehlt es sich, beim Kauf computergestützter medizinischer Systeme die nachfolgenden Ergänzungen in den Kaufvertrag aufzunehmen. Sie gewährleisten die wissenschaftliche Offenheit und ermögiichen auch den Einsatz herstellerfremder Leistungskomponenten. Da sich der Medizin-Technik-Markt zunehmend mehr zum Käufermarkt entwickelt, dürfte das Aushandeln dieser Optionen keine Hürde darstellen. Im nachhinein jedoch einen solchen Erfolg zu bewirken, ist ohne eine finanzielle Gegenleistung oder lang andauernde Verhandlungen oft nur selten möglich.

Vertragsergänzung beim Kauf medizinischer Geräte

Der Auftragnehmer gewährleistet im Rahmen der technischen Konzeption des Systems und dessen Dokumentation folgende Eigenschaften bzw. sichert nachstehende Leistungen zu[557]:

(1) Das Dateiformat für Bild- und Patienteninformationen ist vollständig offengelegt, sowohl für die komprimierte als auch die entkomprimierte

---

<557>: In Abhängigkeit des Geräts sind die relevanten Punkte auszuwählen.

<558>: Eventuelles Zugeständnis: Nur die entkomprimierte Form wird bekanntgegeben, weil der Hersteller sonst seine Komprimierungsverfahren offenlegen muß; dieses Know-how wird er nur ungern nach außen geben. Insgesamt muß man aber vorsichtig sein, da nicht jede kommerzielle Software beide

Form [558] [559]. Sämtliche technischen Spezifikationen sind in schriftlicher und/oder DV-basierter Form dokumentiert. Änderungen im Format werden innerhalb einer Frist von ___ Wochen in der vereinbarten Weise mitgeteilt. Eine Zusammenarbeit mit anderen Drittanbietern von ergänzender Software und/oder Hardware wird zugesagt.

(2)   Alternativ kann der Hersteller zur Unterstützung des DICOM-Standards verpflichtet werden. Hierbei ist der DICOM-Konformitätsgrad exakt festzulegen [560].

(3)   Gegebenenfalls: Konvertierungsprogramme in die Formate ___ werden für ein ___-Unix-System mitgeliefert. Die Dateiformate werden als Datendefinitionen in der Programmiersprache ___ mitgeliefert.

(4)   Das System ist in der Lage, die Bilddaten - gemäß (1) - auf einen Unix-Standard-Datenträger in einem Unix-Standard-Format zu schreiben: TAR-Format, DAT- und/oder 8mm-Tape (2,3 Giga-Byte, Blocksize 1024) [561] [562].

(5)   Das System darf/kann in ein ___-Netzwerk integriert werden.

(6)   Das System ist in der Lage, einen TCP/IP-gerechten Datentransfer über das Netzwerk vorzunehmen (Datentransfer per FTP) [563].

(7)   Das System wird mit den Systemen ___ verbunden/vernetzt. Die notwendigen Arbeiten werden vom Auftragnehmer in Zusammenarbeit mit dem Hersteller/Lieferanten dieser Systeme vorgenommen. Dieser wird ebenfalls auf die in den Punkten (1) und (2) genannten Dokumente Zugriff erhalten.

(8)   Die Schnittstelle des Navigationssystems, insbesondere das Protokoll für den Datenaustausch ist offengelegt und dokumentiert.

CT-Daten-Varianten (komprimiert/entkomprimiert) verarbeitet.
[559]: Eventuelles Zugeständnis: "für wissenschaftliche Zwecke".
[560]: siehe Abschnitt 1.2.5.5.1
[561]: Die Wahl des Datenträgertyps ist von der eigenen Systemumgebung bzw. von festen Vorgaben des Herstellers abhängig. In letzterem Fall kann es notwendig sein, neben einem DAT- auch ein 8-mm-Laufwerk einzusetzen.
[562]: Ggf. kann man den Unix-Typ näher spezifizieren. Die konventionellen QIC-Laufwerke (120 MB bzw. 60 MB bei niedriger Schreibdichte) sind für umfassende Bilddaten nicht ausreichend, bzw. Komprimierungsverfahren müssen angewandt werden.
[563]: siehe Abschnitt 1.2.5.5.1

(9) Die für die vorangehenden Punkte notwendige Hard- und Software ist bei
     Auslieferung bereits im System integriert - auf diesem installiert - und damit
     Bestandteil der Abnahme.

(10) Mit einer kommerziellen Nutzung der im Rahmen dieses Vertrags erhalte-
     nen Informationen in Form entwickelter Software-Produkte ist der Auftrag-
     nehmer einverstanden. Spezielle Lizenzgebühren werden nicht erhoben.

(11) Werkzeuge für die Unterstützung eigener Entwicklungsarbeiten[564] liefert
     der Auftragnehmer in Verbindung mit dem jeweiligen Gerät kostenfrei aus,
     dies einschließlich der Dokumentation.

(12) Der Auftragnehmer sichert die Echtzeitfähigkeit des Produktes in Verbin-
     dung mit neuen Versionen bzw. einer gesteigerten Funktionalität über einen
     kostenfreien Ersatz bestehender Computersysteme durch entsprechend lei-
     stungsfähigere Modelle.

(13) Der Auftraggeber darf seine aus diesem Vertrag obliegenden Rechte und
     Pflichten auf Dritte übertragen.

Selbstverständlich ist der Vertragstext an die jeweils vorliegende System-Konfigu-
ration und das zu kaufende Gerät anzupassen. Wichtig ist hierbei auch die wech-
selseitige Verpflichtung der einzelnen Anbieter/Hersteller, so daß diese zusammenarbeiten müssen.

Koordination der Hersteller

Unbedingt notwendig ist eine Koordination der verschiedenen Hersteller, um zu
gewährleisten, daß jede Partei über die notwendigen Informationen verfügt, damit die fremden Komponenten integriert werden können. Dies betrifft insbesondere die Vernetzung, beispielsweise folgender Einheiten: CT, MR, Laser-Imager,
PACS, Slide-Maker etc.

Gefahren der Spezial-Lösungen

Beim Kauf einer fertigen Lösung ist darauf zu achten, daß diese möglichst nicht
auf herstellerspezifischer oder "exotischer" Hard- und/oder Software basiert, weil

• die Abhängigkeit zu diesem Hersteller erhöht wird,

---

[564]: Ein sogenanntes "Developper's Kit".

- die Anschaffung teurer ist und sich die Wartungsgebühren mit großer Wahrscheinlichkeit jedes Jahr überproportional erhöhen,

- solche Systeme nur selten für andere Zwecke genutzt werden können,

- diese Systeme dem Einzug neuer Technologien meist entgegenstehen,

- es sich selten um offene Systeme, sondern um Insellösungen handelt.

Deshalb sollte man bei Rechnern auf moderne leistungsfähige PCs bzw. Workstations mit einem Industrie-Standard-Betriebssystem bestehen, wie Unix und MS-DOS; dies ferner in der aktuellen Version.

(Unix-)Workstations und PCs

In bezug auf nachfolgende Punkte ist jeder Kaufvertrag zu überprüfen, um den Leistungsbedarf medizinischer Anwendungen gewährleisten zu können:

- Das Betriebssystem in Verbindung mit der Version ist exakt festzulegen [565]. Denn eine eventuell fehlende Aktualität führt gegebenenfalls dazu, daß die Workstation für andere Zwecke [566] nicht verwendet werden kann. Zu dieser Versionsaktualität gehören auch andere Produkte, wie z.B. X11, Motif, C-Compiler usw.

- Auf eine großzügige Ausstattung mit Haupt- und Plattenspeicher muß geachtet werden [567].

- Die Qualität von Peripheriegeräten ist gegebenenfalls durch die konkrete Angabe von Hersteller und Modell zu sichern [568].

- Vielmals liefern die Hersteller beim Kauf einer - "schlüsselfertigen" - Anwendung den Satz an Original-Handbüchern nicht mit. Hierauf sollte explizit eingegangen werden, und es ist darauf zu achten, daß nicht nur die Einführungsliteratur, sondern auch die Systemhandbücher etc. mitgeliefert werden.

- Bei einigen Herstellern ist es üblich, zu Software- und Hardware-Produkten

---

[565]: Hersteller "frieren" den Stand des Betriebssystems gerne ein, wenn ihre Produkte unter einer bestimmten Version des Betriebssystems endgültig fehlerfrei laufen. Denn jeder Systemwechsel bedeutet einen neuen Test- und Wartungsaufwand.
[566]: Beispielsweise zur Entwicklung eigener Anwendungen.
[567]: In diesem Zusammenhang sind Detailangaben von einer Fachabteilung einzuholen.
[568]: Dies betrifft beispielsweise den Bildschirm.

standardmäßig die Dokumentation nicht in gedruckter Form auszuliefern. Stattdessen wird auf die Online-Dokumentation verwiesen, die auf dem Datenträger mitgeliefert wird. Insbesondere für die Einarbeitungsphase ist diese Form der Dokumentation jedoch ungeeignet. D.h. es ist diesbezüglich eine explizite und sehr präzise Absprache notwendig, denn oft kostet eine gedruckte Dokumentation mehr als die Software selbst. Auch bieten einige Hersteller die Dokumentationen auf CD-ROM an, so daß über die Installation eines CD-ROM-Laufwerks entschieden werden muß. Wichtig sind auch die Regelungen zur laufenden Aktualisierung, dies in Verbindung mit Software-Korrekturen und neuen Versionen.

Aktuelle Produktinformationen / Hot-Line

Speziell im Unix-Markt zeigen leider auch viele führende Hersteller Schwächen im Support bzw. bieten diesen - nachträglich - nur zu sehr schlechten Konditionen an. Wichtig ist deshalb, daß jeder Hersteller dazu verpflichtet wird, über neue Versionen, Fehlerkorrekturen[569] etc. automatisch, d.h. unaufgefordert Auskunft zu geben. In diesem Zusammenhang ist der Zugang zu diesen Informationen/Daten präzise festzulegen[570]. Bietet der Hersteller eine telefonische Hot-Line an, so ist im Rahmen der Vertragsverhandlungen ein möglichst günstiger Tarif auszuhandeln. Man sollte ferner versuchen, diesen Tarif für einen mittelfristigen Zeitraum festzulegen.

Wartungsverträge

Bei der Bewertung der Wartungsverträge ist auf folgende Feinheiten zu achten:

- Zahlungen sollten halbjahresweise erfolgen. Bei eventuellen Ausfällen der Geräte aufgrund technischer oder sonstiger Umstände, die der Hersteller zu vertreten hat, kann die Notwendigkeit der Reparatur deutlicher formuliert werden[571].

---

[569]: sogenannte *Patches*
[570]: Beispielsweise betreibt der Hersteller eine Mail-Box, eine Datenbank o.ä., in die man sich einwählen kann.
[571]: Dies betrifft beispielsweise auch die Auswirkung einer CT-/MR-Bildformat-Änderung. Diese kann die Anwendung einer Visualisierungs-Workstation zu 100 Prozent in Frage stellen, bis diese das neue Format lesen kann.

• Ferner sind Mindestfristen festzulegen, in denen der Auftragnehmer notwendige Arbeiten in Angriff nehmen muß.

• Wartungsbeträge sollten als Festpreise mit entsprechend limitiertem Wachstumspfad vereinbart werden[572]. Eine Kopplung an den sogenannten "aktuellen Listenpreis" birgt die Gefahr, daß überproportionale Preissteigerungen für den Auftragnehmer - zu - leicht realisiert werden können.

• Die Anpassung der Software an neue Dateiformate ist in jedem Fall als Bestandteil der Wartungsaktivitäten festzulegen.

• Die Kommunikationskosten für einen eventuellen Tele-Service sollten zu Lasten des Anbieters (Auftragnehmer) gehen. Ferner ist exakt festzulegen, auf welchen Benutzerkennungen[573] des Systems er arbeitet, wie und wann er sich in das System einwählt etc. Die Gefahr liegt bei einem vernetzten System darin, daß diese Service-Verbindungen ebenso mißbraucht werden können.

• Bei speziellen Hardware-Lösungen, die der Auftragnehmer gegebenenfalls selbst herstellt, ist eine erweiterte Garantie festzulegen. Beispiele hierfür sind Accelerator-Boards, Graphikkarten o.ä.

Vorab-Klärung der Lizenzregelungen für Basis-Systeme bei einer produktorientierten Entwicklung

Besteht das Ziel, das auf einem Basis-System[574] selbst entwickelte System in einem breiten Umfeld, d.h. auf einer Vielzahl von Workstations zu nutzen, oder es sogar als Produkt zu vermarkten, dann sollten die Lizenzverhandlungen mit der jeweiligen Firma in jedem Fall im vorab stattfinden. D.h. die Lizenzgebühren für die Laufzeitumgebung sind exakt festzulegen[575]. Die Wahl eines Basis-Systems als Software-Entwicklungsumgebung ist deshalb von solch zentraler Bedeutung für das gesamte Projekt, weil sich mit einem Wechsel dieser Software-Basis eine vollständige Neu-Entwicklung verbindet. Die Abhängigkeit von dem

---

[572]: z.B. über eine Kopplung an die Inflationsrate o.ä.
[573]: engl.: Userid/User-Id
[574]: Beispiele: Software-Entwicklungsumgebung, Unterprogramm-Bibliothek etc.
[575]: Die *Laufzeitumgebung* besteht im Vergleich zur *Entwicklungsumgebung* nur aus denjenigen Modulen/Systemkomponenten, die für die Ausführung der Anwendung notwendig sind, nicht aus denen für die Erstellung. Entsprechend umfaßt diese keine Quellenprogramme und anderes übersetzbares Programm-Material, wie Include-Dateien etc., sondern primär fertig übersetzte Programm-Bibliotheken.

Basis-System und damit der Hersteller-Firma ist bei "100%" einzuordnen. Beginnt man mit den Verhandlungen erst nach der vollständigen Entwicklung, so ist man regelrecht erpreßbar. Stehen spezifische Fortentwicklungen bzw. Funktionen des Systems noch aus, so ist für sie ein konkreter Zeitplan festzulegen; dies gegebenenfalls in Verbindung mit einer Vertragsstrafe.

2.2.2 Qualitätssicherung in Forschungsprojekten

Welchen Nutzen haben Normen und gesetzliche Regelungen für Forschungsprojekte?

Die in den vorangehenden Abschnitten vorgestellten Reglementierungen stellen primär Anforderungen an die industrielle Entwicklung und Herstellung dar[576]. Zunächst stellen sie Auflagen dar, deren Erfüllung eine Pflicht darstellt und damit Aufwand hervorruft. Umgekehrt lassen sich aus ihnen aber auch Hinweise darauf ableiten, in welchen Punkten der Entwicklung die dominanten Fehlerquellen liegen. Deshalb lassen sich im Hinblick auf folgende Punkte auch für Forschungsprojekte deutliche Nutzenpotentiale gewinnen:

- Die Charakteristik der Entwicklungsschwachpunkte und -fehler wird sich in Forschungsprojekten ähnlich aufzeigen wie in Industrieprojekten. Insbesondere aus den pragmatisch orientierten FDA-Dokumenten lassen sich deshalb konkrete Hilfestellungen ableiten, die den Entwicklungsprozeß auf ein sicheres Fundament stellen[577].

- Die Sicherheitsanforderungen haben grundsätzlich auch Auswirkungen auf den ergonomischen Entwicklungsaspekt. Man denke beispielsweise an die Notwendigkeit von "Alarm-Meldungen" bei Anwendungs- oder Software-internen Fehlern oder an das Ablauf-/Prozeßelement "Checkliste", das eine sichere Bedienung gewährleisten soll. Auch hier bieten die FDA-Regelungen umfassende Hinweise.

---

[576]: Für Software muß im Hinblick auf eine eventuell notwendige - geforderte - *Zertifizierung* eine normgerechte Entwicklung(sumgebung) nachgewiesen werden.
[577]: Es ist stets zu berücksichtigen, daß die Geräte am Menschen zum Einsatz kommen.

- Schließlich ist es sinnvoll, sich über die gesetzlichen Rahmenbedingungen für den CAS-Einsatz stets aktuell zu informieren [578].

Elemente eines (Basis-)Qualitätssicherungssystems in der Forschung

Nachstehende Vorkehrungen können die negativen Auswirkungen der für Forschungsprojekte oft typischen Rahmenbedingungen [579] mindern helfen:

- Festlegung eines einheitlichen Vorgehensmodells bei der Entwicklung von Software.

- Pflicht zur - vollständigen - Dokumentation sämtlicher Phasen des Entwicklungsprozesses nach einem einheitlichen Schema.

- Keine "quick and dirty"-Entwicklung, wenn doch, dann nur im Rahmen des Prototypings.

- Einsatz von Werkzeugen zur Quellprogramm-Verwaltung [580] und Fehleraufzeichnung/-verfolgung [581].

- Anwendung von Programmierrichtlinien [582].

- Regelmäßige Audits und Reviews.

- Wechselseitiges Prüfen/Testen der Programme innerhalb der Entwicklergruppe.

- Festlegung ergonomischer (Grund-)Richtlinien in Form eines sogenannten *Style-Guides.*

- Einrichtung eines Konfigurations-Managements. Hierauf kann anfangs verzichtet werden, weil keine Produkte ausgeliefert werden, über deren Zusammensetzung und Versionsstände detaillierte Auskünfte vorliegen müssen.

---

[578]: siehe Abschnitt 2.2.3

[579]: Hierzu zählt unter anderem die relativ hohe Fluktuation durch die Eingliederung von Diplom- und Studienarbeiten in das Gesamtprojekt, ferner die unterschiedlichen Entwicklungs- und Arbeitsgewohnheiten innerhalb des Teams.

[580]: Z.B. dem Public-Domain-Programm Concurrent-Version-System (CVS).

[581]: Dies z.B. mit dem Distributed-Defect-Tracking-System (DDTS).

[582]: In diesen wird beispielsweise festgelegt, wie die Namen von Programmen, Variablen etc. aufgebaut sein müssen.

2.2.3 Rechtliche Risiken des CAS-Einsatzes

Neben dem Entwicklungsprozeß muß auch der Einsatz selbst in bezug auf Sicherheitsrisiken - für Arzt und Patienten - beleuchtet werden[583]:

- Die Verantwortung verbleibt auch bei computerunterstützter Chirurgie weiterhin beim Chirurgen. Er haftet gegenüber dem Patienten.

- Die Produkthaftung unterwirft den Hersteller und Anbieter spezifischen Auflagen. Dies betrifft insbesondere die Informationen über Einsatzmöglichkeiten/-gebiete sowie deren Grenzen.

- Dies impliziert, daß das System durch Plausibilitätsprüfungen den Chirurgen vor Fehleinschätzungen bewahren muß[584], und z.B. in Form einer Maßzahl über die erzielte Qualität Auskunft gibt.

- Ferner ist die Interpretation/Nutzung des Navigationsgeräts als eine Art Fahrtenschreiber denkbar, der die Operation in ihrem Verlauf festhält bzw. dazu in der Lage wäre.

- Schwierig wird eine - juristische - Bewertung, wenn die verschiedenen eingesetzten Werkzeuge Unterschiedliches aussagen, und der Chirurg sich gegebenenfalls an einem Punkt der Operation befindet, an dem Entscheidungen über den Fortgang wesentlich auf dieser Information basieren.

- In bezug auf den Patienten ist darüber nachzudenken, ob eine Aufklärungspflicht diesem gegenüber besteht.

---

[583]: vgl. [Mösges_CAS], Seite 381; [Beomonte_EthicLegal]; [Rienhoff_LegalAspects]
[584]: vgl. [ISG_ViewingWand], Seite 43

3 MATERIAL UND METHODE / CRANIOSIM-CAS-PRO-JEKT

3.1 Medizinische Aufgabenstellung und Zielsetzung / Le-Fort-Osteotomie

Prinzip der Le-Fort-Osteotomie vom Typ I, II und III

Ein zentrales Tätigkeitsfeld der Mund-Kiefer-Gesichtschirurgie ist die Behandlung von Fehlbildungen und Formveränderungen im Kiefer-Gesichts-Bereich. Folgende Arten werden unterschieden[585]:

- Eine Wachstumshemmung des Oberkiefers (Mikrognathie) bei normal großem Unterkiefer kann ihre Ursache unter anderem in einer vorzeitigen Zahnentfernung, einer Zahnunterzahl im Oberkiefer, einer Lippen-Kiefer-Gaumen-Spalte oder einer traumatischen Rückverlagerung haben. Zwei Operationen stehen für eine Behandlung zur Diskussion: (a) eine Rückverlagerung des Unterkiefers (Progenieoperation) oder (b) eine Vorverlagerung des Oberkiefers. Letzteres führt zur sogenannten *Le-Fort-I-Osteotomie,* dem gebräuchlichsten Verfahren zur Mobilisierung und Vorverlagerung des Oberkiefers. Abbildung 211 zeigt die grundsätzliche Vorgehensweise im Rahmen der Le-Fort-I-Osteotomie.

- Bei umfassenden Wachstumsstörungen kann die Vorverlagerung des gesamten Mittelgesichts notwendig werden. Hierfür kommt als Verfahren die *Le-Fort-II-* und die *Le-Fort-III-Osteotomie* zum Einsatz. Im Vergleich zur ersteren wird bei einer Le-Fort-III-Osteotomie das Jochbein mit in die Operation einbezogen. Die Abbildungen 212 und 213 zeigen die grundsätzliche Vorgehensweise.

Alle drei Operationstypen sind durch spezifische Planungsschritte charakterisiert.

Planung der Le-Fort-Osteotomie vom Typ I, II und III

Gemeinsam im Rahmen der Planung dieser drei Operationstypen ist das Arbeiten mit Orientierungs- bzw. Planungsebenen, den sogenannten *Le-Fort-Ebenen.* Es handelt sich hierbei um idealisierte Ebenen, die sich an typischen Knochenbruchlinien bei Gewalteinwirkung orientieren[586]. Komplexere Operationen,

---

[585]: vgl. [Krüger_ZahnMundKiefHeil], [Steinhäuser_KiefChir], [Schwenzer_ZahnMundKief]
[586]: Diese typischen Bruchlinien, wie sie Abbildung 210 zeigt, wurden aus traumatologischen Untersuchungen gewonnen. Es handelt sich um die "dünnen" Knochenbereiche, die auch bei einem Unfall

Mittelgesichtsfrakturen (m.Ä.ü.a. [Schwenzer_ZahnMundKief])

Bruchlinienverläufe beim Abriß großer Mittelgesichtsfragmente

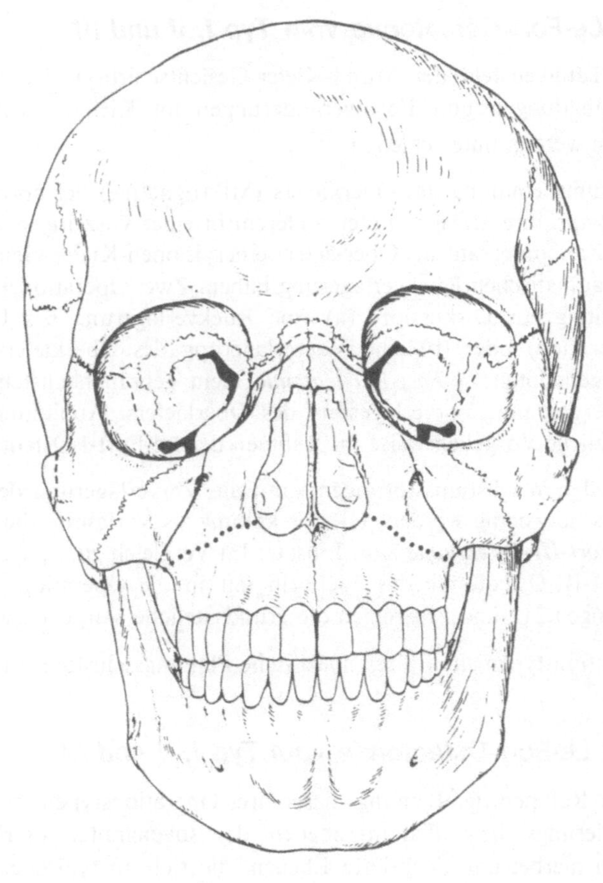

Abbildung 210

Le-Fort-I-Osteotomie (m.Ä.ü.a. [Schwenzer_ZahnMundKief])

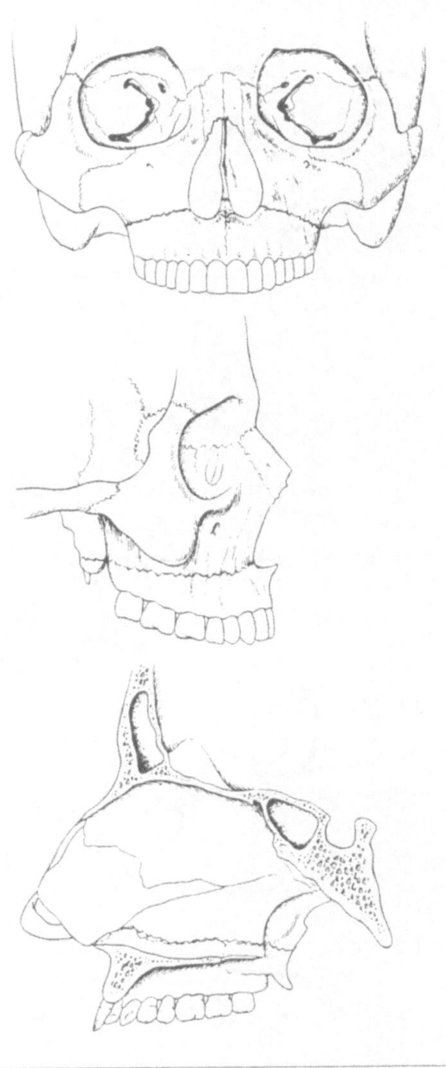

Abbildung 211

Le-Fort-II-Osteotomie (m.Ä.ü.a. [Schwenzer_ZahnMundKief])

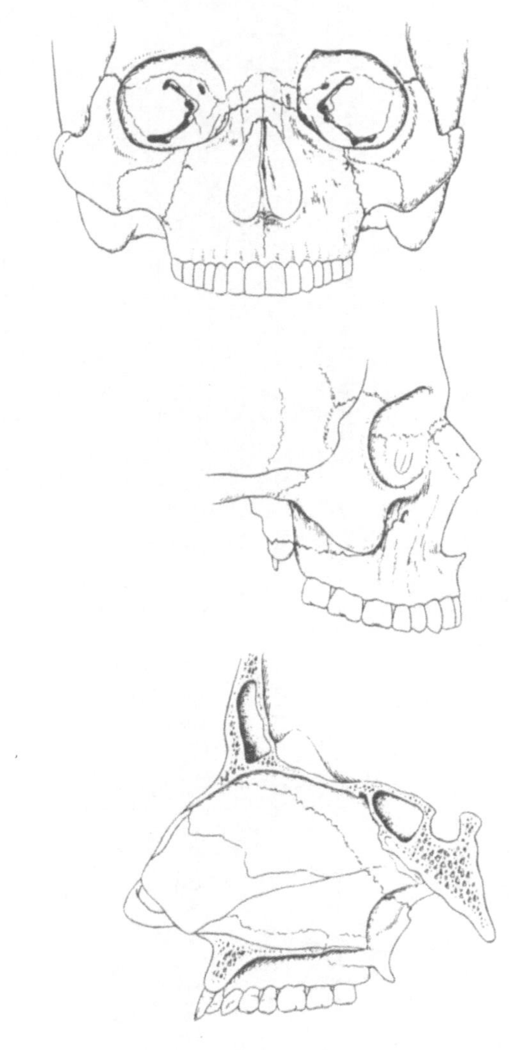

Abbildung 212

Le-Fort-III-Osteotomie (m.Ä.ü.a. [Schwenzer_ZahnMundKief])

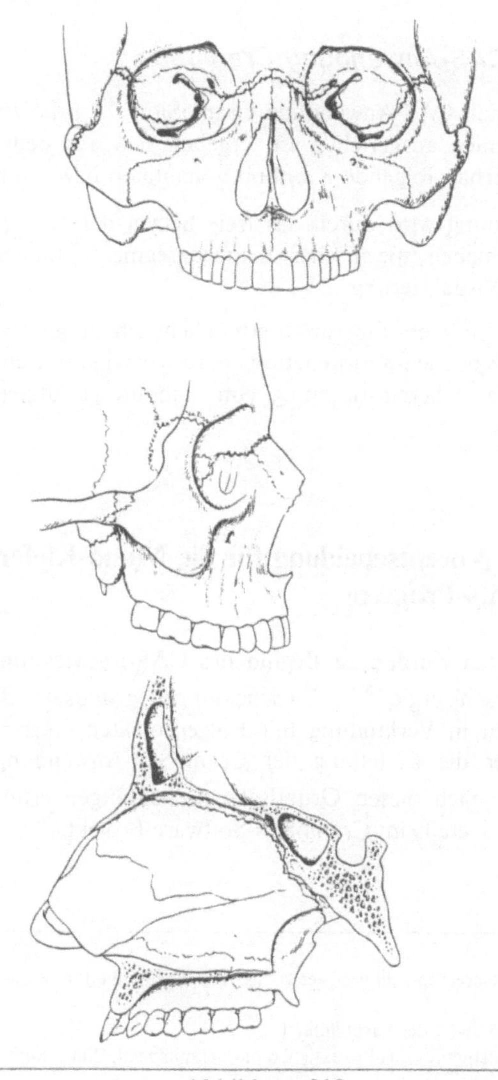

Abbildung 213

wie sie bei asymmetrischen Verhältnissen in bezug auf linke und rechte Gesichts-hälfte vorliegen, zeichnen sich durch die Anwendung verschiedener Le-Fort-Osteotomien auf jeder Seite aus. Dies führt zu mehreren unterschiedlichen Schnittebenen in einem Operationsplan[587].

Zielsetzung der CAS-Anwendung CranioSim

Für die zu realisierende CAS-Anwendung CranioSim[588], die zunächst speziell auf Le-Fort-Osteotomien ausgerichtet ist, ergeben sich aus dem beschriebenen medizinischen Sachverhalt folgende Kernfunktionalitäten bzw. -anforderungen:

- Die Operationsplanung wird durch das freie Setzen der Le-Fort-Ebenen und das gezielte Verschieben spezifischer Knochensegmente unterstützt, dies im Rahmen einer 3D-Visualisierung.

- Während bzw. am Ende der Operation ermöglicht ein Vergleich von Planungs- und erreichter Ist-Knochen-Konstellation mittels Navigation eine Prüfung der Ergebnisse, d.h. der Übereinstimmung von computergestützter Planung und Operationsergebnis.

3.2 Planung und Vorentscheidung für die Mund-Kiefer-Gesichts-chirurgie-CAS-Projekte

Auf mehreren Gebieten wurden zu Beginn des CAS-Entwicklungsprojektes der Mund-Kiefer-Gesichtschirurgie[589] Entscheidungen grundsätzlicher Art getrof-fen. Diese unterliegen in Verbindung mit Folgeprojekten einer übergeordneten Zielsetzung, die über die Erstellung der CranioSim-Anwendung weit hinaus-geht[590] [591]. Erst nach diesen Grundsatzentscheidungen erfolgte die Festle-gung der betroffenen Details im CranioSim-Software-Projekt.

---

zuerst brechen. Sie sind entsprechend ein geeigneter Ansatzpunkt für eine Loslösung des Knochens zum Zweck der Verschiebung.

[587]: siehe Abbildung 6 und 7 der Farbbildtafel

[588]: Dies ist ein Arbeitstitel für das Projekt ("Cranio": craniofacial, "Sim": Simulation).

[589]: kurz MKG

[590]: siehe Abbildung 2

[591]: Hierzu gehören beispielsweise Implantatplanungs- und -positionierungssysteme.

Kieferorthopädie (m.Ä.ü.a. [Steinhäuser_KiefChir])
Planung einer Operation

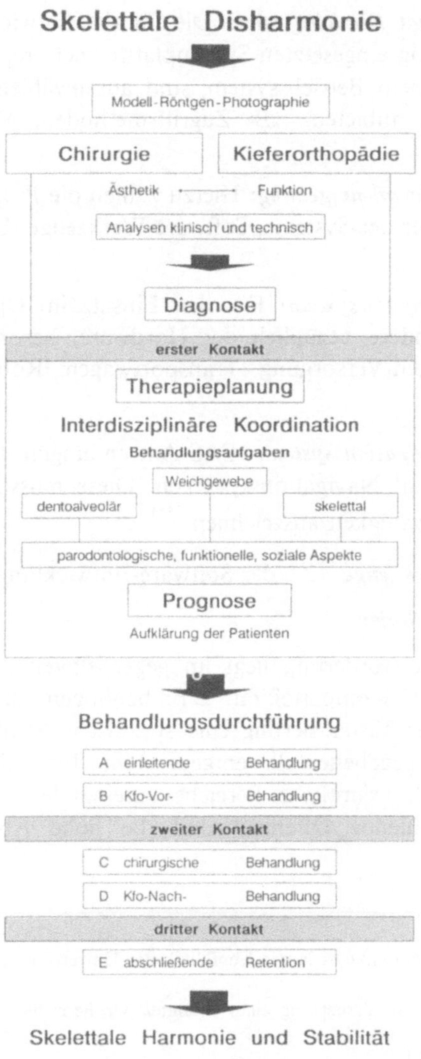

Skelettale Disharmonie

Modell-Röntgen-Photographie

Chirurgie   Kieferorthopädie

Ästhetik ←——→ Funktion

Analysen klinisch und technisch

Diagnose

erster Kontakt

Therapieplanung

Interdisziplinäre Koordination

Behandlungsaufgaben

Weichgewebe

dentoalveolär   skelettal

parodontologische, funktionelle, soziale Aspekte

Prognose

Aufklärung der Patienten

Behandlungsdurchführung

A einleitende   Behandlung

B Kfo-Vor-   Behandlung

zweiter Kontakt

C chirurgische   Behandlung

D Kfo-Nach-   Behandlung

dritter Kontakt

E abschließende   Retention

Skelettale Harmonie und Stabilität

Abbildung 215

- *Medizin-Technik:* Hierzu zählen insbesondere die bildgebenden Verfahren und die Op-Navigation. Die Vernetzung dieser Komponenten, die Möglichkeiten zum Daten-Im- und -Export, d.h. die Schnittstellen und Dateiformate sowie viele andere Bereiche sind zu prüfen [592].

- *Hardware-Basis und Betriebssystem:* Die für die Entwicklung und die für die produktive Nutzung eingesetzten Systemplattformen, repräsentiert durch Rechnersysteme mit einem Betriebssystem, sind auszuwählen. Sie müssen die notwendigen Dienste anbieten, z.B. Zugriffsmethoden, Multi-Processing, Netzwerk-Zugriff etc.

- *Entwicklungsplattform/-umgebung:* Hierzu zählen die Programmiersprache, Programmierhilfen, Fenster-Systeme, Software-Werkzeuge, Unterprogramm-Bibliotheken usw.

- *Op-taugliches Computersystem:* Für den Einsatz im Operationssaal muß der Rechner, insbesondere bezüglich der Hardware, besonderen Anforderungen genügen: Not-Strom-Versorgung, Transportwagen, Robustheit, Hygienefähigkeit etc [593].

- *Op-taugliches Navigationssystem:* CAS-Anwendungen basieren während der Operationsphase auf Navigationssystemen. Diese müssen sich durch Robustheit und hohe Genauigkeit auszeichnen [594].

- *Methoden und Werkzeuge* [595] der Software-Entwicklung.

- *ergonomische Richtlinien.*

Die besondere Herausforderung liegt im gegenseitigen Abgleich der einzelnen Gebiete in bezug auf Kompatibilität. Z.B. benötigen rechenintensive Algorithmen im Rahmen der Visualisierung eine spezifische Strukturierung der Daten, die anderen Zielen gegebenenfalls entgegensteht. Eine allumfassende Entwicklungsplattform, in der sämtliche Bereiche aufeinander abgestimmt sind, kann wiederum durch fehlende Offenheit und die hohe Abhängigkeit von ihrer

---

[592]: Zum heutigen Zeitpunkt ist in der Kopfklinik der Universität Heidelberg kein PACS installiert, auch kein lokales.
[593]: Für ein Konzept zur Vernetzung eines gesamten Op-Bereichs wird auf [Zaczyk_OpVernetzung] verwiesen.
[594]: siehe Abschnitt 1.8
[595]: Unter einer *Methode* versteht man eine systematische, zielgerichtete Vorgehensweise, sowie planmäßiges Vorgehen, welches für eine Vielzahl von Problemen zu einer sinnvollen Lösung führt. *Werkzeuge* dienen zur computergestützten Anwendung der Methode.

gesamten Funktionstüchtigkeit Probleme hervorrufen[596]. Schließlich müssen die Entscheidungen auch rechtlichen und qualitätsbezogenen Prüfkriterien genügen, wie in Kapitel 2 aufgezeigt.

3.2.1 Medizin-Technik

Bildgebende Verfahren

Als bildgebendes Verfahren kommt das CT-System PQ-2000 und das MR-System HPQ der Firma Picker zum Einsatz. Der Datentransfer - zum Allegro-System - erfolgt über eine DICOM-Netzwerk-Verbindung; alternativ kann dieser auch per Datenträger vorgenommen werden. Abbildung 221 zeigt den Vernetzungsplan.

3.2.2 Hardware-Basis und Betriebssystem

Software- contra Hardware-orientierte Lösung

Ziel ist es, die Funktionalität der zu entwickelnden Computer-Anwendungen in einem Software-orientierten Ansatz bereitzustellen. D.h. es handelt sich um Standard-Soft- und Hardware, auf der die entwickelten Anwendungsprogramme ablaufen[597]. Diese Grundsatzentscheidung ist wie folgt begründet. Ein Hardware-orientierter Ansatz würde dazu führen, ein spezielles Stück Hardware zu schaffen, das exklusiv der geforderten Funktionalität dient[598]. Diese Spezial-Hardware könnte durch ihre spezifische Ausrichtung zwar in den geforderten Bereichen leistungsfähiger - performanter - sein als dies in einem Software-orientierten Ansatz möglich ist. Jedoch sind die eingebundenen Ressourcen ausschließlich diesem System zugeordnet und stehen für keine andere Nutzung bereit. Ferner ist mit einem eingeschränkten Angebot an Software-Werkzeugen zu rechnen, die den Entwicklungsprozeß vereinfachen sollen. Der einzige

---

[596]: Ferner besteht eine sehr große Abhängigkeit vom Fortentwicklungswillen des Herstellers. Man muß sich auf seine Ankündigungen verlassen können.

[597]: Eine Parallel-Prozessor-Architektur darf somit ebenfalls keine notwendige Bedingung für den Einsatz der Software sein. Ausnahme: siehe folgende Darstellung.

[598]: Dies führt zu vergleichsweise sehr viel höheren Entwicklungs- und Wartungskosten.

Kompromiß im Hinblick auf eine spezielle Hardware liegt im Bereich der sogenannten *Accelerator* (Beschleuniger). Sie dienen zur Beschleunigung einer spezifischen Verarbeitung, z.B. zur graphischen Ausgabe, und können dann entfallen, wenn Standard-Systeme im Rahmen des technologischen Fortschritts diese überflüssig werden lassen. Wichtig ist, daß ihre Integration/Nutzung transparent erfolgt, d.h. die Software läuft mit und ohne Accelerator in unveränderter Form[599]. Eine dynamische Anpassung findet statt.

Betriebssystem

Zum Einsatz kommen Workstations mit dem Betriebssystem Unix, aus folgendem Grund:

- Die Leistungsfähigkeit der PCs reicht nicht aus, um die Anforderungen von echtzeitfähiger Visualisierungs-Software abzudecken[600]. Ferner steht die Rechenleistung in einem guten Preis-Leistungsverhältnis zur Verfügung[601].

- Unix ist ein Mehr-Task-Betriebssystem, das neueste Techniken der Client-Server-Architekturen[602] sowie der Inter-Prozeß-Kommunikation unterstützt.

- Die Vernetzung ist in das Betriebssystem fest integriert.

- Es unterliegt einer offenen Systemarchitektur und demnächst sogar einer Standardisierung[603].

- Ein Hauptteil der bisherigen wissenschaftlichen und kommerziellen CAS-Entwicklungen erfolgte auf Unix-Workstations.

---

[599]: Dies führt lediglich zu einer Beeinflussung der Antwort- bzw. Reaktionszeiten des Systems.
[600]: vgl. [Haynor_WorkStationRequire]
[601]: Z.B. im Vergleich zu Großrechnern.
[602]: siehe Fußnote 641
[603]: In diesem Rahmen wird ein Kontingent an exakt definierten Systemroutinen festgelegt, die ein Unix-System unterstützen muß, um sich als solches bezeichnen zu dürfen.

3.2.3 Entwicklungsumgebung

Begriff Software-Entwicklungsumgebung

Für eine präzise Charakterisierung der aufgebauten MKG-CAS-Entwicklungs-umgebung ist es sinnvoll den Begriff (Software-)Entwicklungsumgebung[604] vorab zu präzisieren. "Der Begriff SEU hat eine große Spannweite, da er auf völlig unterschiedlichen Ebenen angewandt wird:

(1) Eine Ansammlung vorgegebener, mehr oder minder brauchbarer Programm-bausteine für einen Anwendungsbereich.

(2) Eine Plattform (Objektspeicher, Prozeßkoordination, Kommunikationsme-chanismen) für SEU, die auch für andere verteilte Anwendungen genutzt werden kann.

(3) Eine abgestimmte Software-Technik-Arbeitsumgebung zur Erstellung beliebi-ger Software-Systeme, auf eine oder mehrere Programmiersprachen abge-stimmt.

(4) Eine Auswahl von Werkzeugen und Bausteinen für einen Anwendungsbe-reich, die dort vorgefundene Sprachen und Methoden unterstützen.

(5) Eine auf einen Anwendungsbereich abgestimmte, abgeschlossene Modellie-rungs- und Arbeitsumgebung, in der der Anwender direkt seine Gedanken-welt vorfindet und nicht mehr im üblichen Sinne programmiert.

(6) Eine Meta-Umgebung[605] zum Bau von SEU."[606]

Abbildung 220 zeigt ein Klassifikationsschema für Software-Entwicklungsumge-bungen.

MKG-CAS-Entwicklungsumgebung

Kapitel 1 und 2 behandeln die Analyse der rechtlichen wie auch der computer-technischen Anforderungen an eine CAS-Entwicklungs- und Anwendungsumge-bung. Mit den aus ihrer Untersuchung gewonnenen Erkenntnissen wurde folgen-de CAS-Entwicklungsplattform an der Klinik für Mund-Kiefer-Gesichtschirurgie

---

[604]: kurz SEU

[605]: Diese Meta-Umgebung beschreibt eine SEU bzw. erlaubt das Beschreiben/Entwerfen einer SEU.

[606]: vgl. [Nagl_SoftEntwUmgeb], Seite 273

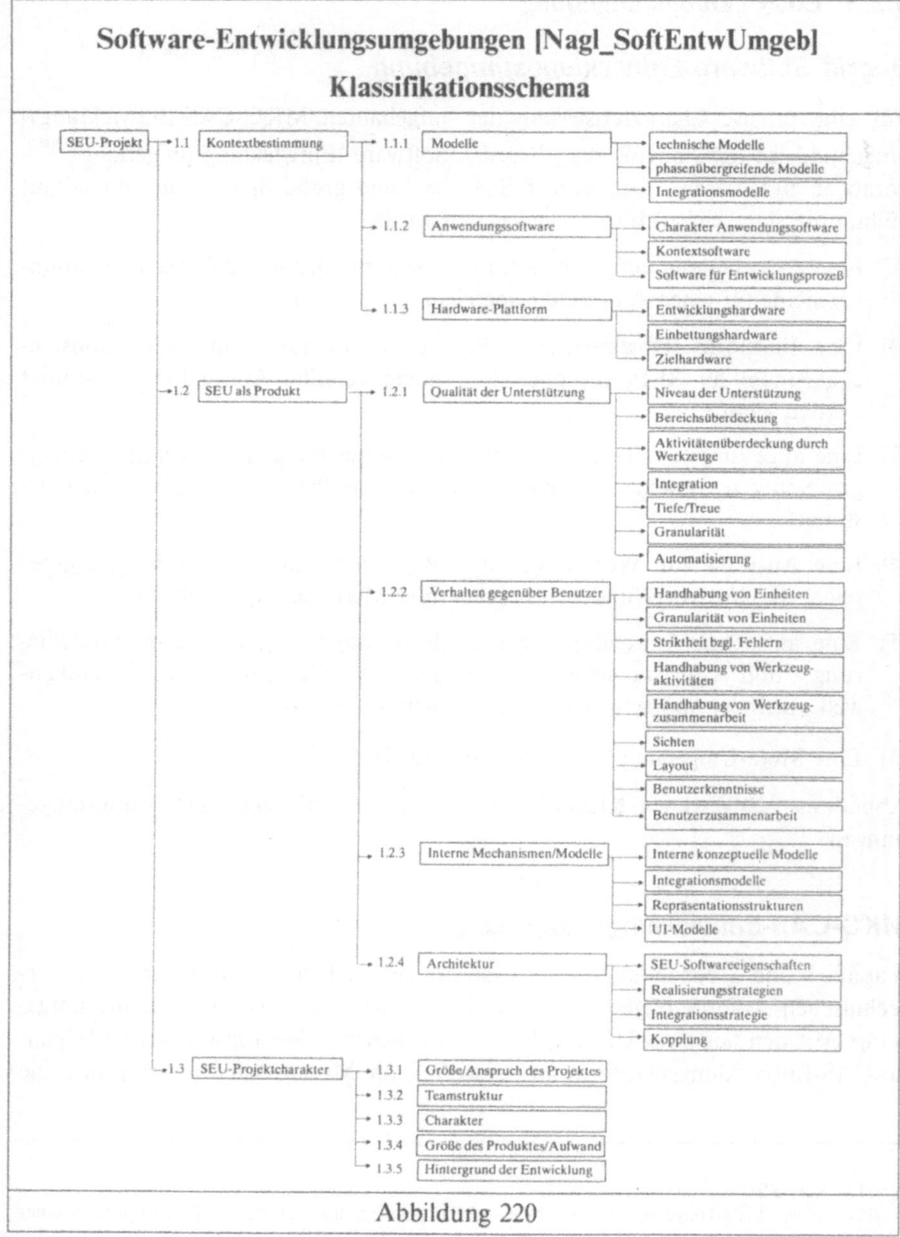
Software-Entwicklungsumgebungen [Nagl_SoftEntwUmgeb]
Klassifikationsschema
SEU-Projekt
1.1 Kontextbestimmung
1.1.1 Modelle
technische Modelle
phasenübergreifende Modelle
Integrationsmodelle
1.1.2 Anwendungssoftware
Charakter Anwendungssoftware
Kontextsoftware
Software für Entwicklungsprozeß
1.1.3 Hardware-Plattform
Entwicklungshardware
Einbettungshardware
Zielhardware
1.2 SEU als Produkt
1.2.1 Qualität der Unterstützung
Niveau der Unterstützung
Bereichsüberdeckung
Aktivitätenüberdeckung durch Werkzeuge
Integration
Tiefe/Treue
Granularität
Automatisierung
1.2.2 Verhalten gegenüber Benutzer
Handhabung von Einheiten
Granularität von Einheiten
Striktheit bzgl. Fehlern
Handhabung von Werkzeugaktivitäten
Handhabung von Werkzeugzusammenarbeit
Sichten
Layout
Benutzerkenntnisse
Benutzerzusammenarbeit
1.2.3 Interne Mechanismen/Modelle
Interne konzeptuelle Modelle
Integrationsmodelle
Repräsentationsstrukturen
UI-Modelle
1.2.4 Architektur
SEU-Softwareeigenschaften
Realisierungsstrategien
Integrationsstrategie
Kopplung
1.3 SEU-Projektcharakter
1.3.1 Größe/Anspruch des Projektes
1.3.2 Teamstruktur
1.3.3 Charakter
1.3.4 Größe des Produktes/Aufwand
1.3.5 Hintergrund der Entwicklung
Abbildung 220

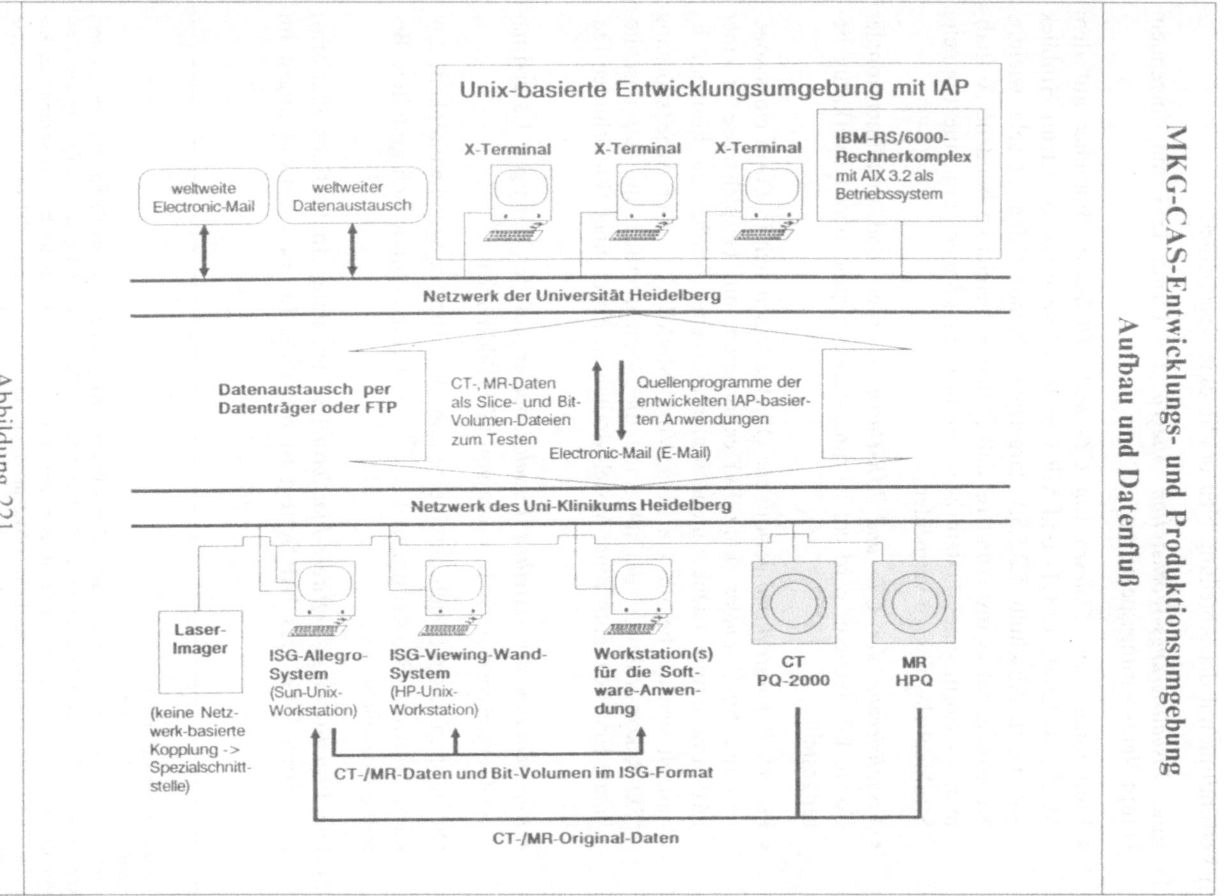

Abbildung 221

in Verbindung mit der Abteilung Neuroradiologie eingerichtet:

(1) Eine *Visualisierungs-Workstation Allegro* der Firma ISG mit folgendem Haupt-Verarbeitungsspektrum:

- Funktionen zum *Einlesen von CT- und MR-Daten* sämtlicher auf dem Markt vorhandener CT- und MR-Geräte. Diese Funktion ist im Hinblick auf die in Abschnitt 1.2.5.5.1 dargelegte fehlende Offenheit sehr wichtig. Sie ermöglicht es insbesondere, daß Patienten bereits vorhandene Aufnahmen in Form eines Datenträgers mitbringen können, um eine doppelte Strahlenbelastung zu vermeiden.

- *Visualisierung der CT- und MR-Daten* in zwei- und dreidimensionaler Form. Für letzteres wird ein leistungsstarkes Segmentierungswerkzeug bereitgestellt.

- Per *3D-Rekonstruktion* gewonnene Objekte lassen sich in Form eines sogenannten *Bit-Volumens* (kurz Bv) exportieren, um beispielsweise in einer IAP-Anwendung (siehe unten) weiterverarbeitet werden zu können. Es handelt sich hierbei um ein Binär-Voxel-Modell[607]. Der Arbeitsvorgang "3D-Rekonstruktion" umfaßt somit die Segmentierung und das anschließende Erstellen eines Binär-Voxel-Modells in Form einer Bit-Volumen-Datei.

- *Reproduktion der erstellten Visualisierungen* auf den gängigen Laser-Imager-Gerätetypen sowie in Form von GIF-Bilddateien[608].

Das System zeichnet sich durch eine hohe Verarbeitungsgeschwindigkeit, d.h. kurze Antwort-/Bearbeitungszeiten[609] und eine ergonomisch gestaltete Benutzeroberfläche aus.

(2) Die *Visualisierungs-Software-Plattform* IAP (*I*maging *A*pplications *P*latform) der Firma ISG. Das IAP-System ist die Basis für Eigenentwicklungen im

---

<607>: siehe Abschnitt 1.3.1
<608>: siehe Abschnitt 1.2.5.5.4
<609>: Nachteilig ist in diesem Fall, daß das Produkt Allegro auf einer speziellen Hardware, einem Accelerator basiert, dem ISG-Bio-Image-Parallel-Processor (vgl. [ISG_AllegroProdInf]). Da die Graphik durch direktes Manipulieren des Bildschirmspeichers erstellt wird, statt über das vorhandene Betriebs- und Benutzeroberflächen-/Fenster-System, ist der Einsatz der Allegro-Software auf einer anderen Workstation unmöglich. So ist beispielsweise eine X11-basierte Nutzung der Allegro-Software auf per Netzwerk gekoppelten Rechnern nicht möglich. Es handelt sich somit in bezug auf die Allegro-Anwendung um ein Einzelplatzsystem.

Bereich medizinischer 2D-, 3D- und 4D-Visualisierungs-Software[610].

(3) Das ISG-Navigationssystem *Viewing-Wand* für die navigationsbasierte Unterstützung während der Operation auf der Basis eines mechanischen Arms und eines speziellen Anwendungsprogramms zur Visualisierung[611] [612]. Das System dient somit der Unterstützung bei der Operation, und es ist wichtig zu betonen, daß es in keiner Phase die Operation in Form einer aktiven Entscheidung selbst vornimmt. Es handelt sich somit um computer*un*terstütztes Operieren. Neben dem Einsatz der Viewing-Wand-Applikation im Rahmen von Operationen ist die Hardware zugleich Basis für die eigenen CAS-Entwicklungen, denn das System umfaßt: (a) eine eigenständige Unix-Workstation mit hochauflösendem Farbbildschirm, (b) einen Netzwerkanschluß, (c) einen Rollwagen für eine Op-taugliche Nutzung des Computers, sowie (d) einen Computer-tauglichen 20-Minuten-Notstrom-Speicher.

Die Systeme Allegro und Viewing-Wand dienen somit sowohl der täglichen Praxis wie auch der Entwicklung.

Erfüllte technische und rechtliche Anforderungen

Das Allegro-System ist mit dem Datum vom 9. April 1990 von der FDA im Rahmen einer Premarket-Notification als "unclassified" eingestuft worden. Der Entwicklung des IAP-Systems liegt eine ISO-9000-3-gerechte Qualitätssicherung zugrunde[613] [614]. Das Viewing-Wand-System ist mit dem Datum vom 24. März 1994 von der FDA als "class II device" eingestuft worden. Da die FDA-Zulassung zum Zeitpunkt des Kaufs noch nicht vorlag, wurde das Viewing-Wand-System unter der Investigational-Device-Exemption geliefert und an der MKG eingesetzt.

---

[610]: 4D bedeutet bewegte 3D-Szenen.
[611]: siehe Abbildung 224
[612]: Die Viewing-Wand-Software ist IAP-basiert entwickelt.
[613]: Auf folgendes Problem ist hinzuweisen: Bei Software-Plattformen erfolgt die derzeitige FDA-bezogene Prüfung in der Form, daß diese im Rahmen der Begutachtung eines in sich abgeschlossenen Produktes erfolgt, das auf der Plattform basiert. Diese tritt somit nicht als separat zu prüfender Baustein auf. Das Ziehen einer Grenze innerhalb eines Software-Systems, ab der die Notwendigkeit einer Überprüfung beginnt, ist schwer. Bei einem umfassenden in Frage Stellen der Qualität eines computergestützten Geräts müßte schließlich auch das Betriebssystem, das Fenster-System etc. FDA-gerecht entwickelt worden sein. Dies ist faktisch jedoch nicht möglich.
[614]: Davon konnten wir uns bei einem Besuch der Firma ISG in Toronto überzeugen.

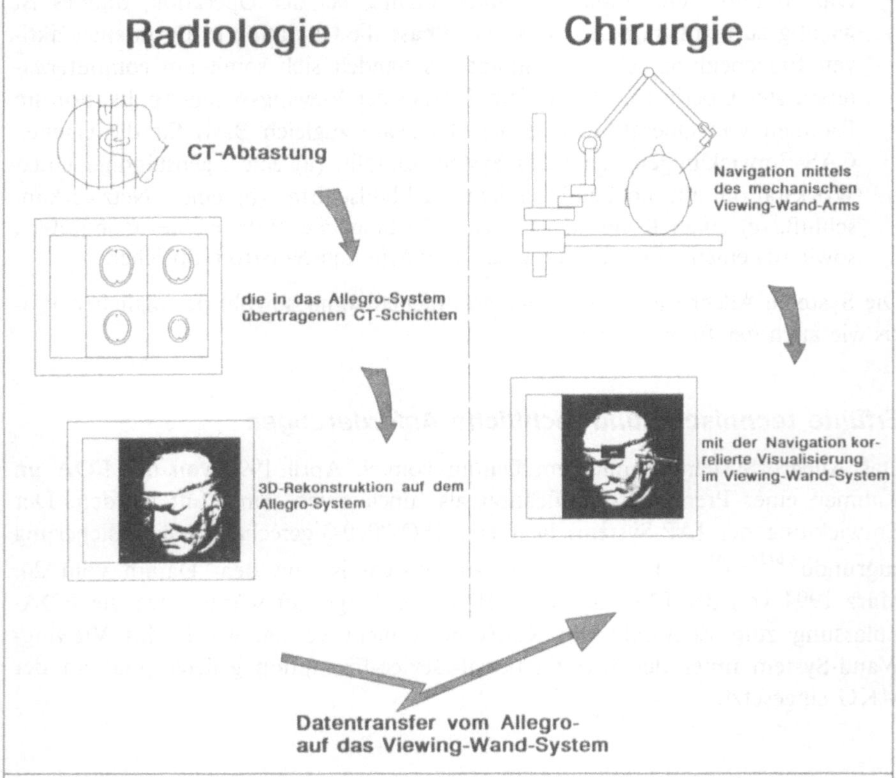

Abbildung 224

Klassifikation der aufgebauten Software-Entwicklungsumgebung

Mit Bezug auf obige SEU-Arten kann die geschaffene Umgebung als spezifisch auf den Anwendungsbereich abgestimmt angesehen werden. Insbesondere die IAP-Plattform, die den SEU-Kern verkörpert, stellt eine abgeschlossene

Modellierungsumgebung dar. Die IAP-Klassenbibliothek ist fest vorgegeben und speziell auf die Anwendung im Rahmen der medizinischen Visualisierung ausgerichtet. Ein phasenbezogenes bzw. -übergreifendes Werkzeug, beispielsweise in Analogie zu einer CASE-Umgebung[615], liegt mit dem IAP-System jedoch nicht vor. Ferner handelt es sich um keinen Programmgenerator, so daß weiterhin - konventionell - in C programmiert werden muß.

IAP-bezogene Entwicklungs- und Produktionsumgebung

Im Rahmen des gesamten Projektes wurde folgende Aufteilung in bezug auf die eingesetzten Rechnersysteme und Ressourcen vorgenommen:

(1) *Entwicklungsumgebung:* Für eine effiziente IAP-basierte Entwicklung werden spezielle Werkzeuge benötigt, die unter anderem Routinearbeitsaufwand reduzieren helfen. Hierzu zählen beispielsweise Compiler[616], Debugger[617] und ein Werkzeug zur Entwicklung von X11-/Motif-basierten[618] Benutzeroberflächen. Diese Werkzeuge stehen auf dem AIX-Rechner-Komplex[619] des Universitätsrechenzentrums zur Verfügung. Für die Entwicklungstätigkeiten ist das IAP-System auf dem AIX-System installiert worden. Testdaten werden per Datenträger oder Netzwerk zwischen dem Allegro-Sun- und dem AIX-System ausgetauscht[620].

(2) *Produktionsumgebung/Op-Einsatz:* Als Produktionssysteme im medizinischen Arbeitsumfeld kommt neben dem Allegro- das Viewing-Wand-System (HP-Unix-Rechner) sowie andere Unix-Workstations zum Einsatz[621]. Das

---

[615]: Computer *A*ided *S*oftware *E*ngineering

[616]: Programm zum Übersetzen eines Hochsprachen-Quellenprogramms in den Maschinencode des Prozessors.

[617]: Programm zum Suchen von Programmfehlern.

[618]: *X11* und *Motif* sind Komponenten zur Entwicklung von Dialoganwendungen und Benutzeroberflächen auf X-Window-Systemen, das ein auf Client-Server-Technik basierendes Fenster-System ist. (vgl. [Heller_MotifProgramming], Seite xxvii)

[619]: AIX: Unix der Firma IBM für die RS/6000-Systeme.

[620]: Da Klinik- und Universitäts-Netzwerk aus rechtlichen und sicherheitsrelevanten Überlegungen für den Nutzer nicht vollständig, d.h. in bezug auf sämtliche Dienste frei gekoppelt sind, wurden beide Wege des Datentransfers eingerichtet. Bezüglich des Transfers per Datenträger ist zu bemerken, daß die auf dem Allegro-System erstellten Binär-Voxel-Modelle verhältnismäßig kleine Dateien sind, so daß sie auf einem 60-MB-QIC-Tape, einem DAT-Tape oder sogar auf gewöhnlichen 1.44-MB-MS-DOS-Disketten problemlos transferiert werden können. Entsprechend lassen sich auch die entwickelten Quellenprogramme auf das Produktionssystem übertragen.

[621]: Da diese Systeme über das Netzwerk der Kopfklinik gekoppelt sind, entfällt der Datentrans-

Viewing-Wand-System verfügt über ein X11-/Motif-Fenster-System, und für den Einsatz der entwickelten Software ist auf diesem HP-Unix-Rechner eine IAP-Entwicklungsumgebung, ein C-Compiler sowie für die Dialogkomponenten eine X11-/Motif-Entwicklungsumgebung installiert. Das vom Entwicklungsrechner stammende Quellenprogramm wird mit diesen Werkzeugen in ein lauffähiges Programmsystem übersetzt und steht zur Anwendung bereit[622].

Aus dieser Zweiteilung ergeben sich spezifische Anforderungen an den Entwicklungsprozeß:

- Der X11-Teil eines Programmsystems darf nur die Standard-Motif-Elemente nutzen, nicht die Spezialroutinen der Entwicklungsumgebung. Dies führt sonst zu einer Abhängigkeit von diesen Werkzeugen[623].

- Rechnerabhängige Größen sind über globale Parameter bzw. per Conditional-Compiling[624] festzulegen, so daß sich das Quellenprogramm dynamisch an die Rechnerumgebung anpaßt. Die Notwendigkeit einer manuellen Anpassung ist zu vermeiden.

Neben der Verfügbarkeit der Werkzeuge ist ein zentrales Argument für die Trennung von Entwicklung und Produktion die Ausfallsicherheit der Systeme. Es wäre unverantwortlich, die Verfügbarkeit der Anwendung im Op von der des Universitätsrechenzentrums abhängig zu machen.

---

fer per Datenträger.

[622]: Ferner kann die Anwendung auch auf PC-Systemen zum Einsatz kommen, wenn diese über ein X-Window-System und über einen Anschluß an das Klinik-Netzwerk verfügen. Wichtig ist in diesem Zusammenhang folgender Hinweis: Der IAP-bezogene Ressourcenverbrauch wird hierdurch nicht auf den PC übertragen. D.h. die Rechenzeit-intensiven Verarbeitungen werden weiterhin auf dem Unix-System vorgenommen, so daß dieses bei mehreren parallelen Nutzern entsprechend leistungsstark sein muß. Lediglich die Verarbeitung des Fenster-System-basierten Dialogs erfolgt auf dem PC-System. Dies ist ein verhältnismäßig kleiner Teil des gesamten Ressourcenverbrauchs.

[623]: Z.B. kann dies die Verfügbarkeit entsprechender Modul-Bibliotheken - des Laufzeitsystems - notwendig machen.

[624]: Das effektive Quellenprogramm, das schließlich in ein Maschinenprogramm übersetzt wird, leitet sich erst aus einer Vorverarbeitung des Quellenprogramms in Verbindung mit den Conditional-Compiling-Elementen ab. (vgl. [Fedtke_EffProg2], Seite 7-8)

Vernetzung

Abbildung 221 zeigt den Vernetzungsplan für die Systeme innerhalb der Kopfklinik, ferner den Datenfluß in Verbindung mit der Aufteilung in eine Entwicklungs- und eine Produktionsumgebung.

3.2.3.1 Allegro-System

Nachfolgend wird das Allegro-System in bezug auf das Funktionsspektrum, das es bereitstellt, detailliert betrachtet, insbesondere auf den Gebieten, die für die zu entwickelnde CAS-Anwendung CranioSim von Bedeutung sind:

- CT- und MR-Daten können von einem 8mm-Band (2-Giga-Byte-Tape), einer 1600-BPI-Bandspule[625] und über das Netzwerk direkt gelesen werden. Für letztere Variante müssen CT und MR ebenfalls am Netzwerk angeschlossen sein.

- Die Segmentierung erfolgt mit den bereitgestellten Verfahren auf Schichtebene, d.h. es findet keine direkte 3D-Segmentierung statt. Bei den Segmentierungsverfahren handelt es sich (a) um ein Mehr-Intervall-Schwellwert-Verfahren und (b) um einen Kantendetektor, der durch das Setzen von Saatpunkten in Verbindung mit einer HU-Fensterfestlegung gesteuert wird. Ferner stehen für spezifische Segmentierungen vordefinierte Festlegungen bereit, so daß eine manuelle Parameter-/Fensterfestlegung entfällt. Beide Verfahren werden durch einen sogenannten VOI-Editor[626] ergänzt, der durch das Einzeichnen von Freihandlinien das Hinzufügen (Add) und die Wegnahme (Subtract) von Bereichen des segmentierten Gebiets zuläßt[627]. Ferner können Operationen mittels eines Kopier-Modus über mehrere Schichten hinweg ausgeführt werden. Beim praktischen Einsatz hat es sich für eine Minimierung des manuellen Segmentierungsaufwands als besonders wichtig herausgestellt, daß zwischen Kopfstütze und Patient kein direkter Kontakt besteht[628]. Ansonsten schließt

---

[625]: Hierauf ist beim Beschreiben des Bandes zu achten, da eine höhere Schreibdichte eventuell der Standardwert des MR-Systems ist.
[626]: VOI: *volume of interest*
[627]: Das spezielle Editor-Werkzeug "Lasso" erlaubt z.B., daß ein Gebiet sehr schnell umschlossen werden kann.
[628]: Z.B. über die Haare.

das Segmentierungswerkzeug (b) den Teil der Kopfhalterung bei der Hautober-
flächen-Segmentierung mit ein[629].

- Der Renderer des Systems ist ein Solid-Renderer auf der Basis eines Binär-Voxel-Modells (→ Volumen-Daten)[630]. D.h. pro Voxel existiert nur die Information ″gehört zum Objekt″/″gehört nicht zum Objekt″.

- Im Rahmen der Visualisierung können folgende Rendering-Parameter verändert werden: (a) Positionierung von Lichtquellen, (b) Rotation und Verschiebung des Objekts, (c) Zoom, (d) Festlegung senkrecht zueinander stehender
Schnittebenen, die zusammen einen Quader definieren und in dessen Umfang
ein Freischneiden bewirken, (e) Glanz, (f) Kantenverstärkung, (g) Transparenz[631], (h) individuelle Farbenzuordnung an die segmentierten Objekte[632], zum Zweck ihrer Unterscheidung, (i) Tiefenfenster-Festlegung[633].

- Eine 3D- kann mit einer simultanen 2D-Visualisierung gekoppelt/korreliert
werden.

- Innerhalb der CT-Daten lassen sich mehrere unterschiedliche Objekte segmentieren. Die Unterscheidung kann durch Vergabe individueller Farben erfolgen.

- Statistikfunktionen erlauben Analysen im 2D- und 3D-Bereich, z.B. Distanzen,
Winkel, HU-Wert etc.

---

[629]: Es wäre denkbar, eine automatische Elimination der Kopfstütze aus den Bildern vorzunehmen. Oder das Material, aus dem die Kopfstütze gefertigt ist, hat einen konstanten und leicht zu identifizierenden HU-Wert, der hierfür außerhalb häufig verwendeter CT-Werte-Fenster liegt. Die Firma
Picker arbeitet derzeit an einer strahlendurchlässigeren Kopfstütze. Die Visualisierungs-Workstation
VoxelQ der Firma Picker bietet für die Elimination der Kopfstütze als Segmentierungshilfe
- Volumen-Editor-Werkzeug - eine Art ″Schlauch″ an. Mit ihm kann schichtübergreifend ein Ab-
schneiden/Ausschluß der äußeren Schlauchumgebung erfolgen.
[630]: Vorteilhaft ist die effiziente Speicherung (siehe Abschnitt 1.3.1).
[631]: *Transparenz* ist mit einer Dunstwolke vergleichbar. Indem ein Objekt als eine Art dunstige,
teilweise durchsichtige Wolke modelliert wird, werden innere Objekte sichtbar. Den Transparenz-Effekt
bildet das Allegro-System durch Dittern nach, indem abwechselnd Bildschirm-Pixel mit der Farbe des
einen und des anderen Bit-Volumens im Überschneidungsgebiet schachbrettartig belegt werden. Die
Technik des Ditterns entspricht - wie bei einem Bild in der Zeitung - einer Rasterung.
[632]: Hierzu zählt auch das Attribut ″unsichtbar″.
[633]: Durch das Ziehen einer Vordergrund- und einer Hintergrundebene, die senkrecht zur Blick-
richtung bzw. zum Projektionsstrahl steht, läßt sich ein Ausschnitt des Volumens gezielt festlegen.
Nicht eingeschlossene Objekte werden in Schwarz und damit nicht mehr detailliert - lediglich umrißbe-
zogen - dargestellt und damit quasi ausgeblendet.

- Beim Übergang in den 3D-Bereich hilft die Software Fehler zu vermeiden, indem sie unter anderem innerhalb eines Stapels von Schichten eine Gantry-Winkel-Änderung überprüft. Nachteilig ist, daß ein Stapel mit Schichten von unterschiedlichem Gantry-Winkel zur 3D-Rekonstruktion nicht verwendbar ist. Eine Umrechnung der Schichten auf einen gemeinsamen Gantry-Winkel, damit wieder parallele Schichten vorliegen, findet nicht statt[634]. Der Gesamtstapel ist deshalb in einzelne homogene Teilstapel zu unterteilen, die der 3D-Rekonstruktion getrennt zu übergeben sind[635].

- Die Reproduktion von Visualisierungen auf dem AGFA-Laser-Imager bzw. als GIF-Datei.

Die Basis für das Allegro-System ist ein Sun-Unix-System sowie ein spezieller Graphikprozessor der Firma ISG, der Bio-Image-Parallel-Processor.

3.2.3.2 IAP-System

IAP-System-Design

Folgende Kerneigenschaften zeichnet das IAP-System aus[636]:

(1) Dem IAP-System liegt ein objektorientiertes Design[637] zugrunde, folgende ergänzenden Hinweise sind für die präzise Charakterisierung hilfreich: (a) Der Entwicklung liegt nicht C++[638] zugrunde, sondern ANSI-C. (b) Es liegt somit keine Klassenhierarchie vor, aus der eigene Objekte spezifisch abgeleitet werden. Mit der IAP-Klassenbibliothek steht vielmehr ein feststehendes Spektrum an Objekten in Verbindung mit Methoden bereit[639]. (c) In bezug auf die Programmkontrolle entspricht es dem Anspruch eines objektorientierten Konzepts, indem diese vollständig in den Objekten im Rahmen

---

<634>: Mit einer solchen Umrechnung können sich aufgrund der notwendigen Interpolationen hohe Genauigkeitsverluste einstellen, dies insbesondere bei großem Schichtabstand (siehe Abbildung 87).
<635>: Dies hat auf die erstellte CAS-Applikation CranioSim keine Auswirkung, weil die resultierenden Objekte entsprechend zusammengefügt werden können.
<636>: vgl. [ISG_IAP_Training], Seite 1
<637>: siehe Fußnote 155
<638>: C++ ist eine aus der Sprache C abgeleitete Fortentwicklung im Hinblick auf die objektorientierte Programmierung.
<639>: siehe Abbildung 231

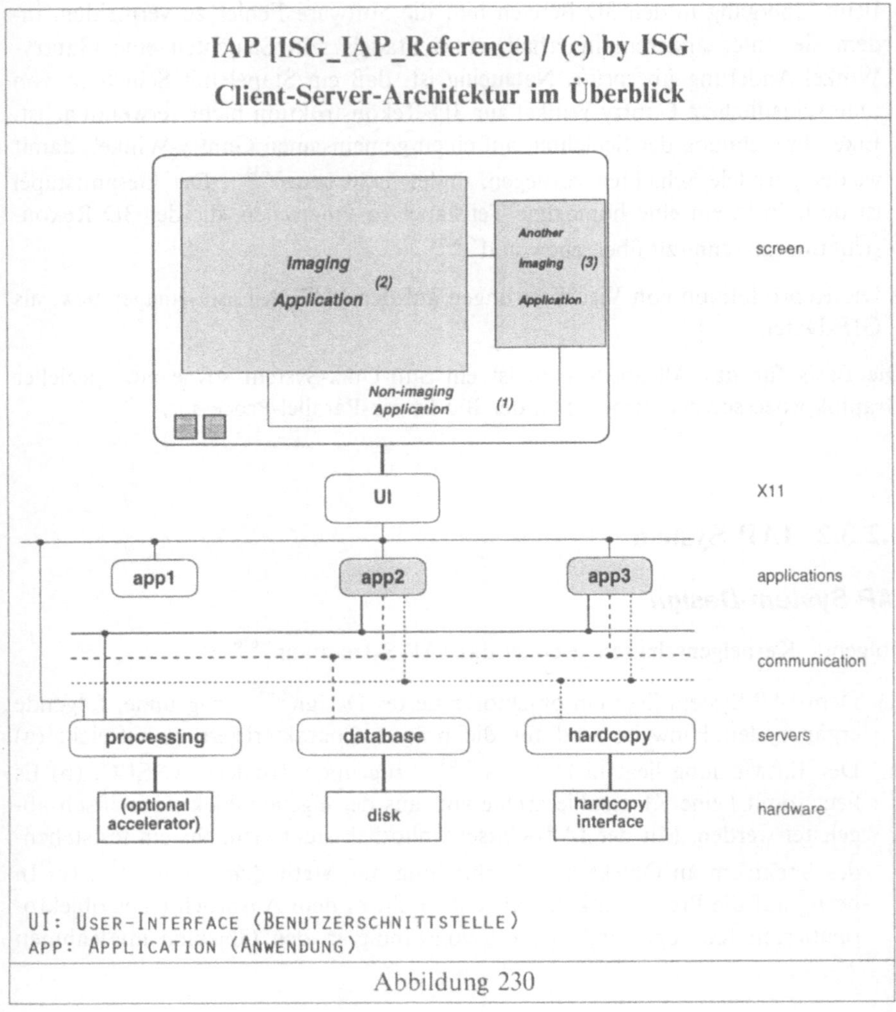

Abbildung 230

des Nachrichtenverkehrs verschwindet und nach außen nicht sichtbar ist [640].

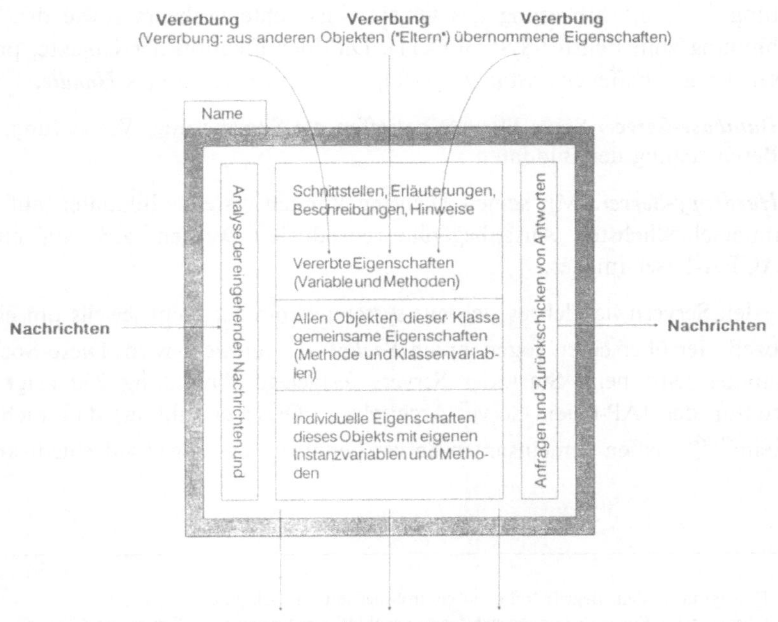

Zur Erläuterung:

Ein Objekt ist ein in sich abgeschlossenes Gebilde (grauer Rahmen). Sein Aufbau wird beschrieben, indem man Vererbungen, gemeinsame Methoden und die individuellen Besonderheiten dieses Objekts angibt. Von außen kann man nur die Vererbungen und die Mehoden, die das Objekt ausführen kann, sehen. Bei der Vererbung gibt man die "Eltern" an, also die Beschreibungen anderer Objekte, deren gesamte Eigenschaften das neue Objekt dann ebenfalls besitzt. Diese Beschreibung eines Objekts nennt man ein "Schema". Die Menge aller Objekte, die diesem Schema genügen und die somit die gleichen Methoden besitzen, bezeichnet man als "Klasse". Man kann nun beliebig viele konkrete Objekte aus einem Schema erzeugen ("Instanzen einer Klasse"), die genau nach diesem Schema aufgebaut sind, aber nach ihrer Erzeugung ein Eigenleben führen und sich bezüglich ihrer Zustände (Werte) und damit auch ihrer Reaktionen voneinander unterscheiden werden. Objekte besitzen individuelle "Instanz"-Variablen (zum Ablegen von Daten); ihre Methoden (Beschreibungen der zulässigen Operationen) sind bereits in dem Schema (der Klassendefinition) festgelegt. Im Implementierungsteil wird präzise ausformuliert, wie die Variablen und die Methoden zu realisieren sind. Diesen Teil kann man austauschen, ohne daß es außen bemerkt wird, z.B. um Erweiterungen vorzunehmen, die Reaktionszeiten zu verringern oder neue/effizientere Technologien zu nutzen.

Abbildung 231

(2) Die Gesamtarchitektur unterliegt einem Client-Server-Konzept[641] mit folgenden drei unabhängig voneinander laufenden Servern:

- **Processing-Server:** Er übernimmt die Kern-Verarbeitung im Rahmen der Visualisierung und Bilddaten-Analyse. Dies umfaßt die Objekt-Verwaltung[642], die Steuerung des Objekt-Nachrichtenverkehrs sowie die Verbindung zum Fenster-System (X11). Die Identifikation der Objekte, präziser der geschaffenen Instanzen, erfolgt über ein sogenanntes **Handle.**

- **Database-Server:** Seine Dienste betreffen die Speicherung, Verwaltung und Bereitstellung der Bilddaten.

- **Hardcopy-Server:** Mit seinen Diensten können erstellte Bilddaten auf den unterschiedlichsten Ausgabegeräte reproduziert werden, z.B. auf einem AGFA-Laser-Imager.

Bei den Servern handelt es sich aus systemtechnischer Sicht jeweils um einen Prozeß, der über einen sogenannten **Socket**[643] erreicht wird. Diese Socket-Nummer wird beim Start des Servers festgelegt. Abbildung 230 zeigt die Struktur der IAP-Client-Server-Architektur. Diese erlaubt es, daß mehrere Clients[644] einen gemeinsamen Server benutzen, der sogar auf einem ande-

---

<640>: Dies ist unter dem Begriff "inherent control mechanism" bekannt.

<641>: **Client-Server-Konzepte** können wie folgt charakterisiert werden: Ein System ist **Client** (Kunde) und fragt nach Diensten bei einem **Server** (Anbieter) an, der ebenfalls ein eigenständiges System verkörpert. Im Rahmen einer weiteren Verallgemeinerung dieses Gedankens können auf diese Weise Funktionalitäten in Form spezialisierter Server bereitgestellt werden, an die sich nachfragende Clients wenden. Die Einstufung einer Software als Client oder Server ist jeweils am konkret vorliegenden Verarbeitungsschritt vorzunehmen. So kann ein Programmsystem anderen gegenüber Dienste anbieten und somit Server sein, für die Erfüllung der Dienste kann es jedoch selbst Dienste anderer Server in Anspruch nehmen und als Client auftreten. In einem weiteren Schritt können Clients und Server in bezug auf den Computer voneinander unabhängig betrachtet/konzipiert werden, so daß Server und Client auf unterschiedlichen Rechnern laufen, die per Netzwerk miteinander gekoppelt sind. Aus systemtechnischer Sicht stellen Client und Server getrennte Prozesse dar, die über die sogenannte Inter-Prozeß-Kommunikation miteinander in Verbindung stehen. Insgesamt erlauben solche Client-Server-Architekturen eine funktionale Fokusierung und damit eine effizientere Entwicklung. (vgl. [Friend_CoopProc])

<642>: Es ist wichtig darauf hinzuweisen, daß die Objekte vollkommen dem Processing-Server "gehören". D.h. eine Anwendung erzeugt Objekte im Processing-Server und erhält für die Referenzierung/ Nutzung des Objekts - nur - ein sogenanntes **Handle** zurück. Somit befinden sich die Objekt-bezogenen Daten vollständig im Speicherbereich des Processing-Servers, nicht in dem irgendeiner Anwendung. Dies erlaubt es ferner, daß Anwendungen gemeinsame Objekte haben, bzw. eine Anwendung kann auf die Objekte einer anderen zugreifen. IAP-basierte Anwendungen können auf diese Weise miteinander gekoppelt werden, wie dies Abbildung 256 verdeutlicht. Dieses Konzept gilt analog für die übrigen IAP-Server.

ren Rechnersystem laufen kann[645]. Entsprechend ermöglicht der Hardcopy-Server, daß sich mehrere Anwendungen eine gemeinsame Gruppe von Ausgabegeräten teilt. Der Database-Server unterstützt analog die zentrale Datenspeicherung.

(3) In Verbindung mit der ausschließlichen Unterstützung von Unix-Systemen[646] zeichnet sich das IAP-System durch eine hohe Portabilität aus. Es steht auf allen derzeit relevanten Unix-Systemen zur Verfügung (HP, IBM, DEC etc.).

(4) Ferner umfaßt die IAP-Software-Lieferung einige wichtige C-Hilfsprogramme, z.B. für das Lesen von Allegro-Dateien etc.

Bei einer Gesamtbetrachtung wird deutlich, daß das IAP-System mehr als nur eine - klassische - Unterprogrammbibliothek ist. Der Charakter der IAP-Software-Entwicklungsumgebung hat unmittelbare Auswirkungen in bezug auf die einsetzbaren Methoden und Werkzeuge bzw. gibt diese direkt vor.

Lizenz-Dämon

Für die Überprüfung einer gültigen IAP-Lizenz nutzt ISG die Technik eines Lizenz-Dämons[647]. Die IAP-Server fragen bei diesem Server an, ob noch eine gültige Lizenz besteht. Festgelegt ist diese in speziellen Dateien, die in codierter Form die Lizenzdaten umfassen. Eine Aktualisierung der Lizenz setzt somit keine IAP-Neu-Installation voraus, sondern nur eine Aktualisierung dieser Dateien.

---

[643]: Unter einem *Socket* versteht man eine Schnittstelle zum TCP/IP durch das Betriebssystem. Der Socket bzw. die Socket-Nummer stellt eine Adresse dar, über die die Schnittstelle identifiziert/adressiert wird. Im Zusammenhang mit dem lokalen TCP/IP spricht man auch von einem Port bzw. der Port-Nummer, da die Subnetz- und Rechner-Komponente im Socket entfällt (siehe "Socket" in Abschnitt 1.2.7).
[644]: =IAP-basierte Anwendungen
[645]: In diesem Fall spricht man von einem *Remote-Server.*
[646]: IAP läuft nicht auf PC-Systemen. Um auf PC-Systemen IAP-Anwendungen nutzen zu können, müssen diese über einen X-Window-Server und eine Netzwerk-Kopplung an die Workstation mit der IAP-Anwendung verfügen (siehe Fußnote 622).
[647]: Ein *Dämon* stellt aus systemtechnischer Sicht einen Unix-Prozeß dar, der über das Abmelden der ihn ins Leben gerufenen Benutzerkennung (LOGOUT) hinaus weiterläuft. Dies unter der Kennung, unter der er gestartet wurde.

3.2.3.3　Viewing-Wand-System / Op-taugliches Computersystem

Da die Viewing-Wand-Software[648] nicht als Quellenprogramm vorliegt und somit nicht nach eigenen Gesichtspunkten individuell fortentwickelt werden kann, interessieren im Zusammenhang mit der Einbindung in eine eigene Konzeption folgende Punkte:

- Das Viewing-Wand-System ist auf IAP-Basis entwickelt und nutzt für die Anbindung an die Navigations-Hardware spezielle Routinen[649].

- Als Fenster-System wird X11 genutzt, mit dem HP-Systeme standardmäßig ausgeliefert werden.

- Der Daten-Import erfolgt in Form von Allegro-Dateien: (a) CT- oder MR-Schichtaufnahmen werden als Slice-Dateien[650] bereitgestellt und (b) Bit-Volumen als entsprechende Bit-Volumen-Dateien. Der Transfer der Daten erfolgt über das Netzwerk und im Notfall per Datenträger.

- Die Offenheit des Systems, die es ermöglicht, daß eigenentwickelte Programme auf Informationen der Viewing-Wand-Applikation zugreifen können, ist über eine sogenannte *Handle-(Export-)Datei* gegeben. In dieser werden die externen Handles sämtlicher IAP-Objekte festgehalten, mit denen die Viewing-Wand-Applikation arbeitet. Indem die eigene Applikation denselben IAP-Processing-Server nutzt, kann in Verbindung mit einer gezielten Durchsuchung dieser Datei auf jedes Objekt zugegriffen werden. Beispielsweise können eigene T-Matrix-Objekte (Typ: Tx3) erzeugt und mit Solid-Object-Objekten der Viewing-Wand-Applikation verbunden werden, um deren Verhalten zu ändern. In umgekehrter Richtung kann durch eine solche Kopplung die Sonde in eine eigene Anwendung integriert werden, dies umfaßt insbesondere auch den - komplexen - Registrierungsteil. Selbstverständlich läuft dies an der

---

[648]: siehe auch Abschnitt 1.8

[649]: Für die Navigation in Verbindung mit dem mechanischen Arm wird ein eigenständiger PC genutzt, der nur diesem Zweck dient. Technische Details zum Navigationssystem finden sich in Abschnitt 1.8.

[650]: Das Dateiformat entspricht ACR-NEMA-Version 2 in Verbindung mit einigen ISG-Shadow-Groups. Z.B. werden die Bilddaten komprimiert gespeichert. Das mitgelieferte Werkzeug *Xdimage* erlaubt die nachträgliche Entkomprimierung. Aus dieser gehen jedoch keine Standard-ACR-NEMA-Version-2-Dateien hervor, sondern lediglich die Bilddaten werden entkomprimiert extrahiert. Die n×m Voxel-Matrix einer Schicht wird als Sequenz von n·m 16-Bit-Integerzahlen in eine eigenständige Datei exportiert. Die ebenso wichtigen Informationen, wie die Gantry-Neigung, die Position und die Lage der Schicht im Geräte-Koordinatensystem, die Schichtdicke usw., findet man in einer Protokoll-Datei.

Viewing-Wand-Anwendung vorbei und erfolgt damit unter eigener Verantwortung[651].

• Das Viewing-Wand-System basiert auf reiner Standard-Hard- und Software, d.h. es kommt, verglichen mit dem Allegro-System, kein Accelerator zum Einsatz.

Aufgrund der gemeinsamen Entwicklungsbasis, dem IAP-System, können Planungsdaten, erstellt durch eine eigene Anwendung wie dem CranioSim-System, in die Ausführungsphase, unterstützt durch das Viewing-Wand-System, mit übernommen werden. Ein- und Ausgabedaten sowie deren Verarbeitungsprozeß sind harmonisch aufeinander abgestimmt.

3.3 Phasen des CranioSim-Software-Projektes

Dieser Abschnitt dokumentiert mit seinen Unterabschnitten[652] die Phasen des CranioSim-Software-Projektes anhand des in Abbildung 236 vorgestellten Life-Cycle-Modells für objektorientierte Software[653] [654]:

(1) *Problemanalyse:* Ziel der Problemanalyse besteht in der Festlegung, welche Aufgaben unter welchen Umgebungsbedingungen computergestützt gelöst werden sollen.

(2) *Systemspezifikation:* Es wird detailliert festgelegt, was das geplante Software-System leisten soll und die damit verbundenen Prämissen. Dies in einer solchen Detailliertheit, daß es Grundlage für einen Vertrag zwischen Auftragnehmer und Auftraggeber ist bzw. sein kann.

(3) *Entwurf:* Das mit der Entwurfphase verbundene Ziel ist es, die Architektur eines Software-Systems festzulegen, und zwar so, daß in der anschließenden Implementierung die Qualitätsanforderungen möglichst kostenminimal erreicht werden. Hierbei erfolgt die Einplanung der mit der Klassenbibliothek bereitstehenden Bausteine.

<651>: Details: siehe Abschnitt 3.3.3.4
<652>: Teilweise wurden die für einzelne Phasen relevanten Sachverhalte bereits in den voranliegenden Abschnitten erörtert, so daß entsprechend Bezug genommen wird.
<653>: vgl. [Pomberger_SoftEngineer], Seite 30 f.
<654>: Dieses Phasenmodell erfüllt damit auch die FDA-Anforderungen aus Abschnitt 2.1.2.3.

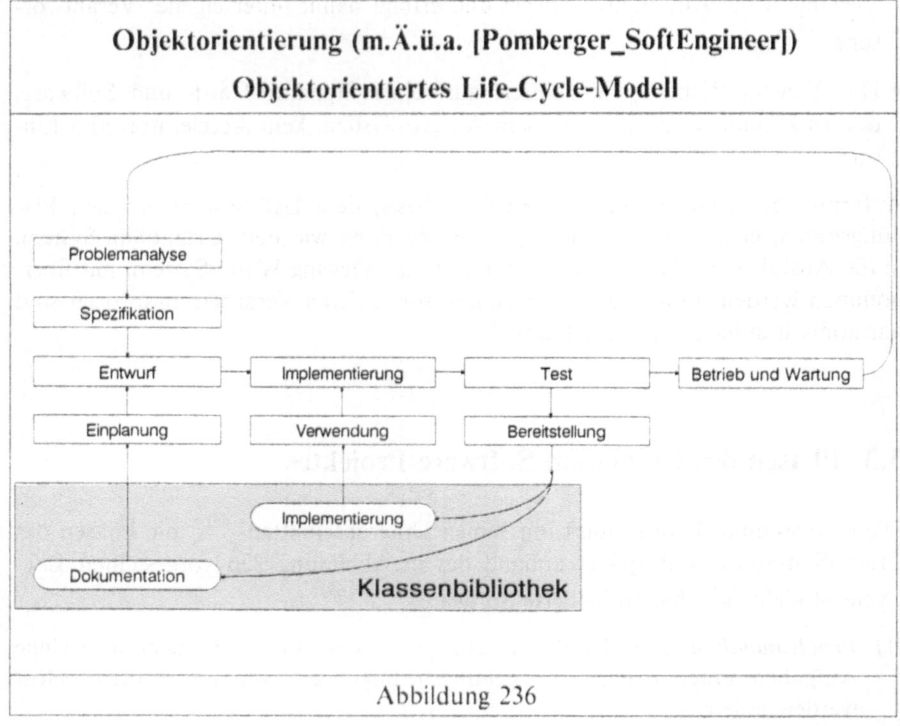

Abbildung 236

(4) *Implementierung:* Mit diesem Schritt wird der Entwurf in (Compu-
ter-)Programme umgesetzt, die auf dem Zielrechner ausführbar sind. Vorhandene Bausteine der Klassenbibliothek können direkt verwendet werden.

(5) *Test:* Das Austesten der entwickelten Programme in Verbindung mit den
möglichen Ein- und Ausgabe-Konstellationen bzw. Benutzereingaben/-ver-
halten ist Inhalt des Testens. Ernsthafte Schwierigkeiten zeigen sich in der
Praxis dann auf, wenn Fehler in Bausteinen der Klassenbibliothek vermutet/
gefunden werden und diese nicht als Quellenprogramm bereitsteht. Diese Situation liegt üblicherweise bei kommerziell erworbenen Systemen vor.

(6) *Installation:* Dies umfaßt das Überführen der Programme von der Test- und
Entwicklungs- in eine produktive Umgebung. Das Software-System wird
jetzt für die beabsichtigten Arbeitsvorgänge eingesetzt.

(7) ***Betrieb und Wartung:*** Auch der - produktive - Betrieb bzw. Einsatz der Software nach der Installation bedarf einiger organisatorischer Schritte. Hierzu gehören die Bekannt- und Freigabe bei den Benutzern, die Einschulung, der Benutzerservice, die Aufnahme und Hilfestellung bei Fehlern usw. Die Fehlerkorrektur und die Fortentwicklung gehört schließlich in den Bereich der Wartung.

Zwischen den Phasen findet ein fließender Übergang statt, gegebenenfalls auch mit Rückkopplungen.

3.3.1 Problemanalyse

Abschnitt 3.1 beschreibt die medizinische Zielsetzung der Le-Fort-Osteotomien. Die derzeitige computerlose Behandlung basiert nahezu ausschließlich auf Erfahrungswerten des operierenden Arztes und der Auswertung zweidimensionaler, statischer Informationsquellen, wie Röntgenbilder und kephalometrischer Vermessungen[655] und deren Vergleich mit Normdaten. Eine räumlich exakte Operationsplanung und Simulation ist mit der erforderlichen Genauigkeit im Bereich von einem Millimeter auf diese Weise nicht möglich. Lediglich bei zahntragenden Kieferabschnitten läßt sich durch Einsetzen anhand von Gipsmodellen gefertigter Kunststoffschablonen zwischen die Zahnreihen eine genaue relative Positionierung erreichen. Aber auch dies bedingt keineswegs die exakte räumliche Positionierung der Kiefer zum Schädel. Der Einsatz von auf der Basis von CT-Daten gefräster oder stereolithographisch gefertigter Modelle erleichtert zwar die räumliche Vorstellung, läßt sich aber als statisches Verfahren nur sehr bedingt zur Planung und Simulation einsetzen. Außerdem ist der Zeitverlust und der hohe Kostenaufwand der Fertigung zu berücksichtigen[656]. Aus den beschriebenen Gründen sind die Planung und Ausführung der Le-Fort-Osteotomien durch eine Computer-Anwendung zu unterstützen. Letztere Phase führt zum Einsatz von intraoperativer Navigation, um die exakte operative Umsetzung der Planungsergebnisse zu ermöglichen. Dies führt zu einer qualitativen wie auch operationszeit- und damit kostenbezogenen Optimierung, ferner ist mit einer Reduktion der

---

[655]: Hierbei handelt es sich um die Messung von Winkel und Strecken spezifischer anatomischer Punkte im Röntgenbild, dies zum Zweck der Charakterisierung des knöchernen und des Weichteilprofils des Patienten.
[656]: vgl. [Mühling_MedTechProt]

Patientenbelastung zu rechnen.

Für die Realisierung dieser CAS-Anwendung wird die Integration mehrerer Systeme für einzelne Aufgabenbereiche akzeptiert, auf denen separate Bearbeitungsschritte vollzogen werden; z.B. das Einlesen der CT-/MR-Daten, die Planung/Simulation und die Navigation. Ein notwendiger Austausch der Daten erfolgt über das Netzwerk. Folgende ("Negativ"-)Abgrenzung dient der weiteren Präzision der Zielsetzung:

- Computergestütztes Operieren in Form einer Instruierung bzw. Steuerung autonom agierender Maschinen, z.B. eines Roboters, ist nicht das Ziel.

- Eine Computer-Simulation des postoperativen Erscheinungsbildes des Patienten ist noch nicht Bestandteil des Systems.

- Die Fertigung von Prothesen über die Kopplung an ein CAx-Umfeld ist ebenfalls nicht Zielsetzung der ersten Entwicklungsstufe dieses Systems.

3.3.2 Systemspezifikation

Ausgangssituation und Zielsetzung

Aus den in Abschnitt 3.1 aufgezeigten medizinischen Aufgabenstellungen im Rahmen der Le-Fort-Osteotomien ergeben sich in Verbindung mit einer auf CT-Daten basierenden 3D-Planung und computerunterstützten Durchführung folgende Anforderungen an die Computer-Anwendung:

- Freies Setzen verschiedener Le-Fort-Ebenen im Rahmen der 3D-Visualisierung.

- Freies Verschieben spezifischer Bereiche des Schädels, z.B. des Oberkiefers, um diesen in die geplante Stellung zu überführen.

- Im Rahmen des navigationsbasierten Operierens wird eine Überprüfung gefordert, ob die geplante Position des neu positionierten Knochenteils auch erreicht wurde. Hierzu kann in Verbindung mit der navigationsbasierten Visualisierung zwischen dem statischen Anfangs- und dem Plan-Modell gewechselt werden.

Betrachtet man die in Abbildung 215 aufgezeigte Behandlungsdurchführung, so unterstützt die Computeranwendung speziell folgende Phasen:

- Skelettale Therapieplanung.

- Aufklärung der Patienten, indem ihm die Vorgehensweise in Verbindung mit der Ursache-Wirkungs-Kette beschrieben werden kann.

- Schließlich greift im Rahmen des computerunterstützten Operierens die Planung in die Behandlungsdurchführung über, indem die intraoperative Navigation sowohl mit dem präoperativen Ist- als auch dem Planungsmodell korreliert werden kann. Während der Operation wird ersteres Modell in Verbindung mit den chirurgischen Eingriffen schrittweise seine Gültigkeit/Korrektheit verlieren. Dafür übernimmt das Planungsmodell die Rolle als Referenz.

Systemeinsatz und Systemumgebung

- Zunächst gelten die in Abschnitt 3.2 dokumentierten Entscheidungen über das Systemumfeld in unveränderter Form.

- Für den Einsatz des Systems werden die CT-Daten per Netzwerk oder Datenträger der CranioSim-Anwendung bereitgestellt. Hierfür kommt im Rahmen einer Arbeitsvorbereitung das Allegro-System zum Einsatz. Es ist damit fester Bestandteil.

- Für die Ablaufphase ist das IAP-System im Rahmen eines Client-Server-Konzepts eine feste Grundlage.

- In Verbindung mit dem Multiuser-Multitasking-System [657] Unix besteht jederzeit die Möglichkeit, daß mehrere User die CranioSim-Anwendung unabhängig voneinander parallel nutzen.

- Die Planung der Le-Fort-Operation im Rahmen der Anwendung ist ohne die Verbindung zum Viewing-Wand-System möglich. Erst für die Nutzung der erstellten Planung im Rahmen der intraoperativen Navigation muß dieser Kontakt zwischen beiden Systemen stattfinden.

- Über die X11-Fenster-System-Basis ist es möglich, die Anwendung auch von anderen, per Netzwerk gekoppelten Rechnersystemen zu nutzen. Diese müssen lediglich über ein X11-System verfügen [658].

---

[657]: *Multiuser:* Mehrere Benutzer können gleichzeitig an/unter diesem System arbeiten, dies an getrennten Bildschirmen. *Multitasking:* Das System kann mehrere Arbeitsaufträge gleichzeitig in der Bearbeitung haben, und die Gesamtrechenzeit wird entsprechend auf die einzelnen Aufträge verteilt. (vgl. [Fedtke_EffProg2], Seite 222)

[658]: Somit kann die Anwendung auch auf PCs genutzt werden (siehe Fußnote 622).

Benutzerschnittstelle: (I) Basisanforderungen

- Als Fenster-System wird X11 in Verbindung mit OSF/Motif zugrundegelegt.

- Das System muß in bezug auf die genutzte bzw. nutzbare Fenstergröße ein dynamisches Verhalten aufweisen. Ebenso darf einem Einsatz der Anwendung über ein PC-X-Window-System nichts entgegenstehen.

- Es soll nur die "normale" Maus mit drei Knöpfen zum Einsatz kommen [659].

- Der Aufruf des Systems ist durch ein einzelnes Kommando ohne Parameter möglich. Ferner steht es frei, das Login auf eine spezielle Benutzerkennung direkt mit dem Aufruf zu koppeln. In Verbindung mit der parallelen Nutzung durch mehrere Anwender darf hierbei keine Kollision auftreten [660].

- Die verwendete Sprache ist Englisch.

- Eine Online-Dokumentation in Form von Help-Funktionen ist bereitzustellen.

Benutzerschnittstelle: (II) Ergonomische Aspekte

Die Berücksichtigung ergonomischer Aspekte ist zum zentralen Entscheidungskriterium über die Akzeptanz einer Software geworden [661]. Nachfolgend werden die im CranioSim-Konzept berücksichtigten ergonomischen Aspekte aufgeführt:

- Die Anwendung soll für wenig komplexe Abläufe möglichst keine eigenständigen Fenster nutzen. Dies erschwert aufgrund der gegenseitigen Überlagerung den Einsatz insbesondere während der Operation.

- Eine Layout-Wahl erlaubt die parallele Visualisierung der Szene aus unterschiedlichen Betrachtungspunkten im Rahmen sogenannter *Viewports*. In jedem Viewport sind ein eigenständiger Zoom-Faktor sowie separate x- und y-Verschiebung anwendbar. Das Programmkonzept ist diesbezüglich offen zu gestalten, so daß es von der derzeitigen Berücksichtigung von zwei Viewports auf

---

[659]: Ein dritter Maus-Knopf wird im Rahmen der PC-X11-Nutzung durch das gleichzeitige Drücken der beiden vorhandenen Maus-Tasten nachgebildet.
[660]: Z.B. muß das System die Namen von eigenen Arbeitsdateien eindeutig in bezug auf das gesamte System benennen. So reicht es nicht aus, beispielsweise die Benutzerkennung voranzustellen, da sich mehrere Anwender unter derselben Benutzerkennung gleichzeitig anmelden können.
[661]: Neueste Arbeiten, wie [Rosemann_GraphBenutz], [Schneidermann_DesignUserInterf] und [Koch_SoftwareErgonomie] untermauern dies sehr deutlich.

eine höhere Zahl ausgebaut werden kann.

- Bei zwei Viewports steht es offen, diese neben- oder übereinander anzuzeigen.

- Die Notwendigkeit einer Tastatureingabe ist auf ein Minimum bzw. auf die Op-Vorbereitungsphase zu reduzieren. D.h. es sind vordringlich Regler, Knöpfe und Auswahllisten als Oberflächenelemente einzusetzen, statt Felder zur direkten Eingabe. Erstere Oberflächenelemente können per Maus bedient werden. Dies macht zum einen von der Tastatur unabhängig und erleichtert in Verbindung mit der geometrischen/optischen Dimension des Reglers die Orientierung innerhalb des gültigen Wertebereichs. Für einen Einsatz während der Operation muß die Bedienung durch die Maus genügen, eine Tastatureingabe darf nicht notwendig sein[662] [663].

- Um die Verfügbarkeit eines Trackballs im Rahmen der Rotationsoperationen zu gewähren, wird ein solcher über die Maus emuliert[664].

- Sämtliche Planungsfunktionen sind über eine optische Repräsentanz in jeder Bearbeitungsphase zur Auswahl mit der Maus erreichbar. Ein direkter Übergang ist möglich.

- Objekt-Operationen/-Manipulationen müssen durch die Benutzeroberfläche sowohl Viewport-bezogen als auch mit globaler Auswirkung angeboten werden. Letzteres bedeutet, daß sich die Operation auf sämtliche Viewports auswirkt.

- Es liegt eine operationsbezogene Gliederung der Funktionen/Manipulationsmöglichkeiten (z.B. Translation, Cut o.ä.) vor, d.h. innerhalb der Funktion wird das Objekt, auf das sie anzuwenden ist, festgelegt. In dieser Weise sind auch die Benutzeroberflächen der ISG-Produkte konzipiert. Dies unterstützt die Erwartungskonformität[665]. Der umgekehrte Ansatz würde bedeuten, daß erst das Objekt selektiert und anschließend die jeweilige Funktion ausgewählt wird.

---

[662]: Derzeit wird daran gearbeitet, den Maus-Einsatz im sterilen Operationsumfeld zu ermöglichen, damit der Chirurg auf keine unterstützende Person im Zusammenhang mit der Bedienung der Computer-Anwendung angewiesen ist.

[663]: Die Fokusierung auf eine mausbasierte Bedienung macht es ferner möglich, die Anwendung in der Telemedizin einzusetzen, indem mehrere zugeschaltete Partner eine gemeinsame Anwendung per Maus bedienen. (vgl. [Felix_Telemed])

[664]: siehe Abschnitt 1.7.2

[665]: Ein Dialog ist *erwartungskonform,* wenn er den Erwartungen der Benutzer entspricht, die sie aus Erfahrungen mit bisherigen Arbeitsabläufen mitbringen. (vgl. [Rosemann_GraphBenutz], Seite 26)

- Die Selektion einzelner Objekte erfolgt durch "Anklicken" per Maus.

- Die Plazierung der für eine Operation/Manipulation relevanten Dialogelemente erfolgt stets an gleicher Stelle, so daß die augenbezogene Neuorientierung nahezu entfällt. Auch wurde die Zahl parallel offener Fenster auf zwei reduziert, wobei das zweite nur im Rahmen des Ladens der Patientendaten eröffnet wird.

- Eine Standard-/Reset-Funktion erlaubt die Rücksetzung des Systems in einen definierten Grundzustand.

- Da die Anwendung nicht im Rahmen eines PACS genutzt wird, erfolgt der Datenschutz in den genutzten Systemen durch entsprechende Definitionen auf Unix-User-Ebene.

Funktionale Anforderung

- Laden der Bit-Volumen-Dateien eines Patienten, d.h. der einzelnen segmentierten Objekte (z.B. Oberkiefer, Unterkiefer, Schädel, Hautoberfläche etc.).

- Aktivieren von (Le-Fort-)Ebenen, die im Rahmen des Planungsverlaufs gezielt gesetzt werden, um Osteotomien zu definieren.

- Sämtliche sechs Freiheitsgrade sind auf die beiden Komponenten Ebenen und Patienten-Bit-Volumina anwendbar. D.h. sie können gezielt verschoben und gedreht werden. Für die Rotation steht eine Emulation des Trackballs bereit.

- Schneidefunktionen sollen das Sichtbarmachen des Innern der Objekte möglich machen. Auch die (Le-Fort-)Ebenen sind beschneidbar.

- Sämtliche Rendering-Parameter müssen einstellbar/veränderbar sein.

- Es soll die Möglichkeit bestehen, von einem Bildschirm eine Schnappschuß-Aufnahme zu erstellen, die als GIF- oder TIFF-Dateien gespeichert werden.

- Freie Festlegung des gewünschten Layouts. Dies mit der Option, jederzeit eine Änderung vornehmen zu können.

- Dynamische Kopplung an das Viewing-Wand-System zum Zweck der intraoperativen Navigation. D.h. es werden die augenblicklichen Patienten-Objekte, die Sonde sowie deren Wirkungslinie online in die CranioSim-Anwendung integriert. Mit ihnen können dieselben Funktionen ausgeführt werden wie mit Objekten, die direkt in die CranioSim-Anwendung geladen werden.

Nichtfunktionale Anforderung

- Die Anwendung ist in bezug auf die Systemumgebung portabel zu erstellen. D.h. es sind nur die Standard-Bausteine der jeweiligen genutzten Komponente[666] zugelassen. Ferner sind systemabhängige Sachverhalte über Conditional-Compiling so zu berücksichtigen, daß eine Übersetzung auf dem einzelnen System ohne manuelle Korrekturen am Quellenprogramm möglich ist.

- Das System muß ausreichend gute Antwortzeiten bieten, so daß bei leerem Rechner ein Aufstau der Oberflächen-Veränderungsereignisse[667] keinesfalls auftritt.

- Interne Fehler werden auf die Konsole, d.h. in das für den Start der Anwendung genutzte Fenster geschrieben. Es besteht insbesondere die Pflicht, sämtliche IAP-Funktionsaufrufe in bezug auf einen erfolgreichen Abschluß hin zu überprüfen.

3.3.3 Entwurf

3.3.3.1 Software-Werkzeuge

Für die Entwurfsphase werden keine Software-Werkzeuge eingesetzt.

3.3.3.2 Allegro-System zur Arbeitsvorbereitung

Da das Allegro-System bereits zum Zweck des Daten-Imports für jede Anwendung des CranioSim-Systems zum Einsatz kommen muß und die redundante Entwicklung eines Segmentierungswerkzeugs auf IAP-Basis die eigentliche CAS-Zielsetzung nicht voranbringt, ist das Allegro-System als feste Bearbeitungsinstanz einbezogen worden. Es dient als Arbeitsvorbereitung für

- das Einlesen der CT-/MR-Daten

- sowie zur Segmentierung der relevanten Objekte.

---

[666]: z.B. Programmiersprache, Werkzeug zur Oberflächen-Entwicklung usw.
[667]: durch schnelles Klicken, Verschieben etc.

Aus jeder Segmentierung bzw. 3D-Rekonstruktion resultiert ein Bit-Volumen in Form einer Datei. Diese Dateien sind die Eingabedaten für das CranioSim-System, dessen IAP-Entwicklungsteil im nachfolgenden Abschnitt dokumentiert ist.

3.3.3.3 IAP-Objekte und der Datenfluß

IAP-Processing-Server-Objekte im Überblick

Abbildung 245 zeigt die Objekte des IAP-Processing-Servers und den möglichen Datenfluß zwischen den Objekten[668], dargestellt durch Pfeile[669]. Das gesamte (Datenfluß-)Netzwerk - einer Anwendung - realisiert man, indem für jedes Objekt folgende beiden Schritte vollzogen werden: (a) Man schafft eine Instanz des Objekts, und (b) verbindet diese mit den zugehörigen Partner-Objekten bzw. -Instanzen für Ein- und Ausgabedaten. Erst wenn Schritt (b) erfolgt ist, entwickelt die Instanz den entsprechenden Aktionismus und wird aktiv[670]. Dies kann dahingehend genutzt werden, daß für - zwischenzeitlich - nicht genutzte Visualisierungen Datenpfade gezielt unterbrochen werden, um CPU-Zeit[671] einzusparen. Bei Bedarf kann jederzeit eine Reaktivierung erfolgen.

Da es sich beim IAP-System um ein objektorientiertes Konzept in normaler C-Programmierumgebung handelt, werden komplexere Objekte nicht aus bereitstehenden IAP-Basis-Objekten per Vererbung abgeleitet. Stattdessen schafft man Aggregate[672] von Objekten. Hierbei handelt es sich jedoch um eine rein

---

[668]: Konvention: linke Seite = Eingabedaten, rechte Seite = Ausgabedaten.

[669]: An einem Beispiel wird die Bedeutung kurz vorgestellt. Das Objekt "Raster" stellt eine zweidimensionale Pixel-Matrix dar, z.B. eine CT-Schicht oder ein Röntgenbild. Verfolgt man den vom Raster-Objekt rechts austretenden Pfeil nach links zurück, so ist er mit dem Eingang des Objekts "Slice-Stack" verbunden. Dieses stellt einen Stapel von Pixel-Matrizen dar, so daß dieser Objekttyp für die Speicherung einer vollständigen CT-Abtastung herangezogen werden kann. Über entsprechendes "Weiterfließen" der Daten resultiert nach mehreren spezifischen Verarbeitungsstufen ein Bild in einem X11-Fenster. An diesem Beispiel wird deutlich, daß sich hinter einem Pfeil auch ein n-facher Datenstrom verbergen kann (z.B. n Raster ergeben ein SliceStack). Anhang A.1 enthält eine Kurzbeschreibung sämtlicher IAP-Processing-Server-Objekte.

[670]: Wichtig ist der Hinweis, daß es in bezug auf die Erzeugung der Instanzen keine zwingende Reihenfolge gibt. D.h. es führt zu keinem Fehler, wenn ein Objekt keine bzw. noch offene Ein- und/oder Ausgabeverbindungen hat. Ferner kann eine zwischen Objekten geschaffene Verbindung jederzeit wieder aufgehoben und neu definiert werden.

[671]: = Rechenzeit des Computers

[672]: In der Terminologie der Objektorientierung handelt es sich um eine Container-Content-Aggre-

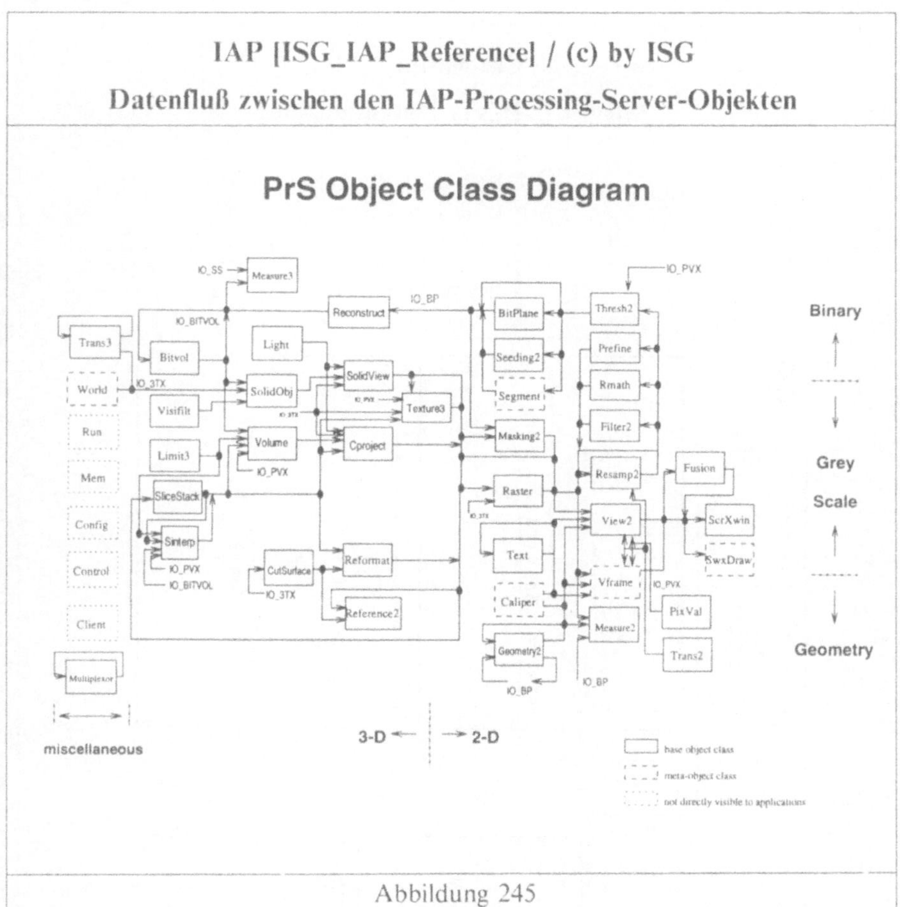

Abbildung 245

logische Konzeption. IAP kennt keine solchen Aggregate als interne Strukturelemente, sondern nur das Gesamtkonglomerat an Objekten bzw. Instanzen, d.h.
die hierarchielose Klassenbibliothek.

gation. (vgl. [Stein_ObjektAnalyse], Seite 175)

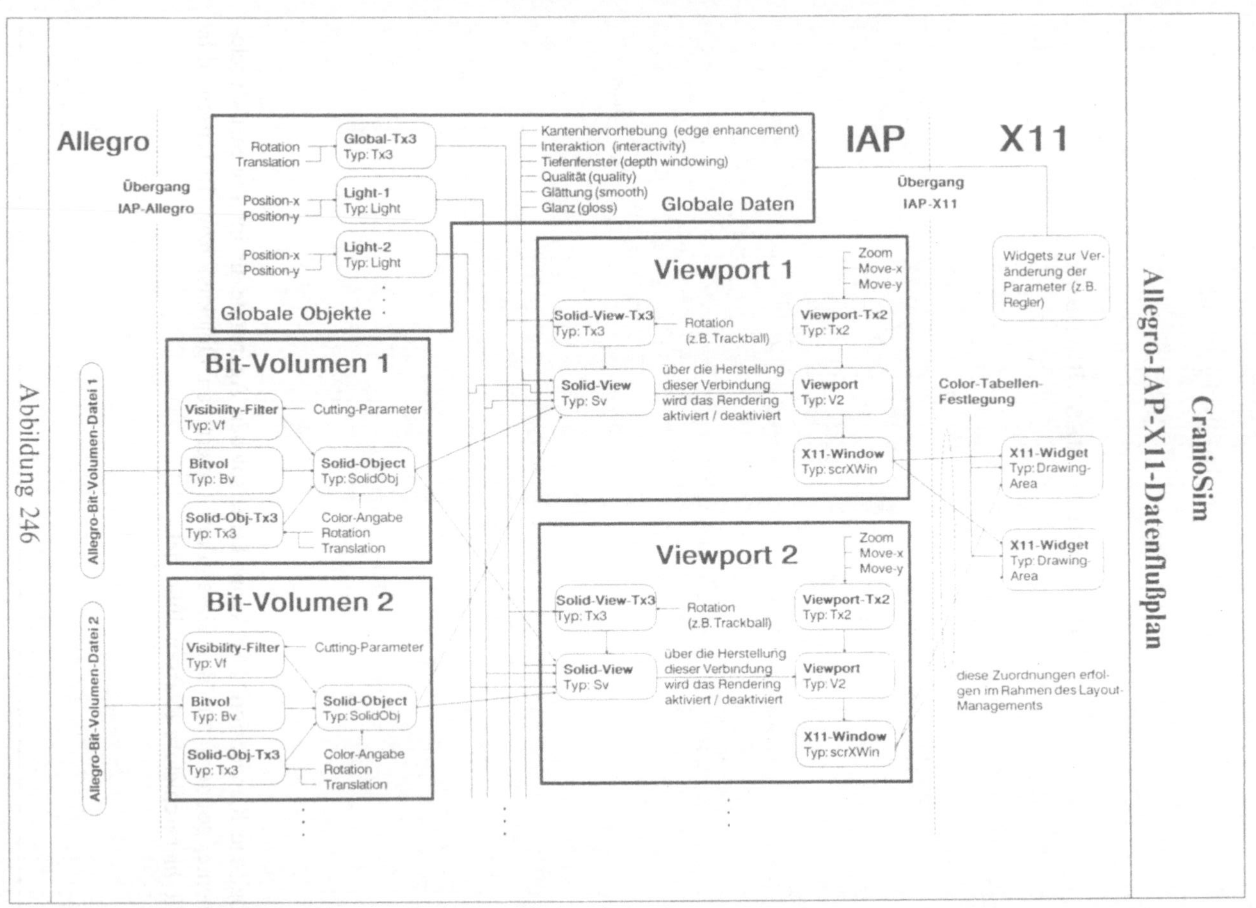

Abbildung 246

Datenfluß der CranioSim-Anwendung im IAP-Processing-Server

Abbildung 246 dokumentiert den IAP-Objekte-Datenfluß der CranioSim-Anwendung. Er gliedert sich in spezifische Software-technische Bereiche auf.

Allegro - IAP - X11 - Viewing-Wand

Folgende Bereiche sind in bezug auf die Verarbeitung bzw. die genutzten Funktionalitäten zu unterscheiden:

(1) *Allegro-Bereich:* Die Allegro-Funktionalität wird im Rahmen einer Arbeitsvorbereitung genutzt. Aus den n Segmentierungen resultieren n Bit-Volumen, die unter IAP als Objekt des Typs Bv in Erscheinung treten. Jedes dieser Bit-Volumen liegt in Form einer eigenständigen Datei vor.

(2) *IAP-Bereich:* Unter IAP werden die Bit-Volumina in einem spezifischen Datenfluß so weiterverarbeitet, daß die gewünschte Visualisierung hervorgeht und Planungsoperationen ausgeführt werden können.

(3) *X11-Bereich:* Die Anzeige des entstandenen Bildes auf dem Bildschirm erfolgt durch das Fenster-System X11. Das X11-System gibt das Bild entsprechend physisch aus. D.h. die letzte Instanz im IAP-Umfeld (Objekttyp: scrXWin) beauftragt das X11-System mit der Anzeige, indem es ihm die notwendigen Daten (Pixel) übergibt. Ferner basiert die gesamte Benutzeroberfläche auf dem X11-Fenster-System, dies schließt die Maus mit ein.

(4) *Viewing-Wand-Bereich:* Das Viewing-Wand-System stellt eine eigenständige IAP-Anwendung dar. Hinsichtlich der Kopplung mit der CranioSim-Anwendung müssen diese und die Viewing-Wand-Anwendung einen gemeinsamen IAP-Processing-Server nutzen[673]. Nur dann können IAP-Objekte zwischen verschiedenen Anwendungen geteilt - gemeinsam genutzt - werden.

Mit dieser Aufteilung ergeben sich mehrere Übergänge zwischen jeweils unterschiedlichen Software-Systemen.

---

[673]: Details: siehe Abschnitt 3.3.3.4

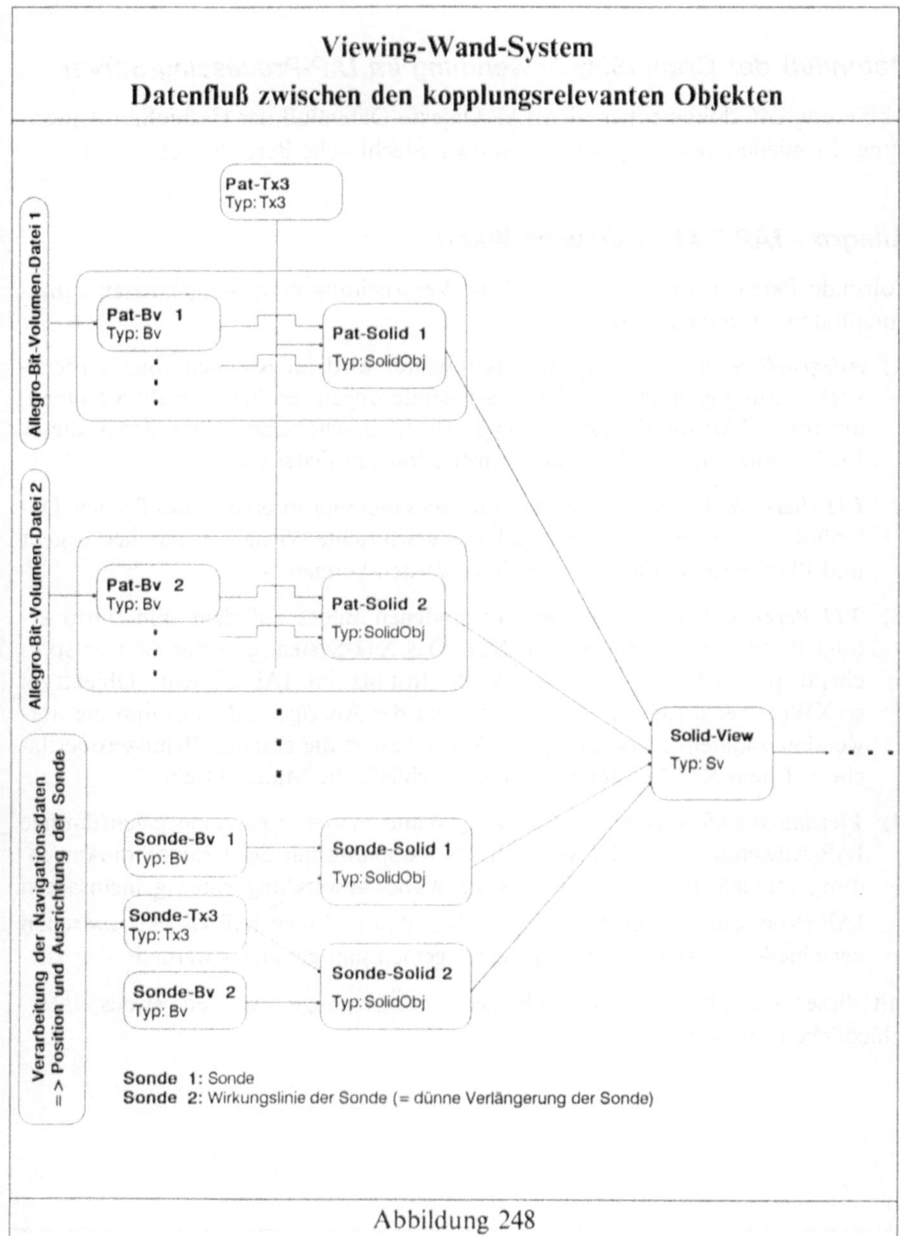

Abbildung 248

Allegro

Eingesetzt werden die Allegro-Werkzeuge, so daß für die Aufgabenstellung der Segmentierung keine Eigenentwicklung notwendig ist. An dieser Stelle sollen jedoch wichtige Details im Zusammenhang mit dem Einsatz der CranioSim-Anwendung genannt werden:

- Die Bit-Volumen-Dateien befinden sich auf dem Allegro-System im Verzeichnis "threed" des jeweiligen Patienten. Mit dem CDP-Allegro-Kommando gelangt man in das Verzeichnis eines Patienten[674], so daß man mit anschließendem "cd threed" in das Verzeichnis der Bit-Volumina gelangt. Zu jedem im Rahmen einer 3D-Rekonstruktion erstellten Bit-Volumen xyz existiert eine Datei namens "xyz" und eine weitere mit dem Namen "_xyz". Erstere enthält das eigentliche Bit-Volumen, und die zweite beinhaltet lediglich Allegro-bezogene Informationen[675]. Für die Nutzung der Bit-Volumina in der CranioSim-Anwendung sind somit nur die ersteren Dateien notwendig.

- Beim Transfer der Bit-Volumen-Dateien per FTP ist es wichtig, den IMAGE-Modus zu aktivieren[676]. Nur dann ist gewährleistet, daß die Datei 1:1 übertragen wird und keine Konvertierungen auf diese angesetzt werden.

IAP / Objekte und Objekt-Aggregate

Der gesamte Datenfluß bzw. die geschaffene Objekt-Konstellation gliedert sich in drei größere Aggregat-Typen:

(1) *Globale Parameter und globale Objekte:* Hierunter sind Objekte und Parameter zusammengefaßt, die in mehrere Objekt-Aggregate - desselben Typs - einfließen. Hierzu zählen beispielsweise die Einflußgrößen für den Renderer: (a) die Lichtquellen in Verbindung mit ihrer Position, (b) Glanz-Parameter, (c) Kantenverstärkung, (d) Tiefenfenster[677] usw. Ferner die globale Transformations-Matrix, die eine Veränderung der Beobachterposition über alle

---

[674]: z.B. cdp MEIER
[675]: z.B. die zugewiesene Farbe etc.
[676]: FTP-Kommando: TYPE IMAGE
[677]: siehe Fußnote 633

Viewports hinweg erlaubt[678]. Dies wird möglich, indem diese Matrix mit der Viewport-individuellen T-Matrix[679] wie folgt verknüpft wird:

$$T_{\text{solid\_view\_ks}} = T_{\text{global\_ks}} \cdot {}^{\text{global\_ks}}T_{\text{solid\_view\_ks}} \cdot \qquad (250.1)$$

Diese Gleichung ist so zu verstehen, daß die globale T-Matrix ($=T_{\text{global\_ks}}$) das Welt-Koordinatensystem bildet. In diesem ist die Lage der Szene, repräsentiert durch einen Solid-View, relativ positioniert; dies über die T-Matrix ${}^{\text{global\_ks}}T_{\text{solid\_view\_ks}}$.

(2) **Bit-Volumen 1 bis n:** Das aus einer Allegro-Bit-Volumen-Datei gewonnene Binär-Voxel-Modell wird in der CranioSim-Anwendung durch insgesamt vier Objekte modelliert[680]: (a) Einem Bit-Volumen, das das eigentliche Bit-Volumen verkörpert. (b) Einem Visibility-Filter, über den Schneideoperationen[681] im Bit-Volumen realisiert werden. (c) Für Transformationen in bezug auf die Lage und Orientierung des Bit-Volumens im Raum - in der geschaffenen Szene - wird eine T-Matrix definiert. Da jedes einzelne Bit-Volumen-Aggregat für sich über eine solche T-Matrix verfügt, kann jedes individuell positioniert werden. Alle drei Objekte fließen als Parameter bzw. Eingabegrößen in das Solid-Object-Objekt ein, sein Ausgang ist die Datenquelle für die Visualisierung innerhalb eines Viewports. Das Solid-Object-Objekt trägt auch die Farbinformation für dieses Bit-Volumen, indem ihm eine Eintragsnummer innerhalb der Farbentabelle zugewiesen wird. Insgesamt wird für jedes geladene Bit-Volumen eine Instanz(-Gruppe) dieses Objekt-Aggregats geschaffen.

(3) **Viewport 1 bis m:** Ein Viewport-Aggregat verwaltet einen Visualisierungsbereich innerhalb der Applikation. Wird beispielsweise ein Layout mit zwei gleichzeitigen Darstellungen (=Viewports) der geschaffenen Szene

---

[678]: Auf folgendes Detail ist hinzuweisen: Die Veränderung der Betrachtungslage kann formal auf zwei Arten erreicht werden, indem entweder die Beobachterposition verändert oder die Szene "unter" dem - fixierten - Beobachter gedreht wird. Es ist somit ein relativer Vorgang. In der nachfolgenden Beschreibung wird von letzterem ausgegangen. Dies geht mit der Tatsache konform, daß IAP kein Beobachter-Objekt kennt, dessen Position verändert wird. Stattdessen setzt man eine Transformation auf die Szene an.

[679]: Anhang A.2 beschreibt die Mathematik der T-Matrizen, insbesondere auch die nachfolgend verwendete Notation.

[680]: Zur Klarstellung: Das Bit-Volumen (=Binär-Voxel-Modell) für sich alleine betrachtet, wird durch ein einzelnes IAP-Objekt vom Typ Bv repräsentiert.

[681]: engl.: cutting

aktiviert[682], so werden zwei Objekt-Aggregate vom Typ Viewport erzeugt bzw. aktiviert. Neben den Einflußgrößen, die aus dem Aggregat der globalen Objekte und Parameter stammen, sind die wesentlichen Eingabe-Datenströme der Viewports die Ausgabe-Datenströme der Solid-Object-Objekte der Bit-Volumen-Aggregate. Um jeden Viewport individuell einstellen zu können, verfügt das Viewport-Aggregat über folgende Objekte: (a) Mittels der T-Matrix Solid-View-Tx3 (= $^{\text{global\_ks}} T_{\text{solid\_view\_ks}}$) wird die Beobachterposition definiert. Sie legt damit fest, aus welcher Richtung die Szene betrachtet wird[683]. (b) Das Viewport-Objekt (Typ: V2) erhält als Eingabe den Solid-View und ferner Zoom- und Verschiebungsparameter über das Viewport-Tx2-Objekt. (c) Die Ausgabe des Viewport-Objekts gelangt über das Objekt vom Typ scrXWin in das Fenster der Anwendung. Letzteres bildet somit die Schnittstelle, d.h. den Übergang in das X11-Fenster-System. Für jeden Viewport wird ein solches Viewport-Aggregat kreiert. Ihre Aktivierung hängt von der aktiven Layout-Wahl ab.

IAP / Objekte und Objekt-Aggregate im Detail

Folgende Details zu den genutzten IAP-Objekten sind wichtig:

- Jedes Bit-Volumen entsteht auf dem Allegro-System im Rahmen einer 3D-Rekonstruktion und repräsentiert grundsätzlich ein 512^3-Binär-Voxel-Modell. Diese Dimensionierung gilt somit unabhängig von den CT-Daten bzw. des CT-Systems[684]. Ferner ist wichtig, daß das Allegro-System die Daten automatisch korrekt skaliert, so daß aus getrennten 3D-Rekonstruktionen mit ein und denselben CT-Daten entstandene Bit-Volumen bei entsprechender Überlagerung[685] ein korrektes Bild ergeben. D.h., daß z.B. ein segmentierter Unterkiefer nicht vollständig auf den 512^3-Raum, über den sein Bit-Volumen verfügt, verteilt wird, sondern gemäß seiner physischen Größe innerhalb des CT-Daten-Gesamtraums[686] im 512^3-Gesamt-Voxel-Volumen positioniert und

---

<682>: In jedem Viewport kann die Szene aus einer anderen Position betrachtet werden.

<683>: Mittels der vorverketteten globalen T-Matrix Global-Tx3 kann über alle Viewports hinweg eine gemeinsame Änderung der Betrachtung erfolgen.

<684>: Unabhängig von den Parametern n, m und p der CT-Originaldaten (siehe Abschnitt 1.2.5.1).

<685>: Man kann sich diese Überlagerung so vorstellen, daß die Bit-Volumen miteinander ODER-verknüpft bzw. vereinigt werden. Bildlich betrachtet werden die Würfel ineinandergestellt.

<686>: Er wird durch den Raum zwischen unterster und oberster Schicht gebildet. Dieser Gesamtraum wird somit insgesamt auf ein 512^3-Voxel-Modell umgerechnet.

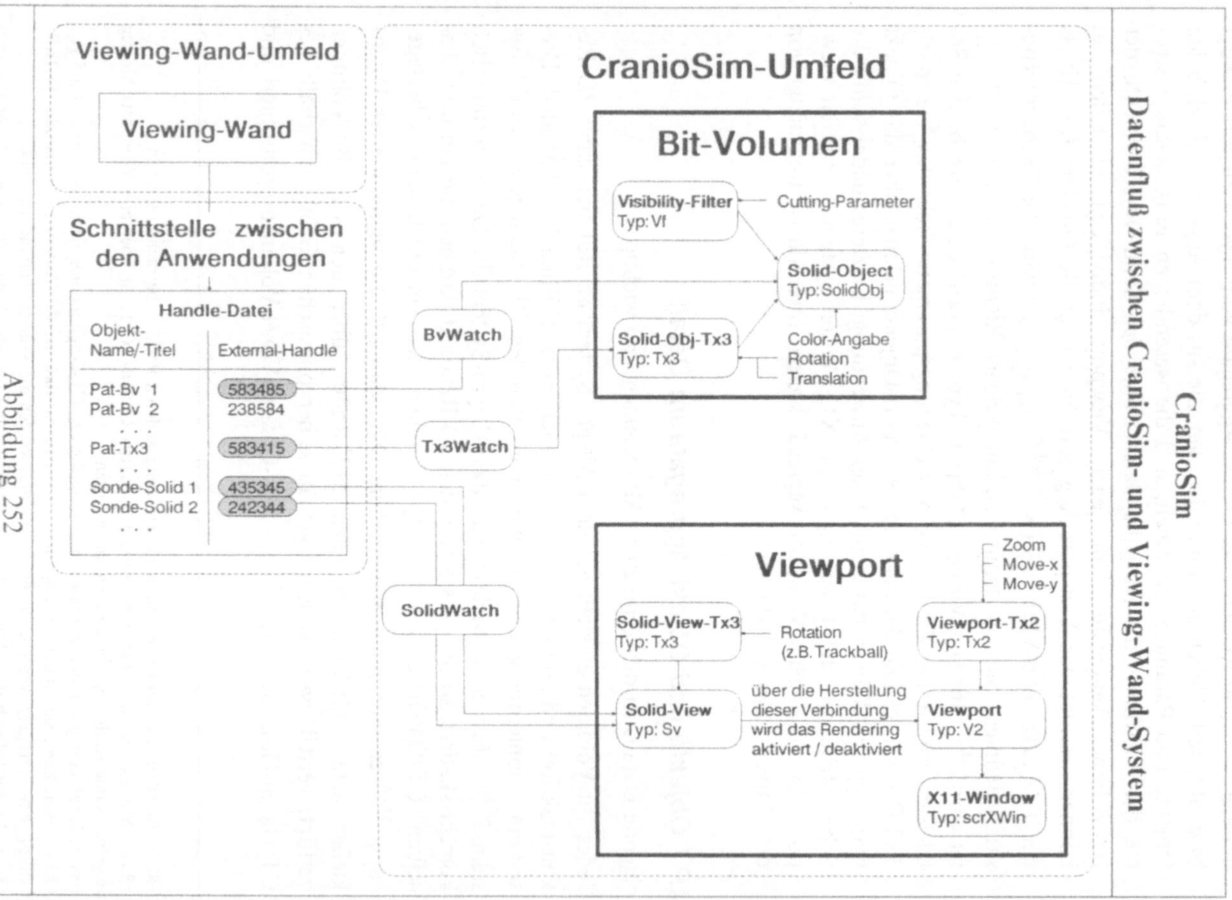

Abbildung 252

skaliert wird. Der freie Raum bleibt leer und damit durchsichtig. Durch diese Vorgehensweise ist gewährleistet, daß bei einer Zusammenfügung einzelner Bit-Volumina ein korrektes Gesamt-Bit-Volumen entsteht.

- Aus IAP-Sicht verfügt jedes Bit-Volumen über ein eigenes Koordinatensystem, das in der oberen, linken, vorderen Ecke sich befindet. Seine Achsen sind auf das Intervall [0,511] skaliert. Über dieses werden die Voxel referenziert.

- Entsprechend hat ein Solid-Object-Objekt ein eigenes Koordinatensystem. Werden nunmehr Bit-Volumen zu einem solchen zusammengefaßt, so erfolgt die bereits beschriebene Zusammenführung [687] [688].

- Die gesamte Szene, die ein Renderer (Solid-View-Objekt) darstellt, orientiert sich an einem eigenen Koordinatensystem, Solid-View-KS genannt [689]. Die Visualisierung der geschaffenen "Bit-Volumen-Szene" basiert auf der Verbindung sämtlicher Solid-Object-Objekte [690] mit dem Renderer, repräsentiert durch das Solid-View-Objekt. Jedes Solid-Object-Objekt ist mit einer T-Matrix $^{solid\_view\_ks}T_{solid\_object\_ks}$ verbunden, repräsentiert durch das Objekt Solid-Obj-Tx3. Dies erlaubt eine freie Positionierung des Bit-Volumens (des Solid-Object-Objekts) innerhalb des Solid-View-KS, das über T_{global_ks} selbst relativ positioniert ist. Auf diese Weise lassen sich sämtliche Bit-Volumen in der Szene beliebig ausrichten.

- In Verbindung mit der individuellen Belegung der Matrix $^{global\_ks}T_{solid\_view\_ks}$ kann in jedem Viewport die Szene unter einem anderen Beobachtungspunkt betrachtet werden.

---

[687]: Da ein Bv-Objekt keinen Tx3-Eingang hat und somit keine T-Matrix auf ein Bit-Volumen angewendet werden kann, erfolgt die Zusammenführung durch Überlagerung sämtlicher Bit-Volumen-Koordinatensysteme. Erst auf der Ebene des Solid-Object-Objekts kann eine T-Matrix angesetzt werden. Deshalb wird in der CranioSim-Anwendung für jedes Bit-Volumen auch ein eigenes Solid-Object-Objekt erzeugt.

[688]: Im Vergleich zum Bv-KS liegt das Solid-Object-KS im Mittelpunkt des Solid-Object-512^3-Raums, und die Achsen sind auf das Intervall [-255, +255] festgelegt. D.h. eine Rotation, hervorgerufen durch eine T-Matrix in Form eines Tx3-Objekts, bewirkt eine Drehung um diese "innen liegenden" Achsen. Das Objekt dreht sich quasi "in sich" und nicht "um sich".

[689]: siehe Gleichung (250.1)

[690]: Mit jedem Bit-Volumen-Aggregat verbindet sich ein Solid-Object-Objekt (siehe Abbildung 246).

• Für die Le-Fort-Ebenen werden als IAP-Objekt ebenfalls Bit-Volumen genutzt. Das hat den Vorteil, daß diese analog zu den Objekten geschnitten werden können. Ferner konzentrieren sich die CranioSim-internen Manipulationen auf einen Objekttyp. Aus den beschriebenen Details über das Bit-Volumen ergibt sich, daß als Le-Fort-Ebene eine - einmal - per 3D-Rekonstruktion gewonnene Ebene in Form einer Bit-Volumen-Datei verwendet wird[691]. Diese Datei ist fester Bestandteil der CranioSim-Anwendung und wird gezielt geladen, wenn eine Ebene benötigt wird.

X11

Für die Nutzung des X11-Fenster-Systems im Rahmen der geschaffenen IAP-Applikation sind neben den Dialogelementen[692], die ausschließlich eine ergonomische und unterstützende Funktion haben, die sogenannten *Drawing-Areas* von zentralem Interesse. Das Widget Drawing-Area bietet dem IAP den Aktionsraum für die Anzeige der geschaffenen Visualisierung. Im Zusammenhang mit einer individuellen Layout-Gestaltung, d.h. die gleichzeitige Verfügbarkeit mehrerer Ansichten, ist für jeden Viewport des IAP-Systems eine Drawing-Area bereitzustellen. Ein Layout, das die Szene beispielsweise in nur einer Ansicht zeigt, so daß nur ein Viewport existiert, nutzt die zur Anzeige bereitstehende Fläche innerhalb des X11-Fensters vollständig für eine einzelne Drawing-Area. Bei der Anzeige zweier Viewports werden stattdessen zwei - nur halb so große - Drawing-Areas verwendet. Diese können nebeneinander oder übereinander liegen. Für sämtliche Layout-Varianten sind entsprechende Drawing-Area-Widgets zu kreieren und gezielt zu aktivieren. Dies erfolgt in Verbindung mit der Layout-Aktivierung/-Auswahl.

Neben den Widgets, die dem IAP-System zwecks Anzeige des Bildes zur freien Veränderung übergeben werden, existieren viele andere Dialogelemente in der CranioSim-Anwendung. Beispielsweise verkörpern jeder Regler[693], Knopf[694] und sonstige Dialogelemente ein eigenständiges Widget. Die Auswertung/Abfrage einer Reglerstellung bewirkt beispielsweise, daß die rot_x-Komponente der

---

[691]: Diese wurde einer Phantomkopf-Studie entnommen. Die Ebene wurde erstellt, indem eine sehr dünne Schicht (Dicke: 1,0mm) über das Segmentierungswerkzeug vollständig in das VOI aufgenommen worden ist. Aus der 3D-Rekonstruktion geht dann eine sehr dünne Ebene hervor.
[692]: X11-Terminologie: *Widget* (vgl. [Heller_MotifProgramming])
[693]: engl.: slider
[694]: engl.: button

globalen T-Matrix verändert/aktualisiert wird. D.h. auf diesem Weg findet ein Datenrückfluß in die IAP-Welt statt, indem IAP-Objekt-interne Parameter nach einer Änderung z.B. des zugehörigen Reglers aktualisiert werden.

Datenfluß der CranioSim-Anwendung im IAP-Database- und IAP-Hardcopy-Server

Die CranioSim-Anwendung verwendet in seiner derzeitigen Version keine Dienste des IAP-Database- und IAP-Hardcopy-Servers, so daß keine entsprechenden Datenflüsse bestehen. Für die Erstellung von Bildern wird ein Programm zur Aufnahme von Bildschirm-Schnappschüssen in Form von GIF-Dateien verwendet.

3.3.3.4 Kopplung der Viewing-Wand-Anwendung

Genutzte Viewing-Wand-Funktionalität

Das mit der Kopplung von CranioSim- und Viewing-Wand-Anwendung beabsichtigte Ziel ist es, die Navigation mit in das CranioSim-System zu integrieren. Dies läßt die Navigation in folgenden Modellen zu:

- *Standard-Viewing-Wand-Navigation im präoperativen Modell:* Die Visualisierung des Viewing-Wand-Systems basiert auf dem Modell, das den Zustand des Patienten vor der Operation repräsentiert. Dieses kann während des operativen Eingriffs zunehmend mehr an Gültigkeit verlieren, z.B. aufgrund einer Weichteileverschiebung, Knochenentfernung o.ä.

- *CranioSim-Navigation im präoperativen wie auch im Planungsmodell:* Mittels der Kopplung der CranioSim- an die Viewing-Wand-Anwendung kann außer im präoperativen Modell[695] zusätzlich im Planungsmodell navigiert werden. Es repräsentiert das operative Ziel, z.B. in Form einer geplanten Kieferstellung, und bietet unter anderem mit den gesetzten Le-Fort-Ebenen zugleich die notwendigen Orientierungshilfen während der Operation.

Eine zentrale Forderung der chirurgischen Praxis ist hiermit erfüllt, nämlich der

---

[695]: Im Vergleich zur Standard-Viewing-Wand-Navigation bietet z.B. die parallele Visualisierung aus zwei unterschiedlichen Beobachtungspositionen große Vorteile.

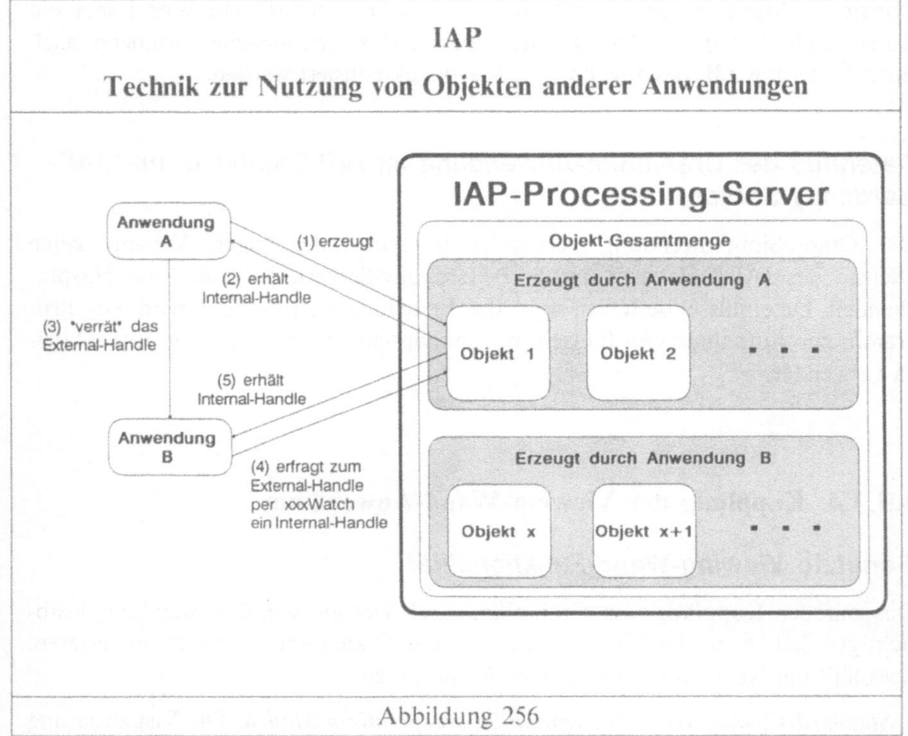

Abbildung 256

- fließende - Übergang von der Planungs- in die Operationsphase.

Software-technische Realisierung der Kopplung

Möglich ist die Kopplung durch die gemeinsame Software-Entwicklungs- wie auch Laufzeit-Umgebung IAP. Auf folgenden Schnittstellen-Elementen basiert die Kopplung beider Anwendungen:

- Die Viewing-Wand-Anwendung "verrät" ihre sämtlichen IAP-Objekte in einer sogenannten ***Handle-Datei***[696]. Jedes IAP-Objekt ist in Form einer

---

[696]: Dies ist keine IAP-spezifische Technik und auch kein IAP-Objekt, sondern eine "gewöhnliche" Unix-Datei, die das Viewing-Wand-System erzeugt.

eigenständigen Zeile darin verzeichnet. Die wesentlichen Angaben sind der Viewing-Wand-interne *Titel/Name* und das *External-Handle*[697].

- Indem die Handle-Datei nach spezifischen Titeln durchsucht wird, können die External-Handle der benötigten Objekte bestimmt werden. Über die für alle IAP-Objekttypen xxx verfügbare Methode xxxWatch[698], der das External-Handle als Parameter übergeben wird, kann jede Applikation ein Internal-Handle für dieses Objekt erhalten. Nach dem "Watch" auf das Objekt kann es mit ihm so umgehen, wie mit einem eigenen[699] Objekt. Die zentralen Bedingungen für die hier beschriebene Technik sind, daß (a) die Anwendungen einen gemeinsamen IAP-Processing-Server nutzen, und (b) sich gegenseitig die External-Handle ihrer Objekte bekanntgeben[700]. Abbildung 256 verdeutlicht die Technik der Anwendungskopplung.

- Auf der Basis dieses Grundkonzepts ermittelt die CranioSim-Anwendung bei Aktivierung der Funktion "Connect to Wand" die External-Handle (a) der Patienten-Bit-Volumen $Pat-Bv_i$[701][702], (b) die für alle Patienten-Bit-Volumen gemeinsame T-Matrix Pat-Tx3 sowie (c) die Sonden-Solid-Object-Objekte[703] $Sonde-Solid_i$[704].

---

[697]: Der IAP-Processing-Server vergibt jedem Objekt bzw. jeder Instanz eine eindeutige Identifikation, wenn es von einem Anwendungsprogramm erzeugt wird. Dieses sogenannte *Internal-Handle* ist nur für diese Anwendung vorgesehen/nutzbar und hat einen auf Bit-Ebene codierten Informationsgehalt. Eine einfacher zu handhabende Repräsentationsform des Handle, die über die einzelne Anwendung hinaus Gültigkeit hat, ist das sogenannte *External-Handle*. Es ist eine vorzeichenlose 32-Bit-Ganzzahl (Integer) und läßt sich über die Funktion IapObjGetExtHan bei Angabe des Internal-Handle zu jedem Objekt bestimmen.

[698]: Beispiel: Typ Bv → BvWatch

[699]: Es ist unbedingt Vorsicht geboten, da eine Veränderung der Objekte die anderen Anwendungen ebenfalls - negativ - beeinflussen kann. Dies, weil sie nicht unbedingt jede Änderung zur Kenntnis nehmen.

[700]: Kennt man statt sämtlicher External-Handle nur wenige, dafür jedoch den Datenfluß innerhalb der anderen Anwendung, so lassen sich über die Funktion IapObjConnList zu einem Objekt die Verbindungen zu anderen Objekten bestimmen. Beispielsweise kann man auf diese Weise die Solid-Object-Objekte ermitteln, die in einen Solid-View einfließen, wenn man nur dessen External-Handle kennt.

[701]: Die Viewing-Wand-Anwendung basiert ebenfalls auf den Allegro-Bit-Volumen-Dateien, die per 3D-Rekonstruktion auf dem Allegro-System erstellt werden. Somit ergeben sich bei k Rekonstruktionen ebenfalls k separate Bit-Volumen im Viewing-Wand-System.

[702]: Durch das direkte Verwenden der IAP-Bit-Volumen-Objekte entfällt zugleich das Laden der entsprechenden Bit-Volumen-Dateien im Rahmen der CranioSim-Anwendung.

[703]: Die Visualisierung der Sonde und ihrer Wirkungslinie (=Verlängerung) ist durch zwei getrennte Bit-Volumen $Sonde-Bv_1$ und $Sonde-Bv_2$ realisiert. Die Position der Sonde, d.h. das Ergebnis der

• Über die entsprechenden Watch-Funktionen wird aus jedem Pat-Bv$_i$ in Verbindung mit der T-Matrix Pat-Tx3 CranioSim-intern ein Bit-Volumen-Aggregat erzeugt[705]. Hierbei erfolgt eine Verkettung der T-Matrix Solid-Obj-Tx3 des CranioSim-Bit-Volumen-Aggregats mit der T-Matrix Pat-Tx3 der Viewing-Wand-Anwendung[706]. Dies ist notwendig, damit eine Änderung der T-Matrix Pat-Tx3 durch die Viewing-Wand-Anwendung auch an die CranioSim-Anwendung weitergereicht wird[707]. Die direkte Verwendung der Patienten-Solid-Object-Objekte, deren External-Handle ebenfalls bekannt sind, ist nicht sinnvoll, weil die CranioSim-eigene Transformations-Matrix nicht integrierbar wäre, ohne die Viewing-Wand-Anwendung negativ zu beeinflussen.

• Im Vergleich zu den Patienten-Bit-Volumen werden die Solid-Object-Objekte der Sonde direkt mit den Solid-Views der CranioSim-Viewports verbunden. Dies ist möglich und sinnvoll, weil die CranioSim-Anwendung an der Position und Ausrichtung der Sonde keine Veränderungen vornimmt.

Die Abbildungen 248 und 252 zeigen den gesamten Datenfluß im Detail.

3.3.4 Implementierung

Charakterisierung der Implementierungsphase

Der implementierungsbezogene Realisierungsprozeß der CranioSim-Anwendung kann als inkrementelle Implementierung charakterisiert werden. Abbildung 259 zeigt den Ablauf einer solchen Prototyping-orientierten inkrementellen Software-Entwicklung, dem die CranioSim-Entwicklung sehr nahe kommt. Dieses Vorgehen ergab sich insbesondere aus der Tatsache, daß - trotz der IAP-Basis-Schulung und der IAP-Dokumentation - die Funktionalität und das Leistungsvermögen, d.h. die Modellierungsmöglichkeiten innerhalb des IAP-Systems im

---

Navigation im Raum, befindet sich in der Transformations-Matrix Sonde-Tx3. Beides wird Viewing-Wand-intern zu den Solid-Object-Objekten Sonde-Solid$_1$ und Sonde-Solid$_2$ vereinigt.

[704]: siehe Abbildung 248

[705]: Es hat dieselbe Struktur, wie ein durch die CranioSim-Anwendung geladenes Bit-Volumen.

[706]: Dies entspricht einer Multiplikation der T-Matrizen.

[707]: Bei einer direkten Veränderung der T-Matrix Pat-Tx3 durch die CranioSim-Anwendung - statt der T-Matrix Solid-Obj-Tx3 - würde die Viewing-Wand-Anwendung manipuliert/verändert werden. Es bestände die Gefahr, daß zwischen der Sonde und den Bit-Volumen - und damit dem Modell - nicht mehr die korrekte Korrelation besteht und eine falsche Sonden-Position visualisiert wird.

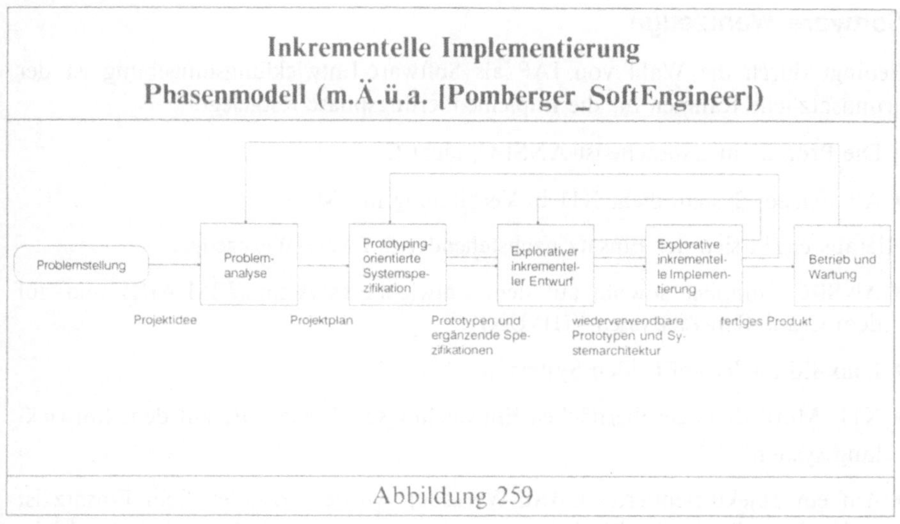

Abbildung 259

Zusammenhang mit einer gegebenen Zielsetzung, meistens erst experimentell
"entdeckt" werden mußten[708]. Ferner ist die Wahl der effizientesten Modellie-
rungsalternative ohne eine Überprüfung in Form eines spezifischen Prototypen
nur sehr schwer möglich. Dieses Ausprobieren ist unter anderem deshalb wichtig,
da komplexe Visualisierungen das Leistungsvermögen einer Workstation durchaus auch überschreiten können, so daß das System dem geforderten Antwortzeit-
verhalten nicht mehr gerecht wird. Abschnitt 5.1.2 nennt solche Schwachpunkte
des IAP-Systems, die im vorab nicht bekannt waren, jedoch bedeutende Einschränkungen darstellen. Einige dieser prototypischen Entwicklungsschritte basieren auf IAP-Demo-Programm-Material, so daß dieses bzw. die zugrundeliegende
Datenfluß-Modellierung teilweise mit in die CranioSim-Software aufgenommen
wurde; hierzu gehört beispielsweise die Routine zur Trackball-Emulation.

<708>: Ergänzend muß erwähnt werden, daß von einigen IAP-Anwendern bemerkt wurde, daß spezi-
fische IAP-Elemente fehlerbehaftet sein sollen. Die IAP-basierte Software-Entwicklung, d.h. die Modellierung des CranioSim-Anwendungssystems "in IAP" setzte somit die Überprüfung voraus, daß die notwendigen IAP-Objekte und deren Verbindungen untereinander fehlerfrei sind und zum gewünschten
Ergebnis führen. Dies, um größere Zeitverluste zu verhindern.

Software-Werkzeuge

Bedingt durch die Wahl von IAP als Software-Entwicklungsumgebung ist der grundsätzliche Rahmen für die Implementierungsphase festgelegt:

- Die Programmiersprache ist ANSI-C, nicht C++.

- Als Fenster-System dient X11 in Verbindung mit Motif.

Hieraus ergibt sich der Einsatz nachstehender Software-Werkzeuge:

- ANSI-C-Compiler sowohl auf dem Entwicklungssystem (IBM-AIX) und auf dem CranioSim-Zielsystem (HP-UX).

- Unix-Editor VI auf beiden Systemen.

- X11-/Motif-Benutzeroberflächen-Entwicklungswerkzeug AIC auf dem Entwicklungssystem [709].

- Auf ein objektorientiertes CASE-Werkzeug wurde verzichtet. Sein Einsatz ist nicht sinnvoll, da die Modellierungsmöglichkeiten im IAP-Umfeld durch die definierte IAP-Klassenbibliothek sehr spezifisch und nahezu vorgegeben sind.

- Für die Projekt-/Quellenprogramm-Verwaltung wurde die Funktionalität des AIC-Systems genutzt.

(I) Programmierstil: Strukturierung in Quellenprogramme

In bezug auf die Gliederung des Gesamtprogramms sind folgende Bereiche zu unterscheiden:

- Bei den per AIC-System generierten Routinen für die Benutzeroberfläche gilt, daß die X11- und Motif-Struktur die Modularisierung in Form der definierten *Callbacks* [710] fest vorgibt.

---

[709]: Dieses verhältnismäßig sehr teure Werkzeug wird auf dem Zielrechner nicht benötigt, da der vom AIC-System generierte X11-/Motif-C-Programmcode vollständig rechnerunabhängig und damit portabel ist. D.h. der generierte Quellenprogrammcode nutzt keine Unterprogramm-Bibliotheken in Form bereits fertig übersetzter Programme. Denn durch eine solche - vorab - übersetzte Fassung eines Programms wäre dieses prozessor- und damit maschinen- bzw. rechnertypabhängig.

[710]: Unter einem *Callback* versteht man eine Routine, die bei einer spezifischen Operation in Verbindung mit einem Widget aufgerufen wird. Beispielsweise gibt es für ein Regler-Widget einen Callback, der bei jeder Veränderung der Reglerstellung aufgerufen wird; die wesentliche Information in der Callback-Parameterliste ist die neue Reglerstellung.

- IAP-orientierte Verarbeitungen, d.h. Routinen für die Bedienung der IAP-Elemente bzw. der modellierten Aggregate der CranioSim-Anwendung bilden eine weitere Einheit.

- Sonstige Verarbeitungen, wie z.B. von Unix-Dateien etc., sind ebenfalls separiert.

Diese Aufteilung führt im Rahmen der "Strukturierung im Großen" zu einer entsprechenden Gliederung in einzelne Quellenprogramme, präziser, Quellenprogrammdateien. Innerhalb der einzelnen Quellenprogramme, die nach außen eine Funktionensammlung[711] verkörpern, wurde auf eine hohe Modularität geachtet. Module, die nach außen "sichtbar" sind, d.h. in anderen Quellenprogrammen genutzt und somit nicht nur quellenprogrammintern aufgerufen werden, sind entsprechend gekennzeichnet.

(II) Programmierstil: Programmierrichtlinien

Übergreifend gelten folgende wesentlichen Implementierungsregeln / Programmierrichtlinien[712]:

- Für Variablen, Funktionen, Prozeduren etc. werden ausformulierte Namen verwendet, in denen eventuelle Komponenten über das "_"-Zeichen oder durch Großbuchstaben verbunden/getrennt sind[713]. Der übliche Verzicht auf Vokale in den Namen[714] wird nur dann vorgenommen, wenn die Namen sonst zu lang werden (ab ca. 20 Zeichen).

- GOTO-freie Programmierung.

- Verwendung einer übergreifenden Definitions-Include-Datei, die zum Zweck der Nutzung von Routinen und globalen Daten, die sich in anderen Quellenprogrammen befinden, in alle Quellenprogramme - per #INCLUDE-Anweisung - eingefügt wird.

- Formatierung der Anweisungen im Hinblick auf eine optische Übersichtlichkeit. Dies gilt insbesondere für "{ ... }"-Anweisungsblöcke, IF-THEN-ELSE- und ähnliche Strukturen.

---

[711]: Z.B. Viewport-Verwaltung, Bit-Volumen-Verwaltung, Viewing-Wand-Verbindung etc.

[712]: vgl. [Pomberger_SoftEngineer], [Fedtke_EffProg2]

[713]: z.B. SolidObject, Wand_Connection etc.

[714]: vgl. [Fedtke_Pascal], Seite 302

• In Verbindung mit einem Service-Aufruf wird stets der Return-Code[715]
  überprüft, und im Fehlerfall erfolgt eine entsprechende Protokollierung. Dies
  erleichtert die Fehlerlokalisierung, da seine Wirkung nicht erst in Form eines
  Folgefehlers erkennbar wird.

• Pointer-Ergebnisse[716] werden stets auf einen Null-Pointer hin überprüft, um
  Adressierungsfehler[717] in Verbindung mit der Verwendung dieses Pointers
  zu verhindern.

• Parameter, für die nur fest definierte Werte als Argumente übergeben werden
  können, sind in bezug auf undefinierte/ungültige Werte hin zu überprüfen.

• Logische Inkonsistenzen, wie z.B. Variableninhalte, die in bestimmten Phasen
  aufgrund der - vom Programmierer beabsichtigten - Programmlogik nicht vorliegen dürfen, sind in wichtigen Fällen abzufragen.

(III) Programmierstil: Dokumentationsanforderungen

Der Dokumentation und ihrer Verteilung liegt folgendes Konzept zugrunde:

• Jede Quellenprogrammdatei ist mit einem (Dokumentations-)Kopf versehen,
  aus dem Inhalt (Funktionalität der enthaltenen Programme, Version etc.), Datum der letzten Änderung, Name des Bearbeiters, Abteilung, Projektname,
  Nutzung etc. hervorgehen.

• Innerhalb des Quellenprogramms ist jede Funktion/Prozedur mit einem Kopf
  versehen, der über folgende Punkte Auskunft gibt: Funktion, Parameter, Besonderheiten (spezielle Wertebereiche o.ä.).

• Der Datenteil ist nach Typen, Gültigkeitsbereich[718] etc. gegliedert, und jede
  Variable ist in bezug auf Inhalt und Verwendung kurz umschrieben.

---

[715]: Nahezu jeder Dienst eines Software-Systems gibt in Verbindung mit seinem Aufruf - seiner
Nutzung - einen sogenannten **Return-Code** zurück. An ihm kann die den Service nutzende Routine
feststellen, ob ein Fehler aufgetreten ist. Standardmäßig ist der Wert Null als "fehlerfrei" und ein Wert
ungleich Null als "ein Fehler ist aufgetreten" definiert. In letzterem Fall sind für die einzelnen Fehlerty-
pen spezifische Werte definiert.

[716]: Pointer-Variablen sind Zeiger auf entsprechende Datenstrukturen. Sie enthalten somit die
Adresse der Datenstruktur und nicht diese selbst.

[717]: Diese führen meistens zum abrupten Absturz der gesamten Anwendung, weil die Adresse z.B.
in den Speicherbereich einer anderen Anwendung und damit nicht mehr in den eigenen zeigt. Dies erkennt das Betriebssystem und bricht die Anwendung mit einem Fehler ab.

[718]: engl.: scope

• Die Kommentierung des Quellenprogramms erfolgt auf Anweisungs- und Anweisungsblockebene. Trickreiche Programmiertechniken werden ausführlich beschrieben.

3.3.5 Test

Testplan / Testmethode

• Der Charakter "Dialoganwendung" und die Tatsache, daß die Visualisierung ein Kernergebnis der CranioSim-Anwendung darstellt, haben unmittelbaren Einfluß auf die Vorgehensweise beim Testen. Die mögliche visuelle Ergebniskontrolle führt dazu, daß für "grundsätzliche" Prüfungen vordringlich ein dynamisches Testen[719] stattfindet.

• Das Testen der Benutzeroberfläche in bezug auf das grundsätzliche Verhalten der Widgets erfolgt im Test-Modus des AIC-Systems. Er erlaubt die Anwendung der kreierten Benutzeroberfläche, ohne jedoch die Callbacks der Anwendung hierbei aufzurufen.

• In bezug auf die IAP-Objekte bzw. die -Klassenbibliothek war nur ein Black-Box-Test[720] möglich, da das IAP-System nicht als Quellenprogramm ausgeliefert wird.

• Bei den Programmen der CranioSim-Anwendung erfolgte vor dem dynamischen Test stets erst ein statischer White-Box-Test.

• Testdaten waren die für verschiedene Patienten im Allegro-System vorhandenen CT- und MR-Bilddaten sowie die aus Rekonstruktionen gewonnenen Bit-Volumen-Dateien.

<719>: Das Testen wird in bezug auf die Verwendung des Programm-Materials wie folgt unterschieden: (a) Beim *statischen Testen* wird das Programm vom Computer nicht ausgeführt, sondern die Programmanalyse erfolgt ausschließlich im Programmlisting. (b) Im Vergleich hierzu findet beim *dynamischen Testen* eine Ausführung des Programms statt. (vgl. [Pomberger_SoftEngineer], Seite 150-153)

<720>: In bezug auf die Berücksichtigung der inneren Struktur eines zu testenden Systems/Objekts wird folgende Unterscheidung getroffen: (a) Beim *Black-Box-Test* - auch Schnittstellen-Test genannt - bleibt die innere Struktur des Test-Objekts - Moduls - unberücksichtigt. Es erfolgt lediglich eine Überprüfung des Ein-Ausgabe-Verhaltens. (b) Im Vergleich dazu wird beim sogenannten *White-Box-Test* - auch Struktur-Test genannt - die innere Struktur, d.h. der Programmcode miteinbezogen.

- Das inkrementelle Implementieren[721] führte entsprechend zum inkrementellen Test der Funktionalitäten der CranioSim-Anwendung.

- Übergreifende Tests der gesamten CranioSim-Applikation fanden in simulierten Operationsabläufen statt.

- Ein Belastungstest wurde in bezug auf folgende Größen vollzogen: (a) aktivierte Le-Fort-Planungsebenen (maximale Test-Anzahl: 10), (b) geladene Patienten-Bit-Volumen-Dateien (maximale Test-Anzahl: 10), (c) paralleler Betrieb der Viewing-Wand-Anwendung.

- Die Visualisierungsergebnisse wurden stichprobenartig überprüft, indem ein Vergleich mit dem Allegro-System stattfand.

Vorkehrungen zur Suche nach Fehlerursachen / Debugging-Hilfen

- Sämtliche Fehlermeldungen, auch die des IAP-Error-Logs, gelangen in das Fenster, in dem die CranioSim-Anwendung gestartet wurde. Dies unterstützt den Debugging-Prozeß[722].

- Als Debugging-Werkzeug kam der symbolische Debugger zum Einsatz, der mit dem Compiler ausgeliefert wird.

3.3.6 Installation

Für die Installation der Anwendung auf einem gewünschten Zielsystem ist folgende Bearbeitungsprozedur konzipiert worden, die der auf Unix-Systemen üblichen Vorgehensweise entspricht:

- Per FTP oder Datenträger wird die Datei "Cranio.tar" auf das Zielsystem übertragen. Hinter dieser Datei verbirgt sich das "ge-TAR-te" Unterverzeichnis CranioSim im TAR-Format[723], so daß die Datei nach dem Transfer auf das

---

[721]: siehe Abschnitt 3.3.4

[722]: Während das Testen die Tätigkeit zum Aufdecken von Fehlern darstellt, versteht man unter *Debugging* die Tätigkeiten zum Auffinden und zur Behebung von Fehlerursachen. (vgl. [Pomberger_SoftEngineer])

[723]: Das Unix-Kommando TAR erlaubt das Kopieren einer Unterverzeichnisstruktur, die aus mehreren Unterverzeichnissen und Dateien bestehen kann, in eine einzelne sequentielle Datei. Üblicherweise ist dies eine Datei auf einem Band, und das TAR-Kommando dient zur Archivierung. Es ist

Zielsystem auf diesem per TAR-Kommando "ent-TARt" wird. Es resultiert das Unterverzeichnis CranioSim.

* In diesem Unterverzeichnis befindet sich ein *Make-File*[724], mit dem, nach gegebenenfalls kleinen Anpassungen in bezug auf die Include-Verzeichnisse, die lauffähige Fassung der CranioSim-Anwendung erstellt werden kann. Voraussetzung ist, daß eine IAP-Entwicklungsumgebung installiert ist, eine IAP-Laufzeitumgebung genügt nicht.

* Nach dem Start eines IAP-Processing-Servers[725] kann die CranioSim-Anwendung durch die Eingabe des Kommandos "craniosim" aufgerufen werden. Es erscheint unmittelbar die Benutzeroberfläche.

3.3.7 Betrieb und Wartung

Die CranioSim-Anwendung steht für den routinemäßigen Einsatz auf dem Viewing-Wand-System bereit. Eine Einweisung in die Bedienung erfolgt in Verbindung mit der Viewing-Wand-Schulung. Ferner werden Anregungen und Hinweise zentral erfaßt und im Rahmen der Fortentwicklung entsprechend berücksichtigt.

---

jedoch auch möglich, die Datei auf der Festplatte anzulegen.

[724]: Die Technik des *Make-Files* erlaubt es, in ihm die Erstellungsprozedur eines Computerprogramms in kompakter Form zu beschreiben. Es handelt sich quasi um eine Art Kommando-/Programmiersprache zur Steuerung von Compiler und Linker. Die Ausführung des Make-Files durch das Make-System bewirkt die Übersetzung der einzelnen Quellenprogramme mit dem Compiler und am Ende, sofern alle vorangegangenen Schritte fehlerfrei waren, das Erstellen eines Lade-Moduls mit dem Linker; das Lade-Modul stellt die lauffähige Fassung des Programms dar.

[725]: Dies in Verbindung mit der Aktivierung des Lizenz-Dämons.

4 ERGEBNISSE / CAS-RAHMENBEDINGUNGEN IM ÜBERBLICK

4.1 Analyse der CAS-Rahmenbedingungen

Detaillierte Ergebnisse zur Bewertung der Rahmenbedingungen für die Entwicklung und den Einsatz von Werkzeugen zur computerunterstützten Chirurgie finden sich in den Kapiteln 1 und 2. Nachfolgend werden die zentralen Resultate in bezug auf die Technik und die Rechtssituation zusammengefaßt.

4.1.1 Technologische CAS-Rahmenbedingungen

In bezug auf die CAS-Hard- und Software stehen folgende Ergebnisse im Vordergrund:

- Im Bereich der CT- und MR-Technologie sind die künftigen qualitativen Verbesserungen weniger im Bereich der Ortsauflösung bzw. Matrix-Größe zu erwarten. Stattdessen liegen die Interessen in der Erhöhung der Leistungsfähigkeit in bezug auf die kontrast- und artefaktorientierte Bildqualität. Dies wird auch positive Auswirkungen auf die Segmentierungsqualität haben. Speziell die Spiral-CT-Technologie wird das Problem der Bewegungsartefakte zusätzlich mindern.

- Das Problem der Schaffung künstlicher Informationen im Rahmen der Komplettierung der Bilddaten wird durch den Spiral-CT in vielen Bereichen reduziert. Schicht-Schicht-Lücken, die Interpolationen notwendig machen, lassen sich verhindern oder zumindest reduzieren, indem überlappende bzw. sehr eng aneinanderliegende Schichten gezielt rekonstruiert werden.

- Für die laufende Aktualisierung der rechnerinternen Modelle des Patienten, die insbesondere bei Operationen mit Knochen- und/oder Weichteilverschiebungen notwendig ist, werden speziell die intraoperative Ultraschall-Technik und das sogenannte offene MR [726] an Bedeutung gewinnen.

---

[726]: Geräte dieser neuen Generation sind nicht mehr röhren- bzw. tunnelförmig konstruiert, sondern haben die Form eines "stehenden C". Dies erlaubt den Zugang von insgesamt drei Seiten, so daß auf diese Weise Eingriffe am Patienten während der Messung möglich sind.

- Im Rahmen der Beschaffung neuer Geräte ist unbedingt auf die vollständige Unterstützung des DICOM-Standards zu achten. Der Hersteller sollte den Konformitätsgrad exakt beschreiben. DICOM wird sich als der zentrale Kommunikationsstandard im medizinischen Umfeld etablieren, insbesondere aufgrund der Dominanz des U.S.-Marktes. Der medizintechnische Geräte-Markt muß im Gleichklang zur Computer-Industrie "offene Systeme" zum Ziel haben. Die bisher üblicherweise anzutreffende Unternehmenspolitik, nämlich geschützte Inselreiche um die eigene Produktpalette zu etablieren, muß kritisch bewertet und darf nicht mehr honoriert werden. Positiv flankiert wird dies durch die Tatsache, daß der Markt für medizintechnische Geräte zunehmend mehr Käufermarkt-Charakter hat.

- Ein Standard, selbst wenn es sich um einen Industrie-Standard handeln würde, wäre im Bereich der Navigationssysteme ebenfalls von sehr großem Nutzen. Jedoch wird man hierauf wahrscheinlich noch längere Zeit warten müssen. Das Bedarfspotential in bezug auf diese Systeme ist heute noch nicht hoch genug.

- Der Wachstumspfad im Bereich der Computer-Technologie wird zunehmend mehr eine kosteneffiziente Bewältigung des Speicherungs- und Transferaufwands im Zusammenhang mit medizinischen Bilddaten erlauben. Insbesondere werden auch einige der heute noch anzutreffenden Verarbeitungsengpässe künftig entfallen. So ist es abzusehen, daß Software-Systeme auf umfassende Reduktionen der Bilddaten (z.B. $512^2 \rightarrow 256^2$) auch bei großer Schichtanzahl verzichten können. Dies steigert die Qualität im Bereich Segmentierung und Navigation.

- Bei Hard- und Basis-Software[727] muß es das Ziel sein, (Industrie-)Standard-Systeme einzusetzen, weil in diesem Bereich der größte Fortschritt in bezug auf die Leistungsfähigkeit bei gleichzeitig gutem Preis-Leistungs-Verhältnis zu erwarten ist. Spezial-Hardware, wie beispielsweise Accelerator oder "exotische" Graphikkarten, ist zu vermeiden, denn sie bremst den Einzug neuester Technologie in die initiierten Projekte und ist meistens sehr teuer. Eine Ausnahme besteht dann, wenn die Nutzung der Spezial-Hardware durch eine vollkommen "transparente" Integration erfolgt, so daß ein Wechsel bzw. Verzicht aufgrund einer gesteigerten Leistungsfähigkeit der Standard-Systeme jederzeit möglich ist und keine Konsequenzen auf die jeweilige Entwicklung ausübt.

- In Verbindung mit dem Einsatz industrietechnischer Standard-Hardware,

---

[727]: wie Betriebssystem, Programmiersprachen etc.

womit insbesondere der bisher übliche "Mehr-/Aufpreis" für das medizinische Arbeitsumfeld eingespart werden soll, ist darauf zu achten, daß qualitative Mindestanforderungen nicht unterschritten werden. Zu schnell wird die ergonomische Harmonie in Frage gestellt. Umgekehrt wird sich der Anwender, d.h. der Arzt, auch mit neuen Darstellungs-/Visualisierungsformen auseinandersetzen müssen. Ein Beispiel ist die Falsch-Farben- im Vergleich zur klassischen Graustufendarstellung. Mit ihr kann auf die Investition in einen Spezial-Monitor verzichtet werden, der mehr als 256 Graustufen darstellen kann. Über das Kosten-Argument könnte beim Anwender weitere Überzeugungsarbeit für den Einsatz neuer Techniken geleistet werden.

- Im Bereich Visualisierung stehen das echtzeitfähige Volume-Rendering sowie die Technik der Data-Fusion (insbesondere von CT- und MR-Daten) im Vordergrund. Speziell gefertigte Rendering-Chips und Parallelrechner werden auf diesem Gebiet höchstwahrscheinlich den Engpaß in der Rechenleistung ausgleichen.

- Im Vergleich zur Visualisierung der Daten bleibt die Segmentierung längerfristig ein intensives Forschungsgebiet. Speziell die automatisierte Segmentierung, die eine notwendige Voraussetzung für den routinemäßigen Einsatz der 3D-Techniken im medizinischen Alltag ist, wird künftig große wissenschaftliche Anstrengungen nötig machen. Unterschiedliche Ansätze sind in Verbindung mit der steigenden Leistungsfähigkeit der Computer sinnvoll. Mittels eines synchronen Volume-Renderings ist ferner die direkte präzise visuelle Kontrolle im Rahmen einer interaktiven 3D-Segmentierung möglich.

- Bezogen auf den Markt kommerziell verfügbarer Navigationssysteme sind die Geräte auf der Basis einer mechanischen Kopplung derzeit noch "state of the art". Es ist jedoch abzusehen, daß kopplungsfreie Systeme mit besseren Leistungsdaten und vergleichbarer Robustheit auf dem Markt bereitgestellt werden. Die Möglichkeit dieser Systeme, neben dem Handstück weitere Objekte gleichzeitig zu verfolgen, wird die Restriktion aufheben, daß der Patient fixiert gelagert sein muß. Als Schwachpunkt ist zu bewerten, daß derzeit noch keine Normung in bezug auf die Schnittstelle zum Navigationssystem existiert. D.h. vielfach steht eine neue Technologie nur in Verbindung mit einer gleichzeitigen Investition in eine spezielle Visualisierungs-Software bereit. D.h. es werden vordringlich Komplettlösungen angeboten, und die Systeme der verschiedenen Hersteller können keine Daten untereinander austauschen. Speziell auf dem Gebiet der Navigationssysteme wäre aber eine vollständige "Stecker-Kompatibilität" von großem Nutzen.

Eine zusätzliche Beschleunigung erfährt der Einzug computergestützter medizinischer Verfahren nicht nur mit technischen Neuerungen, sondern auch durch übergreifende gesellschaftliche wie auch politische Entscheidungen. Hierbei nehmen die Vereinigten Staaten - wieder - eine führende Rolle ein. Eine umfassende Teleradiologie-Studie innerhalb der U.S.-Armee[728] zeigte auf, daß die computergestützte Radiologie durchweg Vorteile gegenüber den klassischen Röntgenbildern aufweist. Die kostenorientierte Analyse belegt[729]

- eine Minderung notwendiger Neuaufnahmen durch die Möglichkeit einer digitalen Nachverarbeitung,

- eine Reduktion der Umweltbelastung und damit der Entsorgungskosten durch weniger Chemie,

- eine erhöhte Produktivität durch den schnellen elektronischen weltweiten Austausch/Transfer der Bilder,

- eine bessere Auslastung der menschlichen wie auch technischen Ressourcen,

- die Erfahrung, daß bei digitalen Bildern der Schwund in den Archiven wesentlich geringer ist,

- die Konsistenz der Aufnahme über zehn Jahre hinaus.

Das positive Signal dieser praxisorientierten Studie hat eine beschleunigende Wirkung für die PACS-/IMAC-Einführung in den Vereinigten Staaten. Diese Systeme sind wiederum das Fundament für künftige Folgeschritte, z.B. für den intensivierten CAS-Einsatz. Dies auch aus technischer Sicht, aber viel wichtiger ist die geschaffene breite Akzeptanz der Computer-Technologie im alltäglichen medizinischen Arbeitsumfeld. Es ist unwahrscheinlich, daß die Integration von Falsch-Farben-Darstellungen, 3D-Visualisierungen und anderen modernen Ansätzen mit Bestandteil des ersten Generationswechsels sein wird.
Auf U.S.-politischer Ebene wird dieses Vorhaben durch das übergreifende Projekt der Daten-Autobahn ("information highway") positiv flankiert, das von U.S.-Vizepräsident Gore ins Leben gerufen wurde.

---

[728]: vgl. [Leckie_MDIS]
[729]: Nachfolgende Argumente stammen aus [Leckie_MDIS] und der Protokollierung des zugehörigen Vortrags auf der CAR'93 in Berlin.

4.1.2 Rechtliche CAS-Rahmenbedingungen

Zweifellos verfügt der U.S.-Markt bzw. die U.S.-Medizin über das am konkretesten formulierte und strengsten überwachte staatliche Sicherungssystem für den Medizin-Markt und damit auch für den Markt medizinischer Geräte. Besonders deutlich wird dies speziell im Bereich der computergestützten medizinischen Geräte, für deren Software-Komponente bereits seit 1989 spezielle Richtlinien bestehen und von der FDA auch praktisch angewendet werden. Das vergleichsweise sehr hohe U.S.-Qualitätsbewußtsein korreliert eindeutig mit der sonstigen Rechtsauffassung der Vereinigten Staaten, die sich beispielsweise im Produkthaftungsgesetz ebenso widerspiegelt. Der deutsche, aber auch der europäische Gesetzgeber befindet sich im Vergleich hierzu erst in der Phase der Etablierung eines Bewußtseins für diese äußerst wichtigen Fragestellungen, d.h. ganz am Anfang. Dies trifft selbstverständlich nicht für die Industrie zu, die mit ihren Produkten auf dem U.S.-Markt als Anbieter auftreten. Die strengen Bestimmungen des U.S.-Marktes verpflichten jedes Unternehmen weltweit, wenn dieses auf dem U.S.-Markt agieren möchte. Dies macht besonders deutlich, daß Entwicklungen, deren Ziele über den rein wissenschaftlichen Bereich hinausgehen sollen, sich ebenfalls mit dem "Problem" FDA auseinandersetzen müssen. "Quick and dirty"-Methoden bzw. -Lösungen sind eindeutig Einbahnstraßen für ein Projekt, denn jeder potentielle Lizenznehmer müßte in diesem Fall Qualität "nachholen". Die notwendige Zeit, wie auch die Kosten hierfür, können schnell zum "k.o."-Kriterium einer Entscheidung werden.

Analog zur Entwicklung, Herstellung und dem Verkauf medizinischer Geräte zeigt sich in Deutschland das rechtliche Umfeld für den Einsatz in vieler Hinsicht als ungeklärt. In bezug auf CAS-Technologien sind deutsche und amerikanische Ärzte faktisch einem ähnlichen Risiko ausgesetzt. Denn die meisten Geräte dieser neuen Technologie haben in bezug auf die FDA-Zulassung den Status "Investigational Device". D.h. durch entsprechende vertragliche Vereinbarungen zwischen der Klinik bzw. dem Arzt und dem Hersteller, stellt sich letztere Partei von jedem Haftungsanspruch frei, und vordringlich der Chirurg haftet für Folgeschäden in Verbindung mit dem Einsatz der Geräte. Dies wird den Einsatz computerunter- und insbesondere computergestützter Techniken weiter verzögern, das Verlassen der Experimentalphase wird für jede neue Entwicklung stets ein sehr langer Prozeß sein.

4.1.3 CAS-Forschung

Wichtige Ziele künftiger CAS-Forschungsprojekte

Nachstehende Zielsetzungen sind Kernbereiche der CAS-Forschung, sie leiten sich direkt aus der Nachfrage der medizinischen Praxis ab:

- Die Simulation des postoperativen Erscheinungsbildes ist das große Fernziel, um den Patienten noch weiter in den Gesamtentscheidungsprozeß "Operation" einbinden zu können. Für diese Anwendung wird speziell die 3D-Scanner-Technik ihre Berechtigung im medizinischen Bereich erhalten.

- Für den Mediziner wird das Werkzeug Simulation erst dann vollständig zur Verfügung stehen, wenn ihm durch entsprechende Technik eine virtuelle Welt, d.h. konkret, ein virtueller Operationssaal mit Patient und Instrumenten bereitgestellt werden kann.

- Per präziser Image- und Data-Fusion, verbunden mit der flexiblen Technik der nachträglichen Registrierung ist der Informationsgehalt des einzelnen Bildes zu erhöhen, womit sich zugleich die Bildanzahl reduziert. Dieses letzte Anliegen der Praxis resultiert insbesondere aus der limitierten Darstellungsfläche der Bildschirme, die eine Op-taugliche [730], parallele Visualisierung vieler Einzelbilder nicht zuläßt.

- Eine aussichtsreiche Kombination ist die Verbindung von CAS und Endoskopie, speziell die navigationsbasierte Endoskopie.

- Zum Thema CAD und Medizin ist folgendes festzustellen: Das Problem der Fertigung von Prothesen aus CT-Daten, d.h. der Übergang von der Medizin- in die CAD-Welt, ist rein technisch betrachtet bereits gelöst. Der Wunsch besteht vielmehr darin, einige der für die CAD-Welt typischen Werkzeuge nun auch dem Chirurgen bereitzustellen. Dies sind Funktionen zum freien Schneiden, zur Simulation von Szenarien, wie beispielsweise die FEM-basierte Prüfung operativer Konstrukte etc.

- Mit vergleichsweise geringer Priorität wird die Forschung im Bereich der computergestützten Chirurgie vorangetrieben. Autonom am Menschen operierende

---

[730]: Hierbei ist insbesondere der verhältnismäßig große Abstand zwischen Chirurg und Bildschirm zu berücksichtigen, der während der Operation bestehen kann. Außerdem ist der für die Anwendung notwendige Bedienungsaufwand während des Operierens auf ein Minimum zu reduzieren, so daß z.B. ein Maus-gesteuerter Wechsel zwischen verschiedenen Bildauswahlen nicht akzeptierbar ist.

Roboter stellen sowohl technisch als auch ethisch-rechtlich ein sehr großes Problem dar. Wahrscheinlich können erst die Erfolge der computerunterstützten Chirurgie den Weg in diese Richtung ebnen. Entsprechendes gilt für Projekte, die den Arzt durch einen Computer ersetzen möchten, wie beispielsweise Diagnoseautomaten etc.

- Eine weitere Dimension des Nutzens ergibt sich mit dem Einsatz der CAS-Techniken im Bereich der Aus- und Weiterbildung.

Anhand der künftigen Zielsetzungen zeigt sich deutlich auf, daß der Einzug computerunter- und insbesondere computergestützter Verfahren in die Medizin erst am Anfang steht.

Hinweise für CAS-Forschungsprojekte

Bei Entscheidungen über eigene Forschungsprojekte im CAS-Bereich ist folgendes zu berücksichtigen:

- Die FDA-Software-Prüfung gibt sehr deutliche Hinweise darauf, wo die potentiellen Schwachstellen in der Entwicklung liegen, z.B. in den Phasen Entwurf und Testen. D.h. in einem Software-Projekt sind hier Schwerpunkte zu setzen, wie auch in der übergreifenden Disziplin, alles umfassend zu dokumentieren. Man sollte sich auf dem Gebiet FDA stets informiert halten.

- Der Dialog mit einem Medizin-Geräte-Hersteller als potentiellen Lizenznehmer wird wesentlich beschleunigt, wenn qualitätsorientierte Sachverhalte im Rahmen des Projektes nicht unberücksichtigt bleiben. Im Zusammenhang mit der Verwendung neuer Forschungsergebnisse, die beispielsweise in Form von Public-Domain-CAS-Anwendungen oder -CAS-Software-Entwicklungsumgebungen bereitstehen, kann in bezug auf die im eigenen Projekt verwendeten Basis-Systeme eine Zweiteilung durchaus sinnvoll und zweckmäßig sein: (a) Für prototypische und experimentelle Entwicklungen werden die diversen Umgebungen genutzt. (b) Nach einer Entscheidung über den Realisierungsweg der jeweiligen Funktionalität in der eigenen Anwendung erfolgt in dieser eine spezifische Fortentwicklung. Somit erfolgt kein sprunghafter Qualitätsverlust, indem externe Software ungeprüft in die eigene Entwicklung übernommen wird. Hierbei kann es notwendig werden, daß der Hersteller der Entwicklungsplattform neue Funktionen - kurzfristig - realisiert. Speziell bei diesen Anliegen zeigt sich dessen Flexibilität und Kundenorientiertheit deutlich auf. Dies führt direkt zum Thema "vertragliche Regelungen".

- Bei der Etablierung einer CAS-Entwicklungsumgebung liegt der zentrale

Erfolgsfaktor außer in der Auswahl der Komponenten auch in den vertraglichen Rahmenbedingungen. Hierbei sind sehr viele Details zu beachten, so daß speziell auf Abschnitt 2.2.1 verwiesen wird. Folgekosten in hohem Umfang können durch präzise vertragliche Regelungen vermieden werden.

- Der Erfolg eines CAS-Projektes hängt nicht von der Verfügbarkeit eines PACS ab, seine Installation muß man für einen Einstieg nicht abwarten. Ein projekteigenes Speicher-Management für die Bilddaten, unterstützt durch eine aktive Absprache mit den Abteilungen der bildgebenden Verfahren, kann die effiziente Verfügbarkeit der Daten sicherstellen. Von großem Vorteil ist das Bereitstehen einer vernetzten Umgebung.

- Gehen aus eigenen CAS-Werkzeugen medizinische Bilddaten hervor, so sollten diese ebenfalls bereits im DICOM-Format erzeugt werden. Dies selbst dann, wenn die Verarbeitung von herstellerspezifischen Datenformaten, wie das des eingesetzten CT-Systems, oder von Industrie-Standard-Formaten, wie z.B. TIFF, gegebenenfalls einfacher erscheint. Speziell letztere empfehlen sich nur für den Betrieb von Reproduktionsgeräten, wie Slide-Maker etc., oder z.B. für eine PC-basierte Nachverarbeitung der Bilder. Sie sind entsprechend aus den DICOM-Bilddaten abzuleiten. Mit der Unterstützung von DICOM basiert die eigene Anwendung auf einem sicheren Standard, und der Austausch von Daten mit anderen Geräten oder projektbezogenen Kooperationspartnern ist problemlos möglich.

- Der Forschungswettlauf im Bereich CAS ist bereits seit einiger Zeit eröffnet. Für ein erfolgreiches Mitwirken ist es unbedingt notwendig, in der Startphase nicht in den Bereichen der "Bit-Fummelei" steckenzubleiben. Die Verarbeitung der unterschiedlichen Bilddateiformate, um Datenmaterial für eigene Zwecke zu gewinnen, ist ein klassisches Beispiel. Der fixe Aufwand für die Initiierung des Projektes auf dieser Ebene kann soviel Zeit kosten, daß für die eigentliche CAS-Zielsetzung immer weniger Ressourcen übrig bleiben. Um eine solide Erst-Investition in - kommerzielle - Hard- und Software bzw. einen leistungsfähigen Partner wird man deshalb nicht herumkommen. Denn zentrales Ziel ist es, die eigenen Systeme in den medizinischen Alltag zu integrieren. Das bedeutet jedoch, daß die Verarbeitungsprozesse kurzfristig möglich, effizient und fehlerfrei gestaltet sein müssen. Denn ab diesem Punkt geht es um Menschenleben.

4.2   CranioSim-Software-System

Ergebnis des CranioSim-Software-Projektes in seinem heutigen Stand ist ein System für das computerunterstützte Operieren von Le-Fort-Osteotomien. Die Unterstützung des Chirurgen durch das CranioSim-System erstreckt sich von der Planungsphase bis hin zum Operieren selbst, letzteres in Form einer navigationsbasierten Visualisierung, die eine Korrelation der Navigationssonde sowohl mit dem Ist- als auch dem Planungsmodell der Schädelregionen ermöglicht. Der Übergang vom Ist- zum Planungsmodell verkörpert den Wechsel nach der Startphase der Operation, in der zunächst eine präzise Orientierung im Zusammenhang mit der Plazierung des chirurgischen Eingriffs/Instruments notwendig ist, hin zur abschließenden Kontrolle des operativen Eingriffs.

Aus der Sicht der Informatik wurden mit dem Software-Projekt CranioSim neue Ansätze und Prinzipien zur Realisierung medizinischer Software in einem forschungsorientierten Umfeld eingeführt, die sonst primär dem industriellen Entwicklungsumfeld entsprechen. Eine wichtige Entscheidung war hierbei die Wahl der objektorientierten Software-Entwicklungsumgebung IAP. Zentrale Zielsetzung ist das Erreichen einer hohen Qualität im Hinblick auf eine hohe Sicherheit der Software. Entsprechend mußte von der Software und damit auch von der Software-Entwicklungsumgebung ein breites Spektrum von Basisanforderungen erfüllt werden, die nicht primär eine funktionale Leistungsfähigkeit darstellen, sondern Qualität und damit Zuverlässigkeit zum Ziel haben. Zentrale Quellen solcher Anforderungen sind zum einen die rechtlichen Bestimmungen, wie sie die FDA auf dem U.S.-Markt etabliert hat, zum anderen aber die medizinische Praxis im Zusammenhang mit der Verwertbarkeit des Ergebnisses für den Arzt.

4.3   CranioSim-Einsatz in der medizinischen Praxis

Anhand zweier ausgewählter Patienten wird nachfolgend der mit dem Einsatz des CranioSim-Systems gewonnene Fortschritt demonstriert.

4.3.1 Medizinische Diagnose und Therapie

Die Patienten können wie folgt charakterisiert werden:

- *Patient A* (45 Jahre alt, männlich): *Diagnose:* Bimaxilläre Dysgnathie mit Rücklage des Oberkiefers und Vorlage des Unterkiefers, dies in Relation zu einem durchschnittlichen, ästhetisch vorteilhaft empfundenen Profilverlauf. *Operationsstrategie zur Korrektur:* Im Rahmen einer kausalen Therapie erfolgt eine Vorverlagerung des Oberkiefers und entsprechend eine Rückverlagerung des Unterkiefers.

- *Patient B:* (19 Jahre alt, männlich): Dieser Patient unterscheidet sich von Patient A vordringlich nur im wesentlich größeren Ausmaß der Rück- und Vorlage der jeweiligen Kiefer, so daß die Korrekturen umfassender ausfallen (siehe Abbildung 1 bis 8 der Farbbildtafel).

Nachfolgend wird an beiden Patienten die operative Vorgehensweise in Verbindung mit der CranioSim-Anwendung dokumentiert.

4.3.2 Einsatz der CranioSim-Anwendung

Planungsphase

Bei Dysgnathie-Eingriffen kann es sich um einfache räumliche Korrekturbewegungen der relevanten Knochenbereiche handeln, jedoch erfordern ausgedehnte knöcherne Fehlbildungen meist komplexe dreidimensionale Translationen und Rotationen zur Korrektur. Dies kann das Vorstellungsvermögen des Chirurgen im Rahmen der Operationsplanung schnell überfordern, denn klassische 2D-Röntgenbilder und Profilphotographien erfordern eine sehr gute Schulung und viel Erfahrung, um das Operationsergebnis adäquat einzuschätzen. Deshalb unterstützt das CranioSim-System den Chirurgen in der Planung speziell mit der Möglichkeit, Knochenteile "in 3D" frei zu plazieren (siehe Abbildung 4 der Farbbildtafel). Dies erleichtert den Planungsvorgang und verleiht diesem eine höhere Qualität. Insbesondere können Ergebnisse mit Kollegen leichter und präziser diskutiert werden, als dies mit den 2D-Medien bisher möglich ist. Unterstützt wird die Vorstellungskraft insbesondere durch das Viewport-Konzept, das eine parallele Visualisierung von zwei unterschiedlichen, frei wählbaren Positionen aus zuläßt (siehe Abbildung 3, 4, 6 und 7 der Farbbildtafel). Dies hat sich als äußerst wertvolle Hilfe erwiesen.

Navigationsbasierte Operation

Im ersten Abschnitt der Operation, in dem der jeweilige Kiefer durch Sägen frei-zulegen ist, steigert das CranioSim-System die Qualität der Visualisierung durch das Viewport-Konzept und die Le-Fort-Planungsebenen zum Zweck der besseren Orientierung (siehe Abbildung 7 der Farbbildtafel). Die Sonde wird bei einer Orientierung an der CranioSim-Visualisierung zu Punkten am Kiefer geführt, die man z.B. mittels Tusche am realen Kiefer markiert. Diese Punkte dienen beim nachfolgenden physischen Sägen als Stützpunkte. Im Rahmen der Neuausrich-tung des Kiefers erlaubt das Zusammenspiel von Viewing-Wand- und Cra-nioSim-System eine metrische Überprüfung der Ergebnisse durch folgende Ver-messungsprozedur:

- Bereits zum Zeitpunkt der CT-Abtastung müssen mindestens drei Markie-rungs-/Korrelationspunkte am zu verschiebenden Kiefer gesucht/eingerichtet werden. Als Markierungspunkte können entweder Anatomical-Landmarks oder Fiducials Verwendung finden[731]. Letztere haben den Vorteil, daß sie sich in den CT-Bilddaten gegebenenfalls leichter wiederfinden lassen. Wichtig ist, daß die Markierungspunkte im Rahmen der Kiefer-Verschiebung weder verloren gehen noch ihre Position auf dem Kiefer verändern.

- Nach der Neuausrichtung des Kiefers - gemäß CranioSim-basierter - Planung führt man die Sonde an einen Markierungspunkt M_{kiefer} des physischen Kie-fers, d.h. man orientiert sich hierbei nicht an einer der beiden Visualisierungen, sondern am realen Patienten. In der Darstellung des CranioSim-Systems wird die Sonde - im Idealfall - direkt auf den Markierungspunkt $M_{craniosim}$ zeigen. Trifft dies zu, so sind in bezug auf diesen Punkt Planungs- und postoperative Ist-Position identisch - geworden -. Betrachtet man - dagegen - die Visualisie-rung des Viewing-Wand-Systems, so zeigt die Sonde je nach Verschiebung auf einen Punkt M_{falsch_wand}, der im freien Raum oder in einer sonstigen Region des Patienten liegt. Diese "fehlerhafte Darstellung" resultiert aus der Tatsache, daß die Visualisierung des Viewing-Wand-Systems auf dem statischen Ist-Modell zum Zeitpunkt des Operationsbeginns beruht und dieses im Laufe der Opera-tion in Teilen seine Gültigkeit verloren hat.

- Das Vermessen der Verschiebung erfolgt jedoch trotzdem im Viewing-Wand-System, indem folgende Meßprozedur Anwendung findet: Der Punkt M_{falsch_wand}, auf den die Sonde in der Viewing-Wand-Visualisierung zeigt, wird

---

[731]: siehe Abschnitt 1.8.3.2

als Startpunkt der Distanzmessung festgelegt. Für die Angabe des Endpunktes bewegt man die Sonde bei einer Orientierung an der Viewing-Wand-Visualisierung in der Weise frei im Raum, daß ihre Spitze auf den Markierungspunkt zeigt; die Orientierung bei diesem Schritt erfolgt somit nicht am physischen Kiefer oder an der CranioSim-Darstellung des Planungsmodells. Die vom Viewing-Wand-System für diese beiden Punkte berechnete Distanz entspricht somit dem Abstand zwischen alter und neuer Position des Markierungspunktes und gibt die Verschiebung an.

Diese Vermessung muß auf der Basis mindestens dreier Markierungspunkte erfolgen, um die Neuausrichtung des Kiefers exakt bestimmen zu können. Insgesamt ist eine äußerst präzise Prüfung und Feinabstimmung möglich, so daß auf diese Weise der Planung/Simulation regelrecht nachoperiert werden kann[732].

---

[732]: Diese Form des Operierens gewinnt bereits Eigenschaften eines Nachführsystems (siehe Kapitel "Einleitung und Zielsetzung").

5 DISKUSSION UND BEWERTUNG / DETAILS DER CAS-UMGEBUNG

5.1 Bewertung der geschaffenen CAS-Entwicklungsumgebung

Bezugnehmend auf die in Kapitel 3 vorgenommene ausführliche Beschreibung der an der MKG geschaffenen CAS-Entwicklungsumgebung, werden nachfolgend einige Details näher diskutiert, dies aus den gewonnenen Erfahrungen heraus.

5.1.1 Allegro-System

Folgende Punkte zeigen sich in der Praxis teilweise als nachteilig auf:

- Die Visualisierung erfolgt nicht über ein Fenster-System, wie z.B. X11, sondern durch direktes Beschreiben des Bildschirmspeichers bzw. mittels der speziellen Hardware, dem ISG-Bio-Image-Parallel-Processor. Dies hat nachstehende Nachteile: (a) Das System gewinnt hierdurch einen Einzelplatzsystem-Charakter. D.h. es kann nicht gleichzeitig von mehreren Anwendern unabhängig genutzt werden. (b) Ferner ist für den jeweiligen Bearbeiter ein Gang in die entsprechende Abteilung innerhalb der Klinik notwendig. Dies unterbricht ihn in seinem sonstigen Arbeitsablauf. (c) Der ISG-Bio-Image-Parallel-Processor ist Spezial-Hardware, die für andere Zwecke nicht genutzt werden kann.

- Eine Änderung der Gantry-Neigung während einer CT-/MR-Abtastung führt dazu, daß jede Schicht-Gruppe für sich im Rahmen einer getrennten 3D-Rekonstruktion bearbeitet werden muß. Dies, weil das Allegro-System keine Umrechnung des Gantry-Winkels vornehmen kann.

- Das Laufwerk für die großen Bandspulen kann nur 1600-BPI-Bänder lesen. Das die Daten erzeugende Gerät muß für das Beschreiben des Bandes in bezug auf die Schreibdichte gezielt parametrisiert werden.

- Ein Schneiden innerhalb der Objekte ist nur in Form rechtwinkliger Schnittflächen möglich, d.h. diese können keinen frei wählbaren Winkel zueinander und keine frei wählbare Form haben.

Abgesehen von diesen Details verkörpert das Allegro-System ein stabiles und praxisgerechtes Werkzeug.

5.1.2 IAP-System

Mit nachstehenden, im Rahmen dieses Projektes gewonnenen Detailerfahrungen wird die IAP-Software in bezug auf ihre Einsatzgebiete näher charakterisiert.

- Das IAP-System ist speziell auf das Anwendungsgebiet der Visualisierung ausgerichtet, weniger für die dialogorientierte 3D-Manipulation/-Modellierung. Dieser Grundcharakter spiegelt sich zugleich in nachfolgend genannten Punkten wider.

- Die aus dem Allegro-System gewonnenen Bit-Volumen-Dateien unterliegen einem Format, das nicht offengelegt ist. Dies erschwert die eigenständige Erstellung solcher Dateien.

- Das Methodenspektrum des Bv-Objekts umfaßt folgende Operationen nicht: das gezielte Verändern und Auslesen eines Voxels innerhalb des 512^3-Voxel-Volumens. Dies erlaubt es beispielsweise nicht, chirurgische Operationen zu simulieren oder CAD-Daten zu gewinnen[733]. Hierzu gehört unter anderem das freie Schneiden, die individuelle Plazierung der freigeschnittenen Objekte, das Schaffen neuen Materials spezifischer Form im Sinne eines Füllens von Leerräumen usw.

- Es fehlt eine fertige und in sich abgeschlossene IAP-Lese-Funktion für Daten jeglicher bildgebender Systeme, insbesondere von CT- und MR-Daten der diversen Hersteller. Somit ist das Allegro-System stets eine notwendige Komponente einer zu entwickelnden Anwendung. Auch der IAP-Database-Server unterstützt die Daten erst als Allegro-Datei.

- Das Format der Bilddatenkomponente der Allegro-Slice-Dateien basiert auf einer Kompression, wobei das Verfahren nicht offengelegt ist. Die eigentlich ACR-NEMA-Version-2-kompatibel aufgebauten Dateien sind damit nicht frei lesbar. Das mitgelieferte Hilfsprogramm Xdimage erzeugt leider keine Dateien im ACR-NEMA-Format, sondern extrahiert lediglich den Bildteil in ein einfaches Format.

Abgesehen von diesen, vordringlich aus firmenpolitischen Zielsetzungen hervorgehenden Einschränkungen[734], zeigt sich das IAP-System als stabil, qualitativ

---

[733]: Eine klassische Methode zur Gewinnung von Prothesen im craniofacialen Bereich ist die Spiegelung des intakten Ausschnitts auf der jeweils gegenüberliegenden Hälfte. Diese Spiegelung ließe sich computergestützt sehr leicht realisieren, wenn man auf die Voxel freien Zugriff hätte.

[734]: Einige der oben aufgeführten fehlenden IAP-Funktionen sind von der Firma ISG bereits in

hochwertig und performant. Ferner hat sich bei den "großen und kleinen Problemen" die E-Mail-basierte Kommunikation mit den Mitarbeitern der Firma ISG
als effizienter Support herausgestellt.

5.1.3 Viewing-Wand-System

In bezug auf das Viewing-Wand-System sind nachstehende Punkte von besonderem Interesse:

- Der mechanische Arm und speziell die Sonden sind sehr empfindlich. Durch
  die im Rahmen der Sterilisierung auftretende mechanische Beanspruchung ist
  die Gefahr eines Verbiegens der Sondenspitze verhältnismäßig leicht gegeben.
  Eine besondere Vorsicht ist notwendig, denn Ersatzteile sind verhältnismäßig
  sehr teuer, und die Lieferzeiten können die Verfügbarkeit des Systems in Frage
  stellen.

- Im Fall umfassender Patientendaten, d.h. bei einer Vielzahl von Bit-Volumen-
  Dateien, ist die Echtzeitfähigkeit der Navigation nicht mehr gewährleistet. Da
  das System aufgrund der Nutzung von Industrie-Standard-Hardware frei ska-
  lierbar ist, muß bei einem Kauf unbedingt darauf geachtet werden, daß eine
  Hochleistungs-Workstation zum Einsatz kommt.

Ein besonderer Fortschritt für das bereits sehr leistungsfähige und präzise System
ist zu erwarten, wenn der mechanische Arm durch das FlashPoint-3D-Localizer-
System[735] der Firma Pixsys abgelöst und eine freie Navigation in Verbindung
mit der freien Patienten-Bewegbarkeit unterstützt wird.

---

die Fortentwicklung fest aufgenommen worden, so daß sie in künftigen Versionen bereitstehen werden.
Es empfiehlt sich, bei Interesse/Bedarf den aktuellen Stand der Entwicklung direkt bei der Firma ISG
(Toronto, Kanada) abzufragen.
[735]: siehe Abschnitt 1.8.2.2

5.2 Bewertung des CranioSim-Systems

Primäres Ziel der CranioSim-Entwicklung war von vornherein die Etablierung einer flexiblen und offenen CAS-Umgebung, deren Unterstützung in der Diagnose-/Planungsphase beginnt und bis zur Operation selbst reicht. Der Schwerpunkt der in dieser ersten Entwicklungsstufe erstellten CranioSim-Werkzeuge und -Funktionen liegt im Bereich der Visualisierung, weniger bei metrischen Analysen. Dies erleichterte speziell die Validation der Software, weil die visuelle Kontrolle in einem breiten Bereich ausreicht. Hier hat das System bereits eine solche Akzeptanz gefunden, daß die CranioSim- die Standard-Viewing-Wand-3D-Visualisierung nahezu ersetzt. In den kommenden Phasen der Weiterentwicklung des CranioSim-Systems wird es notwendig sein, weitere metrische Analysen anzubieten, wie Volumenberechnungen, Erstellen von CAD-Daten, Bestimmung von Implantaten zur Füllung offener Knochenbereiche usw. Dies wird zusätzliche Herausforderungen an die Prüfung der Software stellen, weil die Konsistenz der berechneten Größen gewährleistet sein muß. Stehen die in Abschnitt 5.1.2 aufgeführten IAP-Funktionen bereit, so ist ein wirklichkeitsnäheres Planen und Simulieren durch 3D-Schneideoperationen in Angriff zu nehmen. Es gilt, die Wirkung realer chirurgischer Instrumente nachzustellen, wie insbesondere der Säge. Dies wird die jetzige Orientierung an den Le-Fort-Ebenen ergänzen und teilweise auch ersetzen.

6 ZUSAMMENFASSUNG UND AUSBLICK

Notwendigkeit einer ausgiebigen CAS-Planungsphase

Da CAS-Ansätze auf breiter Front in Angriff genommen werden, ist für einen erfolgversprechenden Einstieg auf diesem Gebiet der Forschung eine umfassende Erstinvestition notwendig. Die hier vorliegende Arbeit legt dar, wie vielfältig und breit die Überlegungen beim Etablieren einer CAS-Entwicklungsumgebung angelegt sein müssen. Es sind nicht nur die technischen und Algorithmus-bezogenen Fragestellungen, die den Vordergrund an Planungs- und Entscheidungsaktivitäten ausmachen. Viele andere Einflüsse müssen Beachtung finden. Man denke unter anderem an die rechtlichen Abwägungen, die wiederum Auswirkungen auf Entscheidungen im technischen Umfeld haben. Denn zentrales Ziel ist das Erreichen einer hohen Qualität. Dieses leitet sich aus der großen Verantwortung des Arztes gegenüber dem Patienten ab, wenn CAS-Techniken zum Einsatz kommen. Die umfassende Begutachtung der potentiellen Produkte im Hinblick auf eine FDA-Zulassung, die Offenheit in bezug auf die verwendeten Dateiformate bzw. die DICOM-/ACR-NEMA-Unterstützung und weiteres mehr ist neben den vertraglichen Feinheiten eine weitere notwendige Bedingung, um potentielle Probleme und Folgekosten im vorab zu vermeiden. Aufgrund der fehlenden Offenheit vieler Systeme hilft manchmal leider nur der Kauf eines Gesamtsystems von einem einzelnen Hersteller. Insgesamt ist ein harmonischer Abgleich der formulierten Ziele vorzunehmen. Im Rahmen dieses Projektes wurde der "Kompromiß" mit dem Kauf der ISG-Produkte gefunden. In einem Rückblick hat sich die getroffene Entscheidung glücklicherweise als durchweg positiv herausgestellt.

CAS-Einsatz in der Praxis

Die Anforderungen der Praxis an CAS-Systeme sind deutlich zu erkennen. Nur solche Systeme werden künftig eine Erfolgschance haben, die in bezug auf ihren konzeptionellen Ansatz die Brücke von der Planung bis hin zur Operation vollziehen. Isolierte Einheiten ohne einen möglichen Übergang zwischen den Phasen werden von der Praxis nicht akzeptiert. Dies zeigte der Einsatz der einzelnen CranioSim-Entwicklungsstufen bis zur Erfüllung dieser wichtigen Bedingung sehr deutlich. Die bloße Visualisierung ohne die Möglichkeit, die erstellten Plandaten während der Operation verwenden zu können, trifft auf wenig Interesse. Insgesamt hat sich die CranioSim-Anwendung als äußerst wertvolles Werkzeug für die Planung und Operation von Le-Fort-Osteotomien herausgestellt.
Die konsequente Forderung nach einer übergreifenden Lösung ist im übrigen verständlich. Denn unabhängig von jedem wissenschaftlichen Interesse muß der

CAS-Einsatz stets auch unter dem Aspekt der Wirtschaftlichkeit gesehen werden. Nur wenn die Vorteile überwiegen, wird sich der einzelne Arzt mit der neuen Methode beschäftigen und hierfür (Frei-)Zeit investieren. Bei der Suche nach zentralen - ergonomischen - Detailanforderungen stehen die volle Echtzeitfähigkeit der Visualisierung sowie die robuste, kopplungsfreie Navigation [736] in Verbindung mit freier Instrumentenwahl und freier Patienten-Bewegbarkeit deutlich im Vordergrund.

CAS aus der Sicht des Software-Entwicklers

Unabhängig von der ungebrochenen und permanenten Steigerung der Rechenleistung setzt der CAS-Anwender aufgrund der ergonomischen Ansprüche einen hohen Maßstab an die CAS-Software und damit an den Entwickler. Die Anforderungen an CAS-Software-Projekte - speziell auch in bezug auf die Software-Qualität - sind als sehr hoch einzustufen. Es stellt sich damit die Frage, welcher Aufwand notwendig ist, um der gesamten Entwicklung ein solides und sicheres Fundament bieten zu können. Der Einsatz einer speziellen Entwicklungsumgebung, die fertige Lösungen für Standard-Aufgabenstellungen anbietet, wie die Visualisierung, das Lesen von CT-Daten etc., kann die Erfolgschancen eines CAS-Projektes wesentlich erhöhen. Die Zeit bis zur Beschäftigung mit dem eigentlichen CAS-Anwendungsaspekt wird wesentlich verkürzt. Nachteilig ist in diesem Zusammenhang die große Abhängigkeit vom Entwicklungswillen und der Planung des Herstellers. Denn eigene Ergänzungen können meist nur in geringem Maße durchgeführt werden, da üblicherweise kein Quellenprogramm ausgeliefert wird. Die Entwicklung im Rahmen dieses Projektes erfolgte unter IAP, einer speziell auf die Visualisierung medizinischer Daten ausgerichteten Entwicklungsumgebung. Dies reduzierte den Implementierungsteil wesentlich. Insbesondere weil es sich um ein System von modernstem Design handelt, es ist objektorientiert konzipiert und Client-Server-basiert. Leider fehlen bisher einige wichtige (IAP-Objekt-)Methoden, wie beispielsweise zum Simulieren chirurgischer Eingriffe in Form des freien Schneidens und des Füllens leerer Bereiche etc. Diese sind von seiten der Firma ISG jedoch in die kurzfristige Planung der IAP-Entwicklung aufgenommen worden.

---

[736]: siehe Fußnote 455

Weiterer Projektfortgang

Insgesamt ist mit der Einrichtung der in dieser Arbeit beschriebenen CAS-Umgebung sowie der Entwicklung der CranioSim-Anwendung ein erster erfolgreicher und vielversprechender Anfang gesetzt worden. Die mit dem weiteren Fortgang des Projektes verfolgten Ziele sind:

- Die computergestützte Simulation von Operationen mit einem weiterentwickelten Kontingent an Werkzeugen, wie freies Schneiden etc.

- Die Integration weiterverarbeitender Geräte, z.B. zur Fertigung von Prothesen.

- Der Planungsfunktionalität ist ein wissensbasiertes System als Basis/Plattform zugrundezulegen, um das CAS-System in Operationsstrategien "trainieren" zu können. Eine Vorstufe kann sein, daß der Computer den Anwender in seinen Operations-Planungsaktivitäten Checklisten-orientiert direkt anleitet.

- Zentrale Voraussetzung für eine routinemäßige Anwendung der CAS-Werkzeuge wird es auch sein, die zeitintensiven Bearbeitungsschritte weiter zu rationalisieren. Hierzu zählt insbesondere die Segmentierung, sie muß zunehmend mehr ein automatisierter Prozeß werden.

- Im Bereich der CAS-Technik steht die Integration eines kopplungsfreien Navigationssystems im Vordergrund. Dies in Verbindung mit einer flexiblen/freien Instrumentenwahl im Handstück (Laser, Säge, Endoskop etc.) und einer freien Patienten-Bewegbarkeit. Das Beseitigen dieser letzten Restriktionen wird die CAS-Einsatzmöglichkeiten im Bereich der Mund-Kiefer-Gesichtschirurgie wesentlich erweitern.

A ANHANG

A.1 IAP-Processing-Server-Objekte

Dieser Abschnitt beschreibt die Klassenbibliothek des IAP-Processing-Servers. Es handelt sich um einen Original-Ausschnitt aus dem IAP-Reference-Manual. Sämtliche Urheberrechte an dieser Dokumentation liegen bei der Firma ISG Technologies.

IAP-Processing-Server-Objekte [ISG_IAP_Reference]

Kurzbeschreibung

PrS Object Class Diagram

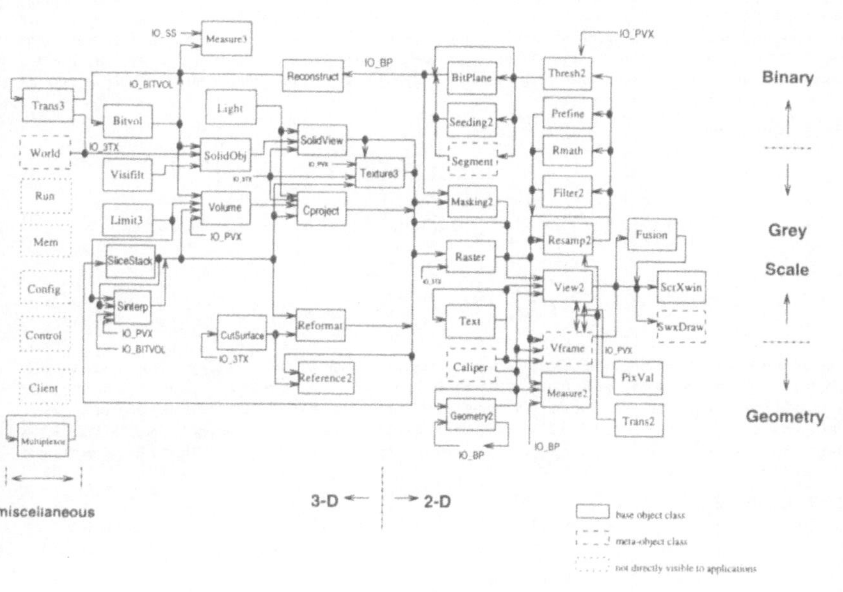

Object Classes Diagram

3.3 Summary of Basic Objects

The following subsections give a brief overview of the object classes which are shown in the previous section. Each object has a server name (as shown in the above diagram), and a name for the client interface. The client name is generally short, and is used as a prefix for the names of the client interface routines. Both names are given in the following, with the client name shown first.

Each sub-section contains a diagram which illustrates the input and output protocols (connections) allowed by each object. For each connection, there is a notation which gives the number of allowed connections of each type. This may simply be a number (e.g. 2) which is interpreted to mean that the object is only operational if this number of connections is made. A range may be displayed (e.g. 0-2) which means that the object operates for a connection count in the specified range. In some cases a "*" is specified, which should be interpreted as "arbitrary". There are some exceptions to these cases, and these are usually explained in the comments for that object class. For example, some objects allow either all of one type of connection, or all of another, but do not allow a mixing of types.

3.3.1 Bp/BitPlane

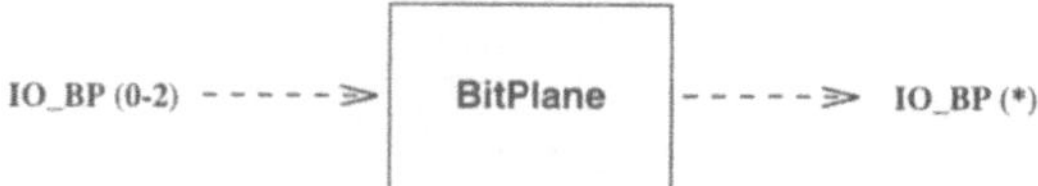

Figure 3–3. BitPlane connections

This object serves as the repository for a bit-plane description. It can be directly loaded and retrieved through client messages. In addition, the *BitPlane* object can receive a bit-plane from another object, and there can be a modifier *BitPlane* attached. If there are input connections, the *BitPlane* can perform one of a set of operations on the bit-planes (e.g. "add", "minus", "intersect", "complement", "erode", and "dilate"). The operations can be specified to occur from scratch each time the input changes, or they can be performed incrementally.

3.3.2 Bv/Bitvol

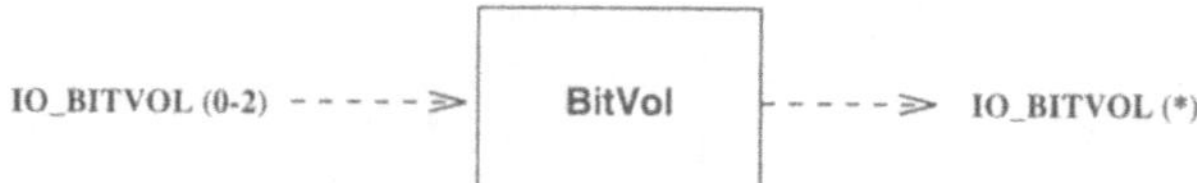

Figure 3–4. Bitvol connections

This object serves as the repository for an opaque desciption of a binary volume. It can be directly loaded and retrieved through client messages. In addition, the *Bitvol* object can receive a "bitvol" from another object. The IO_BITVOL protocol is produced by the *Reconstruct* object, and can be displayed by the *SolidView* renderer (using the *SolidObj* object as a composite source for the renderer).

3.3.3 Cproj/Cproject

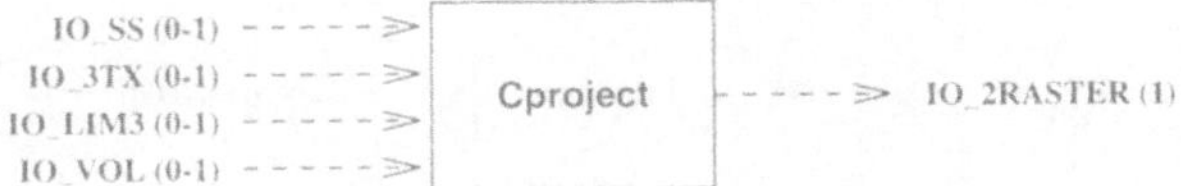

Figure 3–5. Cproject connections

This object is part of the Multi-Mode Renderer. It performs the viewpoint dependent projection step in a 3D rendering pipeline.

3.3.4 Cs/CutSurface

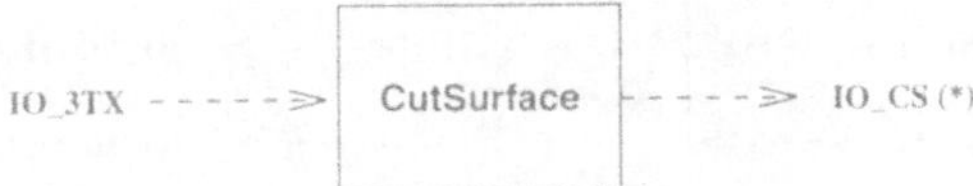

Figure 3–6. CutSurface connections

This object manages the description of a cut surface, such as that required for the Reformat object. Its orientation can be controlled by an input 3-D transformation connection. Currently only planar cut surfaces are supported.

3.3.5 Filt2/Filter2

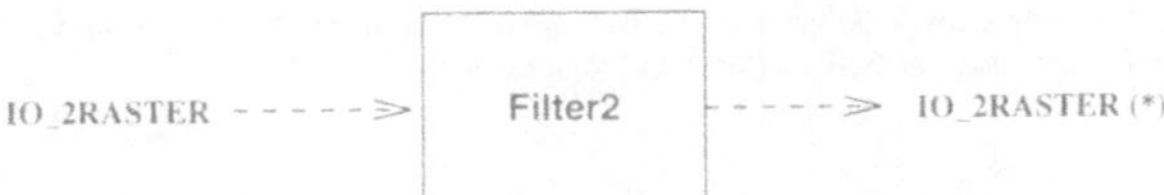

Figure 3–7. Filter2 connections

This object class performs miscellaneous 2-D filter operations on 2-D rasters. A range of spatial domain filters are supported (e.g., low-pass, high-pass, high-pass enhancement, Gaussian, arbitrary kernel weights). The X and Y kernel sizes are arbitrary (odd) and are specifiable by a client. Various pixel modification filters are also supported (e.g., max, min, rank, median, mean, sigma).

3.3.6 Fus/Fusion

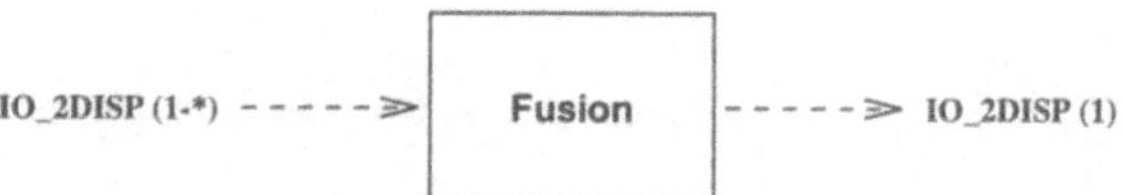

Figure 3–8. Fusion connections

This object provides some simple mechanisms to mix or overlay the display of 2 (or more) displayable rasters. This display operation is referred to as fusion. Several mixing policies are supported.

3.3.7 Geom2/Geometry2

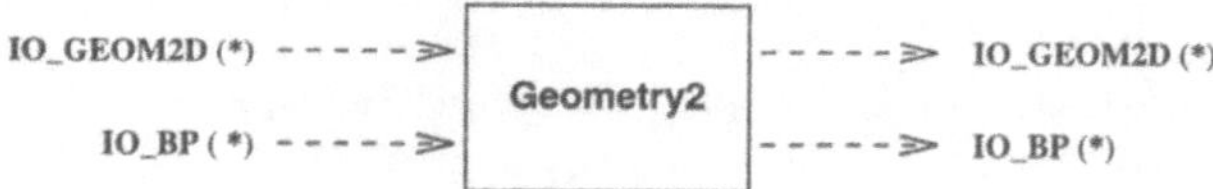

Figure 3–9. Geometry2 connections

This object manages a 2-D geometry specification. The geometry consists of a list of lines, polygons, arcs and markers. The list also contains display parameters, such as colour, drawing mode, fill pattern, line thickness, etc. A *Geometry2* may serve as the sink for an exporter of a 2-D geometry (e.g. another Geometry2 instance), or the geometry can be loaded and retrieved directly through client messages. *Geometry2* can also import and export bit-planes via its *IO_BP* connections. This allows bit-planes to be converted to IO_GEOM2D protocol objects for display and measurement (e.g. via *V2* and *Meas2* respectively), and it also allow geometric figures (e.g. a region of interest defined by a polygon) to be converted to bit-planes for processing by objects which accept an *IO_BP* input connection (such as *BitPlane* and *Reconstruct*).

3.3.8 Li/Light

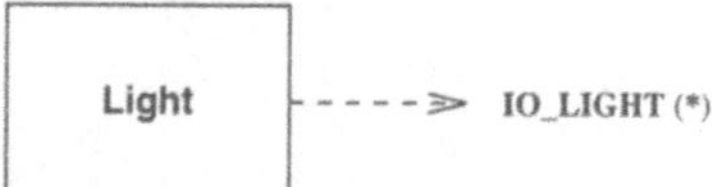

Figure 3–10. Light connections

This object manages a light definition, including properties such as the distance of the light, its colour, shape, etc. It is used with the various IAP renderers (some of the renderers do not utilise all of the parameters of this lighting definition).

3.3.9   Lim3/Limit3

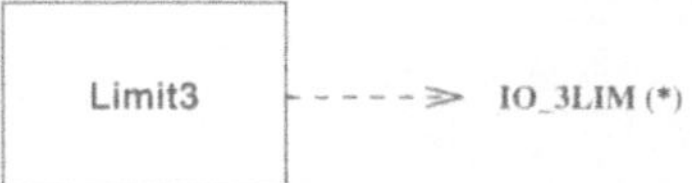

Figure 3–11. Limit3 connections

This object manages a set of 3-D clipping parameters which are used by the various IAP renderers.

3.3.10   Mask2/Masking2

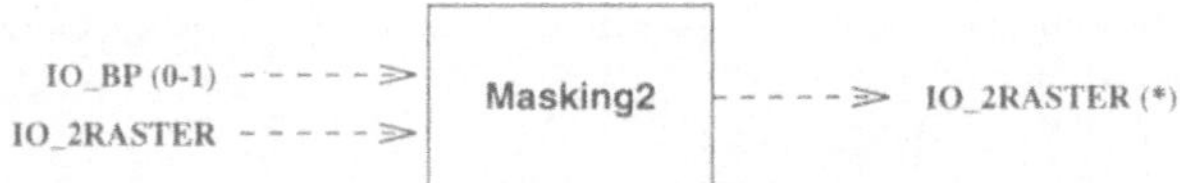

Figure 3–12. Masking2 connections

This object masks an image with a bit-plane. It handles the case where the bit-plane and raster are of different sizes. The output size is the same as the input raster.

3.3.11   Meas2/Measure2

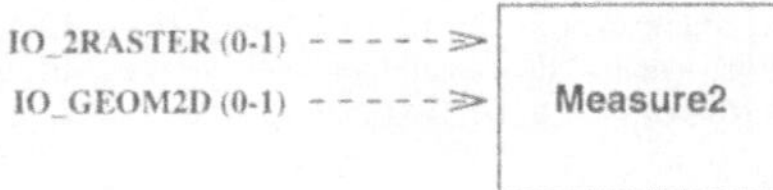

Figure 3–13. Measure2 connections

This object provides simple 2-D measurements on a 2-D raster. Measurements can utilise shape definitions provided by the *Geometry2* object. Not all measurements are available for all shape definitions (e.g. a histogram may not be generated from a marker).

There are client messages to select the measurements to be computed, and to select measurement strategies (e.g. handling of edge pixels, or interpolation schemes).

The measurement results are retrieved by a client (which can also select asynchronous notification of changes to the measurements).

3.3.12 Meas3/Measure3

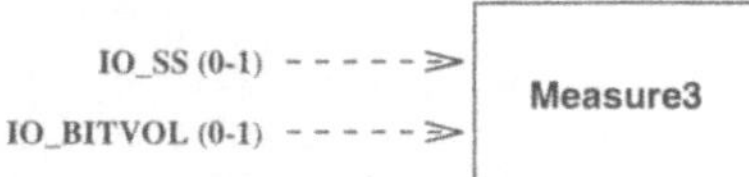

Figure 3–14. Measure3 connections

This object provides support for the extraction of measurements from a solid (bitvol) and a slice-stack.

3.3.13 Mx/Multiplexor

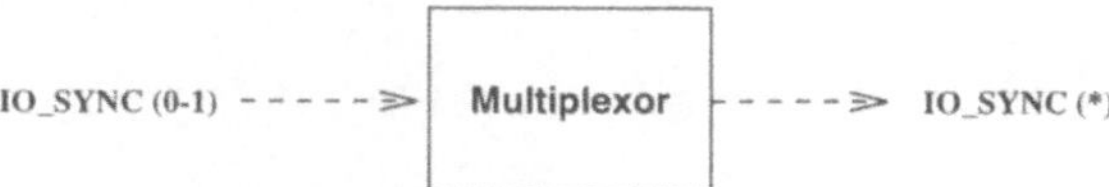

Figure 3–15. Multiplexor connections

This object manages the switching of inter-object connections. The connections managed by the Multiplexor do not appear as connections to the Multiplexor itself. A set of connections is defined as a multiplexor *state*. The Multiplexor switches between states under client control, or automatically, using time stamps which can be associated with each state. Multiplexors can be slaved using their IO_SYNC connections.

3.3.14 Pvx/PixVal

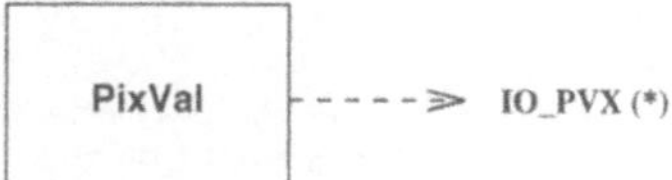

Figure 3–16. PixVal connections

This object manages a pixel value mapping, such as that used for mapping pixel values for window width and level control. It can be set and read from a client, and can model both a single ramp (with window width/level controls), and a more general piece-wise linear mapping.

3.3.15 Pref/Prefine

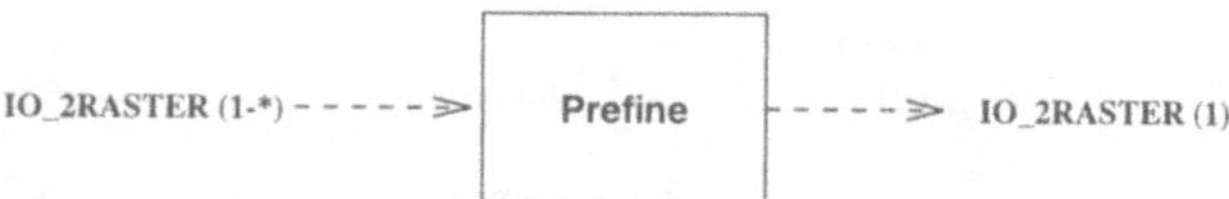

Figure 3–17. Prefine connections

Prefine is part of the Multi-Mode Render, and performs the task of collecting the output of multiple rendering pathways. The multiple pathways typically provide output rasters of increasing quality at increasing computational expense and, hence, with decreasing performance. This object thus allows these rasters to be merged into a single IO_2RASTER data stream.

3.3.16 Ras/Raster

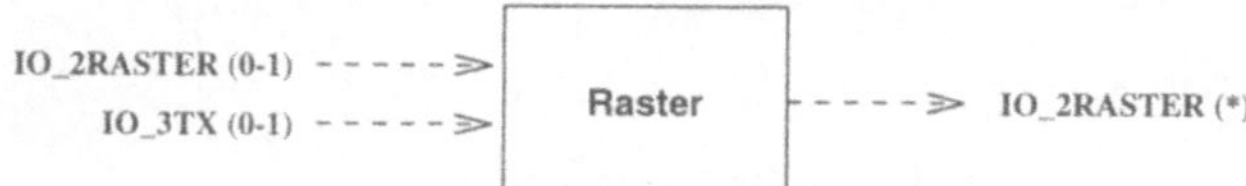

Figure 3–18. Raster connections

This object manages the data associated with a 2-D raster. The raster data may be loaded directly by a client or the *Raster* may serve as a sink for an IO_2RASTER connection from some exporter of a raster. There is a client interface for retrieving the raster data, and to specify the desired pixel format, compression, etc.

3.3.17 Recon/Reconstruct

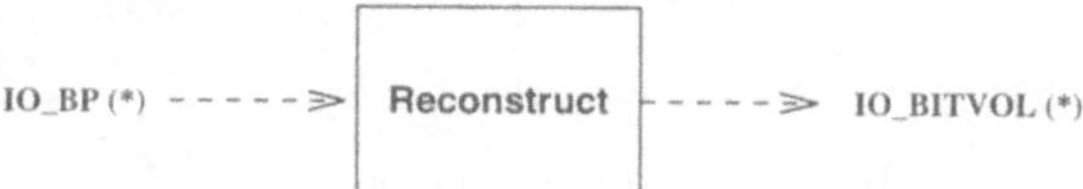

Figure 3–19. Reconstruct connections

This object reconstructs a bitvol from a stack of bit-planes.

3.3.18 Ref2/Reference2

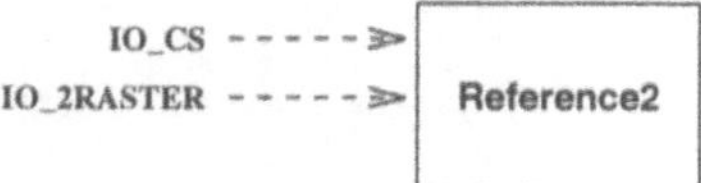

Figure 3–20. Reference2 connections

This object calculates the geometric description of the intersection of a cut surface with respect to a reference surface. The reference surface is defined by the contents of a IO_2RASTER connection.

3.3.19 Ren/Render

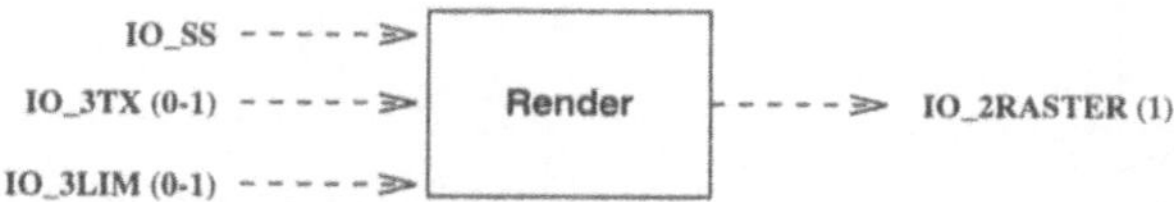

Figure 3–21. Render (MIP) connections

This object is an interim mechanism for Maximum Intensity Projection. It has been replaced by the "Mixed Mode Renderer" which has subsumed its functionality (see Cproject). *Ren* is still supported, but it is recommended that the replacement object(s) be used.

3.3.20 Rf/Reformat

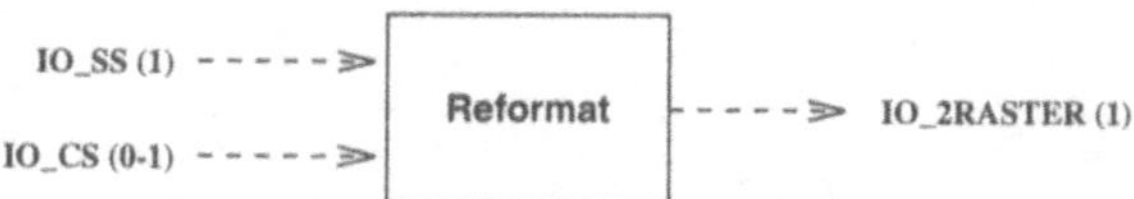

Figure 3–22. Reformat connections

This object manages the reformat of a slice-stack. Slice thickness, interpolation quality, and sampling ratios are controlled by direct client messages to the object. The cut type and orientation are defined by the attached CutSurface.

3.3.21 Rs2/Resamp2

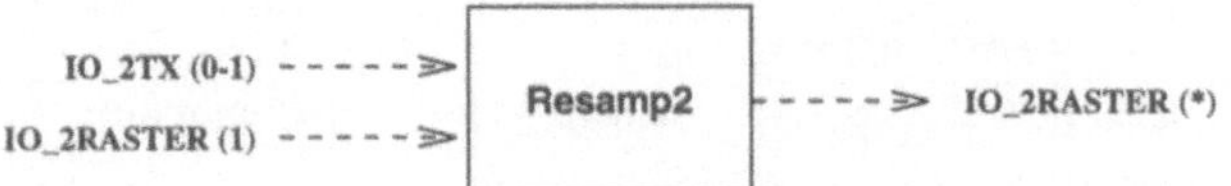

Figure 3–23. Resamp2 connections

This object provides the ability to resample a raster, producing another raster of the same format as the input, but geometrically transformed. The supported transformations match those of *View2* — i.e., the transformation can be expressed as an *orientation*, *rotation*, and *zoom* plus *pan*. *Rs2* has client controls to set the interpolation quality, and to specify the size of the output raster.

3.3.22 Rm/Rmath

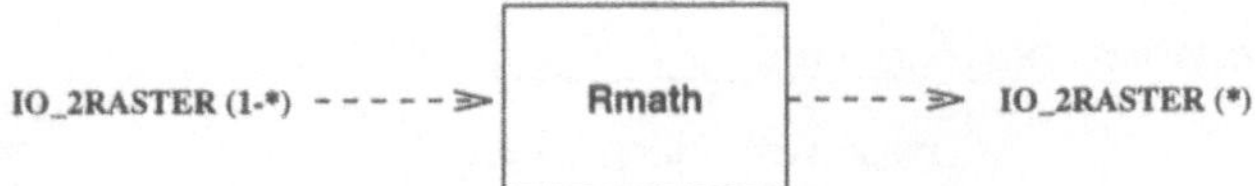

Figure 3–24. Rmath connections

This object performs raster arithmetic. The behaviour of *Rm* is governed by client messages which set the operation and any connections and parameters for that operation. The number of required input conections depends on the selected operation. The supported operations include "add", "subtract", "multiply", "divide", with the operands being two images, or an image and a constant. If the operation utilises multiple input rasters, then they must be the same size and pixel format. There are client-specifiable "exception" policies, which govern the behaviour of situations like "divide by zero", "overflow", etc.

3.3.23 Seed2/Seeding2

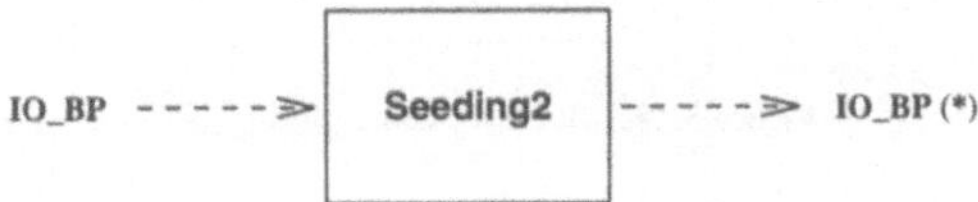

Figure 3–25. Seeding2 connections

This object performs region growing within bitplanes.

3.3.24 Sinterp/Sinterp

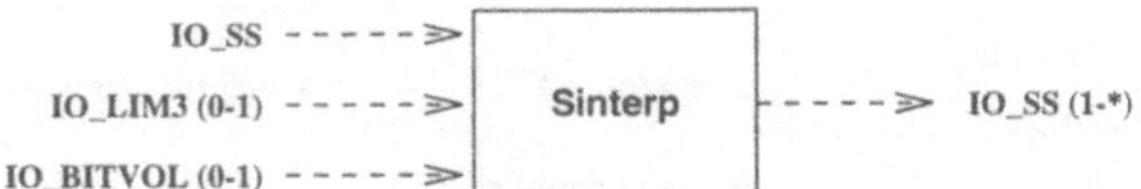

Figure 3–26. Sinterp connections

This object performs 3-D interpolation of slice-stacks.

3.3.25 Solid/SolidObj

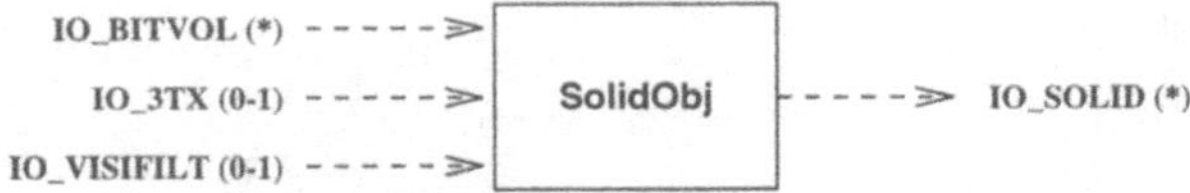

Figure 3–27. SolidObj connections

This is an aggregation object which manages a description of a 3-D solid object which is modeled as a Bitvol. The collection of bitvols and visifilts connected to a *SolidObj* are considered a single solid "group" for rendering (via *SolidView*), and can be moved and rotated together by the attached IO_3TX connection. The objects in a single group are displayed in the same colour. The visifilt (the IO_VISIFILT connection) specifies the visibility (e.g. cutting) of the objects in this solid group.

3.3.26 Ss/SliceStack

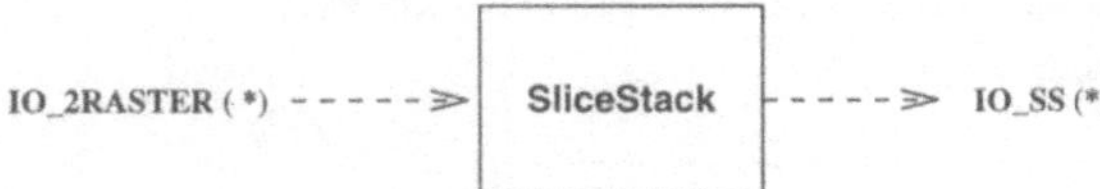

Figure 3–28. SliceStack connections

This object manages a set of rasters as a stack of parallel slices. The input slices must be parallel, but can be offset within the plane (e.g. for correction of gantry tilt). Each input raster is qualified by its 3-D position. The slice stack manages the propagation of the coordinate vectors.

3.3.27 Sv/SolidView

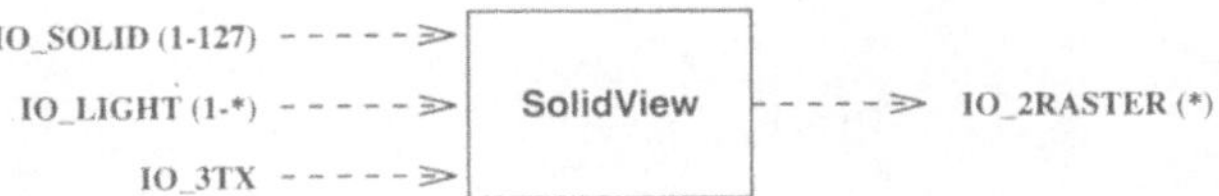

Figure 3–29. SolidView connections

This object is a renderer of solid (bitvol) objects. It can render multiple objects in different colours, and allows application control of visibility (solid cuts). It supports multiple light sources.

3.3.28 Swx/ScrXwin

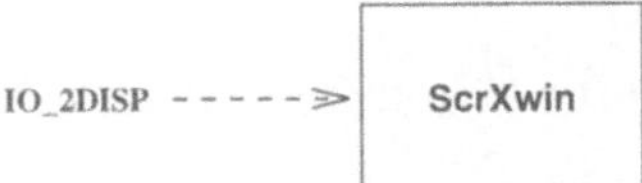

Figure 3–30. ScrXwin connections

This object manages the display of a raster in an X11 window. This is achieved by allowing the processing server to use a specified window which is part of an application's user interface. It also provides mechanisms for sharing colour tables amongst windows managed by IAP, and for overlaying graphics and text on an image.

3.3.29 Thresh2/Threshold2

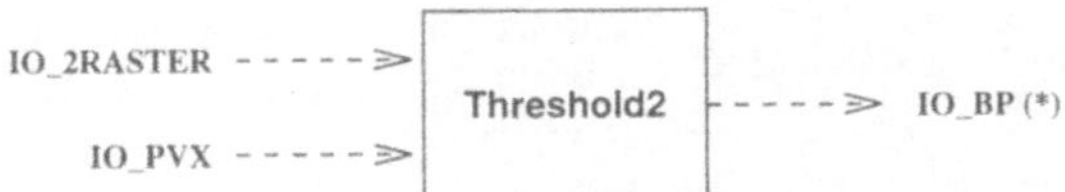

Figure 3–31. Threshold2 connections

This object provides simple 2-D thresholding to transform a 2-D raster into a bit-plane. This is typically used as one step in the segmentation process. The output can be sent to a *Reconstruct* object, for interactive display as part of a 3-D solid.

3.3.30 Tx2/Trans2

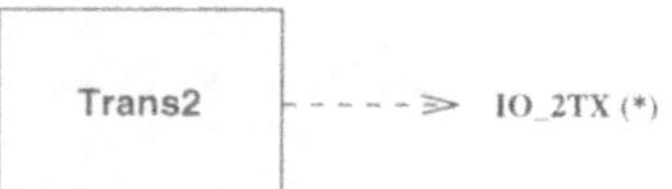

Figure 3–32. Trans2 connections

This object manages a 2-D coordinate transformation, including pan and zoom, orientation correction (90 degree increment rotations and mirrors), and arbitrary rotation.

3.3.31 Tx3/Trans3

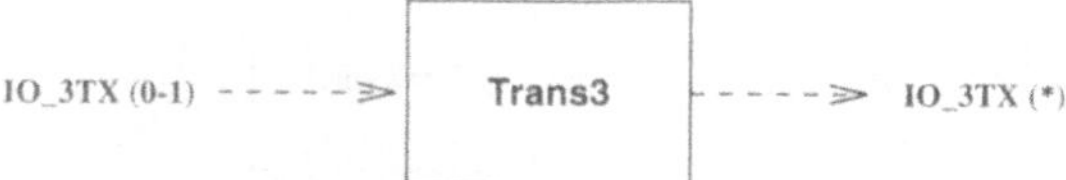

Figure 3–33. Trans3 connections

This object manages a 3-D coordinate transformation. Multiple transforms can be concatenated by connecting them in series using the IO_3TX input connection of each.

3.3.32 Txr3/Texture3

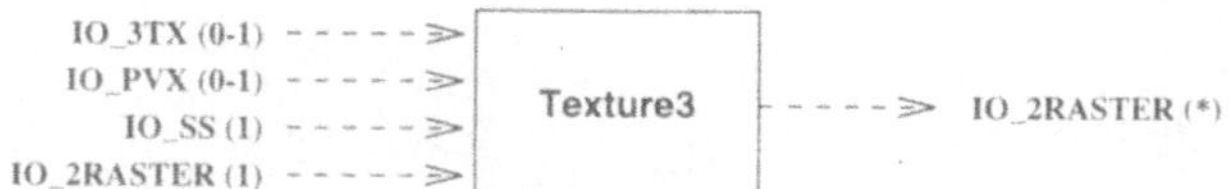

Figure 3–34. Texture3 connections

This object paints slice stack data onto a raster produced by Sv. For each pixel in the rendered image, the matching coordinate in the slice stack is determined, and the pixel value at that location in the slice-stack (IO_SS source) is used to alter the shade of the displayed pixel.

3.3.33 Txt/Text

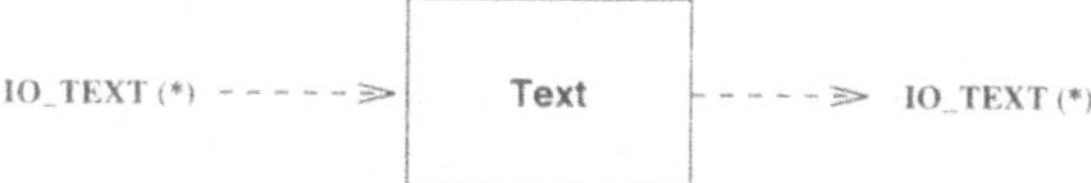

Figure 3–35. Text connections

This object serves as a repository for text information which is to be displayed. The text information consists of a list of strings, their positions, and display parameters. The positions can be specified in the coordinate space of any object in the pipeline. The display parameters include fonts, colours, drawing mode, etc. A *Text* instance may serve as the sink for an exporter of an IO_TEXT protocol (e.g. another *Text* instance), or the text can be loaded and retrieved directly through client messages. The cascading of *Text* objects allows the application to group text information logically, with a single "root" *Text* instance feeding the *V2* object for display as an image overlay.

3.3.34 V2/View2

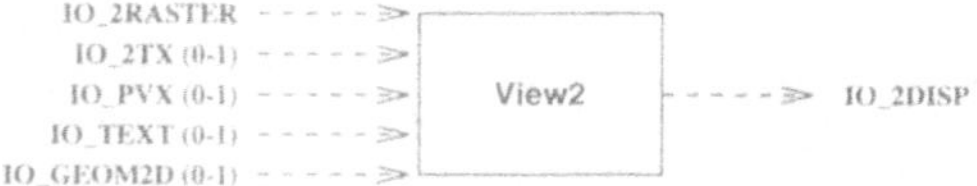

Figure 3–36. View2 connections

This object manages the transformation of a 2-D raster into a displayable raster. The current implementation handles arbitrary image rotation, image orientation (90 degree increments plus mirrors), and arbitray pan and zoom. *V2* has client messages to set the "quality" and "interactivity" modes. If there are text and geometry input connections, then those protocols are merged with the raster information, and exported via the IO_2DISP protocol for subsequent display.

3.3.35 Vf/Visifilt

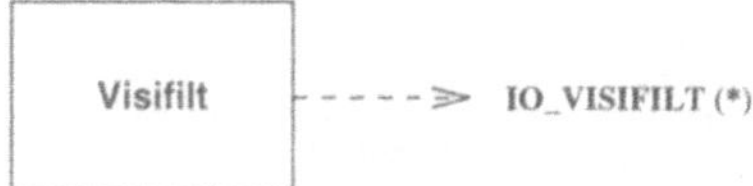

Figure 3–37. Visifilt connections

Visifilt stands for "visibility filter", and defines a visibility operation for a 3-D region. It is used for defining cut regions in the IAP renderers. Visifilt serves as the repository for a visifilt description. It can be directly loaded and retrieved through client messages.

3.3.36 Vol/Volume

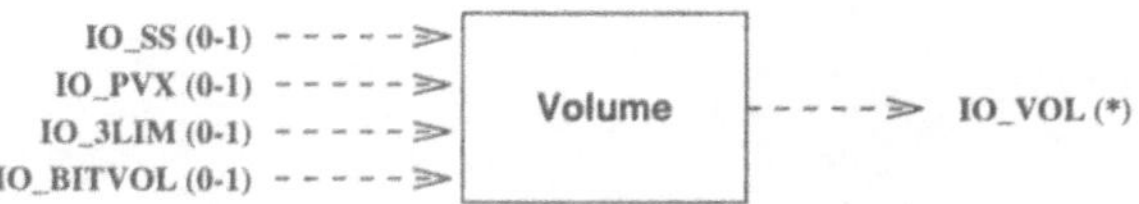

Figure 3–38. Volume connections

This object is part of the Multi-Mode Renderer. A *Volume* object collects SliceStack IO_SS data and optional view-independent rendering parameters. *Volume* performs data reduction, memory management, and view independent computations, and distributes the information to projector/compositor objects which produce images of the input volume from a specified viewpoint.

3.4 Summary of Meta Objects

The following objects are built on the preceding base object classes. These objects are intended to make some application tasks easier, and to provide a model for client-side extensions to the PrS functionality.

3.4.1 Browser

This meta-object provides an application inteface for moving data between he IAP database and processing servers. This mechanism relies on a particular database schema (*IAPmed* — see the "DbS Application Writer's Manual"), and works through the use of an inter-client communications protocol based on the IAP property mechanism. This mechanism is used by the IAP demos.

3.4.2 Caliper

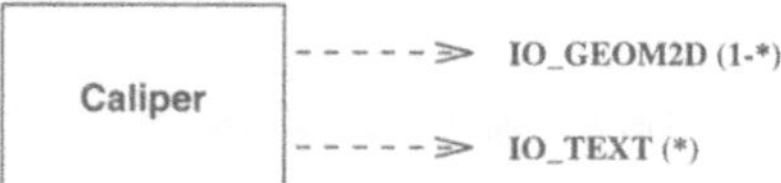

Figure 3–39. Caliper connections

This object is built on the PrS *Text* and *Geom2* objects, and its role is to provide a dynamic *ruler* which can be superimposed on a displayed image. It tracks changes in window size, pixel size and viewing zoom, and displays an accurate *ruler* whose scale and extents change to fit within the current window.

3.4.3 RasInter

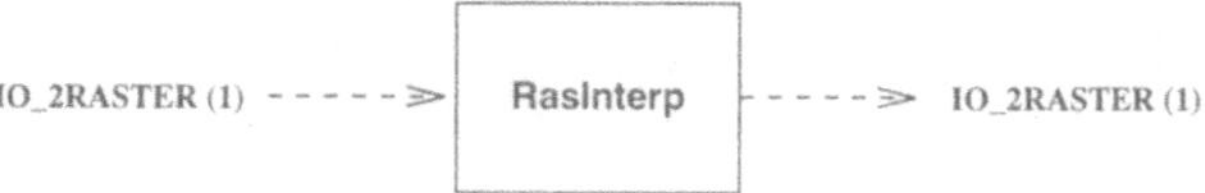

Figure 3–40. RasInter connections

This object is designed to sit within a raster pipeline (interpose). In this mode it passes the raster data to client and back to the server as it passes along the pipeline. This mechanism provides a simple method for applications to modify the raster, and so to extend the operations possible on a Raster.

3.4.4 SwxDraw

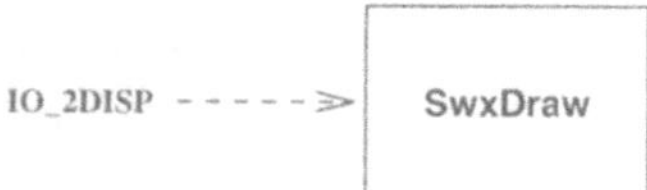

Figure 3–41. SwxDraw connections

This is a specialised form of the *Swx* object which supports some limited drawing capabilities.

3.4.5 Vframe

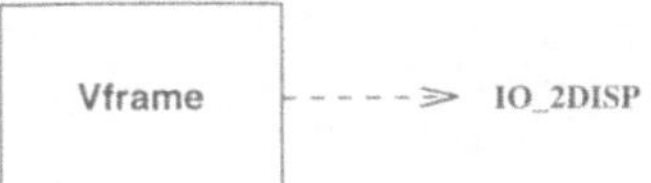

Figure 3–42. Vframe connections

This object duplicates the contents of a single viewport (i.e., a View2) with another pipeline.

3.4.6 World

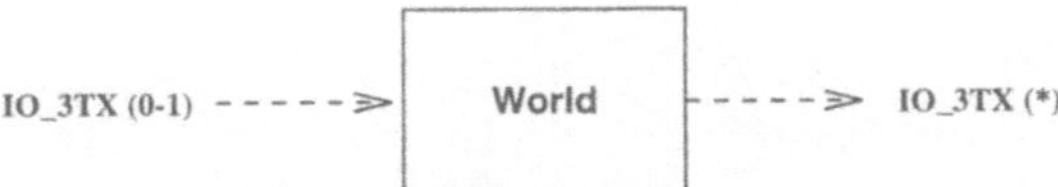

Figure 3–43. World connections

This object manages a set of 3-D transformations in such a way as to support the registering of multiple objects in a unified frame of reference.

A.2 Homogene Koordinaten / T-Matrizen

Homogene Koordinaten

Homogene Koordinaten zur Modellierung im n-dimensionalen Raum entstehen durch Hinzufügen einer sogenannten *homogenisierenden Koordinate* zu den n *gewöhnlichen Koordinaten*[737]. Ein Punkt $P(x,y,z)$ des R^3 hat die homogenen Koordinaten

$$P_h(x_h,y_h,z_h,w_h) \quad \text{mit} \quad x_h = x \cdot w_h, \quad y_h = y \cdot w_h, \quad z_h = z \cdot w_h \ , \tag{305.1}$$

hierbei ist w_h die homogenisierende Koordinate. Die beiden Fälle $w_h = 0$ und $w_h \neq 0$ führen zu nachstehenden Interpretationen:

- $w_h \neq 0$: P_h beschreibt einen Punkt im R^3.

- $w_h = 0$: P_h gibt eine Richtung im R^3 an (P_h ist ein Fernpunkt).

Transformationsmatrix (T-Matrix) auf der Basis homogener Koordinaten

Besonders praktisch zeigt sich die Anwendung der homogenen Koordinaten in Verbindung mit der Beschreibung von Transformationen. Liegt die Konvention

$$\vec{w}^{\,*} = T \cdot \vec{w} \quad \equiv \quad \begin{pmatrix} w_x^* \\ w_y^* \\ w_z^* \\ w_h^* \end{pmatrix} = \begin{pmatrix} o_x & n_x & a_x & p_x \\ o_y & n_y & a_y & p_y \\ o_z & n_z & a_z & p_z \\ o_h & n_h & a_h & p_h \end{pmatrix} \cdot \begin{pmatrix} w_x \\ w_y \\ w_z \\ w_h \end{pmatrix}, \tag{305.2}$$

zugrunde, können alle für die Praxis wichtigen Transformationen über eine sogenannte *T-Matrix* T beschrieben werden:

---

[737]: vgl. [Tolle_Robotik]; [Dillmann_Robotik]; [Fedtke_Pascal], Seite 202

- **Rotationen um die x-, y- oder z-Achse:** [738]

$$T_{rot\_x}(\alpha) = \begin{pmatrix} 1 & 0 & 0 & 0 \\ 0 & \cos(\alpha) & -\sin(\alpha) & 0 \\ 0 & \sin(\alpha) & \cos(\alpha) & 0 \\ 0 & 0 & 0 & 1 \end{pmatrix} \tag{306.1}$$

$$T_{rot\_y}(\alpha) = \begin{pmatrix} \cos(\alpha) & 0 & \sin(\alpha) & 0 \\ 0 & 1 & 0 & 0 \\ -\sin(\alpha) & 0 & \cos(\alpha) & 0 \\ 0 & 0 & 0 & 1 \end{pmatrix} \tag{306.2}$$

$$T_{rot\_z}(\alpha) = \begin{pmatrix} \cos(\alpha) & -\sin(\alpha) & 0 & 0 \\ \sin(\alpha) & \cos(\alpha) & 0 & 0 \\ 0 & 0 & 1 & 0 \\ 0 & 0 & 0 & 1 \end{pmatrix} \tag{306.3}$$

- **Translation (mit Verschiebungsvektor $\vec{v}$):**

$$T_{trans}(\vec{v}) = \begin{pmatrix} 1 & 0 & 0 & v_x \\ 0 & 1 & 0 & v_y \\ 0 & 0 & 1 & v_z \\ 0 & 0 & 0 & 1 \end{pmatrix} \tag{306.4}$$

Komplexe Transformationen lassen sich in der Regel auf eine Sequenz obiger Elementar-Transformationen zurückführen.

Interpretation der T-Matrix als Position mit Koordinatensystem

Effizient ist es, die beabsichtigte Transformation nur auf das Bezugssystem anwenden zu müssen. Werden Punkte oder andere Systeme relativ zu diesem definiert - positioniert -, so reicht diese eine Transformation aus, und alle anderen werden automatisch "mitgeführt". Die T-Matrix eignet sich zur Beschreibung eines frei positionierten Koordinatensystems: In der allgemeinen T-Matrix-Form gemäß (305.2) stellen die Vektoren $\vec{o}, \vec{n}$ und $\vec{a}$ das Koordinatensystem dar ($\vec{o}$

---

[738]: Im Rahmen der IAP-Tx3-Terminologie gilt: elevation $\to T_{rot\_x}$, roll $\to T_{rot\_y}$, azimuth $\to T_{rot\_z}$. (vgl. [ISG_IAP_Reference], Seite 286)

entspricht der x-Achse usw.). Der Vektor $\vec{p}$ definiert die Position des Koordinatensystems im Raum. In der Praxis ist die homogenisierende Koordinate meist nur Mittel zum Zweck, d.h. sie wird nicht in ihrer variablen Form genutzt, sondern als konstant angesetzt. Mit $o_h=n_h=a_h=0$ und $p_h=1$ [739] ergibt sich

$$
T = \begin{pmatrix}
o_x & n_x & a_x & p_x \\
o_y & n_y & a_y & p_y \\
o_z & n_z & a_z & p_z \\
0 & 0 & 0 & 1
\end{pmatrix}. \tag{307.1}
$$

Dies entspricht zugleich der Vorstellung, die T-Matrix als Koordinatensystem mit Position zu interpretieren. Die Vektoren $\vec{o}$, $\vec{n}$ und $\vec{a}$ stellen Richtungen dar, und $\vec{p}$ ist eine Position (ein Punkt).

Interpretation eines T-Matrizen-Produkts

Das Produkt

$$
T_{KS\_absolut\_2} = T_{KS\_absolut\_1} \cdot {}^{KS\_absolut\_1}T_{KS\_absolut\_2} \quad \rightarrow
$$

$$
{}^{KS\_absolut\_1}T_{KS\_absolut\_2} = T^{-1}_{KS\_absolut\_1} \cdot T_{KS\_absolut\_2} \tag{307.2}
$$

ist von rechts nach links gelesen so zu verstehen, daß ${}^{KS\_absolut\_1}T_{KS\_absolut\_2}$ ein Koordinatensystem mit Position darstellt, das als Basis das "absolut positionierte" System $T_{KS\_absolut\_1}$ hat. D.h. es ist "relativ zu" bzw. "in" $T_{KS\_absolut\_1}$ definiert. Eine Kette solcher relativen Lage-Beziehungen über n Stufen führt zu einem n-Matrizen-Produkt. So werden z.B. im Rahmen der Modellierung der Navigationsarm-Kinematik dessen einzelne Glieder jeweils relativ zueinander positioniert. Alle Modellierungen und Erläuterungen im Rahmen dieses Buches basieren auf dieser Lese-Richtung.

---

[739]: Bei der programmtechnischen Umsetzung der T-Matrix in eine entsprechende Datenstruktur verzichtet man auf die Speicherung der vierten - konstanten - Matrix-Zeile; dies spart Speicherplatz.

A.3 ACR-NEMA-Version-2-Dateiformat

Dieser Abschnitt beschreibt das ACR-NEMA-Version-2-kompatible Dateiformat
PAPYRUS, das an der Genfer Universitätsklinik am Lehrstuhl für Medizininfor-
matik, bekannt durch Herrn Osman Ratib, entwickelt wurde. Sämtliche Urheberrechte an dieser Dokumentation liegen bei der Genfer Universitätsklinik.

ACR-NEMA-Version-2-Dateiformat [PAPYRUS_FileFormat]

FOREWORD

This document describes a standard file format for storage and exchange of image files from different modalities in a Picture Archiving and Communication System (PACS) at the University Hospital of Geneva. This file format was developed based on the ACR-NEMA specifications on image communication (ACR-NEMA standard publication #300-1988). This ACR-NEMA document however describes only the format for communication of image data between different devices. At the time of development of the file format described here there was no concensus on how the data should be stored and the ACR-NEMA had not issued a document about the image file format yet. Therefore we elected to use a format very similar to the format of an ACR-NEMA message. The main difference between our format and the ACR-NEMA specifications is that we had to allow for multiple images to be stored in a single file. For every image however the file structure is identical to an ACR-NEMA message and could be used as such.

Changes from version 1.0 to version 2.0:

The first version of the PAPYRUS format has been extensively modified after it was evaluated by a technical working group of the European "TELEMED" project. In a meeting held in Berlin early March 1990, the different partners of TELEMED came to an agreement that required several functionalities to be added to the original PAPYRUS format to be used in the project. Among the modifications several features supported by the SPI (Standard Product Interconnect for compatibility of Digital Imaging) were discussed. Among the main issues are the Unique Image Identification code and the Image Folder concept that were introduced by Siemens and Philips in the SPI format. The version 2.0 of the PAPYRUS format is closer and more compatible with the SPI format that is used in commercial PACS. It also follows the new specifications submitted by Siemens Gammasonics, Inc. to the ACR-NEMA committee.

*The main new feature of the version 2.0 is the support of "Folders" that contain references to data sets. Images can be distributed in separate files or included directly in the folder file. Each image set is a complete ACR-NEMA message. The PAPYRUS format can therefore be referred to as an **"encapsulated"** format for ACR-NEMA messages.*

Changes from version 2.0 to version 2.1:

Minor changes were made in the documentation based on suggestions and comments from the Telemed partners. Corrections were made to the numbering of the elements in shadow groups to be conform with the new 1988 ACR-NEMA specification of shadow groups that reserves some elements for owner identification codes.

Changes from version 2.1 to version 2.2:

Changes in the Folder group were made based on comments and suggestions from the Siemens group in Erlangen. In version 2.1 some items of the shadow group 41 were assigned to the fields reserved for manufacturers (this was done to be consistent with the SPI format). However to be independent from any manufacturers the PAPYRUS format should use the fields allocated to users (according to ACR-NEMA guidelines). These items were moved to fields 8000 and higher. A second modification consisted on using elements with multiple values to point to the different images rather than one element for each image (this will use less elements and will allow for virtually unlimited number of images to be referred to in the same folder). It is also more consistent with ACR-NEMA (see page 7)

<u>*Changes from version 2.2 to version 2.3:*</u>

Only minor changes were made from version 2.2 to version 2.3. A few errors in the documentation were corrected and some additional information describing the overlay group were added. The major change in version 2.3 is that elements 8100 to 8103 and 8200 to 8203 of folder group 0041 were renumbered from 80A0 to 80A3 and 80B0 to 80B3 respectively The main reason for the release of version 2.3 is that it coincide with the release of the PAPYRUS toolkit distributed by the University Hospital of Geneva. The Toolkit is a set of C routines for reading and writing PAPYRUS files. The first relase of the toolkit is based on the version 2.3 of the PAPYRUS specifications

Osman Ratib

Teil 2 von Abbildung 309   "ACR-NEMA-Version-2-Dateiformat"

PACS Image file format

(*PAPYRUS format*)
Version 2.3

In a multimodality image archiving and communication environment one of the major problems is the handling of images from different sources having different formats and structures. If the load is reasonably small it is always possible to have programs handling different file formats depending on the source of the images, but such programs are difficult to update and every time a new format is added all the programs will have to be modified.

The best solution is therefore to convert all the different file formats into one unique format before archiving so that all the programs that perform image manipulation and display will only have to deal with this standard format. Unfortunately there is no consensus on the standard image format. The major problem is the question of handling the data that are related to the images (patient information, study information, clinical information etc....). One easy way is to separate the images from all other data in different files. However, in a distributed system where data as well as images will be transferred and stored in different locations over a network it is quite dangerous to separate images from the related information. If problems occur one may end up with orphan images that are then difficult to match with patient and study information. It is also often more convenient in data communication to "package" the images with the related data in one file.

Therefore the solution of choice is a unique file structure that can handle images as well as all the related information. The study and patient information can be stored in "headers" at the beginning of the file or in special sections of the file. The structure of these headers must be general enough to handle all kinds of information related to the patient and the study as well as the different image formats. Several formats have been proposed and used to store medical images. The simplest format is a single header with a single image per file containing the minimum amount of information. Alternatively, the file structure can be very complex for the storage of any number of images and any size of information.

Another problem that is encountered when designing a file structure is how the data are stored in different fields in the headers. The most common way is to decide on a unique format with fixed fields that can contain anything from the patient name to the size of the image. However in an effort to come up with a more standardized approach some groups have proposed the use of a format where each field is preceded by a label (also called opcode or tag). One way is to use the standard ACR/NEMA (see next section) codes to label each field. The advantage is that if a foreign image is read by a program that is unaware of the real header format, it is still able to read the information. Each field label contains the code of the following field as well as it's length in bytes.

Teil 3 von Abbildung 309   "ACR-NEMA-Version-2-Dateiformat"

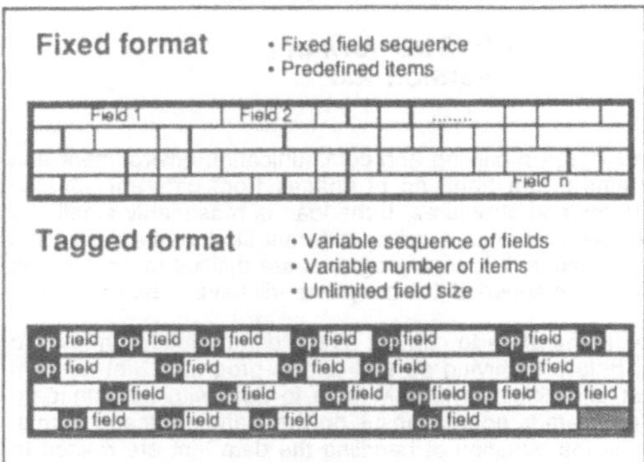

Figure 1: Two different types of possible data structures in file headers.

At the University Hospital of Geneva, we selected a tagged file format based on the ACR-NEMA specifications for data communication until a final agreement about the ACR-NEMA file format is reached. The fields in the headers are of variable length and are always preceded by a label and the length of the field in bytes. The file resembles an ACR-NEMA message and could be directly read as such. The only difference is that in order to allow for multiple images to be stored in a single file or in separate files, an additional group of data called the "FOLDER INFORMATION" was added. This additional group carries the group number 0041 (odd number reserved for users by the ACR-NEMA), and contains the number of images actually in the file and a set of pointers to the location of these images. The structure of this group was adapted directly from the proposal for a "Folder" extension to the ACR-NEMA standard. The group number proposed is 0040 but until it is approved and officially included in the ACR-NEMA standard we will be using the shadow group number 0041.

Similar to an ACR-NEMA message, each file is divided into sections called "Groups". Each group has a specific number and is used to identify the different fields. A field identifier is given by the group number followed by the field number.

An extensive description of the PAPYRUS format is given in the following section. For a more complete description of the meaning of some fields used in this format the reader should refer to the ACR-NEMA publication # 300-1988.

FILE FORMAT

Each image of a given radiological procedure and its associated information are contained within the same file (like in an ACR/NEMA message), and are organized into groups representing the general categories of information. Each group is further subdivided into related data elements.

Within each group there are data elements which are mandatory and some which are optional. The mandatory items should provide data necessary to display an image and to interpret it. Optional data elements may be included to provide supplemental information.

The PAPYRUS Data dictionary defines the groups and elements that define a Papyrus-conforming Data Set. Additional data items can be kept in Manufacturer- and User-defined Data Elements in shadow groups and are to be transferred transparently in PAPYRUS file.

Groups

Each file is organized in groups of fields.

According to ACR-NEMA guidelines the groups should appear in the file in numeric order. However, because we elected to include several images (corresponding to individual ACR-NEMA messages) in one file, severa groups will be repeated in the file and cannot be completely in numeric order. Inside a single message (also referred to as a data set) the groups are in numerical order compatible with ACR-NEMA convention.

A group number is a word interpreted as an unsigned integer.

Every even numbered group is reserved for use in the ACR-NEMA Standard.

All odd numbered groups are available for use by manufacturers or users, with the requirement only that group structure conventions must be followed.

Odd numbered groups with a group number which is one greater than a standard group number are called shadow groups. These shadow groups are reserved for users and manufacturers to place data elements with information of the same category as that in the standard group. If a data element is defined as mandatory in a standard group, putting it in some form in a shadow group does not eliminate the requirement for it to be present in the standard group.

It is expected that shadow groups are used to carry information omitted by the standard or to supplement data that is specified by the standard.

Teil 5 von Abbildung 309   "ACR-NEMA-Version-2-Dateiformat"

Data elements

Each group is subdivided into data elements which contain individual segments of information. The components of the data element are contained in four fields: a group number; a data element number; a length; and a value. These components are present in the order stated. In the ACR-NEMA Standard, a specific data element within a specific group is referred to as element name (group number, data element number).

A data element number is a word interpreted as an unsigned integer.

Data element number 0000H of all groups is the first data element. Its value is the number of bytes expressed in binary from the end of its own value field to the beginning of the next group. All groups, whether standard, shadow, user, or manufacturer-specific, must have this element.

All data elements with the same group number are grouped together and are ordered sequentially according to data element number.

In the ACR-NEMA Standard, in a shadow group, element numbers 0001H through 7FFFH are reserved for manufacturers. Element numbers 8000H through FFFFH are reserved for users.

Length

The length field is a double word (32 bits) interpreted as an unsigned integer representing the number of bytes from the end to the length field to the beginning of the next data element, or to the next potential element if the element is the last element. This binary number must be even.

ASCII Values

Values represented in ASCII shall use the character set as defined in ANSI X3.4.

If an element is represented with an ASCII value, characters defined as part of the graphic character set (20H to 7EH) of the ANSI standard shall be used. The control characters carriage return (0DH) and line feed (0AH) shall be permitted also. The characters * (2AH) and @ (40H) shall have special meanings when present in the value fields associated with the FIND_REQUEST. The character \ (5CH) is the delimiter.

An integer number, represented by ASCII numeric, shall contain only the characters 0 through 9, +, and -.

A fixed point number, represented by ASCII numeric, shall contain only the characters 0 through 9, +, -, and an explicit decimal point marker (.). Implied decimal points shall not be permitted.

A floating point number, represented by ASCII numeric, shall be as defined in ANSI X3.9. Character E shall be the valid character to indicate the start of the exponent.

Where a word consists of two ASCII characters, the first character shall appear in the least significant byte.

All ASCII fields shall be padded if necessary to produce an even number of bytes. ASCII alphanumeric text shall be left justified. ASCII numeric text shall be right justified. The padding character for ASCII strings shall be the space (20H).

Teil 6 von Abbildung 309   "ACR-NEMA-Version-2-Dateiformat"

Binary Values

Binary values shall be represented in 2's complement form, except for pixel values which shall be represented in a form specified by Pixel Representation (group#0028H, element#0103H).
An unsigned integer is a 16-bit word with the high value byte first and the low value byte last.
In a double precision 32-bit binary integer, the least significant word shall be first. Such an integer must be used in the value field of a data element which represents a length to the end of a group or a message.

Multiple Values

Multiple values shall be allowed in designated value fields. For ASCII values, only the backslash (\) shall be used as a delimiter. Multiple binary values shall be a sequence of 16 bit 2's complement words unless otherwise specified (i.e., for pixels, lookup tables or overlays).

Data Element Types

Data elements are classified into three types :

> Type 1: necessary for storage or display of the data
> Type 2: primary items used for interpretation
> Type 3: secondary items used for interpretation

Types 1 and 2 are subdivided into default and nondefault types.

Type 1 Data Elements

Type 1 data elements must contain meaningful values and be available in every file. The value field must contain valid data.

Type 1D (Default) Data Elements

If type 1D data elements are not included in the file, the default value(s) as defined in the standard will be assumed. If the default value is not to be used, then these elements must be included in the file and the value field shall contain valid data.

Type 2 Data Elements

Type 2 data elements must be included in every file. If the value for a data element is not known, that data element must be included with the length set to zero and with no value (i.e., value field does not exist).

Type 2D (Default) Data Elements

If type 2D data elements are not included in the file, the default values as defined in the standard will be assumed. If the default value is not to be used, then these elements must be included in the file. If the value for a data element is not known, that data element shall be included with the length set to zero and with no value (i.e. value field does not exist).

Type 3 Data Elements

Type 3 data elements are not mandatory. If they are stored, they must include a value field. Applications shall not be required to interpret type 3 data elements.

The difference between type 1 and type 2 elements is that all type 1 elements must be known before a valid file can be created, while type 2 elements may be unknown but must still be included as zero length elements.

Type 3 elements are meant for additional useful information and are optional.

Shadow Groups

It is possible that several manufacturers and users may define elements within the same odd numbered group. To avoid conflicts when data sets are shared, a scheme for allocating sets of elements within each odd numbered group shall he used.

In each odd numbered group a fixed block of data element numbers (00l0H-00FFH) shall be reserved to identify the ownership of sets of data elements within that group. Each identifier element shall be a type 1 free format (FF) single (S) ASCII string (AT) that contains a manufacturer or user defined identification code.

By inserting an identification code in the first available identifier element, a manufacturer or user, shall reserve a set of data elements within the specified group. The following reservation rules shall apply.

- Element 0010H identifies the manufacturer reserving elements 1000H-10FFH, Element 0011H identifies the manufacturer reserving elements 1100H-11FFH, and so on until element 007FH that identifies the manufacturer reserving elements 7F00H-7FFFH.

- Element 0080H identifies the user reserving elements 8000H-80FFH, Element 0081H identifies the user reserving elements 8100H-81FFH, and so on until element 00FFH, which identifies the user reserving elements FF00H-FFFFH.

- Elements within a set shall be numbered sequentially from xx00H-xxFFH. The actual element number in the message shall be determined by mapping the element number of the identifier to replace xx.

Teil 8 von Abbildung 309   "ACR-NEMA-Version-2-Dateiformat"

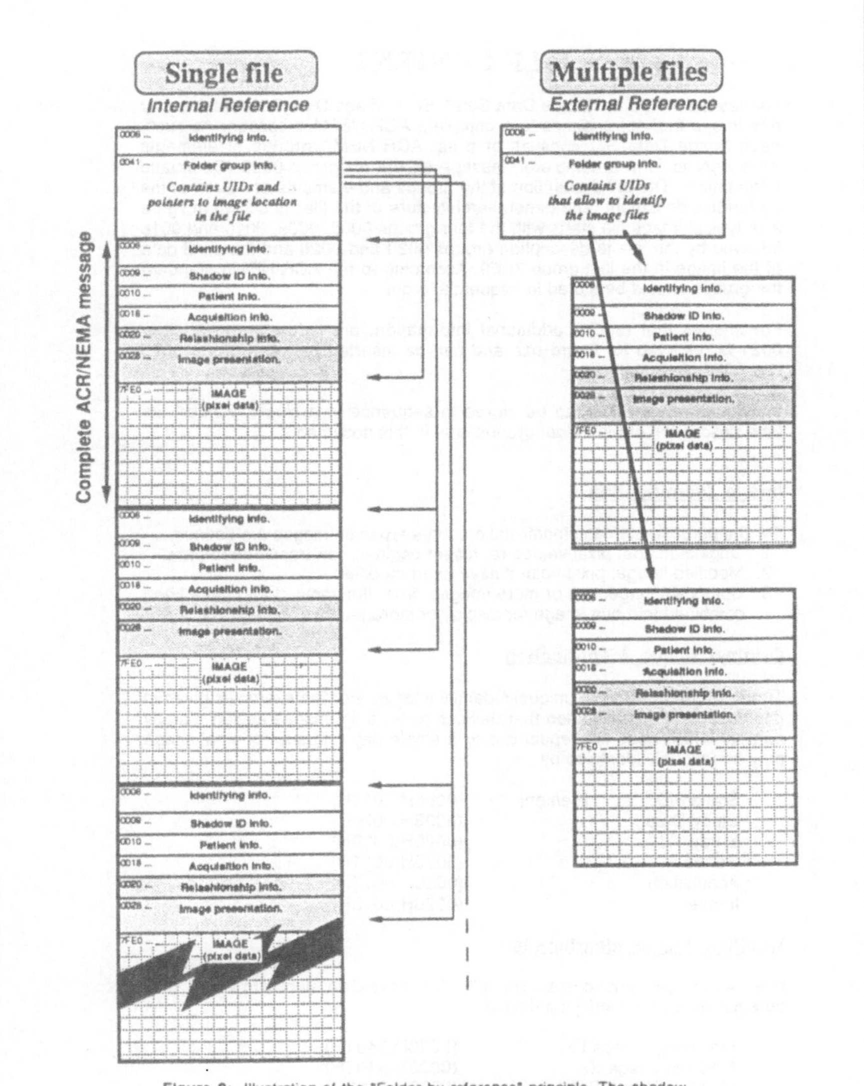

Figure 2: Illustration of the "Folder by reference" principle. The shadow group 0041 is used to store information about the location of the images.

FILE CONTENT

Images are stored as "Image Data Sets". Each Image Data Set contains only one image and corresponds to a complete ACR/NEMA message. As such, each Image Data Set consists of a list ACR-NEMA groups of elements necessary to form a complete message except for group 0000 (Command Information). The full description of the groups and elements are given at the end of this document. The general architecture of the files is shown in figure 2. A typical Image file starts with the four groups 0008, 0009, 0010 and 0018 followed by the image description groups 0020 and 0028 and the pixel data of the image in the last group 7FE0. According to the ACR-NEMA standard the groups should be stored in sequential order.

For images that require additional information, a shadow group number 0021 is reserved for future use and can be inserted between group 0020 and 0028 of each image.

Individual Image Files can be stored in sequence in a single "Folder" file (see description of the Folder groups later in this document).

Image Identification

For the purpose of image identification, three types of images are defined :
1. Original image: pixel values represent original, non-transformed data.
2. Modified image: pixel values have been modified.
3. Composit image: two or more images (from the same study) have been combined into one image for display or storage.

Original Image Identification

There are many ways to uniquely identify images. For the examples given in this document it is assumed that devices generating images assign a study number which does not repeat during a single day. Thus an original image may be uniquely identified by :

Station ID	Element	(0008H,1010H)
Study Date		(0008H,0020H)
Study		(0020H,0010H)
Series		(0020H,0011H)
Acquisition		(0020H,0012H)
Image		(0020H,0013H)

Modified Image Identification

Modified images must contain the following three data elements which shall be supplied by the modifying device :

Modifying Device ID	(0020H,3401H)
Modified Image ID	(0020H,3402H)
Modified Image Date	(0020H,3403H)

The data elements used to identify the original image shall not be changed in the modified image. For subtraction images the series, acquisition, and image numbers of the mask image must be given in Masking Image (0020H,0080H).

An example of a modified image is one which has been changed by picture processing or subtraction.

Composite Image Identification

For composite images, the Station ID, Study Date, and Study Number data elements must refer to the original images. The original Series, Acquisition and Image data element values have no meaning for the composite image and they must be set to 1. In addition, composite images must contain the following elements :

Modifying Device ID	(0020H,3401H)
Modified Image ID	(0020H,3402H)
Modified Image Date	(0020H,3403H)

References to the images used to generate the composite image shall be contained in Source Image IDs (0020H,3100H) to (0020H,31FFH) with one data element per reference image. The value field of each of these elements shall contain : "Series\Acquisition\Image\Modifying Device ID\Modified Image ID\Modified Image Date." If the reference image is an original image, only the first three identifiers shall be required. In that case, the last three identifiers are sent as null (i.e., "Series\Acquisition\Image\ \ \"). If the reference image is a modified image, only the last three identifiers shall be required (i.e., "\ \ \Modifying Device ID\Modified Image ID\Modified Image Date").

Examples of composite images include: sagittal and coronal reconstructions, perspective views of three dimensional images, and collages.

Image Data Set Identification (DSID)

A unique image identifier is used to uniquely identify each Image Data Set . The image DSID is a 32-character identification code composed as follows:

<PACS ID><IE STATION ID><Day/TimeSTAMP>

PACS ID =   A 12-character ASCII string specifying a world-wide unique
            PACS identification:
            - Three character indicating the Data Country Code (DCC) as
              defined by the CCITT recommendation X.121.
            - Nine digits identifying the institution where the PACS is
              installed (nine digits of the hospital main phone# is generally
              used)

IE Station ID = **A 4-character** ASCII string uniquely identifying the originating imaging station in the PACS. The usual code for the IE is:
- Two characters indicating the modality type (as specified by ACR-NEMA)
- Two characters indicating the station number.

Example: MRI scanner #2 = MR02

D/T STAMP = **A 16-character** ASCII string uniquely identifying the time of creation of the image data set using a union of the ACR-NEMA specified date and time, with the following exception:
- The separators "." (dot) and ":" (colon) are excluded..
- The second fraction consists of only two digits

Example: (3 July 1986, 8:35:12.34 PM) = 1986070320351234

Image Coordinate System

The image coordinate system is implicitly defined by the order of pixels in the file. Image pixel data is stored in rows. The positive row axis (R) is in the direction from the first to last pixel of any row containing two or more pixels. The positive column axis (C) is perpendicular to the row axis in the direction of successive rows in the file. The origin is located at the first pixel in the file.

Patient Orientation

The patient orientation relative to the image is specified by a two valued data element Patient Orientation (0020H,0020H) that designates the anatomical direction of the positive row axis and positive column axis.

Anatomical direction are designated by the capital characters : A (anterior), P (posterior), R (right), L (left), H (head), F (foot). Each value of the orientation element contains at least one of these characters. If refinements in the orientation descriptions are to be specified, then they shall be designated by additional letters in each value. Within each value the letters are ordered with the principal orientation designated in the first character.

Some combinations of characters are clearly nonsensical (e.g., HF\AP or H\F). The orientation is expected to be meaningfully constructed.

Coordinate Systems

Image locations and orientations are specified with respect to equipment based coordinate systems. If two images from the same image source have the same study and series identifier number then they are referred to by the same coordinate system.

The definitions of coordinate frames is based on CT and MR modalities.

Teil 12 von Abbildung 309   "ACR-NEMA-Version-2-Dateiformat"

Axis Definition

An imaging device has a manufacturer-defined front and back identified for
its gantry. When facing the front of the gantry, and with the gantry in a neutral
(untilted) position, the x-axis is increasing to the right; the y-axis is increasing
down (defined by gravitational attraction); and the z-axis is defined as the
line orthogonal to x and y, with increasing values from the front to the back of
the gantry.

Origin Definition

An origin is defined as a point fixed with respect to the pallet.

The purpose of a fixed origin is to allow images with the same series and
study number to be spatially related. The result of this is an equipment
based coordinate frame fixed to the patient during a series.

Image Location and Orientation

If required for a modality, an image shall include Image Position
(0020H,0030H) specifying the x, y and z coordinates of the first pixel in the
image relative to the equipment related axes. Similarly, an image shall also
include Image Orientation (0020H,0035H) specifying the direction cosines of
the first row and column of the images with respect to the equipment related
axes.

Localizer Images

A projection image, such as a localizer scan in CT and MR, is treated as a
plane described in the same coordinate system as any cross sectional
images associated with it in the same study.

The coordinates of the first pixel in Image Position (0020H,0030H) and the
orientation of this localizer image plane in Image Orientation
(0020H,0035H), compared to the values of the same elements for cross
sectional images, give sufficient information to show the location of the cross
sectional images on the localizer.

Other Location Information

If the Slice Location (0020H,1041H) is specified, then it shall be the distance
of the slice image plane from the anatomical reference marker in Position
Reference Indicator (0020H,1040H). If both the slice Location
(0020H,1041H) and the Image Location (0020H,0050H) and Image
Orientation (0020H,0035H) are present then the combination of Image
Location and Image Orientation shall have precedence over Slice Location
in determining relative location of slices.

Teil 13 von Abbildung 309   ″ACR-NEMA-Version-2-Dateiformat″

Pixel Bit Fields

Pixels of various bit depths are accommodated. The data elements for Bits Allocated (0028H,0100H), Bits Stored (0028H,0101H), and High Bit (0028H,0102H) define the pixel structure. Designation of bits allocated determine packing of the data.

For example, in pixel data with 12 bits allocated, 12 bits stored and bit 11 designated as the high bit, four pixels should be stored in three words.

The field of bits representing the value of a pixel is a binary 2's complement integer as specified by the Pixel Representation (0028H,0103H). These values are directly usable for physically meaningful quantitative calculation.

If the pixel value range is limited, then Smallest Pixel Value (0028H,0104H) and Largest Pixel Value (0028H,0105H) are used to specify these elements.

Some CT scanner incorporate text, annotation and region of interest into the pixel value field with, for example, all numbers greater than 1000 or less than -1000 annotation values. ACR-NEMA compatibility requires that all such information should be placed in an overlay plane; no way of specifying overlay like information in this way is included.

Image Geometry

The image geometry specified in the Image Format data element (0028H,0040H) is rectangular.

The spacing of pixel centers along rows and columns is specified by the values of Pixel Size (0028H,0030H).

The image aspect ratio can be calculated from the number of Rows (0028H,0010H), number of Columns (0028H,0011H), and Pixel Size (0028H,0030H).

Image Display

If a transformation of pixel values to a gray scale display is specified, it is contained in Lookup Table Descriptors-Gray (0028H,1100H) and Lookup Data-Gray (0028H,1200H) and Window Center (0028H,1050H) and Window Width (0028H,1051H), or a Rescale Intercept (0028H,1052H) and Rescale Slope (0028H,1053H). The window transformation is applied to the result of the rescale or lookup table transformations. If both the rescale and lookup table transformations are present the lookup table transformation must be applied to the result of the rescale transformation.

If there are multiple window or rescale transformations, then these are stored as multiple values of the elements.

If a transform of pixel values to a red, green of blue display is specified, it is contained in the corresponding lookup table elements.

Teil 14 von Abbildung 309   ″ACR-NEMA-Version-2-Dateiformat″

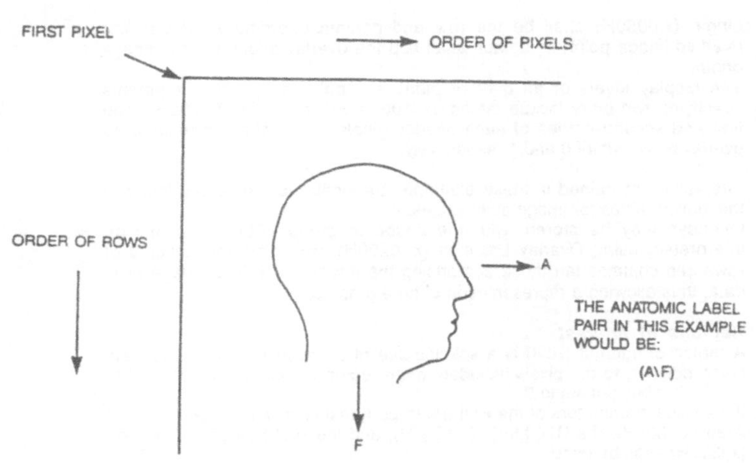

Figure 3: Image coordinates: representation of the sequence of pixels

Overlays and ROIs

Graphic overlays as well as regions of interest (ROIs) can be handled
according to the ACR NEMA specifications of groups 6000H to 601EH
(even). Overlay planes containing graphics or text that are coincident with
the image and used to indicate such items as regions of interest, reference
marks and annotations are supported.

An overlay plane shall contain graphics or text that is coincident with the
image and is used to indicate such items as regions of interest, reference
marks, and annotation. Sufficient information shall he available to allow an
overlay to he presented at a display station superimposed on a particular
image with which it is associated.

Overlay Representations
Each overlay plane shall he assigned on bit. When there are one or more
overlay planes they shall be described by using groups 6000H to 601EH
(even). Each group contains a pointer, Overlay Location (x,0200H), which
shall point to the location of the overlay data. Its default is the current group.

Origin (x,0050H) shall be the row and column coordinates of the first overlaid image point; its default shall nap the overlay origin into the image origin.
The display levels of an overlay plane are defined by set of elements specifying two entry lockup tables, (x,I100-1I03H) and (X,I200-I203H). The first and second entries of each overlay display table shall correspond to overlay bit values of 0 and 1 respectively.

The values contained in these elements are similar to the values found in the lookup tables for image pixel values.
Overlays may he stored: with the image in group 7FE0H and still be interpreted, using Overlay Location (x ,0200H); with different numbers of rows and columns ian those comprising the image; or without image pixel data, thus allowing a representation of pure graphics.

Regions of Interest

A region of interest (ROI) is a specific use of an overlay. The overlay bits corresponding to the pixels included in the region of interest shall be set to 1. All other bits are set to 0.
If statistical parameters of the ROI are to be transmitted with it, then the ROI Area (x,1301H), the ROI Mean (x,1302H), and the ROI Standard Deviation (x,I303H) shall be used.

Boundaries of the regions may also be shown as overlays. However, ROI Area (x,130IH), ROI Mean (x,I302H), and ROI Standard Deviation (x,1303H), if used, should then only refer to the pixels under the boundaries, not those in the included regions.

FOLDERS

A folder is a means of associating sets of related Data Sets. In the context of the PAPYRUS format, a folder is simply a Data Set type which incorporates, either by reference or by value, other Data Sets. As defined here, a folder is not a display metaphor, a query mechanism, a directory structure or a data base structure. It is only a Data Set that permits the definition of association information about other Data Sets. The Folder concept is directly adapted from the SPI digital image communication standard. A request to incorporate this concept in the ACR-NEMA standard is also pending.

In the current version the PAPYRUS format only supports the folder "by reference". Folders "by value" are not supported. However in order to allow for multiple images to be stored in a single physical file, two types of references are supported:
- Internal references (pointers to Data Sets in the folder file)
- External references (references to Data Sets stored in other files)

A schematic representation of these two types of references is shown in figure 2.

Teil 16 von Abbildung 309   "ACR-NEMA-Version-2-Dateiformat"

External references:

External references in a folder consist of a list of Data Set identifiers, types, locations, and lengths. The Data Sets are referenced using a set of four elements in Group 0041. These are multiple value elements from 80A0 to 80A3.

Internal references:

Internal references in a folder consist of a list of Data Set identifiers, types, and locations. Internal Data Sets are appended to the same file as the folder itself. Data Set locations consist of the offset in bytes from the beginning of the file. The Data Sets are referenced using a set of four elements in Group 0041. These are multiple value elements from 80B0 to 80B3.

A same folder can contain a combination of internal and external references.

There is no restriction concerning nesting of folders by reference. In the case where folders reference other folders (which could reference other folders), complicated structures of Data Sets in different storage locations could be created. While there may be implementations where folders that reference other folders may be a useful construct, it should be used with caution.

Folder elements:

0041	8010	Folder Type	Folder type (see defined values)
0041	8011	Parent Folder Data Set ID	Folder ID in which this folder is
0041	8020	Folder Name	Name given to this folder
0041	8030	Creation Date	Date this folder was created
0041	8032	Creation Time	Time this folder was created
0041	8034	Modified Date	Date this folder was modified
0041	8036	Modified Time	Time this folder was modified
0041	8040	Owner Name	Creator or owners of this folder
0041	8050	Folder Status	Folder status code. Definition and use of this element is application specific
0041	8060	Number of Images	Number of images contained in or referenced by this folder
0041	8062	Number of Other	Number of non-image Data Sets contained in or referenced by this folder

Data Element 0041,8011 Parent Folder data Set ID is provided to allow backward reference of folders. It's use is optional. Depending on the implementation, backward references to folders may be difficult or impossible.

Teil 17 von Abbildung 309 "ACR-NEMA-Version-2-Dateiformat"

DESCRIPTION OF DATA ELEMENTS

LEGENDS:

MODALITY SYMBOLS:

    CT Computed Tomography
    NM Nuclear Medicine
    MR Magnetic Resonance
    US Ultrasound
    DS Digital Subtraction Angiography
    DR Digital Radiography
    OT Other

VALUE REPRESENTATIONS (VR):

    BI 16 bit binary (2's complement except for pixels which are separately labeled)
    BD 32 bit binary, used for group length
    AN ASCII numeric
    AT ASCII text

VALUE TYPES (VT):

    EV Enumerated value for which a list is given in a dictionary
    DF Defined format (AN or AT)
    FF Free form
    HX Hexadecimal number (BI or BD)

VALUE MULTIPLICITY (VM):

    S   Single
    M   Multiple

Teil 18 von Abbildung 309   "ACR-NEMA-Version-2-Dateiformat"

ENUMERATED VALUES:

DATA SET TYPE (0008,0040):

                     IMAGE = 0000
          COMPRESSED IMAGE = 0001
                  GRAPHICS = 0002
                      TEXT = 0003
                    FOLDER = 0010
                     OTHER = 0100
                      NULL = 0101
                IDENTIFIER = 0102
             PRIVATE IMAGE = 8000
           PRIVATE GRAPHIC = 8002
              PRIVATE TEXT = 8003

FOLDER TYPE (0041,0110):

           DATA EXCHANGE = 0001
           TEACHING CASE = 0002
              HARD COPY = 0003
                HISTORY = 0004
                   CASE = 0005
                PATIENT = 0006
               RESEARCH = 0007

NOTES:

All group and data element numbers are in Hex

All dates are given yyyy.mm.dd; with the decimal points explicitly present

All times are given hh:mm:ss.frac (24-hour time); with the colons and points explicitly present

Patient names can be stored as:
- Smith, James C. Jr.
- Smith Jr., J.C.
- Smith, J.
- James C. Smith

Group 0008:   **IDENTIFYING INFORMATION**

GROUP	ELEMENT	NAME	VR	VT	VM	TYPE	DEFAULT
0008	0000	Group Length	BD	HX	S	1	
0008	0001	Length to End of File (in bytes)	BD	HX	S	1	
0008	0010	Recognition Code	AT	EV	S	1	PAPYRUS 2.3
0008	0020	Study Date	AT	DF	S	2	
0008	0021	Series Date	AT	DF	S	3	
0008	0022	Acquisition Date	AT	DF	S	3	
0008	0023	Image Date	AT	DF	S	3	
0008	0030	Study Time	AT	DF	S	2	
0008	0031	Series Time	AT	DF	S	3	
0008	0032	Acquisition Time	AT	DF	S	3	
0008	0033	Image Time	AT	DF	S	3	
0008	0040	Data Set Type	BI	EV	S	1	
0008	0041	Data Set Subtype	AT	FF	S	3	
0008	0060	Modality	AT	EV	S	2	
0008	0070	Manufacturer	AT	FF	S	2	
0008	0080	Institution ID	AT	FF	S	2	
0008	0090	Referring Physician	AT	FF	M	2	
0008	1000	Network ID	AT	FF	S	3	
0008	1010	Station ID	AT	FF	S	2	
0008	1030	Procedure Description	AT	FF	S	3	
0008	1040	Institutional Department	AT	FF	S	3	
0008	1050	Attending Physician	AT	FF	M	3	
0008	1060	Radiologist	AT	FF	M	3	
0008	1070	Operator Identification	AT	FF	M	3	
0008	1080	Admitting Diagnosis	AT	FF	M	3	
0008	1090	Manufacturer Model	AT	FF	S	3	
0008	4000	Comments	AT	FF	M	3	

Group 0009:   **IMAGE FILE INFORMATION (*shadow group)**

GROUP	ELEMENT	NAME	VR	VT	VM	TYPE	DEFAULT
0009	0000	Group Length	BD	HX	S	1	
0009	0080	Owner ID	AT	FF	S	1	PAPYRUS
0009	8000	Original File Name	AT	FF	S	3	
0009	8010	Original File Location	AT	FF	S	3	
0009	8018	Data Set Identifier (DSID)	AT	DF	S	3	

Group 0010:   **PATIENT INFORMATION**

GROUP	ELEMENT	NAME	VR	VT	VM	TYPE	DEFAULT
0010	0000	Group Length	BD	HX	S	1	
0010	0010	Patient Name	AT	FF	S	2	
0010	0020	Patient ID	AT	FF	S	2	
0010	0030	Patient Birthdate	AT	DF	S	2	
0010	0040	Patient Sex	AT	EV	S	2	
0010	1000	Other Patient IDs	AT	FF	M	3	
0010	1001	Other Patient Names	AT	FF	M	3	
0010	1005	Patient's Maiden Name	AT	FF	S	3	
0010	1010	Patient Age	AT	DF	S	3	
0010	1020	Patient Size	AN	FF	S	3	
0010	1030	Patient Weight	AN	FF	S	3	
0010	1040	Patient Address	AT	FF	S	3	
0010	1050	Insurance Plan ID	AT	FF	M	3	
0010	1060	Patient's Mother's Maiden Name	AT	FF	S	3	
0010	4000	Comments	AT	FF	M	3	

Teil 20 von Abbildung 309   "ACR-NEMA-Version-2-Dateiformat"

Group 0018:   ACQUISITION INFORMATION

GROUP	ELEMENT	NAME	VR	VT	VM	TYPE	DEFAULT
0018	0000	Group Length	BD	HX	S	1	
0018	0010	Contrast/Bolus Agent	AT	FF	M	2D	None
0018	0020	Scanning Sequence	AT	FF	M	2	Not applicable
0018	0030	Radionuclide	AT	FF	M	2	
0018	0040	Cine Rate	AN	FF	S	2D	Not applicable
0018	0050	Slice Thickness	AN	FF	S	2	
0018	0060	KVP	AN	FF	M	2	
0018	0070	Counts Accumulated	AN	FF	S	2	
0018	0080	Repetition Time	AN	FF	S	2	
0018	0081	Echo Time	AN	FF	S	2	
0018	0082	Inversion Time	AN	FF	S	2	
0018	0083	Number of Averages	AN	FF	S	3	
0018	0084	Imaging Frequency	AN	FF	S	2	
0018	0085	Imaged Nucleus	AT	FF	S	2	
0018	0086	Echo Number	AN	FF	M	3	
0018	0090	Data Collection Diameter	AN	FF	S	3	
0018	1000	Device Serial Number	AT	FF	S	3	
0018	1010	Film Scanner ID	AT	FF	S	3	
0018	1020	Software Version	AT	FF	S	3	
0018	1030	Protocol	AT	FF	S	3	
0018	1040	Contrast/bolus Route	AT	FF	M	3	
0018	1041	Contrast/bolus Volume	AN	FF	M	3	
0018	1042	Contrast/bolus Start Time	AT	DF	M	3	
0018	1043	Contrast/bolus Stop Time	AT	DF	M	3	
0018	1044	Contrast/bolus Total Dose	AN	FF	M	3	
0018	1050	Spatial Resolution	AN	FF	M	3	
0018	1060	Trigger Time	AN	FF	S	3	
0018	1070	Radionuclide Route	AT	FF	M	3	
0018	1071	Radionuclide Volume	AN	FF	M	3	
0018	1072	Radionuclide Start Time	AT	DF	M	3	
0018	1073	Radionuclide Stop Time	AT	DF	M	3	
0018	1074	Radionuclide Total Dose	AN	FF	M	3	
0018	1100	Reconstruction Diameter	AN	FF	S	3	
0018	1110	Distance Source to Detector	AN	FF	S	3	
0018	1111	Distance Source to Patient	AN	FF	S	3	
0018	1120	Gantry Tilt	AN	FF	S	3	
0018	1130	Table Height	AN	FF	S	3	
0018	1140	Rotation Direction	AT	EV	S	3	
0018	1150	Exposure Time	AN	FF	S	3	
0018	1151	Exposure Rate	AN	FF	S	3	
0018	1152	Exposure	AN	FF	S	3	
0018	1160	Filter Type	AT	FF	M	3	
0018	1170	Generator Power	AN	FF	S	3	
0018	1180	Collimator/grid	AT	FF	M	3	
0018	1190	Focal Spot	AN	FF	M	3	
0018	1200	Date of Last Calibration	AT	DF	M	3	
0018	1201	Time of Last Calibration	AT	DF	M	3	
0018	1210	Convolution Kernel	AT	FF	M	3	
0018	1240	Upper/Lower Pixel Values	AN	FF	M	3	
0018	1242	Data Acquisition Duration	AN	FF	S	3	
0018	1243	Count Rate	AN	FF	S	3	
0018	1250	Receiving Coil	AT	FF	S	3	
0018	1251	Transmitting Coil	AT	FF	S	3	
0018	1260	Screen Type	AT	FF	S	3	
0018	1261	Phosphor Type	AT	FF	S	3	
0018	4000	Comments	AT	FF	M	3	
0018	5000	Output Power	AN	FF	S	3	
0018	5010	Transducer Data	AT	FF	M	3	
0018	5020	Preprocessing Function	AT	FF	S	3	
0018	5021	Postprocessing Function	AT	FF	S	3	
0018	5030	Dynamic Range	AN	FF	S	3	
0018	5040	Total Gain	AN	FF	S	3	
0018	5050	Depth of Scan Field	AN	FF	S	3	
0018	5100	Patient Position	AT	FF	S	3	

Teil 21 von Abbildung 309   "ACR-NEMA-Version-2-Dateiformat"

Group 0020: RELATIONSHIP INFORMATION

GROUP	ELEMENT	NAME	VR	VT	VM	TYPE	DEFAULT
0020	0000	Group Length	BD	HX	S	1	
0020	0010	Study	AN	FF	S	2	
0020	0011	Series	AN	FF	S	2D	1
0020	0012	Acquisition	AN	FF	S	2D	1
0020	0013	Image	AN	FF	S	2D	1
0020	0020	Patient Orientation	AT	EV	M	2	
0020	0030	Image Position	AN	FF	M	2	
0020	0035	Image Orientation	AN	FF	M	2D	1\0\0\0\1\0
0020	0050	Location	AN	FF	S	2	
0020	0060	Laterality	AT	EV	S	2D	Not paired Structure
0020	0070	Image Geometry Type	AT	FF	S	2D	Planar
0020	0080	Masking Image	AT	DF	M	2D	Not subtraction image
0020	1000	Series in Study	AN	FF	S	3	
0020	1001	Acquisitions in Series	AN	FF	S	3	
0020	1002	Images in Acquisition	AN	FF	S	3	
0020	1020	Reference	AT	DF	M	3	
0020	1040	Position Reference Indicator	AT	FF	S	3	
0020	1041	Slice Location	AN	FF	S	3	
0020	1070	Other Study Numbers	AN	FF	M	3	
0020	3100-31FF	Source Image ID's	AT	DF	M	2D	No Composite
0020	3401	Modifying Device ID	AT	FF	M	2D	Not a modified image
0020	3402	Modified Image ID	AT	FF	M	2D	Not a modified image
0020	3403	Modified Image Date	AT	DF	M	2D	Not a modified image
0020	3404	Modifying Device Manufacturer	AT	FF	M	2D	Not a modified image
0020	3405	Modified Image Time	AT	DF	M	2D	Not a modified image
0020	3406	Modified Image Description	AT	FF	M	2D	Not a modified image
0020	4000	Comments	AT	FF	M	3	
0020	5000	Original Image Identification	BI	HX	M	2D	0008 1010 0008 0020 0020 0010 0020 0011 0020 0012 0020 0013
0020	5002	Original Image ID Nomenclature	AT	FF	M	2D	ID\Date\Study\Series\Acquisition\Image

Group 0021: PROCESSING INFORMATION (*shadow group)

GROUP	ELEMENT	NAME	VR	VT	VM	TYPE	DEFAULT
0021	0000	Group Length	BD	HX	S	1	
0021	0080	Owner ID	AT	FF	S	1	PAPYRUS
0021	80xx	*reserved for future use*					

Group 0028: IMAGE PRESENTATION

GROUP	ELEMENT	NAME	VR	VT	VM	TYPE	DEFAULT
0028	0000	Group Length	BD	HX	S	1	
0028	0005	Image Dimensions	BI	HX	S	1D	2
0028	0010	Rows	BI	HX	S	1	
0028	0011	Columns	BI	HX	S	1	
0028	0030	Pixel Size	AN	FF	M	2	
0028	0040	Image Format	AT	EV	S	1D	RECT
0028	0050	Manipulated Image	AT	FF	M	2D	Not altered
0028	0060	Compression Code	AT	EV	S	1D	NONE
0028	0100	Bits Allocated	BI	HX	S	1D	16
0028	0101	Bits Stored	BI	HX	S	1D	Bits allocated
0028	0102	High Bit	BI	HX	S	1D	Number of bits stored-1
0028	0103	Pixel Representation	BI	EV	S	1D	1
0028	0104	Smallest Pixel Value	BI	HX	S	2D	Smallest value allowed
0028	0105	Largest Pixel Value	BI	HX	S	2D	Largest value allowed
0028	0200	Image Location	BI	DF	S	1D	7FEO
0028	1050	Window Center	AN	FF	M	3	
0028	1051	Window Width	AN	FF	M	3	
0028	1052	Rescale Intercept	AN	FF	M	3	
0028	1053	Rescale Slope	AN	FF	M	3	
0028	1080	Gray Scale	AT	EV	S	3	
0028	1100	Lookup Table Descriptors-Gray	BI	HX	M	2D	No lookup table
0028	1101	Lookup Table Descriptors-Red	BI	HX	M	2D	No lookup table
0028	1102	Lookup Table Descriptors-Green	BI	HX	M	2D	No lookup table
0028	1103	Lookup Table Descriptors-Blue	BI	HX	M	2D	No lookup table
0028	1200	Lookup Data - Gray	BI	DF	M	2D	No lookup table
0028	1201	Lookup Data - Red	BI	DF	M	2D	No lookup table
0028	1202	Lookup Data - Green	BI	DF	M	2D	No lookup table
0028	1203	Lookup Data -Blue	BI	DF	M	2D	No lookup table
0028	4000	Comments	AT	FF	M	3	

Teil 22 von Abbildung 309   ″ACR-NEMA-Version-2-Dateiformat″

Group 0040:   **TEXT**

GROUP	ELEMENT	NAME	VR	VT	VM	TYPE	DEFAULT
0040	0000	Group Length	BD	HX	S	1	
0040	0010	Arbitrary	AT	FF	M	1	
0040	4000	Comments	AT	FF	M	3	

Group 0041:   **FOLDER INFORMATION (*shadow group)**

GROUP	ELEMENT	NAME	VR	VT	VM	TYPE	DEFAULT
0041	0000	Group Length	BD	HX	S	1	
0041	0080	Owner ID	AT	FF	S	1	PAPYRUS
0041	8000	Comments	AT	FF	M	3	
0041	8010	Folder Type	BI	EV	S	1	
0041	8011	Parent Folder Data Set ID	AT	DF	S	3	
0041	8020	Folder Name	AT	FF	S	3	
0041	8030	Creation Date	AT	DF	S	2	
0041	8032	Creation Time	AT	DF	S	3	
0041	8034	Modified Date	AT	DF	S	3	
0041	8036	Modified Time	AT	DF	S	3	
0041	8040	Owner Name	AT	FF	M	3	
0041	8050	Folder Status	AT	FF	S	3	
0041	8060	Number of Images	BD	HX	S	1	
0041	8062	Number of Other	BD	HX	S	2D	0
		Folder Elements - External References					
0041	80A0	Folder Element DSID	AT	DF	M	2	
0041	80A1	Folder Element Data Set Type	BI	EV	M	2	
0041	80A2	Folder Element File Location	AT	FF	M	2	
0041	80A3	Folder Element Length	BD	HX	M	2	
		Folder Elements - Internal References					
0041	80B0	Folder Element DSID	AT	DF	M	2	
0041	80B1	Folder Element Data Set Type	BI	EV	M	2	
0041	80B2	Offset to Data Set (from beg. of file)	BD	HX	M	2	
0041	80B3	Offset to Image (from beg. of file)	BD	HX	M	2	

Teil 23 von Abbildung 309   "ACR-NEMA-Version-2-Dateiformat"

Group 6000-
60E1 (even):   **OVERLAY**

GROUP	ELEMENT	NAME	VR	VT	VM	TYPE	DEFAULT
60XX	0000	Group Length	BD	HX	S	1	
60XX	0010	Rows	BI	HX	S	1D	Same as Group 0028
60XX	0011	Columns	BI	HX	S	1D	Same as Group 0028
60XX	0040	ROI	AT	EV	S	1D	R
60XX	0050	Origin	BI	HX	M	1D	0001, 0001
60XX	0060	Compression Code	AT	EV	S	1D	None
60XX	0100	Bits Allocated	BI	HX	S	1D	Same as (0028,0100)
60XX	0102	Bits Position	BI	HX	S	1D	Same as (0028,0101)
60XX	0110	Overlay Format	AT	EV	S	1D	Same as (0028,0040)
60XX	0200	Overlay Location	BI	HX	S	1D	This group (60XX,3000)
60XX	1100	Overlay Descriptor Gray	BI	HX	S	2D	0
60XX	1101	Overlay Descriptor Red	BI	HX	S	2D	0
60XX	1102	Overlay Descriptor Green	BI	HX	S	2D	0
60XX	1103	Overlay Descriptor Blue	BI	HX	S	2D	0
60XX	1200	Overlays Gray	BI	HX	M	2D	No Table
60XX	1201	Overlays Red	BI	HX	M	2D	No Table
60XX	1202	Overlays Green	BI	HX	M	2D	No Table
60XX	1203	Overlays Blue	BI	HX	M	2D	No Table
60XX	1301	ROI Area	AN	FF	S	3	
60XX	1302	ROI Mean	AN	FF	S	3	
60XX	1303	ROI Standard Deviation	AN	FF	S	3	
60XX	3000	Overlay Data	BI	DF	M	1D	Data not in this group
60XX	4000	Comments	AT	FF	M	3	

Group 7FE0:   **PIXEL DATA**

GROUP	ELEMENT	NAME	VR	VT	VM	TYPE	DEFAULT
7FE0	0000	Group Length	BD	HX	S	1	
7FE0	0010	Pixel Data	BI	DF	M	1	

Teil 24 von Abbildung 309   "ACR-NEMA-Version-2-Dateiformat"

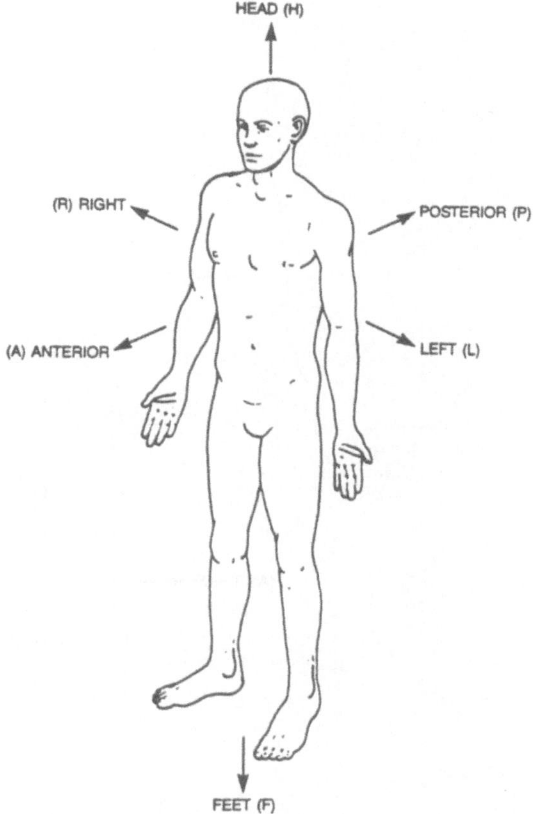

Teil 25 von Abbildung 309   "ACR-NEMA-Version-2-Dateiformat"

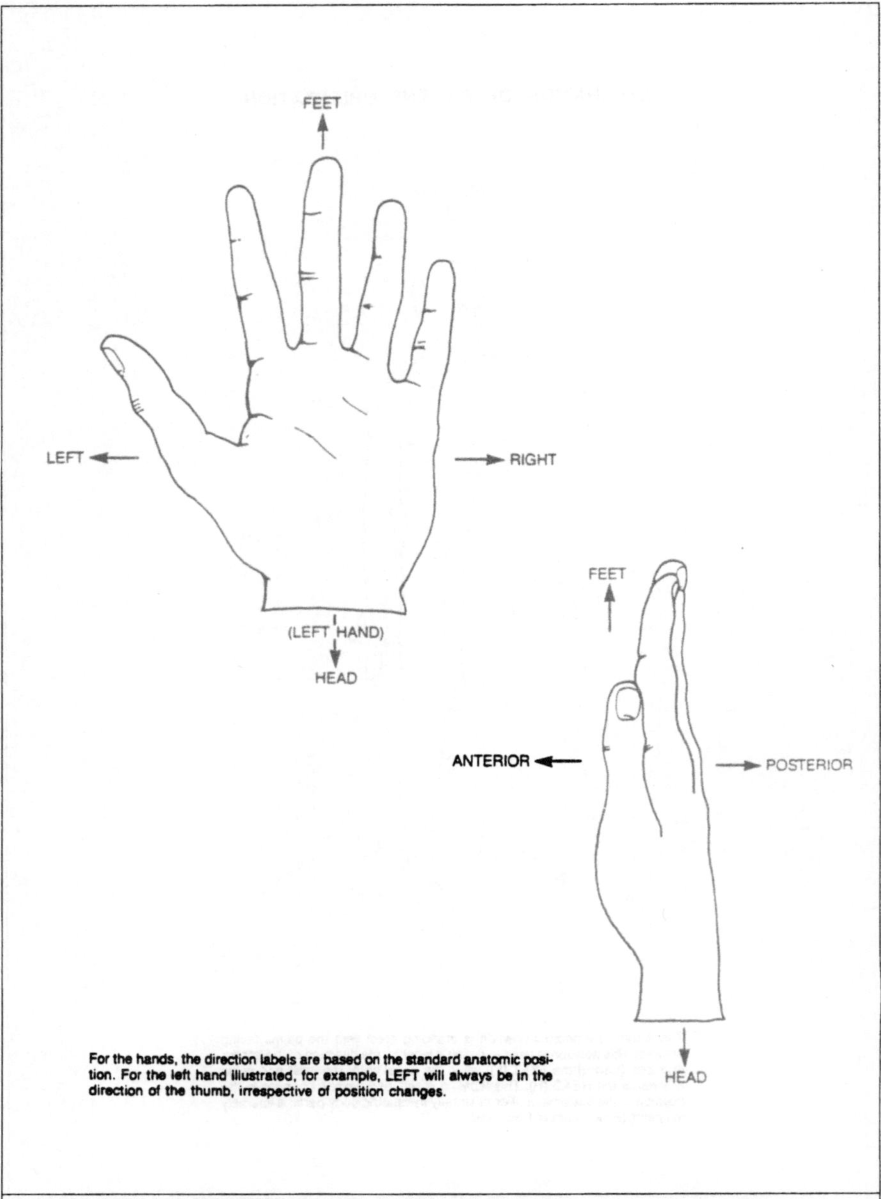

Teil 26 von Abbildung 309   ″ACR-NEMA-Version-2-Dateiformat″

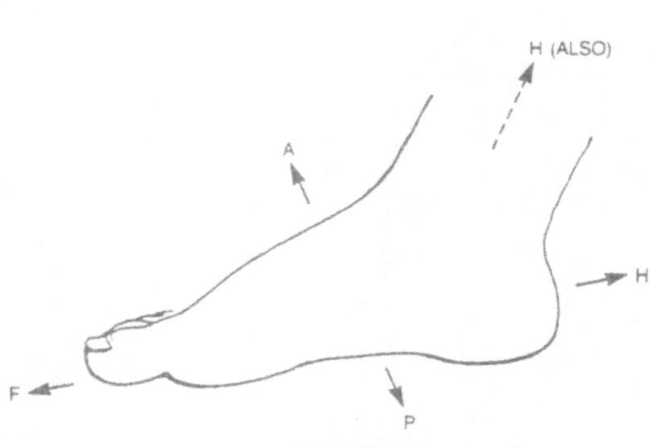

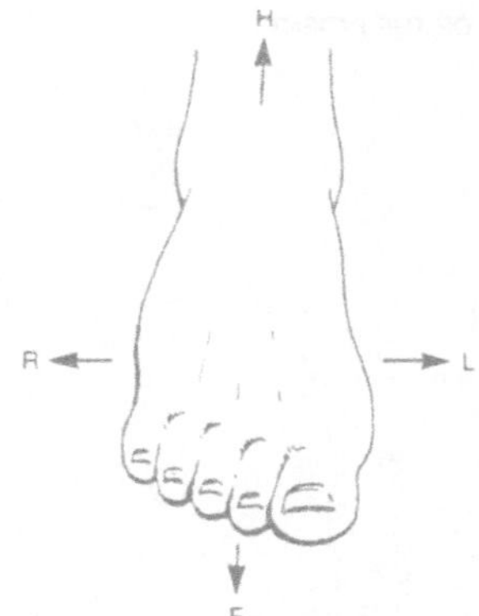

As for the hand, the direction labels are based on the foot in the standard anatomic position. For the right foot, for example, RIGHT will be in the direction of the 5th toe. This assignment will remain constant through movement or positioning of the extremity. This is also true of the HEAD and FOOT directions.

Teil 27 von Abbildung 309   "ACR-NEMA-Version-2-Dateiformat"

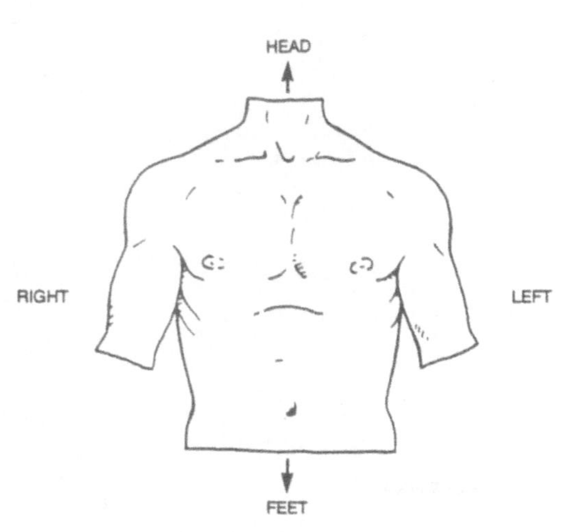

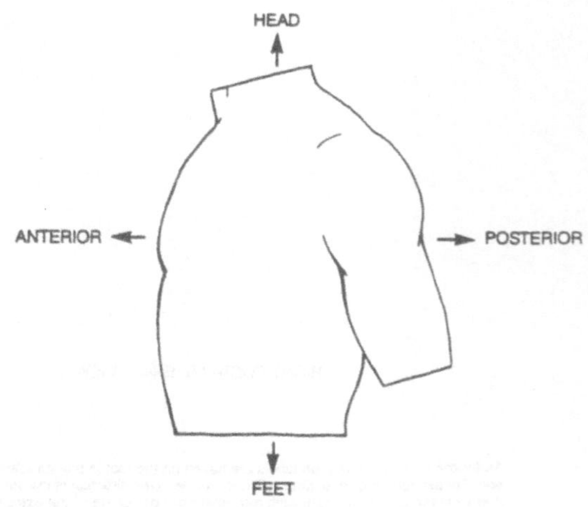

Anterior and left lateral views of the patient. In the view of the left side (bottom illustration) the left arm has been drawn posteriorly.

Teil 28 von Abbildung 309   "ACR-NEMA-Version-2-Dateiformat"

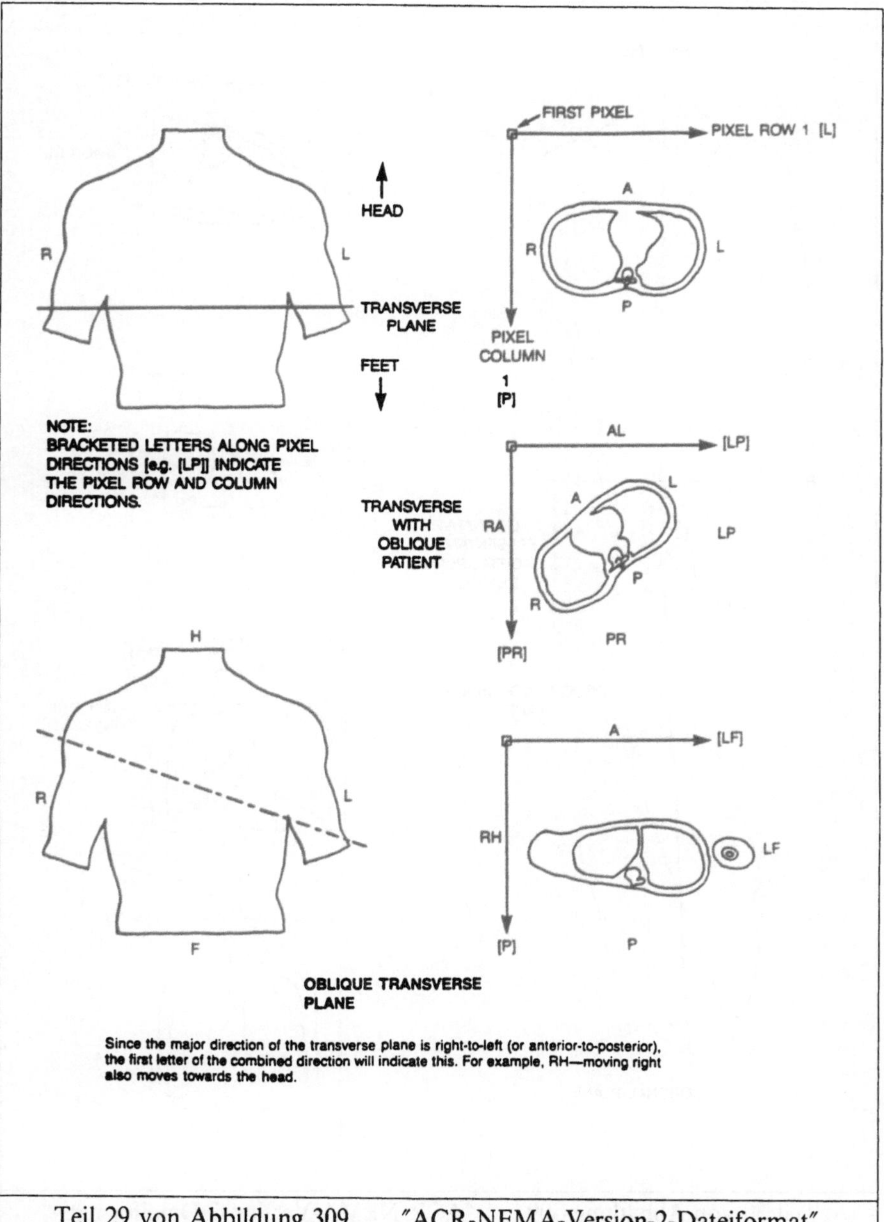

Teil 29 von Abbildung 309   "ACR-NEMA-Version-2-Dateiformat"

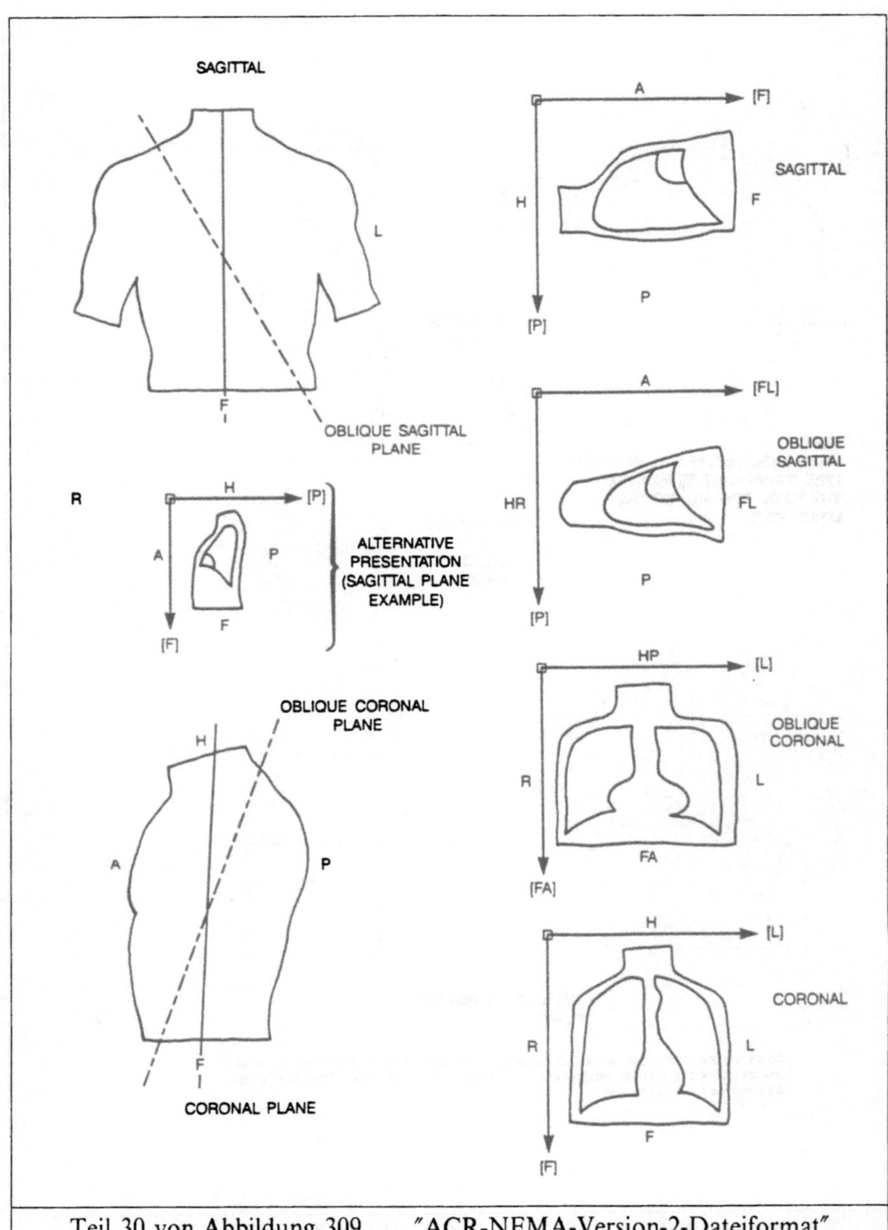

Teil 30 von Abbildung 309   ″ACR-NEMA-Version-2-Dateiformat″

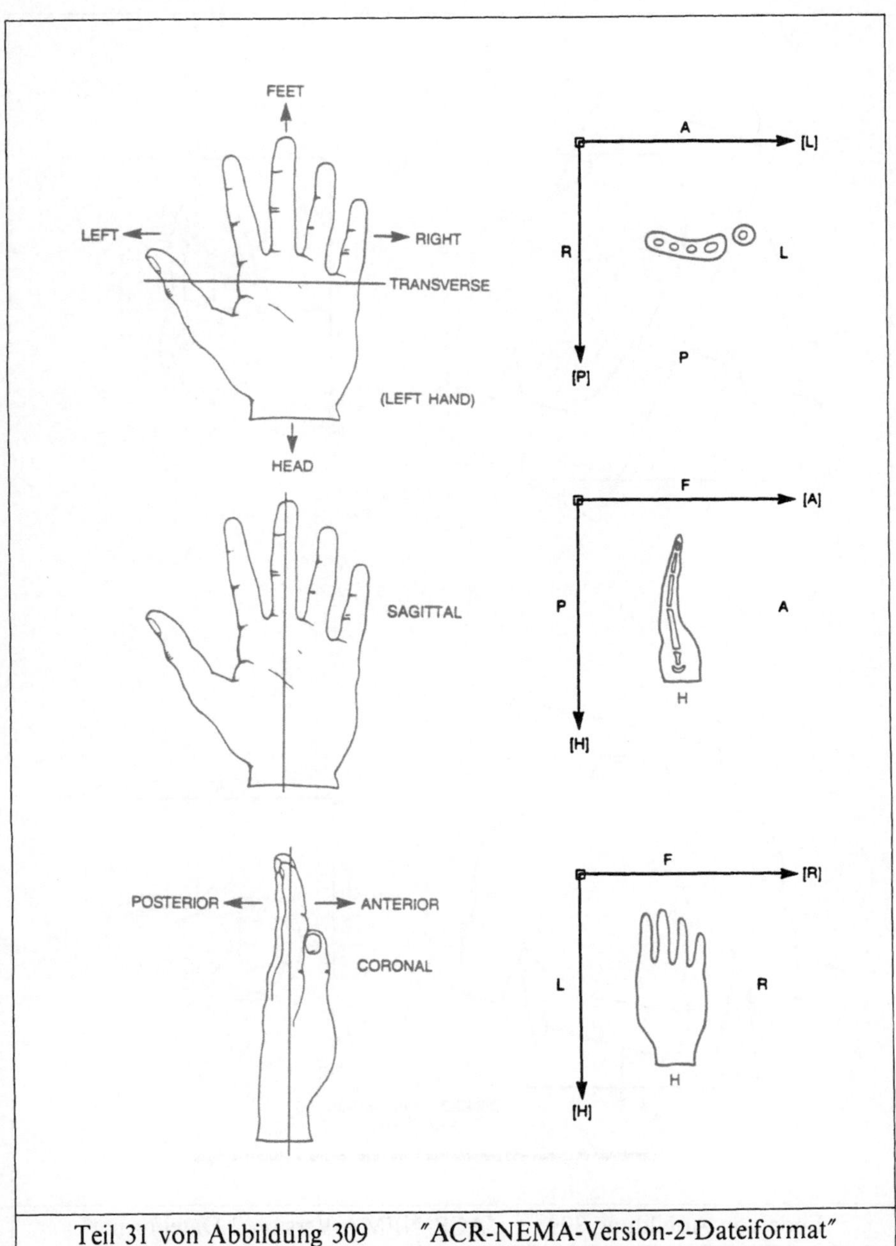

Teil 31 von Abbildung 309   "ACR-NEMA-Version-2-Dateiformat"

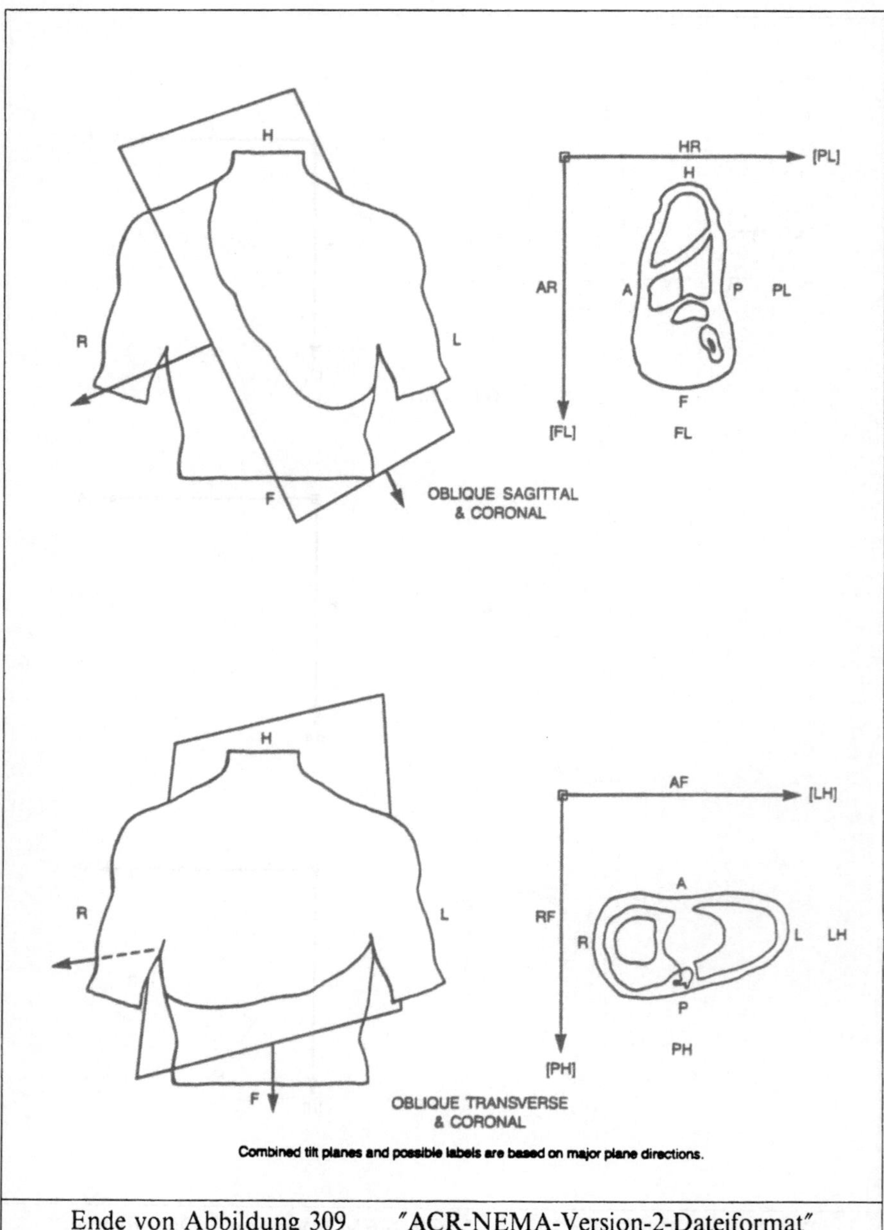

Ende von Abbildung 309   "ACR-NEMA-Version-2-Dateiformat"

Farbtafeln

(Bildbeschreibungen finden Sie auf den Seiten 341f.)

(Bildbeschreibungen finden Sie auf den Seiten 341f.)

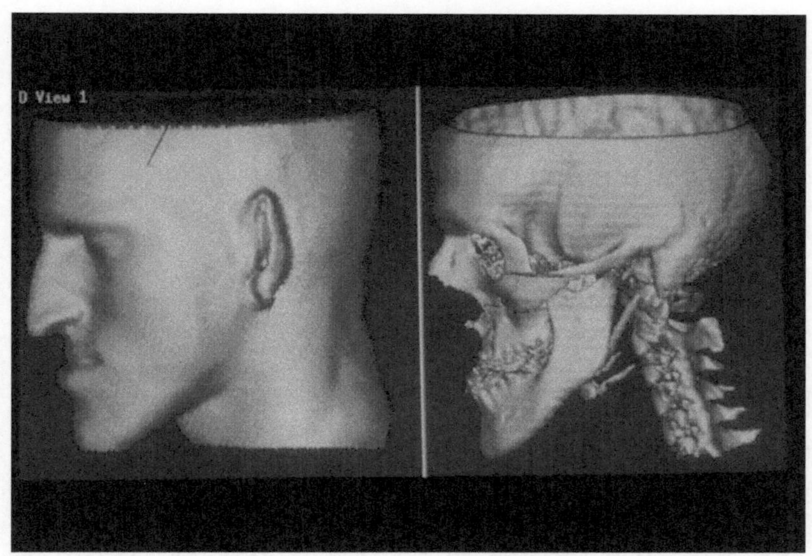

Abbildung 1

Abbildung 2

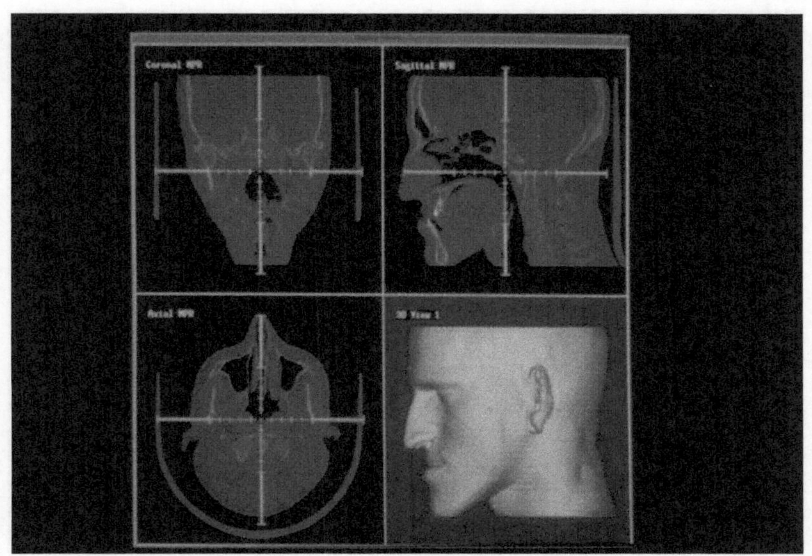

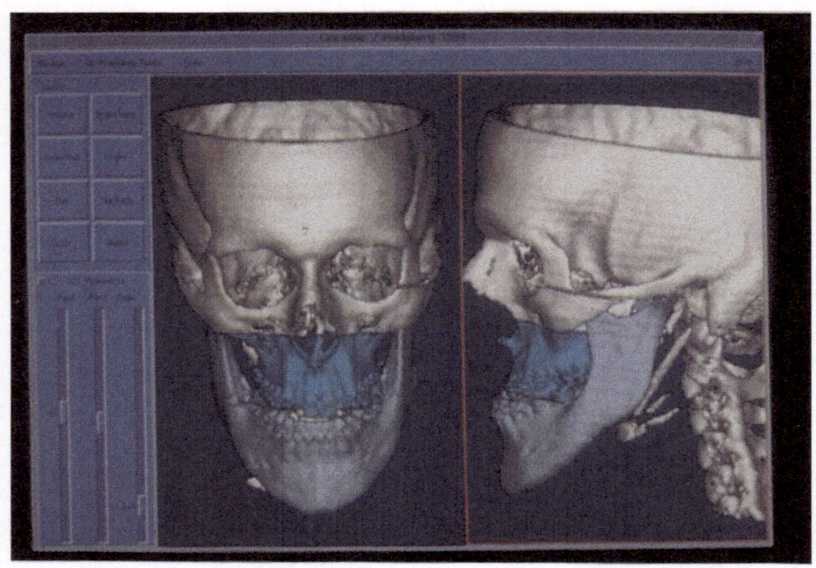

Abbildung 3

Abbildung 4

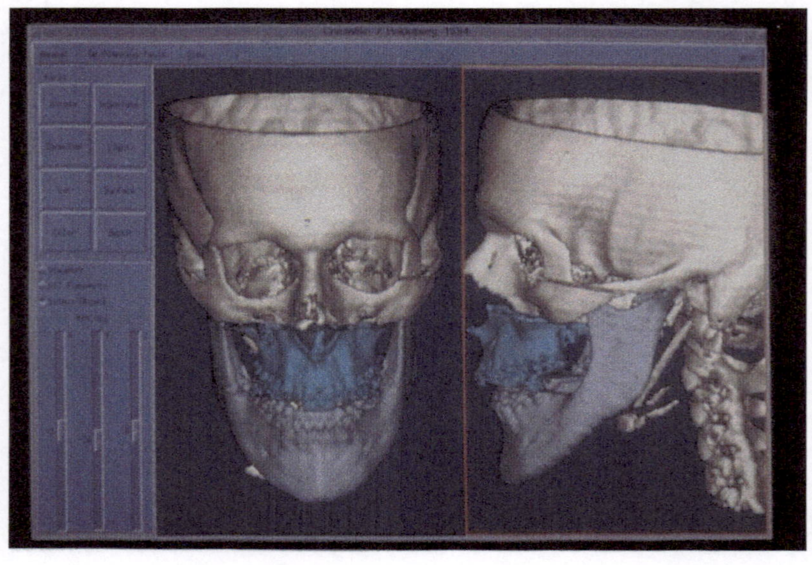

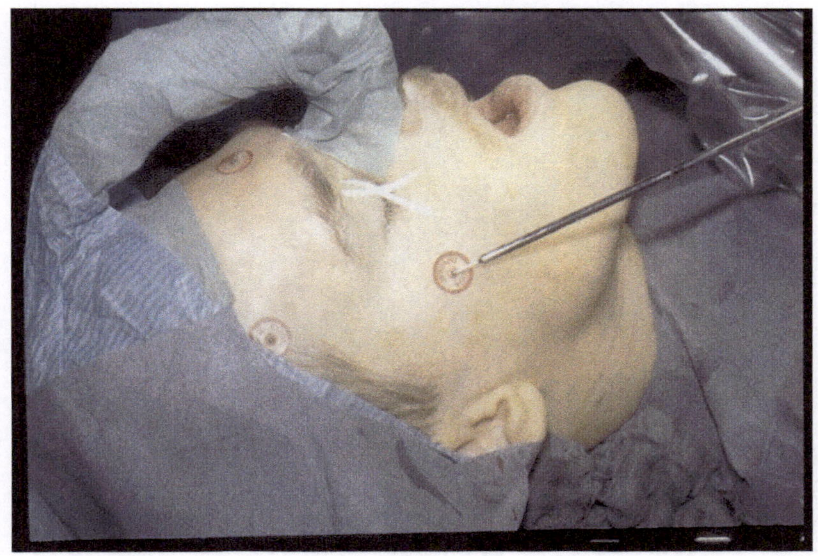

Abbildung 5

Abbildung 6

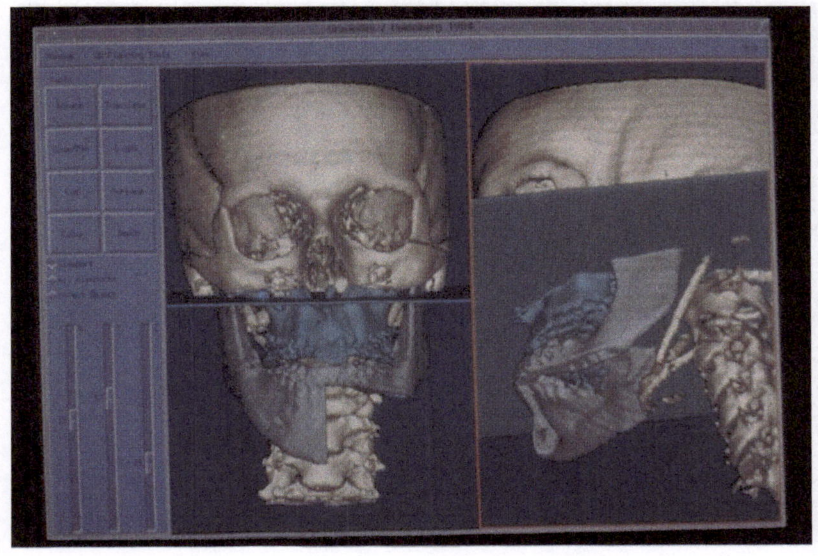

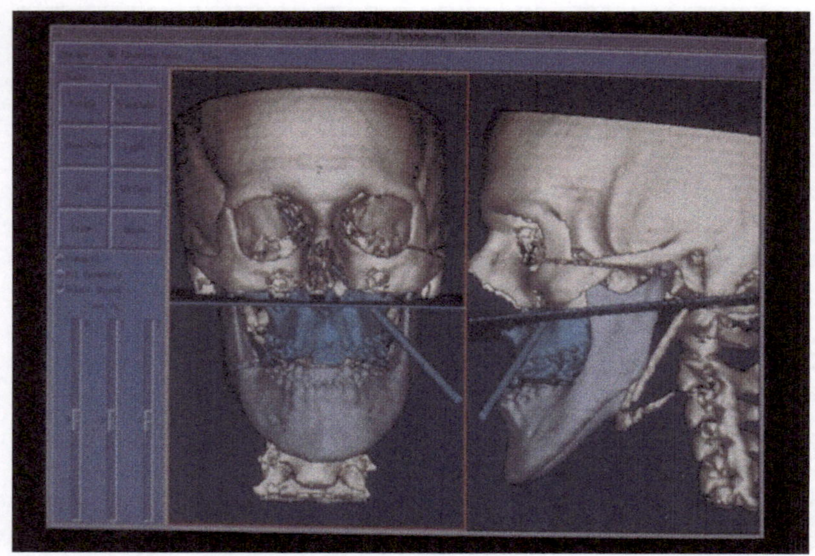

Abbildung 7

Abbildung 8

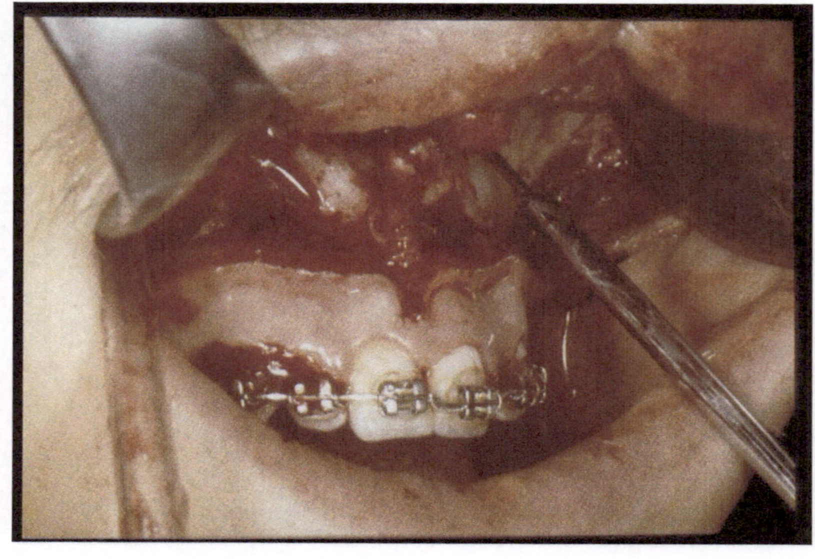

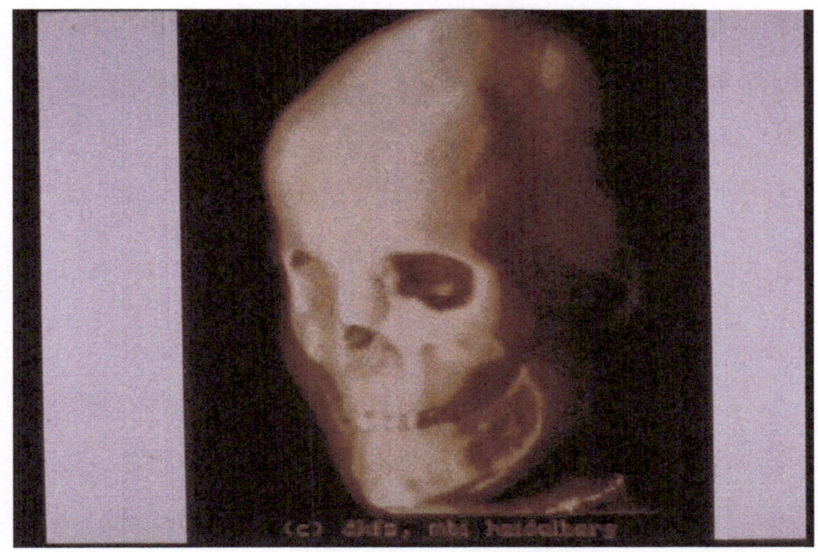

Abbildung 9

Abbildung 10

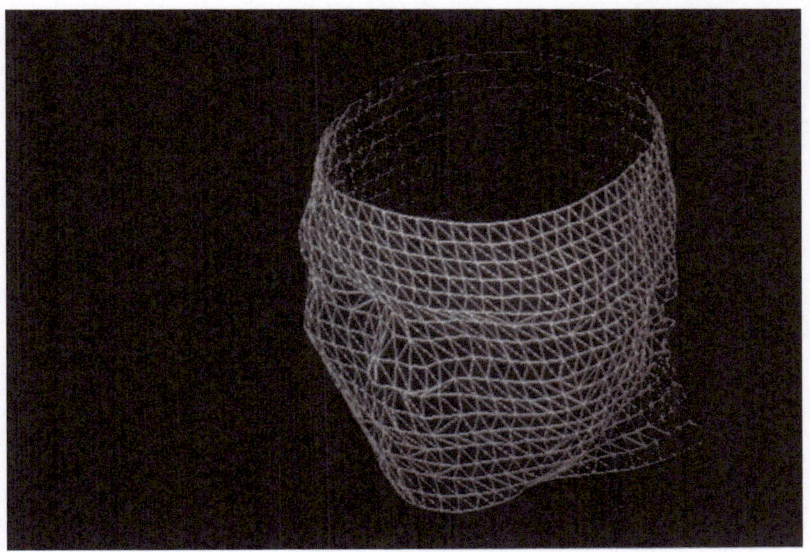

FARBBILDTAFEL

Abbildung 1: Gezeigt wird die 3D-Rekonstruktion der Hautoberfläche (links) sowie der knöchernen Schädelregion (rechts) des Patienten B[740].

Abbildung 2: Dies ist das Standard-Layout für die Visualisierung im Rahmen der Viewing-Wand-Anwendung. Sie besteht aus den drei Draufsichten und der 3D-Rekonstruktion. In letzterer sind ebenfalls die Markierungspunkte/Fiducials auf Wange und Stirn erkennbar (siehe auch Abbildung 5).

Abbildung 3: Hier werden die drei Objekte Unterkiefer, Oberkiefer und restliche Schädelregion in der 3D-Visualisierung des CranioSim-Systems gezeigt, dies zu Beginn der Planungsphase. D.h. die Objekte haben noch die ursprüngliche Positionierung/Lage zueinander. Der Vorteil zweier Viewports wird deutlich (der rechte, rot umrandete Viewport ist derzeit aktiv).

Abbildung 4: Im Rahmen der Operationsplanung wurde der Oberkiefer vorverlagert, dies wird bei einem Vergleich zu Abbildung 3 deutlich.

Abbildung 5: Das Op-Life-Bild verdeutlicht den Registrierungsprozeß. Mit der Sonde wurde ein Markierungspunkt/Fiducial angefahren. Die Fiducials wurden bereits vor der CT-Abtastung am Patienten angebracht, so daß diese in den CT-Daten erkennbar sind (siehe Abbildung 2).

Abbildung 6: Für eine bessere Orientierung im Rahmen des Freischneidens bzw. -sägens des Oberkiefers wurde in der Planungsansicht eine Le-Fort-Ebene plaziert. Ferner ist im rechten Viewport die Betrachterposition verändert worden, um die Position der Le-Fort-Ebene in bezug auf den Kiefer besser zu erkennen. Im Unterkiefer wurde - zur Demonstration - ein Teilbereich herausgeschnitten (Cutting).

Abbildung 7: In Verbindung mit einer Orientierung an der Visualisierung des per CranioSim-System erstellten Planungsmodells (siehe Abbildung 5 und 6) wurde mit der Sonde während der Operation ein Punkt am Oberkiefer angefahren. Dies zur Markierung eines Stützpunktes für das spätere Sägen.

---

[740]: siehe Abschnitt 4.3.1

Abbildung 8: Dies zeigt die reale Sonde am Oberkiefer des Patienten in der zu
Abbildung 7 korrespondierenden Position.

Abbildung 9: Dieses Bild zeigt eine Schädel-Visualisierung mittels des in [Mein-
zer_HeidelbergRayTracing] vorgestellten Volume-Renderers[741].

Abbildung 10: Es handelt sich um eine Triangulation der Hautoberfläche[742].

[741]: Diese Abbildung wurde uns freundlicherweise von Herrn Meinzer (DKFZ, Heidelberg) zur
Verfügung gestellt.
[742]: Diese Abbildung wurde uns freundlicherweise von Herrn Pommert, Mitarbeiter von Herrn
Professor Höhne am Institut für Mathematik und Informatik in der Medizin, Universitätsklinik Eppendorf, Hamburg zur Verfügung gestellt.

ABKÜRZUNGSVERZEICHNIS

2D: zweidimensional

3D: dreidimensional

Bv: Bit-Volumen

BV: Bildverstärker

CAS: Computer Aided/Assisted Surgery

CASE: Computer Aided Software Engineering

CASP: Computer Aided/Assisted Surgical Planning

CR: Computed Radiography

CT: Computer-Tomograph(ie)

DR: Digitale Radiographie

FDA: Food and Drug Administration

FEM: Finite-Element-Methode

GIF: Graphics Interchange Format

GMP: Good Manufacturing Practices

HU: Hounsfield-Unit

IAP: Imaging Applications Platform

IDE: Investigational Device Exemption

IMAC: Image Management and Communication System

ISG: keine Abkürzung, ein Firmenname

ISO: International Standardization Organization

KS: Koordinatensystem

LED: Leuchtdiode

m.Ä.ü.a.: mit Änderungen übernommen aus

MR: Magnet-Resonanz-Tomograph(ie)

MÜF: Modulations-Übertragungs-Funktion

MZK: Mund-Kiefer-Gesichtschirurgie

Op: Operationssaal oder auch Operation

OSI: Open Systems Interconnection

PACS: Picture Archiving and Communication System

PC: Personal Computer

PDP: Product Development Protocol

PET: Positronen-Emissions-Tomographie

PMA: Premarket Approval Application

PMN: Premarket Notification

SEU: Software-Entwicklungsumgebung

SPECT: Single-Photon-Emissions-(Computer-)Tomographie

SPI: Standard Product Interconnect

US: Ultraschall

VOI: Volume of Interest

LITERATURVERZEICHNIS

(1) *[ACRNEMA_300_1985]:* ACR-NEMA, Digital Imaging and communications, ACR-NEMA publication no. 300, 1985, Washington D.C.

(2) *[ACRNEMA_DICOM_Part_1]:* ACR-NEMA, ACR-NEMA V3.0 - Digital Image and Communications in Medicine (DICOM) - Part 1: Introduction and Overview, Status: Final Draft, 27. März 1992.

(3) *[ACRNEMA_DICOM_Part_2]:* ACR-NEMA, ACR-NEMA V3.0 - Digital Image and Communications in Medicine (DICOM) - Part 2: Conformance, Status: Working Draft, 18. Juli 1991.

(4) *[ACRNEMA_DICOM_Part_3]:* ACR-NEMA, ACR-NEMA V3.0 - Digital Image and Communications in Medicine (DICOM) - Part 3: Information Object Definitions, Status: Draft for Informal Review Version 0.6, 18. November 1992.

(5) *[ACRNEMA_DICOM_Part_4]:* ACR-NEMA, ACR-NEMA V3.0 - Digital Image and Communications in Medicine (DICOM) - Part 4: Service Class Specifications, Status: Draft for Informal Review Version 1.0, 18. November 1992.

(6) *[ACRNEMA_DICOM_Part_5]:* ACR-NEMA, ACR-NEMA V3.0 - Digital Image and Communications in Medicine (DICOM) - Part 5: Data Structures and Semantics, Status: Working Draft 1.9B, 4. März 1993.

(7) *[ACRNEMA_DICOM_Part_6]:* ACR-NEMA, ACR-NEMA V3.0 - Digital Image and Communications in Medicine (DICOM) - Part 6: Data Dictionary, Status: Draft for Informal Review Version 0.6, 18. November 1992.

(8) *[ACRNEMA_DICOM_Part_7]:* ACR-NEMA, ACR-NEMA V3.0 - Digital Image and Communications in Medicine (DICOM) - Part 7: Message Exchange, Status: Draft for Informal Review Version 0.22, 18. November 1992.

(9) *[ACRNEMA_DICOM_Part_8]:* ACR-NEMA, ACR-NEMA V3.0 - Digital Image and Communications in Medicine (DICOM) - Part 8: Network Communication Support for Message Exchange, Status: Final Draft for Letter Ballot, 27. März 1992.

(10) *[ACRNEMA_DICOM_Part_9]:* ACR-NEMA, ACR-NEMA V3.0 - Digital Image and Communications in Medicine (DICOM) - Part 9: Point-to-Point Communication Support for Message Exchange, Status: Draft for Informal Review Version 0.9, 15. Oktober 1992.

(11) *[ACRNEMA_Standard_1]:* ACR-NEMA, The ACR-NEMA Standard, Connect with the ACR-NEMA Standard, Informationsbroschüre (Faltblatt), 1992.

(12) *[Adam_CAS1]:* Adams, L., Knepper, A., Krybus, W., Meyer-Ebrecht, D., Pfeiffer, G., Rüger, R., Witte, M., Orientation Aid for Head and Neck Surgeons, Innov. Techn. Biol. Med., Vol. 13, Nr. 4, 1992, Seite 410-424.

(13) *[Aesculap_3DVerfahren]:* Aesculap, Das 3C-Verfahren, Bericht zu Forschung und Entwicklung.

(14) *[AGFA_LaserImager]:* AGFA, Matrix Compact L, Laser Imaging Center, Produktinformation, 1993.

(15) *[Ahlers_IndustrBildver]:* Ahlers, R.-J., Warnecke, H.J., Industrielle Bildverarbeitung, Addison-Wesley, München, 1991.

(16)   *[akadeMIe_CompMedizin]:* akadeMIe, Sommerschule: Computergestützte Methoden der Signal-
       und Bildverarbeitung in der Medizin, 1993.

(17)   *[Altobelli_3DPlanCranio]:* Altobelli, D.E., Kikinis, R., Mulliken, J.B., et. al., Computer-Assi-
       sted Three-Dimensional Planning in Craniofacial Surgery, Plast. Reconstr. Surgery, Vol. 92,
       1993, Seite 576-585.

(18)   *[Barillot_CompMed]:* Barillot, C., Gibaud, B., Lis, O., et. al., Computer Graphics in Medicine:
       A Survey, CRC Critical Reviews in Biomedical Engineering, Volume 15, Issue 4 (1988), Seite
       269-307.

(19)   *[Balzert_CASE]:* Balzert, H., CASE, Systeme und Werkzeuge, 3. Auflage, BI-Verlag, Mann-
       heim, 1991.

(20)   *[Becker_Numerik]:* Becker, J., Dreyer, H.-J., Haacke, W., Nabert, R., Numerische Mathematik
       für Ingenieure, B.G. Teubner, 2. Auflage, Stuttgart, 1985.

(21)   *[Beomonte_EthicLegal]:* B. Beomonte Zobel, Wein, B., Osteaux, M., Passariello, R., Ethical and
       Legal Issues about IMAC in Different European Countries, Computer Assisted Radiology, Proc.
       CAR'93, Springer, Berlin, 1993, Seite 209-214.

(22)   *[Bertsch_Bildsegment]:* Bertsch, H., Die selbsterlernende topologische Merkmalskarte zur Bild-
       segmentierung und Klassifikation, Deutsches Krebsforschungszentrum Heidelberg, MBI Techni-
       cal Report, 1988.

(23)   *[Besl_OptImagingSensor]:* Besl, P.J., Active Optical Range Imaging Sensors, Machine Vision
       and Applications, Vol. 1, 1988, Seite 127-152.

(24)   *[Bidgood_AcrNema_1]:* Bidgood, W.D., Horii, S.C., The ACR-NEMA DICOM Standard, In-
       formation Model, Commands, and Network Protocols, als Kopie erhalten auf der NATO-Ta-
       gung (Heidelberg, DKFZ, 24.4.1993) mit Herrn Professor Vannier.

(25)   *[Bidgood_DICOM_Introduc]:* Bidgood, W.D., Horii, S.C., Introduction to the ACR-NEMA
       DICOM Standard, als Kopie erhalten auf der NATO-Tagung (Heidelberg, DKFZ, 24.4.1993)
       mit Herrn Professor Vannier.

(26)   *[Blödel_Predict]:* Blödel, V., Fedtke, S. (Hrsg.), Predict, Vieweg-Verlag, Wiesbaden, 1994.

(27)   *[Blum_IPI]:* Blum, C., Stephan, E.-M., Using ISO/IEC's Image Interchange Facility (IIF) for
       Medical Image Data Communication, Computer Assisted Radiology, Proc. CAR'93, Springer,
       Berlin, 1993, Seite 241-247.

(28)   *[Boissonnant_ShapeRecon]:* Boissonnant, J.D., Shape Reconstruction from Planar Cross Secti-
       ons, Computer Vision Graphics Image Processing 44, 1 (1988), Seite 1-29.

(29)   *[Bomans_3DSegment_1]:* Bomans, M., Höhne, K.H., Tiede, U., Riemer, M., 3D-Segmentierung
       of MR-Images of the Head for 3D-Display, IEEE Trans. Med. Imaging MI-9, 2 (1990), Seite
       177-183.

(30)   *[Bomans_3DSegment_2]:* Bomans, M., Riemer, M., Tiede, U., Höhne, K.H., 3D-Segmentierung
       von Kernspin-Tomogrammen; in: Paulus, E. (Ed.), Mustererkennung 1987, Proc. 9 DAGM-
       Symposium, Springer-Verlag, Berlin, 1987, Seite 231-235.

(31)   *[Born_ReferenzDateiform]:* Born, G., Referenzhandbuch Dateiformate, Addison-Wesley,
       München, 1990.

(32)   *[BRD_MedGeräteVerord]:* Zusammenstellung der Bauartenzulassungen medizinisch-technischer
       Geräte der Gruppen 1 und 2 nach der Medizingeräteverordnung vom 27. Mai 1993 - Zusam-
       menstellung des Wortlauts der Medizingeräteverordnung - Grundsätze für die sicherheitstechni-
       sche Prüfung nach Paragraph 28 Absatz 2 in Verbindung mit Paragraph 27 der

Medizingeräteverordnung und entsprechenden Prüfungen vom 11. Juni 1992, Bundesanzeiger, ISSN 0720-6100.

(33) *[BRD_MedProdGesetz]:* Gesetzentwurf der Bundesregierung: Entwurf eines Gesetzes über den Verkehr mit Medizinprodukten (Medizinproduktegesetz -MPG-), Stand 24.12.1993, Bundesanzeiger, Drucksache 928/93.

(34) *[Brill_SUNRISE_II]:* Brill, R., Stahl, J., Stämmler, M., Gersonde, K., SUNRISE II - a versatile environment for medical image and data processing, Tagungsband des Workshops "Visualisierung in der Medizin" (10.-11.3.1993), Freiburg, 1993.

(35) *[Bronstein_HandbuchMath]:* Bronstein, I.N., Semendjajew, K.A., Taschenbuch der Mathematik, 21. Auflage, Verlage Harri Deutsch, 1981.

(36) *[Bundesärztekammer_EthikKommission]:* Deutsches Ärzteblatt, Bundesärztekammer - Ethik-Kommissionen: Verfahrensgrundsätze, Deutsches Ärzteblatt, Heft 31/32, A, Seite 2656-2658, Deutscher Ärzte-Verlag, 1991.

(37) *[Busch_DigitRadiogr1]:* Busch, H.P., Georgi, M., Digitale Radiographie - Illusion oder Zukunftsperspektive?, Sonderdruck aus dem Jahrbuch der Radiologie 1991, Zürich.

(38) *[Busch_DigitRadiogr2]:* Busch, H.P., Georgi, M., Digital Radiography - Clinical Experiences with Digital Image Intensifier and Storage Phosphor Radiography, Berlin, 1992.

(39) *[Busch_DigitRadiogr3]:* Busch, H.P., Lehmann, K.J., Drescher, P., Georgi, M, New chest imaging techniques: a comparison of five analogue and digital methods, European Radiology 2, Seite 335-341, 1992.

(40) *[Busch_ThoraxDiagn1]:* Busch, H.P., Georgi, M., Thoraxdiagnostik mit neuen analogen und digitalen Aufnahmemethoden, Management & Krankenhaus, 11 (1992), Seite 28-33, Sonderdruck, 1992.

(41) *[Canny_EdgeDetection]:* Canny, J., A Computational Approach to Edge Detection, IEEE Trans. Pattern Anal. Machine Intell., PAMI-8, 6 (1985), Seite 679-698.

(42) *[CAR93_Proceedings]:* Computer Assisted Radiology, Proc. CAR'93, Springer, Berlin, 1993,

(43) *[Casselmann_DentaScan]:* Casselmann, J. W., et. al.,Denta Scan: CT software program used in the anatomic evaluation of the mandible and maxilla in the perspective of endosseous implant surgery, Fortschr. Röntgenstr. 155, 1 (1991), Seite 4-10.

(44) *[Codman_ACUSTAR]:* Codman & Shurtleff, Inc., ACUSTAR I, Advanced Surgical Navigation System, Produktbeschreibung.

(45) *[Cyberware_3DScanner]:* Cyberware, Cyberware Color 3D Digitizer, Produktinformation, Monterey, 1992.

(46) *[Dillmann_Robotik]:* Dillmann, R., Huck, M., Informationsverarbeitung in der Robotik, Springer-Lehrbuch, Heidelberg, 1991.

(47) *[Drake_RobotChir]:* Drake, J. M., Joy, M., Goldenberg, A., Kreindler, D., Computer- and robot-assisted resection of thalamic astrocytomas in children, Neurosurgery 29 (1991), 67 (9): 46.

(48) *[Duden_Fremdwörter]:* Duden, Das Fremdwörterbuch, Dudenverlag, Mannheim, 1992.

(49) *[Duden_Informatik]:* Duden, Informatik, Ein Sachlexikon für Studium und Praxis, Dudenverlag, Mannheim, 1994.

(50) *[EG_Richtlinie93/42/EWG]:* Richtlinie 93/42/EWG DES RATES vom 14. Juni 1993 über Medizinprodukte, Amtsblatt der Europäischen Gemeinschaften, ISSN 0376-9453, 36. Jahrgang, 12. Juni 1993.

(51) *[Ernst_DigitBildver]:* Ernst, H., Einführung in die digitale Bildverarbeitung, Franzis-Verlag, München, 1991.

(52) *[FDA_GMPInspectPockGuide]:* U.S. Department of health and human services, Public Health Service/Food and Drug Administration, Center for Devices and Radiological Health, A Pocket Guide to Device GMP Inspections, HHS Publication FDA 92-4248.

(53) *[FDA_MedDeviceGMP]:* U.S. Department of health and human services, Public Health Service/Food and Drug Administration, Medical Device Good Manufacturing Practices Manual, Fifth Edition, FDA Publication FDA 91-4179.

(54) *[FDA_MedicDeviceRequire]:* U.S. Department of health and human services, Public Health Service/Food and Drug Administration, Center for Devices and Radiological Health, Everything you always wanted to know about medical device requirements ... and weren't afraid to ask, HHS Publication FDA 92-4173.

(55) *[FDA_MedDevicesWorkshop]:* U.S. Department of health and human services, Public Health Service/Food and Drug Administration, Center for Devices and Radiological Health, Regulatory Requirements for Medical Devices, A Workshop Manual, HHS Publication FDA 93-4243.

(56) *[FDA_ReviewGuide]:* U.S. Department of health and human services, Public Health Service/ Food and Drug Administration, Center for Devices and Radiological Health, Office of Device Evaluation, Reviewer guidance for computer controlled medical devices undergoing 510(k) review.

(57) *[FDA_SafeMedicalDevices]:* U.S. Department of health and human services, Public Health Service/Food and Drug Administration, Center for Devices and Radiological Health, The Safe Medical Devices Act of 1990 and The Medical Device Amendments of 1992, HHS Publication FDA 93-4243.

(58) *[FederalRegulations_Title21]:* Code of Federal Regulations, Title 21 - Food and Drugs [parts 800 to 1299], 1992.

(59) *[Fedtke_EffProg1]:* Fedtke, S., Effizient programmiert - Vom Prozessorkonzept zur Programmierung -, Vieweg-Verlag, Wiesbaden, 1991.

(60) *[Fedtke_EffProg2]:* Fedtke, S., Effizient programmiert - AT-Betriebssysteme -, Vieweg-Verlag, Wiesbaden, 1991.

(61) *[Fedtke_Pascal]:* Fedtke, S., Kohler, H.-R. (Hrsg.) Pascal, Algebra - Numerik - Computergraphik, Vieweg-Verlag, Wiesbaden, 1987.

(62) *[Fedtke_Robotik]:* Fedtke, S., Objektorientierte Simulation eines multisensoriellen Robotersystems, Studienarbeit, Technische Hochschule Darmstadt, Institut für Regelungstechnik, Darmstadt 1992.

(63) *[Felix_Telemed]:* Felix, R., Telemedizin: Erfahrung und Entwicklung Universitätsklinikum Rudolf Virchow Berlin, Telekom Telemedizin Symposium, 1. März 1993.

(64) *[Fleiter_ImplantPlanning]:* Fleiter, T., Erdtmann, B., Claussen, C.D., High Resolution 3D-CT and its Applications in Stereolithographic Computer Assisted Surgical and Implant Planning, Computer Assisted Radiology, Proc. CAR'93, Springer, Berlin, 1993, Seite 727-731.

(65) *[Foley_CompGraphics]:* Foley, J., van Dam, A., et. al., Computer Graphics, Principles and Practice, 1992, 2. Auflage, Addison-Wesley.

(66) *[Fortner_TheDataHandbook]:* Fortner, B., The Data Handbook, A Guide to Understanding the Organization and Visualization of Technical Data, Spyglass.

(67) *[Freund_FEM]:* Freund, H., Finite Element Methode, Einführung, Zentrum für Graphische Datenverarbeitung e.V., Darmstadt, 1993.

(68) *[Friend_CoopProc]:* Friend, D., Understanding Cooperative Processing, Information Technologies, May 1993.

(69) *[Frühauf_Visualisierung]:* Frühauf, M., Göbel, M., Visualisierung von Volumendaten, Springer-Verlag, Heidelberg, 1991.

(70) *[Fuchs_OptSurface]:* Fuchs, H., Kedem, Z.M., Uselton, S.P., Optimal Surface Reconstruction from Planar Contours, Commun. ACM 20, 10 (1977), Seite 693-702.

(71) *[FUJI_ComputRadio]:* FUJI, Digitale Radiographie, Technisches Handbuch, Düsseldorf, 1993.

(72) *[Garbe_SegmentElekMikroskop]:* Garbe, S., Wolf, B., Keeve, E., Girod, B., Aktive Konturmodelle zur Segmentierung elektronenmikroskopischer Aufnahmen in der Tumordiagnose und -prognose, Tagungsband des Workshops "Visualisierung in der Medizin" (10.-11.3.1993), Freiburg, 1993.

(73) *[Gieloff_ImplantOptim]:* Gieloff, B., Kanth, L., Implantatoptimierung mit Hilfe numerischer Finite Elemente Studien, ZWR, 11, 1992, Seite 860-863.

(74) *[Gitlin_PACS_Vision]:* Gitlin, J.N., The PACS Vision, SCAR, Understanding PACS, 1992, Seite 1-3.

(75) *[GMD_Spiegel]:* GMD-Spiegel, Informationen aus der wissenschaftlichen Arbeit der Gesellschaft für Mathematik und Datenverarbeitung mbH (GMD), 4/1993, Sankt Augustin.

(76) *[Graumann_ImageFusion]:* Graumann, R., Bertram, C., et. al., "Neurovision", a Multimodality Image Fusion Package for Neuroradiological Diagnosis and Neurosurgical Planning, Computer Assisted Radiology, Proc. CAR'93, Springer, Berlin, 1993, Seite 315-320.

(77) *[Haberäcker_DigitBild]:* Haberäcker, P, Digitale Bildverarbeitung, Grundlagen und Anwendungen, 4. Auflage, Hanser Verlag, Wien, 1991.

(78) *[Hartung_MultStatistik]:* Hartung, J., Elpelt, B., Multivariate Statistik, 4. Auflage, Oldenbourg-Verlag, 1992.

(79) *[Haynor_WorkStationRequire]:* Haynor, D.R., Smith, D.V., Park, H.W., Kim, Y., Hardware and Software Requirements for a Picture Archiving and Communication System's Diagnostic Workstations.

(80) *[Heller_MotifProgramming]:* Heller, D., The Definitve Guides to the X Window System, Volume Six, Motif Programming Manual, O'Reilly & Associates, Inc., 1993.

(81) *[Henze_OrthopanTomo]:* Henze, E., Graf, G., Clausen, M., et. al., The orthopan tomoscintigram - a new application of emission computed tomography for facial bone scanning, European Journal of Nuclear Medicine, 1990, 16 (2), Seite 97-101.

(82) *[Herman_Interpolation]:* Herman, G.T., Bucholtz, C.A., Shape-based Interpolation using a Chamfer Distance, Medical Image Processing Group, Technical Report No. MIPG174, 1990.

(83) *[Hirschfelder_MundKiefGesCT]:* Hirschfelder, U., Dreidimensionale computertomographische Analyse von Kiefer-, Gesichts- und Schädelanomalien - die klinische Anwendung der CT in der Kieferorthopädie, Hanser Verlag, München, 1989.

(84) *[Ho_SolidModels]:* Ho, C.M.W., Vannier, M., Bresina, S.J., Automated Solid Models From Se-
rial Section Images, Journal of Digital Imaging, Volume 5, No. 2, Mai 1992, Seite 126-133.

(85) *[Höhne_3DAtlas]:* Höhne, K.-H., VOXEL-MAN/brain: A True 3D Atlas of the Human Skull
and Brain, Scientific exhibit at RSNA'92, space #11-002.

(86) *[Höhne_GeneralVoxModell]:* Höhne, K.H., et. al., 3D Visualization of Tomographic Volume
Data Using the Generalized Voxel Model, The Visual Computer, Vol. 6, No. 1, February 1990,
Seite 28-36.

(87) *[Höhne_InteractiveSegment]:* Höhne, K.H., Hanson, W.A., Interactive 3D Segmentation of
MRI and CT Volumes using Morphological Operations, Computer Assisted Tomography, 16(2),
März/April 1992, Seite 285-294.

(88) *[Horn_Objektorient]:* Horn, E., Schubert, W., Objektorientierte Software-Konstruktion, Grundlagen - Modelle - Methoden - Beispiele, Hanser Verlag, München, 1993.

(89) *[Houtekamer_PACS]:* Houtekamer, G.E., Franken, L.J.N., Reijns, G.L., Stut, W.J.J., A Design
for a Picture Archiving and Communication System Central Storage Facility, Journal of Digital
Imaging, Volume 4, No. 2 (May), 1991, Seite 102-111.

(90) *[ISG_AllegroProdInf]:* ISG, Allegro Product Information, Toronto, 1993.

(91) *[ISG_IAP_Reference]:* ISG, IAP Reference Manual, Toronto, 1993.

(92) *[ISG_IAP_Training]:* ISG, IAP Training Manual, Toronto, 1993.

(93) *[ISG_ViewingWand]:* ISG, Viewing Wand Operator's Guide, Toronto, März 1993.

(94) *[ISO_9003]:* ISO 9000-3, International Standard, Quality management and quality assurance
standards - part 3: Guidelines for the application of ISO 9001 to the development, supply and
maintenance of software, First edition 1991-06-01.

(95) *[Jackisch_3DVisualTool]:* Jackisch, U., Rudolph, M., A highly interactive 3-D visualization tool
for sets of medical images in the environment of communicating low and high end workstations,
Technical University of Berlin, Department of Computer Science, MEDAP Project, Projektbe-
richt, 1993.

(96) *[Kalender_CTimJahr2000]:* Kalender, W.A., Quo vadis CT? CT im Jahr Zweitausend, electro
medica, 61. Jahrgang, Heft 2/93, Seite 30-39.

(97) *[Kalender_PhysGrundlagen]:* Kalender, W., Süß, C., Physikalische Grundlagen der hochauflö-
senden Computertomographie, Röntgenpraxis 38, (1985), Seite 158-164.

(98) *[Kaltenbach_CompLexikon]:* Kaltenbach, T., Das große Computerlexikon: über 4800 aktuelle
Begriffe - von A/D-Wandler bis ZZF - verständlich erklärt, 2. Auflage, Markt-und-Technik-Ver-
lag, 1990.

(99) *[Keeve_InteraktOpPlanung]:* Keeve, E., Girod, S., Girod, B., Interaktive Operationsplanung
- 3D-Rekonstruktion tomographischer Sequenzen für die Simulation des postoperativen Erscheinungsbildes eines Patienten nach einer craniofacialen Korrekturoperation, Tagungsband des
Workshops "Visualisierung in der Medizin" (10.-11.3.1993), Freiburg, 1993.

(100) *[Keppel_Surf_by_Triang]:* Keppel, E., Approximating Complex Surfaces by Triangulation of
Contour Lines, IBM J. Res. Develop. 19, 1 (1975), Seite 2-11.

(101) *[Kitney_3DVisual]:* Kitney, R., et. al., 3D visualization of arterial structures using utrasound
and voxel modelling, International Journal of Cardiac Imaging, 4, 1989, Seite 135-143.

(102) *[Klingert_BewertVisual]:* Klingert, A., Geiger, B., Von Konturen zu Oberflächenmodellen - Bewertung von Visualisierungsalgorithmen, Tagungsband des Workshops "Visualisierung in der Medizin" (10.-11.3.1993), Freiburg, 1993.

(103) *[Koch_SoftwareErgonomie]:* Koch, M., Reiterer, H., Tjoa, A.M., Software-Ergonomie, Gestaltung von EDV-Systemen - Kriterien, Methoden und Werkzeuge, Springer-Verlag, Wien, 1991.

(104) *[Kodak_RöntgenGrundlagen]:* Kodak, Grundsätzliches zur Röntgenaufnahme, 13. Auflage, Stuttgart.

(105) *[Kohonen_TopologicalMap]:* Kohonen, T., Clustering, Taxonomy and Topological Maps of Patterns, Proceeding of the 6th International Conference on Pattern Recognition, 1982, Seite 114-128, Computer Society Press, Silver Spring.

(106) *[Konica_ScannLD4500]:* Konica, Konica Laser Film Digitizer LD-4500, Produktinformation, 1992.

(107) *[Korioth_3DFEMDenta]:* Korioth, T., et. al. Three-Dimensional Finite Element Stress Analysis of the Dentate Human Mandible, American Journal of Physical Anthropology, 88, 1992, Seite 69-96.

(108) *[Krauss_VirtualReality]:* Krauss, M., von Voigt, G., Virtual Reality in Medicine, 14th Annual International Conference of the IEEE Engineering in Medicine and Biology Society, 1993.

(109) *[Krestel_BildgebSysteme]:* Krestel, E., Hrsg., et. al., Bildgebende Systeme für die medizinische Diagnostik, 2., überarbeitete Auflage, Siemens AG, 1988.

(110) *[Krüger_ZahnMundKiefHeil]:* Krüger, E., Lehrbuch der chirurgischen Zahn-, Mund- und Kieferheilkunde, Band 2, Quintessenz Verlag, Berlin, 1988.

(111) *[Kübler_3DSegmentation]:* Kübler, O., Ylä-Jääski, J., Hiltebrand, E., 3-D Segmentation and Real Time Display of Medical Volume Images; in: Lemke, H.U. et. al. (Eds.): Computer Assisted Radiology, Proc. CAR' 87, Springer-Verlag, Berlin, 1987, Seite 637-641.

(112) *[Kübler_Segmentation]:* Kübler, O., Gerig, G., Segmentation and Analysis of Multidimensional Data-Sets in Medicine; in: 3D Imaging in Medicine, NATO ASI Series, Vol. F60, Springer 1990.

(113) *[Kutschke_SoftQual]:* Kutschke, M., Normen ermöglichen objektive Bewertung von Softwarequalität, Computerwoche 16, 16. April 1993, München, Seite 39-40.

(114) *[Lamoral_CTinOral]:* Lamoral, Y., Quirynen, M., et. al., Computed tomography in the preoperative planning of oral endo-osseous implant surgery, Fortschr. Röntgenstr. 153, 5 (1990), Seite 505-509.

(115) *[Langer_3DRekonstr]:* Langer, M., Zwicker, C., Langer, R., Astinet, F., Köhler, D., Felix, R., Dreidimensionale Rekonstruktion des Schädel-, Achsen- und Extremitätenskelettes, Digit. Bilddiagn., 9, 1989, Seite 89-96.

(116) *[Leckie_MDIS]:* Leckie, R.G., Smith, C.S., Smith, D.V., Donnelly, J., et. al. MDIS: A Large PACS and Teleradiology Project, Computer Assisted Radiology, Proc. CAR'93, Springer, Berlin, 1993, Seite 4-14.

(117) *[Leggett_SurgTechn]:* Leggett, W.B., Greenberg, M., Gannon, W.E., Surgical Technolgy, The Viewing Wand - A New System for Three-Dimensional Computed Tomography-Correlated Intraoperative Localization, Current Surgery, December 1991, Vol. 48, No. 10, Seite 674-678.

(118) *[Lichtermann_EchtzeitVolRender]:* Lichtermann, J., Mittelhäußer, G., Eine Hardwarearchitektur zur Echtzeitvisualisierung von Volumendaten durch "Direct Volume Rendering", Nachtrag zum Tagungsband des Workshops "Visualisierung in der Medizin" (10.-11.3.1993), Freiburg, 1993.

(119) *[Liversage_MCImprovement]:* Liversage, M., Bhatia, G., Vannier, M., Marching Cubes: Algorithmic Improvements, Automedia, 1992, Vol. 14, Seite 297-310.

(120) *[Lorensen_MarchingCube]:* Lorensen, W. E., Cline, H. E., Marching Cubes: A High Resolution 3D Surface Construction Algorithm, Comput. Graphics 21, 4 (1987), Seite 163-169.

(121) *[Mailath_3DFinElemAnal]:* Mailath, G., Schmid, M., Lill, W., Miller, J., 3D-Finite-Element-Analyse der Biomechanik von rein implantatgetragenen Extensionsbrücken, Zahnärztliche Implantologie, 1991, VII, Seite 205-211.

(122) *[Mailath_TransdentFixation]:* Mailath, G., Pettermann, H., Böhm, H.J., Scheidle, D., Lill, W., Watzek, G., Zur Biomechanik der transdentalen Fixation - Eine Finite-Elemente-Spannungsanalyse, Zahnärztliche Implantologie, 1991, V, Seite 138-143.

(123) *[Malms_DgitLumiRadio]:* Malms, J., Götz, W., FCR AC-1: Prototyp einer neuen Gerätegeneration für die Digitale Lumineszenzradiographie (DLR), Aktuelle Radiologie, Heft 4, Juli 1992, Seite 179-254, Sonderdruck.

(124) *[Marr_EdgeDetection]:* Marr, D., Hildreth, E., Theory of edge detection, Proc. R. Soc. Lond. B 207 (1980), Seite 187-217.

(125) *[Mattheus_ImpactOfStandards]:* Mattheus, R., The Impact of Standards, International Journal of Biomed. Comput., 30 (1992), Seite 201-208.

(126) *[Mattison_FacialVideo]:* Mattison, R.C., Facial Video Image Processing: Standard Facial Image Capturing, Software Modification, Development of a Surgical Plan, and Comparison of Presurgical and Postsurgical Results, Annals of Plastic Surgery, Volume 29, No. 5, November 1992.

(127) *[MDC_Endoplan]:* MEK Medizinelektronik GmbH, Endoplan Produktbeschreibung.

(128) *[Meinzer_HeidelbergRayTracing]:* Meinzer, H.-P., Meetz, K., Scheppelmann, D., Engelmann, U., Baur, H. J., The Heidelberg Ray Tracing Model, IEEE Comput. Graphics Appl. 11, 6 (1991), Seite 34-43.

(129) *[Mittelhäußer_Segmentierung]:* Mittelhäußer, G., Segmentierung von MR-Volumendaten mit Bereichswachstumsverfahren, Tagungsband des Workshops "Visualisierung in der Medizin" (10.-11.3.1993), Freiburg, 1993.

(130) *[Mösges_CAS]:* Mösges, R., Computergestützte Chirurgie (CAS) der Schädelbasisregion, "Ergänzung, Revolution oder Science-Fiction?", Oto-Rhino-Laryngology, 1, 1993, Seite 373-383.

(131) *[Moser_FinitElemImplant]:* Moser, W., Nentwig, G.-H., Finite-Element-Studien zur Optimierung von Implantatgewindeformen, Zahnärztliche Implantologie, 1989, V, Seite 29-32.

(132) *[Motoyoshi_FEMFacialSoftTissue]:* Motoyoshi, M., Yamamura, S., et. al., Finite Element Model of Facial Soft Tissue, Deformation Following Surgical Correction, J. Nihon Univ. Sch. Dent., Vol. 34, 1992, Seite 111-122.

(133) *[Mühling_CranioChirurg_1]:* Mühling, J., Sörensen, N. Craniofaciale Chirurgie Zahnmediz. Forschung - Standort, Ziele und Wege, Hanser, München, Wien, 1984, 127-132.

(134) *[Mühling_CranioChirurg_2]:* Mühling, J., Collmann, H., Reuther, J., Sörensen, N. Principles of Osteotomic for Craniostenoses, Kongressband zum 4. Internat. Hamburger Symposium Craniofaciale Anomalien und Lippen-Kiefer-Gaumen-Spalten, Hamburg, 1987.

(135) *[Mühling_CranioChirurg_3]:* Mühling, J. Grundlagen und Schwerpunkte der Craniofacialen Chirurgie, Fortschr Mund Kiefer Gesichtschir, Sonderband Kiefer- und Gesichtschirurgie 1990, Seite 31-35.

(136) *[Mühling_CranioChirurg_4]:* Eckstein, Th., Mühling, J., Reuther, J., Bill, J. Klinische Relevanz der 3-D-Computertomographie zur Operationsplanung im Mund-, Kiefer-, Gesichtsbereich, Biomedizinische Technik, Band 36 (Ergänzungsband 1) 96, 1991.

(137) *[Mühling_CranioChirurg_5]:* Mühling, J., Collmann, H., Sörensen, N. Interdisziplinäre Zusammenarbeit bei craniofacialen Fehlbildungen, Tagungsbericht Dtsch. Ges. für Plastische und Wiederherstellungschirurgie 1991

(138) *[Mühling_MedTechProt]:* Mühling, Internes Strategie-Papier zum Thema CAS in der Mund-Kiefer-Gesichtschirurgie, Heidelberg, 1993.

(139) *[Müller_AdaptGenerSurf]:* Müller, H., Stark, M., Adaptive Generation of Surfaces in Volume Data, Tagungsband des Workshops "Visualisierung in der Medizin" (10.-11.3.1993), Freiburg, 1993.

(140) *[Müller_SurfaceInterpol]:* Müller, H., Klingert, A., Surface Interpolation from Cross Sections, Hrsg., Scientific Visualization Seminar, Seite 145-196, Springer-Verlag, Heidelberg, 1992.

(141) *[MüllerSchauenberg_VirtWeltMedizin]:* Müller-Schauenberg, W., Perspektiven für VR in medizinischen Anwendungen, Vortrag auf der Tagung "Virtuelle Realität", Fraunhofer-Institut für Graphische Datenverarbeitung in Darmstadt, 19. Feb. 1993.

(142) *[Nagl_SoftEntwUmgeb]:* Nagl, M., Software-Entwicklungsumgebungen: Einordnung und zukünftige Entwicklungslinien, Informatik-Spektrum (1993) 16, Seite 273-280.

(143) *[Nahas_3DTextImaging]:* Nahas, M., Huitric, H., et. al., Registered 3D-Texture Imaging, in Computer-Animation 1990, Magnenat-Thalmann (Hrsg.).

(144) *[Osiris_UserManual]:* Hospital Cantonal Universitaire de Geneve, Centre d'Informatique Hospitaliere, Unite d'Imagerie Numerique, Osiris User's Manual, Version 1.0, Genf, 1992.

(145) *[PAPYRUS_FileFormat]:* Hospital Cantonal Universitaire de Geneve, Centre d'Informatique Hospitaliere, Unite d'Imagerie Numerique, PAPYRUS Image File Format, Version 2.3, Genf, 1992.

(146) *[Pavlidis_AlgorithBildver]:* Pavlidis, T., Algorithmen zur Grafik und Bildverarbeitung, Verlag Heinz Heise, Hannover, 1990.

(147) *[Pelikan_SegmentRöntgenbild]:* Pelikan, E., Egmont-Petersen, M., Vogelsang, F., Tolxdorff, T., Bohndorf, K., Segmentierung von Röntgenbildern durch implizite Texturklassifikation mittels neuronaler Netze - Ansätze zur Optimierung durch Contribution Analysis und Quality Metrics, Tagungsband des Workshops "Visualisierung in der Medizin" (10.-11.3.1993), Freiburg, 1993.

(148) *[Peter_TherapOperMZK]:* Peter, G., Herr, S., Systemanalye eines Therapie- und Operationsplanungssystems für die Mund-Kiefer-Gesichtschirurgie der Universität Heidelberg, Universität Heidelberg/Fachhochschule Heilbronn, Studienarbeit, 1992.

(149) *[Philips_CTGrundlagen]:* Philips, Computertomographie, Grundlage und Anwendung, 1992.

(150) *[Picker_PQ2000]:* Picker, Produktinformation zu PQ-2000, 1993.

(151) *[Picker_Spiral]:* Picker, Computer Tomography, Theory of Spiral, 1993.

(152) *[Picot_InfModell]:* Picot, A., Maier, M., Interdependenzen zwischen betriebswirtschaftlichen Organisationsmodellen und Informationsmodellen, Information Management, Augugst 1993, Seite 6-15.

(153) *[Pietrzyk_Abgleichverfahren]:* Pietrzyk, U., Abgleichverfahren für funktionelle und morphologische Schnittbilder in der Medizin, Tagungsband des Workshops "Visualisierung in der Medizin" (10.-11.3.1993), Freiburg, 1993.

(154) *[Pixsys_FlashPoint]:* Pixsys, FlashPoint 3D Digitizer, Produktinformation, Boulder, 1993.

(155) *[Pomberger_SoftEngineer]:* Pomberger, G., Blaschek, G., Software Engineering, Prototyping und objektorientierte Software-Entwicklung, Hanser Verlag, München, 1993.

(156) *[Pommert_3DImaging]:* Pommert, A., Riemer, M., Schiemann, T., Schubert, R., Tiede, U., Höhne, K.H., Three-Dimensional Imaging in Medicine: Methods and Applications, Computer Integrated Surgery, MIT Press, Cambridge, MA, 1993.

(157) *[Pommert_Accuracy]:* Pommert, A., Höltje, W.-J., Holzknecht, N., Tiede, U., Höhne, K.H., Accuracy of Images and Measurements in 3D Bone Imaging, Computer Assisted Radiology, Proc. CAR'91, Springer, Berlin, 1991.

(158) *[Pommert_ImageQual]:* Pommert, A., Tiede, U., Wiebecke, G., Höhne, K.H., Image Quality in Voxel-Based Surface Shading, Institut für Mathematik und Informatik in der Medizin, Universitätsklinik Eppendorf, Hamburg, 1993.

(159) *[Pommert_VolVisual]:* Pommert, A., Bomans, M., U., Höhne, K.H., Volume Visualization in Magnetic Resonance Angiography, IEEE Computer Graphics and Applications, September 1992, Seite 12-13.

(160) *[Prosser_Rechnernetze]:* Prosser, A., Schauer, H. (Hrsg.), Standards in Rechnernetzen, Springer Verlag, Wien, 1993.

(161) *[Pschyrembel_KlinWörtBuch]:* Pschyrembel, Klinisches Wörterbuch, de Gruyter, 256. Auflage.

(162) *[Rees_Inlays]:* Rees, J.S., Jacobsen, P. H., Stress generated by luting resins during cementation of composite and ceramic inlays, Journal of Oral Rehabilitation, Volume 19, 1992, Seite 115-122.

(163) *[Reinhardt_Stereometry]:* Reinhardt, H.F., Horstmann, G.A., Gratzl, O., Sonic Stereometry in Microsurgical Procedures for Deep-Seated Brain Tumors and Vascular Malformations, Neurosurgery, Vol. 32, No. 1, January 1993.

(164) *[Rienhoff_LegalAspects]:* Rienhoff, O., Legal Aspects of Digital Image Generation, Communication and Archiving, Computer Assisted Radiology, Proc. CAR'93, Springer, Berlin, 1993, Seite 202-208.

(165) *[Robodoc_Introduction]:* Cowley, G., Introducing Robodoc, A robot finds his calling in the operating room, Newsweek, November 23, 1992.

(166) *[Rombach_SoftwareQual]:* Rombach, H.D., Software-Qualität und -Qualitätssicherung, Informatik-Spektrum (1993) 16, Seite 267-272.

(167) *[Rosemann_GraphBenutz]:* Rosemann, P., Funktionale Anforderungen für graphische Benutzerschnittstellen in medizinischen Anwendugen, Technische Universität Berlin, Fachbereich Informatik, Fachgebiet FLP, Diplomarbeit, 1993.

(168) *[Rosenfeld_DigitPictProc]:* Rosenfeld, A., Kak, A.C., Digital Picture Processing, Vol. 2, Academic Press, New York, 1982.

(169) *[Samuel_PACS]:* Samuel, J., Stewart, B.K., Sayre, J.W., Honeyman, J.C., PACS Mini Refresher Course, Radiographics, Volume 12, No. 3, 1992, Seite 567-576.

(170) *[Sarver_VideoImaging]:* Sarver. D.M., Johnston, M.W., Video Imaging: Techniques for superimposition of cephalometric radiography and profile images, The International Journal of Adult Orthodontics and Orthognathic Surgery, Volume 5, No. 4, 1990.

(171) *[SCAR_UnderstandPACS]:* SCAR, Understanding PACS, 1992.

(172) *[Schäfer_MR]:* Schäfer, M., Was Sie schon immer über Magnetresonanz wissen wollten ...,
Deutsches Krebsforschungszentrum Heidelberg, MBI Technical Report, 1992.

(173) *[Schäfer_MultimodSegment]:* Schäfer, M., Multimodale Segmentierung anhand T1-, T2- und
Protonendichte gewichteter Magnetresonanzbilder, Deutsches Krebsforschungszentrum Heidelberg, MBI Technical Report, 1992.

(174) *[Schiemann_3DSegmentation]:* Schiemann, T., Bomans, M., Tiede, U., Höhne, K.-H., Interactive 3D Segmentation, Institut für Mathematik und Informatik in der Medizin, Universitätsklinik
Eppendorf, Hamburg, 1992.

(175) *[Schiers_3DRegistration]:* Schiers, C., Tiede, K.H., Höhne, K.H., Interactive 3D Registration of
Image Volumes from Different Sources, Computer Assisted Radiology, Proc. CAR'89, Seite
666-670, Springer, Berlin, 1991.

(176) *[Schmitt_PlanungImplant]:* Schmitt, W., Genzel, K., Klein, H.M., Computerunterstützte Verarbeitung von CT-Daten bei der Planung endossal implantologischer Eingriffe, Fortschr.
Röntgenstr. 156, 3 (1992), Seite 238-240.

(177) *[Schmitz_3DRekonstr]:* Schmitz, H.-J., Tolxdorff, Th., Jovanovic, S., Honsbrok, J., Einsatzmög-
lichkeiten der 3D-Rekonstruktion von CT-Daten - Op-Planung, Fertigung individueller allopla-
stischer Implantate zum Ersatz kanialer und maxillofazialer knöcherner Strukturen, Deutsche
Zeitung Kund Kiefer Gesichtschirurgie, 1990, 14, Seite 281-286.

(178) *[Schneidermann_DesignUserInterf]:* Schneidermann, B., Designing the User Interface, 2. Auflage, Addison-Wesley Verlag, 1992.

(179) *[Schubert_3DKieferGesicht]:* Schubert, R., Höltje, W.-J., Tiede, U., Höhne, K.H., 3D-Darstel-
lungen für die Kiefer- und Gesichtschirurgie, Radiologe, (1991) 31, Seite 467-473.

(180) *[Schüller_PCAufrüsten]:* Schüller, U., Veddeler, H.-G., PC Aufrüsten und reparieren, Data Bek-
ker Verlag, Düsseldorf, 1993.

(181) *[Schwenzer_ZahnMundKief]:* Schwenzer, N. (Hrsg.) , Grimm, G. (Hrsg.), Zahn-Mund-Kiefer-
Heilkunde, Band 2, Spezielle Chirurgie, Georg Thieme Verlag, Stuttgart, 1981.

(182) *[Siegele_SchraubImplant]:* Siegele, D., Hotz, W., Willmann, G., Berechnung der Beanspruchung
des Kieferknochens um Schraubimplantate, Zahnärztliche Implantologie, 1992, VIII, Seite
179-183.

(183) *[Siemens_ACRNEMA]:* Siemens, What are the ACR-NEMA Standard and the SPI Specification, Erlangen, 1992.

(184) *[Siemens_CTBildQual]:* Siemens, Bildqualitätshandbuch, Somatom PLUS/PLUS-S, Erlangen,
1993.

(185) *[Siemens_ElectroMedica]:* Thieme, R., DICOM 3.0 auf dem RSNA'93, electro medica, 61.
Jahrgang, Heft 2/93, Seite 57.

(186) *[Siemens_GMP]:* Siemens, internes Papier über die GMP.

(187) *[Siemens_TechnTabellen]:* Sicmens, Technische Tabellen - Größen, Formeln, Begriffe, 1993.

(188) *[Stein_ObjektAnalyse]:* Stein, W., Balzert, H. (Hrsg.), Objektorientierte Analysemethoden, Vergleich, Bewertung, Auswahl, 1. Auflage, BI-Verlag, Mannheim, 1994.

(189) *[Steinhäuser_KiefChir]:* Steinhäuser, E.W., Janson, M., Kieferorthopädische Chirurgie, Band I, Quintessenz Verlag, Berlin, 1988.

(190) *[Stewardt_PACS]:* Stewardt, B.K., PACS Mini Refresher Course, Radiographics, Volume 12, No. 3, 1992, Seite 549-564.

(191) *[Taylor_Robodoc]:* Taylor, K. S., Robodoc: study tests robot's use in hip surgery, Hospitals 5 (1993), 67 (9): 46.

(192) *[Thaller_Qualität]:* Thaller, G. E., Fedtke, S. (Hrsg.), Qualitätsoptimierung der Software-Entwicklung, Vieweg-Verlag, Wiesbaden, 1993.

(193) *[Tiede_SurfaceRender]:* Tiede, U., Höhne, K.H., Bomans, M., Pommert, A., Riemer, M., et. al., Surface Rendering, Investigation of Medical 3D-Rendering Algorithms, IEEE Comput. Graphics Appl. 10, 2 (1990), Seite 41-53.

(194) *[Tolle_Robotik]:* Tolle, H., Robotik und künstliche Intelligenz, Grundlagen der Industrieroboter-Steuerung und Regelung, Skript zur Vorlesung, Technische Hochschule Darmstadt, 1989.

(195) *[Udupa_FastVisual]:* Udupa, J.K., Odhner, D., Fast Visualization, Manipulation, and Analysis of Binary Volumetric Objects, IEEE Comput. Graphics Appl. 11, 6 (1991), Seite 53-62.

(196) *[Udupa_RenderCompar]:* Udupa, J.K., Hung, H.-M., Chuang, K.-S., Surface and Volume Rendering in Three-Dimensional Imaging: A Comparison, Journal of Digital Imaging, Volume 4, No. 3, August 1991, Seite 159-168.

(197) *[Vannier_3DVisualCranioOp]:* Vannier, M.W., Marsh, J.L., Warren, J.O., Three Dimensional Computer Graphics for Craniofacial Surgical Planning and Evaluation, Comput. Graphics 17, 3 (1983), Seite 263-273.

(198) *[Vannier_CranioImag]:* Vannier, M.W., Marsh, J., Craniofacial Imaging, Principles and Applications of Three-Dimensional Imaging, Radiology, Vol. 1, No. 2, June, 1992, Seite 193-209.

(199) *[Vannier_FacialSurfScann]:* Vannier, M.W., Pilgram, T., Bhatia, G., Brunsden, B., Facial Surface Scanner, IEEE Computer Graphics and Applications, November 1991, Seite 72-80.

(200) *[Vaske_TopologKarte]:* Vaske, E., Segmentation von Kernspintomogrammen mit der topologischen Karte zur 3D-Visualisierung, Institut für Mathematik und Informatik in der Medizin, Universitätsklinik Eppendorf, Diplomarbeit, Hamburg, 1992.

(201) *[Voss_PraktBildver]:* Voss, K., Süße, H., Praktische Bildverarbeitung, Carl Hanser Verlag, München, 1991.

(202) *[Walling_CT_Isosurfaces]:* Walling, A., Constructing Isosurfaces from CT Data, IEEE Comput. Graphics Appl. 11, 6 (1991), Seite 28-33.

(203) *[Wenz_DigitKonvRöntbild]:* Wenz, W., Buitrago-Tellez, C., Blum., U., et. al., Digitalisierung konventioneller Röntgenaufnahmen, Radiologe (1992) 32, Springer-Verlag, Seite 409-415.

(204) *[Wenz_FehlbelRöntbild]:* Wenz, W., Buitrago-Tellez, C., et. al., Auswertung fehlbelichteter konventioneller Röntgenaufnahmen nach Digitalisierung, Radiologe (1993) 33, Springer-Verlag, Seite 95-101.

(205) *[Wilmer_RedukOberflächen]:* Wilmer, F., Tiede, U., Höhne, K.H., Reduktion der Oberflächenbeschreibung triangulierter Oberflächen durch Anpassung an die Objektform, Institut für Mathematik und Informatik in der Medizin, Universitätsklinik Eppendorf, Diplomarbeit, Hamburg, 1993.

(206) *[Kempkens_TitanChirurg]:* Kempkens, W., Titan für Chirurgen, Wirtschaftswoche, Nr. 5 / 28.1.1994, Düsseldorf.

(207) *[Wischnik_FEMGeburtSimul]:* Wischnik, A., Nalepa, E., Lehmann, K.J., et. al., Die computergestützte Simulation des Geburtsvorgangs mit Hilfe der Kernspintomographie und der Finite-Element-Analyse, Tagungsband des Workshops "Visualisierung in der Medizin" (10.-11.3.1993), Freiburg, 1993.

(208) *[Witte_3DkranioAnomal]:* Witte, G., Höltje, W., Tiede, U., Riemer, M., Die dreidimensionale Darstellung computertomographischer Untersuchungen kraniofazialer Anomalien, Fortschr. Röntgenstr. 144, 4 (1986), Seite 400-405.

(209) *[Yasuda_CranioSurgPlan]:* Yasuda, T., Hashimoto, Y., Yokio, S., Toriwaki, J.-I., Computer System for Craniofacial Surgical Planing Based on CT Images, IEEE Trans. Med. Imaging MI-9, 3 (1990), Seite 270-280.

(210) *[Zaczyk_OpVernetzung]:* Zaczyk, R., Meyer, D., Opitz, E., Rienhoff, O., Vernetzungskonzept für den Op-Bereich des Klinikums / Lahnberge der Philipps-Universität-Marburg, Stand: 4.12.1992.

(211) *[Zahlten_FraktAnalUltraschall]:* Zahlten, C., Evertsz, C.J.G., Fraktale in der Analyse von Ultraschallbildern der Leber, Tagungsband des Workshops "Visualisierung in der Medizin" (10.-11.3.1993), Freiburg, 1993.

(212) *[Zwicker_Wertigkeit_3D_CT]:* Zwicker, C., Langer, M., Astinet, F., Köhler, D., Wolff, K.-D., Felix, R., Wertigkeit der 3D-CT in der kieferchirurgischen Diagnostik und Therapieplanung, Fortschr. Röntgenstr. 152, 4 (1990), Seite 393-397.

SACHWORTVERZEICHNIS

A

Abgleich von Schichtdicke und schichtbezogener Auflösung 30
absoluter Nullpunkt 148
Absorptionskoeffizient 32
Accelerator 110, 218, 222, 235
ACR-NEMA 50, 79
ACR-NEMA-Standard 53
  -Version 1 bis 3 53
  -Version 2 234
  Bild-(Daten-)Koordinatensystem 72
  Bild-Identifikation 72
  Bilddaten 72
  Bildinhalt 75
  Daten-Diktionär 57, 64
  Datenelement 53, 64
  Datenelement-Nummer 69
  Datenelement-Nummer (data element number) 67
  Datengruppe 53
  Datenstrom 59
  Datenteil 53
  Ein-Wert-/Mehr-Wert-Belegung 71
  Entstehung 53
  Gerätekoordinatensystem 73
  group number siehe Gruppen-Nummer
  Gruppe (group) 64
  Gruppen-Nummer 67, 69
  Kommando 58
  Kommandostrom 59
  Kommandoteil 53
  Koordinatensysteme 66
  Mehr-Datei-Format 61
  Mehrbilddatei 75
  Meldung 53, 57, 59
  Message-Konzept 58
  Netzwerk-Kopplung 54
  optional/manufacturer group 69
  Overlay/Regions-of-Interest (ROI) 75
  Patienteninformation 72
  Patientenorientierung im Bild-Koordinatensystem 73
  Punkt-zu-Punkt-Verbindung 56, 61
  Schatten-Gruppe (shadow group) 69
  Standard - Hersteller - Benutzer 68
  Struktur der Datei 65
  Terminologie 59
  Version-2-Dateiformat 64, 309
AIC 260
AIX-System 225
aktives Medizinprodukt 179

Algorithmen
  Bewertungskriterien 130
Allegro-System 80, 222, 227, 235, 239, 247
  zur Arbeitsvorbereitung 243
Allgemein-Voxel-Modell 88
American National Standards Institut (ANSI) 79
Anforderungsanalyse 195
ANSI-C 229
Anwendersystem 83
Anwendungsschicht/Application Layer 83
Application Layer siehe Anwendungsschicht
Archivierung 92
Artefakt 32
  Arten 32
ASCII 51
Association for Testing Materials (ASTM) 79
Attribut 56
Audit 188
Aufhärtungseffekt 32
Auflösung 135
Auflösungsarten 27
Augenverfolgung 147
Ausgabegerät 80
Ausschnittsbreite 46
Ausschnittslänge 46

B

ball bar siehe Kugelstab
Benutzerschnittstelle 230, 240
Bereichswachstumsverfahren 108
Bestrahlungsplan 1
Betrieb 237, 265
Betriebssystem 218
Bewegungsartefakt 33
Bewertungskriterien für Algorithmen 130
Big-Endian-Konzept 68
Bild-(Daten-)Koordinatensystem 72
Bild-CT-Wert 44
Bild-Identifikation 72
Bild-Reproduktion 80
Bildanalyse 110
Bildausdehnung 22
Bilddatei 49
Bilddatei-Identifikation (DSID) 76
Bilddateiformat 49
  Bewertung 49
  Maschinenabhängigkeit 51
Bilddatenvolumen
  Verfahren zur Reduktion 92
Bilderzeugung 135
Bildfehler siehe Artefakt
Bildinhalt 75
Bildkontrast 28
Bildqualität 25

Bildschärfe   25
Bildschirm   28, 134
Bildschirm-Graustufe   139 – 140
Bildverarbeitung   110
Bildverstärker-Radiographie   14
Bildwiederholfrequenz   135
Binär-Segmentierung   104
Binär-Voxel-Modell   86, 222, 225, 228, 250
Bio-Image-Parallel-Processor   222, 229
Biological   183
Bit   24, 48
Bit-Volumen   222, 247, 250
Bit-Volumen-Aggregat   251
Bit-Volumen-Datei   234, 242, 247, 249
    Transfer   234
Bitmap   77
Black-Box-Test   263
Bundesärztekammer   176
Bundesgesundheitsamt   176
button   254
Bv   siehe Bit-Volumen
BV-Radiographie   siehe Bildverstärker-Radiographie
Byte   24, 48

C

C + +   229
Callback   260
CAS   3
    Anwendungsphasen   5
    Disziplinen   11
    rechtliches Risiko   208
    Sicherheitsrisiken   208
CCD (charge coupled devices)   155
CE-Kennzeichen   180
CEN   80
Center for Devices and Radiological Health
(CDRH)   182
Client   siehe Client-Server-Architektur
Client-Server-Architektur   218, 225, 230
Clusteranalyse   107
Code of Federal Regulations, Title 21   182
Common-Data-Format (CDF)   77
Computed-Radiography
(CR)   siehe digitale Radiographie
Computer Aided Software Engineering (CASE)   225
computer aided sur-
gery   siehe computergestützte Chirurgie
computer assisted sur-
gery   siehe computerunterstützte Chirurgie
computer vision   110
Computer-Graphics-Metafile (CGM)   77
Computer-Tomographie   siehe CT
computergestützte Chirurgie   3
Computersicherheit   30

computerunterstützte Chirurgie   3
Conditional-Compiling   226
coordinate digitizer   siehe Koordinaten-Digitalisierer
Couch-Extent   22
CPU-Zeit   244
CranioSim   214
    Allegro-IAP-X11-Datenflußplan   246
    Allegro-System   239
    Benutzerschnittstelle   240
    Betrieb   265
    Datenfluß   247
    Entwurf   243
    Ergonomie   240
    funktionale Anforderung   242
    Implementierung   258
    Installation   264
    Phasen des Software-Projektes   235
    Systemeinsatz   239
    Systemumgebung   239
    Testen   263
    Wartung   265
CT   13, 18 – 20
    Abgleich von Schichtdicke und schichtbezogener
    Auflösung   30
    Absorptionskoeffizient   32
    Abtastung   17
    Artefakt   32
        Arten   32
    Aufhärtungseffekt   32
    Auflösungsarten   27
    Ausschnittsbreite   46
    Ausschnittslänge   46
    Betriebsparameter   33
    Bewegungsartefakt   33
    Bild-CT-Wert   44
    Bildausdehnung   22
    Bildbetrachtung
        schichtbezogene   110
    Bilddatei   49
    Bilddateiformat   49
    Bilddaten   42
    Bildkontrast   28
    Bildqualität   25
    Bildschärfe   25
    CT-Daten-Verarbeitung   30
    CT-Wert   24, 45
    CT-Wert-Kontrast   27
    CT-Wert-Übergangsmatrix   27
    Daten
        Speicherung   48
        Speichervolumen   48
    Datenvolumen   48
    Dichteauflösung   31
    Digitalisierung   42

Digitalisierungsbreite 42
Expand-Funktion 30
Falsch-Farben-Darstellung 46
field of view 34, 46
Funktionsprinzip 17
Gantry 18, 30, 229
Gesamtdatenvolumen 47
Gleichförmigkeit/Konsistenz der Abtastung 31
Graustufe 44
Helix-Struktur 22
Hochkontrast 27
Hounsfield-Skala 24, 45
Inhomogenität 32
Interpretation der Meßwerte 44
Kontrast 25, 27
Kontrastverhältnis 28
künstliche (Bild-)Information 30, 99
Linienpaare pro Zentimeter 28 – 29
Matrix 17, 42
Matrix-Größe 29
Metallartefakt 33
Modulations-Übertragungs-Funktion 29
Niedrigkontrast 27
Objekt-CT-Wert 44
Objektkontrast 28
Ortsauflösung 27 – 28
   Messung 29
   schichtbezogen 29
   senkrecht zur Schicht 29
Ortsauflösung < - > Matrix-Größe 29
Ortsfrequenz 29
Partialvolumeneffekt 32, 86
Pilot 35
Pitch 22
Pitch-Factor 22
Pixel 46
Präzision 170
räumliche Auflösung 27
Rauschen 25, 31, 91
Rekonstruktion 17, 99
Rekonstruktionsebene 99
Revolution 22
Scanogram 35
Schärfe 25
Schichtbild-Archivierung 17
Schichtsequenz 47
Schüsseleffekt (cupping effect) 32
Speicherung der CT-Daten 48
Spiral- 19
Vorschub pro Umdrehung 22
Vorschubfaktor 22
Voxel 42, 46
1024*1024-Matrix 46
CT-Wert 24, 45

CT-Wert-/Graustufen-Voxel-Modell 86
CT-Wert-Kontrast 27
CT-Wert-Übergangsmatrix 27
cutting 250
Cyberspace 3

D

Data-Exchange-Format (DXF) 77
Data-Fusion 120
Database-Server 232
dataglove 147
datasuit 147
Dateiformat 40
   Standards 41
Daten-Diktionär 60, 64
Daten-Reduktion
   Marching-Cube-Verfahren 128
Datenbreite 24
Datenelement 53, 60, 64
Datenelement-Nummer (data element number) 67
Datengraustufe 141
Datengruppe 53
Datenhandschuh 147
Datenmodell 111
Datenstrom 59
Datenstruktur 40
Datenvolumen 130
Debugging 264
Default 70
Design 195
Developper's Kit 202
Device 183
   FDA-Begriffsdefinition 183
Device-Experience-Network 189
Dichteauflösung 31
DICOM (= ACR-NEMA-Version 3), 50, 61, 79
   Informations-Objektklasse 61
   Kompatibilität zum ACR-NEMA-Standard 62
   Mehr-Datei-Format 61
   Service-Klasse 62
   Standard 53
      Daten-Diktionär 57
      Entstehung 53
      Gliederung (die neun Abschnitte) 55
      Message-Konzept 58
      Möglichkeiten der Kommunikation 62
      Objektorientierung 61
      OSI 61
      TCP/IP 61
digitale Bildverstärker-Radiographie 14
digitale Radiographie (DR) 14
digitale Speicherfolien-Radiographie 14
Digitalisierung 42
Digitalisierungsbreite 37, 42, 95

Reduktion 95
DIN
  55350 175
  66234 199
  66272 199
Direktzugriff 95
DR
  Bilddaten 48
Drawing-Area 254
Drug 183
Durchlaufpunkt 126
dynamisches Testen 263

E

Echozeit 36
Echtzeitfähigkeit 11, 218
EG-Richtlinie 90/385/EWG 178
EG-Richtlinie 93/42/EWG 177
Eigenschaftsraum 106
Ein-Wert-/Mehr-Wert-Belegung 71
Elektrogoniometer 153
Entwicklungsumgebung 205, 219
Entwurf 235, 243
Ergonomie 110, 216, 240
Erwartungskonformität 241
Ethikkommission 176
Expand-Funktion 30
External-Handle 257
Extrapolation 100

F

Falsch-Farben-Darstellung 46, 139, 142
Farbauflösung 137
Farbenmodelle 137
Farberzeugung 137
Farbpalette 137
FDA (Food and Drug Administration)
  -gerechte Software-Entwicklung 195
  -Prüfungen 189
  Klassifizierung der Geräte 183
  Prüfung von Software 190
  Software
    Gefahrenstufen 194
  Software-Dokumentations-Matrix 196
Federal-Register 182, 185
Fehlerfortpflanzung 171
Fehlerquellen 171
FEM siehe Finite-Element-Methode
Fenster 24
Fenster-System 232
Fensterbreite 24
Fensterlage 24
Fernpunkt 305
Fiducial 161, 163

field of view 34, 36, 46, 96
Film-Folien-(Röntgen-)Technik 14
Filter 91
Finite-Element-Methode 8
Flansch-Koordinatensystem 153
FlashPoint-3D-Localizer-System 9, 158, 162, 281
folder siehe Mehrbilddatei
Food and Drug Administration siehe FDA
formbasierte Interpolation 101
fraktale Geometrie 105
Freiheitsgrade 151
FTP 78
  Image-Modus 249
Fuzzy
  -Logik 104
  -Segmentierung 104

G

Gamma-Korrektur 142
Gantry 18, 30, 229
Ganzkörperanzug 147
Ganzzahlfunktion 24, 141
Gelenk 153
general controls 184
generische Gruppe 185
Geoball 147
Gerätekoordinatensystem 73
Gesamtdatenvolumen 47
Gesamtfehlerrechnung 173
Gewebefenster 24
gewöhnliche Koordinaten 305
GIF siehe GIF-Datei
GIF-Datei 222, 229, 242
Glanz 114, 228, 249
Gleichförmigkeit
  der CT-Abtastung 31
GMP siehe Good-Manufacturing-Practices
Good-Manufacturing-Practices
(GMP) 184, 186–187
  für Software 190
Gradationskurve 140
Graphikkarte 134
Graustufe 44, 136
  im RGB-Farbenmodell 139
Graustufen-Skalierungsfunktion 143
Graustufendarstellung 140
Graustufenverfälschung 143
Graustufenverhältnis 141
Grob-Graustufen-Abbildung 140
grundlegende Anforderungen 178
Gruppe (group) 64
Gruppen-Nummer 67, 69

H

Handle   232
    External-   257
    Internal-   257
Handstück   150, 152 – 153, 155, 161
Hardcopy-Server   232
head mounted display   147
Helix-Struktur   22
Histogramm   95, 141
Hochkontrast   27
homogene Koordinaten   305
Homogenitätsprädikat   102, 108
Hounsfield-Einheit   siehe Hounsfield-Unit
Hounsfield-Skala   24, 45
Hounsfield-Unit   24
HPQ   217
HU   siehe Hounsfield-Unit

I

IAP   222, 230, 245
    Bewertung des Systems   280
    Bv   222, 253
    Database-Server   232
    Handle   232
    Hardcopy-Server   80, 232
    Klassenbibliothek   229
    Lizenz-Dämon   233
    Objekt-Aggregat   249
    Objekte   244
    Processing-Server   232
    Processing-Server-Objekte   245, 289
    Solid-Object   234, 250
    Solid-View   250
    System-Design   229
    Tx3   234
    V2   251
IDE   siehe Investigational-Device-Exemption
IEEE-Standard 729   175
IMAC   siehe Image Management and Communication System
Image Management and Communication System   IMAC
image processing   siehe Bildverarbeitung
Image Processing and Interchange (IPI)   80
image understanding   110
Image-Extent   22
Image-Fusion   120
Image-Index   23
Imaging Applications Platform   siehe IAP
implantierbares Gerät   185
Implementierung   195, 236, 258
Industrie-Standard-Formate für Bilddaten   77
Informations-Objektklasse   61
inherent control mechanism   232
Inhomogenität   32

Inline-View   167
Installation   236, 264
Instanz   56, 231
Institute for Electrical and Electronics Engineers (IEEE)   79
Institutional Review Board (IRB)   185
instrument   navigation   siehe Instrumenten-Navigation
Instrumenten-Navigation   148
Instrumentenkoordinaten   152
INT   24, 141
Integer   51
Integer-Funktion   24
Integerzahlen   51
Integral-Projektion   117
Inter-Prozeß-Kommunikation   218
Interlaced   135
Internal-Handle   257
International Standardization Organisation   siehe ISO
Internet-Protocol   84
Interpolation   100
Interpretation der CT-Werte   44
invertierter Roboter   153
Investigational Device   185
Investigational-Device-Exemption (IDE)   185, 223
ISG
    Shadow-Groups   234
ISO   79, 83, 198
ISO-OSI-Referenzmodell   83
ISO-Referenzmodell   siehe ISO-OSI-Referenzmodell
ISO-2382/1   199
ISO-9000   198, 223
ISO/IEC 9126   199
Isofläche   123

J

Joystick   144

K

Kantendetektor   227
Kantenverstärkung   228, 249
Kernspin-Tomograph   siehe Magnet-Resonanz-Tomograph
kieferorthopädische Operation
    Planung   215
Klasse I (Class I)   184
Klasse II (Class II)   184
Klasse III (Class III)   184
Klassenbibliothek   229
Klassenhierarchie   229
Klassifizierung   178
Klassifizierung der Geräte   183
klinische Prüfung   180

Knochenfenster 24
Kommando 58
Kommandostrom 59
Komplettierung der (Original-)Bilddaten 97
Komprimierung 92
Komprimierungsverfahren 59
Konfigurationskontrolle 197
Konformitätsbewertung 179
Konsistenz
　der CT-Abtastung 31
Kontrast 25, 27
Kontrastverhältnis 28
Konturmodell 105
konturorientierte Polygonapproximation 122
Koordinaten-Digitalisierer 148
Kopf-montierter Bildschirm 147
kopplungsfreie Navigation siehe Navigation
Korrelationspunkt siehe Markierungspunkt
Kritikalität 197
KS = Koordinatensystem
künstliche (Bild-)Information 30, 99
Kugelstab 155
kundenspezifisches Gerät 185
kurzzeitig 179

L

labeling 186
Lagebeziehungen 148
landmark 33, 165
langzeitig 179
Laser-Imager 80, 222, 232
Lasso 227
Laufzeitumgebung 205
Layout 240
Le-Fort-Ebene 209, 254
Le-Fort-Osteotomie 209
Leistungskriterien 130
Life-Cycle-Modell 236
Linienpaare pro Zentimeter 28 − 29
Link Layer 84
Little-Endian-Konzept 68
Lizenz-Dämon 233
Local-Area-Netzwerk (LAN) 81
Lochabstand 135
Löschlampe 16
logisches Voxel 90, 126
Look-Up-Table (LUT) 137

M

m.Ä.ü.a. (= "mit Änderungen übernommen aus")
Magnet-Resonanz-Tomographie siehe MR
major 194
Make-File 265
Mapping 5

Marching-Cube-Algorithmus siehe Marching-Cube-Verfahren
Marching-Cube-Verfahren 115
Marker siehe Markierungspunkt
Markierungspunkt 161, 163
Maschinenabhängigkeit 51
Matrix 42
Matrix-Dimensionierung 95
　Reduktion 95
Matrix-Größe 29
Maus 144
　Op-tauglich/steril 241
　2D 144
　3D 145
Maximum-Intensity-Projektion (MIP) 117
Mayfield-Klammer 160
MC-Algorithmus siehe Marching-Cube-Verfahren
MedGv siehe Medizingeräteverordnung
Medical Device 183
Medical-Device-Zusatzartikel 182
Medizingeräteverordnung 176
Medizinproduktegesetz 178
Mehr-Datei-Format 61
Mehrbilddarstellung 142
Mehrbilddatei 75
　externe Referenz 76
　interne Referenz 76
Meldung 53, 57, 59
Meta-Umgebung 219
Metabolisierung 183
Metallartefakt 33
Methode 56, 216
minor 194
Mittelwert-Glättung im Radius r 91
moderate 194
Modulations-Übertragungs-Funktion 29
Monitor 134
Motif 225, 260
MPG siehe Medizinproduktegesetz
MR 13
　Bilddaten 47
　Daten 37
　Digitalisierungsbreite 37
　Echozeit 36
　Funktionsprinzip 36
　HPQ 217
　offenes 267
　Protonendichte 36
　protonengewichtetes Bild 37
　Repetitionszeit 36
　Signalintensität 36
　Spindichte 36
　T1 36
　T1-gewichtetes Bild 37

T1-Relaxationszeit											36
T2																36
T2-gewichtetes Bild											37
T2-Relaxationszeit											36
Vergleich zum CT											36
MRI																13
Multitasking													239
Multiuser														239

N

Nachbarschaft												92
Nachführsystem												4
nachträgliche Registrierung								120
Name-Server													85
National Formulary											183
Navigation													148
Ergebnisdaten											150
Fehlerfortpflanzung										155
freie Bewegbarkeit									160 – 161
Freiheitsgrade										151, 154
Handstück											152
im Operationssaal									150
Instrumentenkoordinaten								152
kopplungsfreie									155 – 156, 159
Anforderungen an									159
auf Infrarotbasis								155 – 156
auf Ultraschallbasis							157, 159
Lagebeziehungen										148
Landmark											165
Patienten-Registrierung								163
Referenzkoordinatensystem							152
Registrierung										163
Restriktionen										160
Standardisierung									168
Visualisierungsaspekte								165
Welt-Koordinatensystem							148, 152
Navigations-Meßtechnik										153
Navigations-Referenzkoordinatensystem						153
Navigations-Referenzpunkt									151
network interface unit (kurz NIU)							56
Network Layer							siehe Netzwerkschicht
Netzwerkschicht/Network Layer								84
neuronales Netzwerk											105
Niedrigkontrast												27
NMR																13
Non-Interlaced												136
Nullpunkt
absoluter												148

O

O-Kalkül														130
Oberflächenanpassung										164
Oberflächenrekonstruktion									133
Objekt														231

Objekt-CT-Wert												44
Objektklasse													56
Objektkontrast												28
Objektorientierung										56, 61, 231
Klassenhierarchie										229
Life-Cycle-Modell										236
Octree														93
offenes MR													267
Op															(= Operationssaal)
Op-tauglicher Computer										223
Opazitätswert												116
Open Systems Interconnection						siehe OSI
optional/manufacturer group							50, 69
Ortsauflösung											27 – 28
Abgleich mit der Schichtdicke						43
Messung												29
schichtbezogen										29
senkrecht zur Schicht								29
Ortsauflösung < - > Matrix-Größe							29
Ortsfrequenz												29
OSI															61, 83
OSI-Referenzmodell			siehe ISO-OSI-Referenzmodell
Osteotomie													209
Overlay/Regions-of-Interest (ROI)						75

P

PACS													11, 50, 79, 81
Kommunikation											59
PAPYRUS													71, 308
Parallelepiped												90
parametrisierbare Software									197
Partialvolumeneffekt										32, 86
partielle Ableitung											107
passives Gelenk												153
Patch														204
Patienten-Registrierung										163
Patienteninformation										72
Patientenorientierung im Bild-Koordinatensystem 73
PDP							siehe Product Development Protocol
PET															13
Phasen-Modell												195
Physical Layer												84
Physische Verbindungsschicht/Physical Layer		84
PICT															78
Picture Archiving and Communication System			siehe PACS
Pilot															35
Pitch														22
Pitch-Factor													22
Pixel														16, 46
Abgrenzung zum Voxel									46
Pixel-Matrix												77, 80
PMA							siehe Premarket Approval Application
PMN								siehe Premarket-Notification

polygonales Oberflächenmodell 121
Polygonapproximation
  konturorientierte 122
Polygonisationsverfahren 122
Polygonisierungs-Algorithmus 121
Polygonnetz
  Anforderungen 121
Positronen-Emissions-Tomographie siehe PET
postmarket surveillance 186
postoperatives Erscheinungsbild 4
PostScript und Encapsulated-PostScript (EPS) 77
Premarket Approval Application (PMA) 184
Premarket-Notification (PMN) 186−187
Presentation Layer 83
probe siehe Sonde
Problemanalyse 235, 237
Processing-Server 232
Product Development Protocol (PDP) 184
Produktqualität 191
Projektentscheidungen
  Betriebssystem 216
  Entwicklungsplattform/-umgebung 216
  Hardware-Basis 216
  Medizin-Technik 215
  Op-taugliches Computersystem 216
  Op-taugliches Navigationssystem 216
Protonendichte 36
protonengewichtetes Bild 37
Public-Domain-Software 52
P1073 Medical Information Bus and Medical Data
Interchange 79

Q

Qualitätsmerkmale 132
Qualitätssicherung 175, 191, 223
Qualitätssicherungsstandard 198
Qualitätssicherungssystem 198

R

Radius-Interpolation 100
räumliche Auflösung 27
Rasterbildschirm 112, 135
Rauschen 25, 31
  Ausgleich 91
Receiver-Operator-Characteristic-Analyse (ROC-Ana-
lyse) 143
rechtliche Aspekte der Visualisierung 99
Reduktion des (Original-)Bilddatenvolumens 92
Reduktion des Datenvolumens
  nachträgliche 129
Referenzobjekt 133
  reales 133
  theoretisches 133
Reflexionseigenschaft 116

Region of Interest (ROI) 94
Registrierung 163
  nachträgliche 120
  Vorab- 120
Rekonstruktion 17
Remote-Server 233
Rendering 111−112, 242
  -Pipeline 112
  Glanz 114
  Lichtquelle 228
  Solid- 114
  Transparenz 114, 116
  Volume- 114, 116
Repetitionszeit 36
Repräsentationsschicht/Presentation Layer 83
Review 188, 195
Revolution 22
RGB
  -Daten 119
  -Farbenmodell 136−137
Roboter
  invertierter 153
ROC-Analyse 143
Röntgen-Absorptionskoeffizient 24
Röntgenbild-Scanner 38
root mean square (RMS) 164
Rotation 154
RS/6000 225

S

Saatpunkt 108, 227
Safe Medical Devices Act of 1990 (SMDA) 182
Safety 30
Scanogramm 35
Schärfe 25
Schatten-Gruppe (shadow group) 69, 234
Schicht 1 ("Physische Verbindungsschicht/Physical
Layer") 84
Schicht 2 ("Verbindungsschicht/Link Layer") 84
Schicht 3 ("Netzwerkschicht/Network Layer") 84
Schicht 4 ("Transportschicht/Transport Layer") 83
Schicht 5 ("Sitzungsschicht/Session Layer") 83
Schicht 6 ("Repräsentationsschicht/Presentation
Layer") 83
Schicht 7 ("Anwendungsschicht/Application
Layer") 83
Schichtbild-Archivierung 17
Schichtdicke
  Abgleich mit der Ortsauflösung 43
Schichtsequenz 47
Schichtwiederholung 100
Schüsseleffekt (cupping effect) 32
schwellwertbasierte Entscheidung 106
Schwellwertverfahren 106

Security 30
Segmentierung 101, 122, 125
   Begriff 102
   Binär- 104
   formal-mathematische Definition 102
   Fuzzy- 104
   Mehr-Intervall-Schwellwert-Verfahren 227
Segmentierungsverfahren
   gebietsbasiertes 109
   kantenbasiertes 107
   Voxel-basiertes 106
   2D- 104
   3D- 106
Segmentierungswerkzeug 109
Selbstprüfung 189
Server   siehe Client-Server-Architektur
Service-Klasse 62
Serviceprimitiv 84
Session Layer 83
SEU   siehe Software-Entwicklungsumgebung
shadow group   siehe Schatten-Gruppe
shutter glasses 113
Signalintensität 36
Simple-Mail-Transfer-Protocol (SMTP) 85
simulierter Patient 8
Single-Photon-Emissions-CT   siehe SPECT
Sitzungsschicht/Session Layer 83
Skalierungsfunktion 142
skelettale Therapieplanung 238
Slice 17
slider 254
SMTP   siehe Simple-Mail-Transfer-Protocol
Socket 232
Software
   Gefahrenstufen 194
Software-Entwicklungsumgebung 220
   Klassifikationsschema 220
Solid-Object 234, 250
Solid-Renderer   siehe Rendering
Solid-View 250
Sonde 163
special controls 184
SPECT 13
Speicherfolien-Radiographie 14
Spezial-Hardware
   Gefahren 217
Spezifikation 195
SPI   siehe Standard-Product-Interconnect
Spindichte 36
Spiral-CT 19
Standard-Product-Interconnect (SPI) 63
statisches Testen 263
Stereotaxie 148
Stereotaxierahmen 160

Stereotaxiesystem 160
Strahlungsintensität 33
Sub-Voxel-Genauigkeit 126
substantially equivalent 185
Super-VGA 135
surface fitting   siehe Oberflächenanpassung
Systemeinsatz 239
Systemspezifikation 235, 238
Systemumgebung 239

T
T-Matrix 153, 234, 250, 305
   Interpretation als ... 306
   Rotation 305
   Transformationen 305
   Translation 306
TAR
   -Format 264
   -Kommando 264
Tastatur 144
TC 251 80
TCP/IP 56, 61, 233
   Socket 232
Teilvolumeneffekt   siehe Partialvolumeneffekt
Telnet   siehe virtuelles Terminal-Protocol
Test 236
Testen 263
   Black-Box- 263
   Debugging 264
   dynamisches 263
   statisches 263
   White-Box- 263
Textur 105
The Safe Medical Devices Act of 1990 (SMDA) 182
Tiefenfenster 249
Tiefenfenster-Festlegung 228
TIFF   siehe TIFF-Datei
TIFF-Datei 242
Touch-Screen 144
Tracing 152
Trackball 144, 241
tracking 186
Transformations-Matrix   siehe T-Matrix
Translation 154
Transmission Control Protocol / Internet Protocol   siehe TCP/IP
transparency   siehe Transparenz
Transparenz 111, 114, 116, 228
Transport Layer 83
Transportschicht/Transport Layer 83
Triangulationsverfahren 122 – 123
True-Color-Bildschirm 138
TÜV 176
Tx3 234

T1 36
T1-gewichtetes Bild 37
T1-Relaxationszeit 36
T2 36
T2-gewichtetes Bild 37
T2-Relaxationszeit 36

U
Ultraschall siehe US
unclassified 183, 223
Undersampling 128
Unix 218
unklassifiziert 183
US 13
User-Interface 230

V
Validation 196
Verbindungsschicht/Link Layer 84
Verfälschung durch den Bildschirm 28
Verifikation 196
Vertikalfrequenz 135
Vertragsgestaltung beim Geräte-Kauf 200
VGA 135
VI 260
Viewing-Wand-System 9, 223, 247
   Navigations-Arm 154
   Navigationssystem 153, 163
   Op-Hardware -und Software 234
   Struktur der CAS-Umgebung 224
Viewport 240, 249 – 250
virtuelle Operation 4
Virtuelle Realität 3, 8, 145
   3D-Eingabegeräte 145
virtuelles Terminal-Protocol (Telnet) 85
Visibility-Filter 250
Visualisierung
   Test der 172
Visualisierungs-Workstation 222
VOI siehe volume of interest
volume of interest 227
volume visualization siehe Volumen-Visualisierung
Volume-Renderer siehe Rendering
Volumen-Modelle 86
Volumen-Visualisierung 110
Volumenelement siehe Voxel
Vorab-Registrierung 120
Vorschub pro Umdrehung 22
Vorschubfaktor 22
vorübergehend 179
Voxel 17, 42, 46, 228
   -Information 86
   -Lagebeziehung 88

   -Modelle 86
   Abgrenzung zum Pixel 46
   Dimensionierung 46
   logisches 90
Voxel-Grenzfläche 123
V2 251

W
Wartung 197, 237, 265
Welt-Koordinatensystem 148, 250
Werkzeug 216
White-Box-Test 263
Wide-Area-Netzwerk (WAN) 81
Widget 254
WORM 64
Wort 67

X
X-Window-System 226
   für den PC 240
Xdimage 234, 280
X11 222, 225, 232, 240, 247, 254, 260
   Widget 254

Z
Zeilenauflösung 135
Zeitverhalten 130
Zoom 228
Zugriffsmethode 52
zusammenhängende Ordnung der Polygone 127
Zweierkomplementdarstellung 70

1024*1024-Matrix 46
1600-BPI-Bandspule 227

2D-Maus 144
2D-Segmentierungsverfahren 104

3D visualization siehe 3D-Visualisierung
3D-Maus 145
3D-Oberflächen-Scanner siehe 3D-Scanner
3D-Rekonstruktion 222
3D-Scanner 13, 118
   Anforderungen 118
   Datenformate 119
3D-Segmentierungsverfahren 106
3D-Segmentierungswerkzeug 110
3D-Visualisierung 110

4D(-Szenen) 223

90/385/EWG 178
93/42/EWG 177